U0236615

北京市医院管理中心"扬帆"计划眼耳鼻喉影像重点医学专业（ZYLX201704）
北京市医院管理中心"登峰"人才培养计划（DFL20190203）资助

基于病例的头颈部影像学分析思路解读

主　审　金征宇　程敬亮　王振常

主　编　鲜军舫

编　委　（以姓氏汉语拼音为序）

蔡剑鸣（解放军总医院第五医学中心）　　　　史大鹏（河南省人民医院）

陈　涓（北京医院）　　　　　　　　　　　　苏丹柯（广西医科大学附属肿瘤医院）

巩若箴（山东省医学影像学研究所）　　　　　陶晓峰（上海交通大学医学院附属第九人民医院）

韩志江（浙江大学医学院附属杭州市第一人民医院）　邬海博（北京大学第三医院）

黄显龙（重庆市人民医院）　　　　　　　　　吴飞云（南京医科大学第一附属医院）

李　琳（中国医学科学院肿瘤医院）　　　　　夏　爽（天津市第一中心医院）

李恒国（暨南大学附属第一医院）　　　　　　鲜军舫（首都医科大学附属北京同仁医院）

李松柏（中国医科大学附属第一医院）　　　　杨智云（中山大学附属第一医院）

罗德红（中国医学科学院肿瘤医院深圳医院）　袁庆海（吉林大学第二医院）

马　辉（华中科技大学同济医学院附属协和医院）　月　强（四川大学华西医院）

沙　炎（复旦大学附属眼耳鼻喉科医院）　　　张水兴（暨南大学附属第一医院）

编写秘书　许丽萍（首都医科大学附属北京同仁医院）

人民卫生出版社

·北　京·

图书在版编目（CIP）数据

基于病例的头颈部影像学分析思路解读 / 鲜军舫主编 . —北京：人民卫生出版社，2021.1
ISBN 978-7-117-31048-2

Ⅰ.①基… Ⅱ.①鲜… Ⅲ.①头部 – 疾病 – 影像诊断 – 病案 – 分析②颈 – 疾病 – 影像诊断 – 病案 – 分析 Ⅳ.①R651.04②R653.04

中国版本图书馆 CIP 数据核字（2021）第 005534 号

人卫智网	www.ipmph.com	医学教育、学术、考试、健康，购书智慧智能综合服务平台
人卫官网	www.pmph.com	人卫官方资讯发布平台

基于病例的头颈部影像学分析思路解读
Jiyu Bingli de Toujingbu Yingxiangxue Fenxi Silu Jiedu

主　　编：鲜军舫
出版发行：人民卫生出版社（中继线 010-59780011）
地　　址：北京市朝阳区潘家园南里 19 号
邮　　编：100021
E - mail：pmph @ pmph.com
购书热线：010-59787592　010-59787584　010-65264830
印　　刷：人卫印务（北京）有限公司
经　　销：新华书店
开　　本：889×1194　1/16　　印张：24
字　　数：625 千字
版　　次：2021 年 1 月第 1 版
印　　次：2021 年 3 月第 1 次印刷
标准书号：ISBN 978-7-117-31048-2
定　　价：248.00 元

打击盗版举报电话：010-59787491　E-mail：WQ @ pmph.com
质量问题联系电话：010-59787234　E-mail：zhiliang @ pmph.com

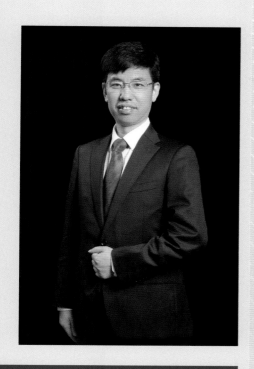

主编简介

鲜军舫

男，主任医师、教授、博士生导师。首都医科大学附属北京同仁医院医学影像中心主任、放射科主任，首都医科大学眼部肿瘤临床诊疗和研究中心主任，中华医学会放射学分会常务委员、中华医学会放射学分会头颈学组组长、中国医疗保健国际交流促进会放射学分会副主任委员兼秘书长、白求恩公益基金会影像诊断专业委员会副主任委员、国务院政府特殊津贴专家、国家人力资源和社会保障部"有突出贡献的中青年专家"、国家卫生计生突出贡献中青年专家，入选国家"百千万人才工程"，北京市卫生系统高层次人才培养计划学科带头人。发表SCI论文85篇，中文核心期刊246篇，主编专著9部，主译专著6部。获国家科学技术进步奖二等奖1项，省部级科技进步成果奖一等奖2项。作为负责人获国家科技支撑计划和国家自然科学基金等课题资助20项。担任《中华医学杂志英文版》(SCI收录期刊)编委、《中华放射学杂志》编委、《中华解剖与临床杂志》副总编辑、《放射学实践》副总编辑《中国医学影像技术》《临床放射学杂志》等期刊的常务编委。

前　言

　　精准医学时代给影像医师的观念和培训方向带来了前所未有的挑战,影像医师应该主动了解和走进临床,对每个病例的临床和影像进行分析,实现个性化诊断与评估。头颈部影像学最近几年临床需求越来越大,从各个角度编写的头颈部影像学专著如雨后春笋一样,形势喜人,但基于病例的影像学分析思路专著较少。有鉴于此,我们组织专家编写了《基于病例的头颈部影像学分析思路解读》一书,根据病例的简要临床表现和影像表现还原平时工作场景,讲解病变的影像学分析思路,训练"以患者为中心、以临床需求为导向"的临床思维和分析思路,更好地体现影像学在精准诊治中的价值,提升影像医师的价值。

　　本书包括头颈部常见病、多发病和重要有特征的少见病,根据其特点和发病率(尤其是国内发病率)及使用影像的频率,按照具体部位及系统性疾病分为10章,不再以疾病名称编排每章的目录,而是以病例序号作为排序。每个病例按照简要病史与体征、主要影像图片、问题及选项、选项答案、补充影像及其他重要材料、影像诊断和鉴别诊断分析思路、疾病简介(定义、发病情况、临床诊断要点和治疗原则)、临床关注点与影像学价值及关键点等编排,都以要点形式叙述,既能掌握重点,又能节省读者时间。同时,我们还提供了每个病例诊断涉及的所有影像学检查图像作为网络增值服务,方便读者进一步学习或参考。

　　感谢主审金征宇教授、程敬亮教授和王振常教授对编写本书给予的指导、鼓励和全力支持,感谢参与本书编写的中华医学会放射学分会头颈学组委员的努力奉献及在本书编写过程中提出宝贵意见的其他专家。本书得到北京市医院管理中心"扬帆"计划眼耳鼻喉影像重点医学专业(ZYLX201704)和北京市医院管理中心"登峰"人才培养计划(DFL20190203)资助,本书病例都是来源于中华医学会放射学分会2019年头颈REACH学术巡讲活动,在此一并表示感谢。

　　由于编写时间较短,编写人员水平有限,书中错误及不足之处恳请指正。

鲜军舫

2020 年 7 月 22 日

登录中华临床影像库步骤

公众号登录 >>

扫描二维码
关注"临床影像库"公众号

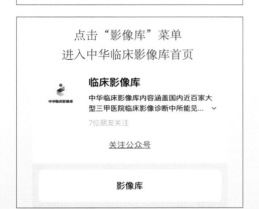

点击"影像库"菜单
进入中华临床影像库首页

网站登录 >>

输入网址 medbooks.ipmph.com/yx
进入中华临床影像库首页

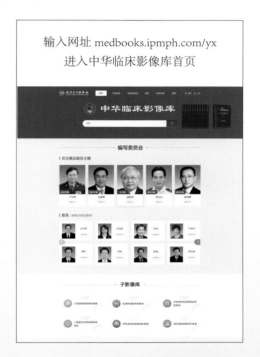

进入中华临床影像库首页

注册或登录

PC 端点击首页"兑换"按钮
移动端在首页菜单中选择"兑换"按钮

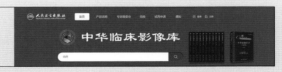

输入兑换码，点击"激活"按钮
开通中华临床影像库的使用权限

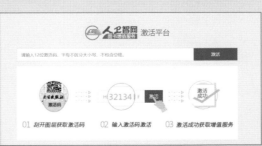

目 录

第一章　颈 部 间 隙

病例 ❶　吞咽不适 1 年

【简要病史及影像】女,51 岁,吞咽不适 1 年(图 1-1-1)。

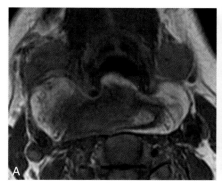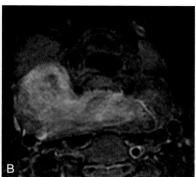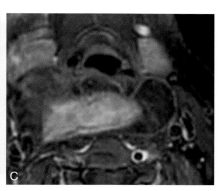

图 1-1-1A~C　颈部舌骨水平颅底横断面 T_1WI、脂肪抑制 T_2WI 和脂肪抑制增强后 T_1WI

【问题与选项】患者可能的诊断是(　　　　)

A. 咽后感染或脓肿。

B. 黏液表皮样癌。

C. 纤维血管脂肪瘤。

D. 鳞状细胞癌。

E. 淋巴瘤。

【答案】C. 纤维血管脂肪瘤。

【建议补充的影像检查及其他重要材料】颈部占位性病变建议明确肿物头侧和尾侧范围及与邻近结构的关系,重点补充和观察矢状位图像(图 1-1-2)。

【影像诊断及分析思路】诊断:鼻咽部至食管上段水平(寰椎至胸₃椎体水平)咽后间隙纤维血管脂

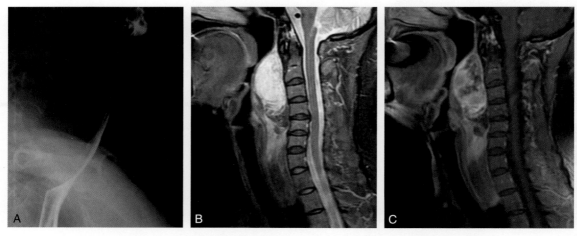

图 1-1-2A~C　下咽部和食管吞钡造影、颈部矢状位脂肪抑制 T_2WI 和脂肪抑制增强后 T_1WI

肪瘤。

1. 咽后壁肿物压迫致下咽腔、食管狭窄,病变轮廓清晰呈不均匀强化,其内短 T_1 高信号区在脂肪抑制序列呈信号减低,提示富含脂肪组织的良性肿瘤性病变。

2. 病变较大,矢状位图像显示肿物上端至颅底,下端至胸 $_3$ 椎体水平,与咽后间隙范围一致;横轴位图像显示肿物张力较大,两侧膨隆明显,双侧颈动脉间隙内结构受压向外侧移位;因舌骨大角压迫,肿物前缘凹陷;提示肿物多为较坚韧的颈深筋膜深层包绕,符合咽后间隙构成。

3. 肿物后方的颈长肌受压略变形,但总体轮廓清晰;颈部未见肿大淋巴结影,支持良性肿瘤。

4. 肿物含大量脂肪组织,其他部分表现为长 T_1、不均匀稍长或长 T_2 信号,呈不均匀明显强化,提示为富血供组织(纤维血管类);脂肪组织与非脂肪组织互相混合,没有明确界限。

5. 手术病理结果为纤维血管脂肪瘤。

【鉴别诊断及要点】

1. 咽后感染或脓肿　①常出现发热、喉咙痛和白细胞计数升高;②侧位 X 线片显示椎前软组织肿胀;③化脓性咽后淋巴结炎可与淋巴外咽后脓肿影像所见相似,表现为中央液体密度(信号)伴周边完整的环形强化;④咽后间隙感染常沿其后方危险间隙播散到纵隔,病变下端低于胸 $_3$ 椎体水平。

2. 鳞状细胞癌　①鼻咽、口咽、下咽部后壁的咽黏膜可发生鳞状细胞癌,以黏膜下侵犯为特点,晚期可形成突出咽腔的肿物;②可有浸润型、溃疡型、黏膜下型等多种病理类型;③可向周围间隙蔓延,可引起邻近骨质破坏;④肿瘤内信号不均匀,肿瘤实质呈 T_1WI 等或低信号、T_2WI 高信号,增强扫描肿物及邻近受累组织明显强化;⑤相应区域颈部淋巴结肿大多见,淋巴结常表现为中央区囊性坏死,呈环形强化。

3. 腺样囊性癌　①咽后壁腺样囊性癌起源于小涎腺,高度侵袭性;②可向咽腔突出,形成腔内肿物;③向周围间隙蔓延,可引起邻近骨质破坏;④肿瘤内信号不均匀,肿瘤实质呈 T_1WI 等或低信号、T_2WI 高信号,增强扫描肿物及邻近受累组织明显强化。

4. 淋巴瘤　①多数为非霍奇金淋巴瘤;②常侵犯咽淋巴环,包括咽后的咽扁桃体、咽两侧的咽鼓管扁桃体、腭扁桃体和舌根处的舌扁桃体;③咽后或咽侧壁淋巴瘤表现为不规则软组织肿物,可向周围弥漫性生长,多无相邻骨质破坏;④可伴颈深部淋巴结肿大,肿大淋巴结的形态、密度(信号)改变与原发病灶相仿;⑤肿瘤密度及信号均匀,CT 呈等密度,MRI 呈 T_1 等或稍低信号、T_2 高信号,DWI 高信号,增强后呈轻至中度均匀强化。

【疾病简介】

1. 定义与发病情况　纤维血管脂肪瘤可发生在颈部多个部位,富含脂肪和血管成分是其特征。

2. 临床表现　①病灶小时多无症状;②病变增大后可出现不适感;③鼻咽、口咽、下咽部受压变窄时可出现呼吸和吞咽困难。

3. 诊断　病变较小时,如脂肪成分无法确认,可能与多种良、恶性肿瘤影像表现相似,应尽快行活检病理证实。

4. 治疗原则　①病变较小、对周围组织压迫轻微、没有明显不适症状时,可随诊观察;②病变较大时采用手术治疗。

【临床关注点与影像学价值】

1. 肿物后方的椎周间隙组织及椎体是否受累。

2. 病变范围的精准显示是制订手术计划的依据,横轴位和矢状位脂肪抑制增强后 T_1WI 显示最佳。

【关键点】

1. 患者吞咽不适是由咽后肿物引起时,需要考虑咽后间隙来源病变,在影像上重点观察或补充影像学检查排除邻近咽黏膜间隙、椎周间隙病变的征象。

2. 检出肿物内的脂肪成分、判断富血供组织的存在是准确诊断的关键。

(蔡剑鸣)

病例 ❷　头痛 2 个月

【简要病史及影像】女,66 岁,头痛 2 个月(图 1-2-1)。

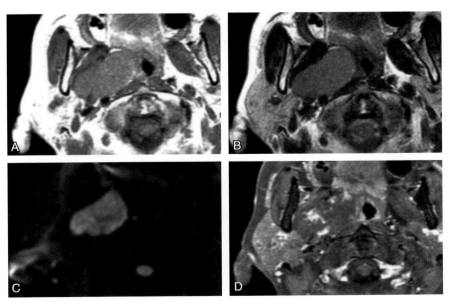

图 1-2-1A~D　口咽部横断面 T_1WI、T_2WI、DWI 和脂肪抑制增强后 T_1WI

【问题与选项】患者可能的诊断是（　　　　　）

A. 多形性腺瘤。

B. 海绵状血管瘤。

C. 神经鞘瘤。

D. 淋巴瘤。

E. 纤维瘤。

【答案】B. 海绵状血管瘤。

【建议补充的影像检查及其他重要材料】如考虑血管瘤可能,需要延时采集序列补充信息（图1-2-2）。

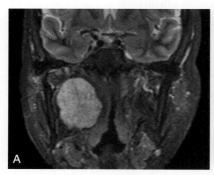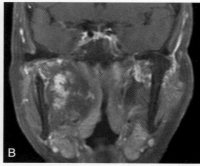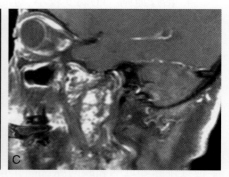

图1-2-2A~C　冠状位脂肪抑制 T_2WI、脂肪抑制增强后冠状位和矢状位 T_1WI,增强后图像采集的顺序为横轴位、冠状位和矢状位

【影像诊断及分析思路】诊断:右侧咽旁间隙海绵状血管瘤。

1. 右侧口咽旁肿物,与周围的咀嚼肌间隙、咽黏膜间隙分界清晰（可见脂肪分隔）,位于颈动脉间隙前方,肿物后缘可见颈内动脉压迫的痕迹。

2. 该肿物与腮腺间隙的分界不如与其他间隙（如咀嚼肌间隙、咽黏膜间隙、颈动脉间隙）的分界清晰,须除外来自腮腺间隙的肿瘤性病变;但横截面图像显示右侧腮腺深叶与肿物相邻的内侧缘未见杯口征,提示肿物位于右侧咽后间隙。

3. 该肿物轮廓清晰,呈较均匀长 T_1、长 T_2 信号,DWI呈高信号,增强扫描随时间延长强化范围逐渐增大,呈渐进性强化方式,符合海绵状血管瘤影像特征。

【鉴别诊断及要点】

1. 多形性腺瘤　①腮腺深叶来源的多形性腺瘤可向内延伸,致咽腔狭窄;②边界清晰,少数可见分叶;③CT密度不均匀,可合并囊变、钙化;④T_1WI呈低信号,T_2WI多表现为高信号;⑤增强后实性部分可见强化。

2. 神经源性肿瘤　①更多见于邻近的茎突后颈动脉间隙,以神经鞘瘤多见;②神经鞘瘤囊变多见、钙化少见;③肿瘤内密度（信号）不均匀,实性部分呈等密度、T_1低信号、T_2高信号,增强后可见强化。

3. 淋巴瘤　①颈部间隙淋巴瘤可表现为单纯淋巴结病变、单纯结外病变,或同时有淋巴结及结外病变;②结外肿物与肿大淋巴结的形态、密度（信号）改变相仿;③肿瘤密度及信号均匀,CT呈等密度,MRI呈 T_1 等或稍低信号、T_2 高信号、DWI高信号,增强后呈轻至中度均匀强化;④囊变、坏死少见。

4. 孤立性纤维瘤　①起源于树突状间质细胞,青年、中年多见;②不规则分叶状实性肿物,信号多均匀,T_1WI呈低信号,T_2WI呈高信号,DWI呈高信号,ADC呈等信号,无明显扩散受限;③增强扫描呈早期明显强化的平台型,血供丰富,可见流空征象;④术后复发率较高。

【疾病简介】

1. 定义与发病情况　血管瘤可发生于头颈部任何部位,可多发。分为毛细血管瘤、海绵状血管瘤、蔓状血管瘤。颈部血管瘤以海绵状血管瘤多见。

2. 临床表现　①病灶小时多无症状;②病变增大后可出现不适感;③鼻咽、口咽部受压变窄时可出现呼吸和吞咽困难。

3. 诊断　影像表现具有特征性,一般不必活检。

4. 治疗原则　①病变较小、对周围组织压迫轻微、没有明显不适症状时,可随诊观察;②病变较大时采用手术治疗。

【临床关注点与影像学价值】

1. 肿物邻近大血管是否被包绕,肿物是否向周围弥漫生长,是否延伸至颅内。

2. 病变范围的精准显示是制订手术计划的依据,横轴位、冠状位和矢状位 T_2WI 显示最佳。

【关键点】

1. 右侧咽旁肿物可位于相邻多个颈部间隙内,仔细观察肿物与诸间隙的关系,准确定位。

2. 海绵状血管瘤 T_2WI 和 DWI 均呈高信号,而渐进性强化具有特征性。

（蔡剑鸣）

病例❸　口咽部阻塞感 10 日

【简要病史及影像】女,32 岁,右口咽部阻塞感 10 日(图 1-3-1)。

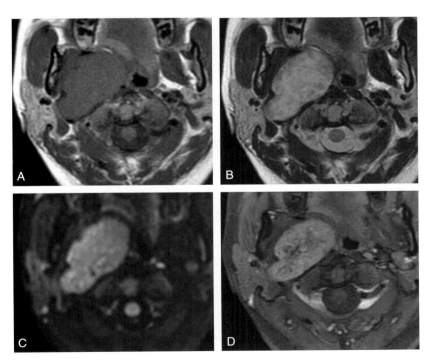

图 1-3-1A~D　口咽水平横断面 T_1WI、T_2WI、DWI 和脂肪抑制增强后 T_1WI

【问题与选项】患者可能的诊断是（　　　　　）

A. 横纹肌肉瘤。

B. 多形性腺瘤。

C. 副神经节瘤。

D. 神经鞘瘤。

E. 海绵状血管瘤。

【答案】D. 神经鞘瘤。

【建议补充的影像检查及其他重要材料】CT 图像评价骨性结构（如茎突）更直观；矢状位图像有助于显示肿瘤的纵向范围；CT 血管成像（CTA）可以显示颈部血管受压变形的方式（图 1-3-2）。

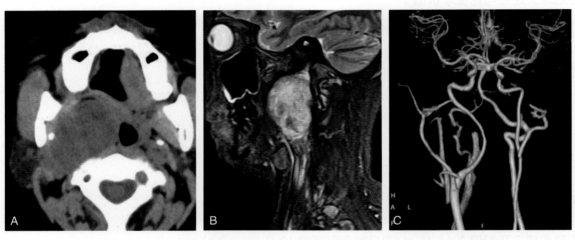

图 1-3-2A~C　口咽部横断面 CT 平扫、矢状位脂肪抑制 T$_2$WI 和颈部 CTA 成像

【影像诊断及分析思路】诊断：右侧颈动脉间隙神经鞘瘤。

1. 右侧颈部肿物，以等 T$_1$、T$_2$ 信号为主，DWI 呈较高信号，增强扫描可见不均匀中度强化，轮廓清晰，考虑良性肿瘤性病变。

2. 病变位于茎突后方，茎突受压前移，符合良性病变慢性生长过程，颈内外动脉被肿物分离，提示肿物位于颈动脉间隙。

3. 矢状位脂肪抑制 T$_2$ 图像显示肿物上端如蒂样延伸至颈静脉孔区，符合该间隙最常见的良性肿瘤（神经源性肿瘤）影像表现，需要鉴别副神经节瘤和神经鞘来源肿瘤。

4. 横轴位 T$_2$ 图像中肿物未见胡椒盐征象（富血管的流空低信号、钙化低信号及肿瘤的高信号背景），增强扫描肿物强化中等，不符合副神经节瘤影像表现。

5. 手术切除病理结果为神经鞘瘤。

【鉴别诊断及要点】

1. 血管瘤　①多位于邻近的咽旁间隙；②圆形或椭圆形，边界较清楚；③T$_2$WI 和 DWI 呈高信号；④增强后呈渐进性明显强化。

2. 多形性腺瘤　①腮腺深叶来源的多形性腺瘤可向内延伸致咽腔狭窄；②边界清晰，少数可见分叶；③CT 密度不均匀，可合并囊变、钙化；④T$_1$WI 呈低信号，T$_2$WI 多表现为高信号；⑤增强后实性部分可见强化。

3. 横纹肌肉瘤 ①是由横纹肌组织形成的恶性肿瘤,常见于青少年;②与肌肉组织相比,肿物质地相对均匀,T_1 呈等至低信号,T_2 呈高信号,并可见明显强化;③可破坏邻近骨质、合并颈部淋巴结肿大;④肿瘤生长迅速,切除后易复发。

4. 淋巴瘤 ①颈部间隙淋巴瘤可表现为单纯淋巴结病变、单纯结外病变,同时有淋巴结及结外病变;②结外肿物与肿大淋巴结的形态、密度(信号)改变相仿;③肿瘤密度及信号均匀,CT 呈等密度,MRI 呈 T_1 等或稍低信号、T_2 高信号、DWI 高信号,增强后呈轻至中度均匀强化;④囊变、坏死少见。

【疾病简介】

1. 定义与发病情况 起源于周围神经鞘的良性肿瘤,可发生于任何年龄,切除后罕见复发。

2. 临床表现 ①颈部无痛性肿物;②压迫所致局部不适感;③病变神经支配区域可有轻度感觉、运动障碍。

3. 诊断 影像表现可以诊断大部分病例,必要时行活检病理证实。

4. 神经鞘瘤组织学 主要由细胞排列紧密的 Antoni A 和组织及细胞少而富含脂质、黏液样组织的 Antoni B 组织构成,MRI 组织对比度高,能更好地表现肿瘤的病理特征。

5. 治疗原则 ①病变较小、对周围组织压迫轻微、没有明显不适症状时,可随诊观察;②病变较大时采用手术治疗。

【临床关注点与影像学价值】

1. 肿物邻近大血管是否被包绕;肿物是否向周围弥漫生长,是否延伸至颅内。

2. 病变范围的精准显示是制订手术计划的依据,横轴位、冠状位和矢状位增强 T_1WI 显示最佳。

【关键点】

1. 茎突后方颈动脉间隙肿物 85.0% 以上是神经源性肿瘤,观察影像中茎突的位置是定位的关键。

2. 颈动脉间隙中的副神经节瘤血供丰富,具有胡椒盐征象,可出现对颈血管的包绕征象;神经鞘瘤更多见,血供相对不丰富,实性部分可见中度至明显强化,推移邻近血管,迷走神经来源的神经鞘瘤可分离颈内动脉和颈内静脉。

（蔡剑鸣）

病例 **4** 左侧咽部不适

【简要病史及影像】 女,58 岁,左侧咽部不适,伴左侧颌下压痛(图 1-4-1)。

【问题与选项】 患者可能的诊断是( )

A. 神经鞘瘤。

B. 多形性腺瘤。

C. 黏液表皮样癌。

D. 腺样囊性癌。

E. 血管纤维瘤。

【答案】 B. 多形性腺瘤。

【影像诊断及分析思路】 诊断:左侧咽旁间隙多形性腺瘤。

1. 左侧咽旁间隙类椭圆形肿块影,病变位于茎突前区,呈长 T_1、长 T_2 信号影,内部见斑片状更长 T_2

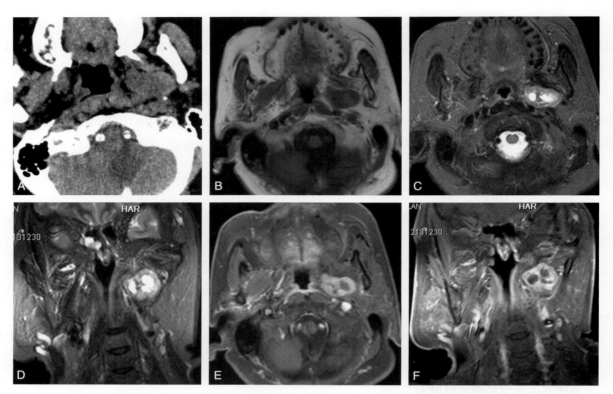

图 1-4-1A~F　横断面 CT 平扫、横断面 T$_1$WI、横断面 T$_2$WI、冠状面 T$_2$WI、脂肪抑制增强后横断面和冠状面 T$_1$WI

信号影,增强后不均匀强化,可见无强化区。

2. 咽旁间隙肿瘤中良性肿瘤居多,最常见的肿瘤为来源于腮腺深叶或小涎腺的多形性腺瘤、神经鞘瘤,其中多形性腺瘤好发在茎突前区,神经鞘膜瘤好发在茎突后区,此病灶位于茎突前区,且符合多形性腺瘤的影像特点(病灶内见囊性区、不均匀强化等)。

3. 手术后病理结果为多形性腺瘤。

【鉴别诊断及要点】

1. 主要与神经鞘瘤鉴别　①多位于茎突后区;②圆形或椭圆形,边界较清楚;③T$_2$WI 呈高信号,内部见多囊灶;④增强后呈不均匀轻、中度强化;⑤三叉神经下颌支(V3)来源的神经鞘瘤位于茎突前区,与多形性腺瘤较难鉴别,V3 神经来源的神经鞘瘤可造成卵圆孔的扩大,此为与多形性腺瘤的主要鉴别点。

2. 血管瘤　发生在茎突前区,多数为静脉性血管瘤或淋巴血管瘤,呈多个结节状,边缘不规则,有时可见畸形增粗的血管,部分病例可见静脉石。

【疾病简介】

1. 定义与发病情况　多形性腺瘤是发生于咽旁间隙茎突前区的最常见的肿瘤,多数源自腮腺深叶,少数来自异位小涎腺。

2. 临床表现　生长缓慢,早期常无症状,多数患者在肿瘤长大出现邻近器官症状后才就诊。临床可表现为咽部不适、吞咽不适、耳鸣、耳闷或颈部肿块等。

3. 诊断　主要与神经鞘瘤进行鉴别。

4. 病理　病理上病变由多种组织构成,且常含有黏液成分,故影像表现多不均匀,伴大小不等的囊性灶;增强后呈不均匀强化,且可见延迟强化。

5. 治疗原则　手术治疗。

【临床关注点与影像学价值】

1. 肿瘤的定位是位于茎突前区还是茎突后区,对肿瘤的定性诊断具有重要意义。

2. 判断颅底孔道是否扩大,对于鉴别茎突前区的多形性腺瘤和V3神经来源的神经鞘瘤有重要价值。

3. 正确判断肿瘤是否来源于腮腺,有助于临床制订正确的手术方法和途径;来源于腮腺的肿瘤是颈-腮腺入路,而非腮腺来源的肿瘤经颈或口腔入路进行手术。肿瘤在某些层面与腮腺相连则强烈提示该肿瘤来自腮腺,同时咽旁间隙的脂肪向内侧移位。

【关键点】

1. 病变的定位较为关键,首先区分病变位于茎突前区还是茎突后区。

2. 如果是茎突前区的良性占位,首先考虑多形性腺瘤;如果是茎突后区的良性占位,首先考虑神经鞘瘤。

(马　辉)

病例 ⑤　颈部无痛性包块 2 年

【简要病史及影像】女,53岁,2年前无明显诱因发现颈部包块,约蚕豆大小,无红肿疼痛,近期包块逐渐增大(图 1-5-1)。

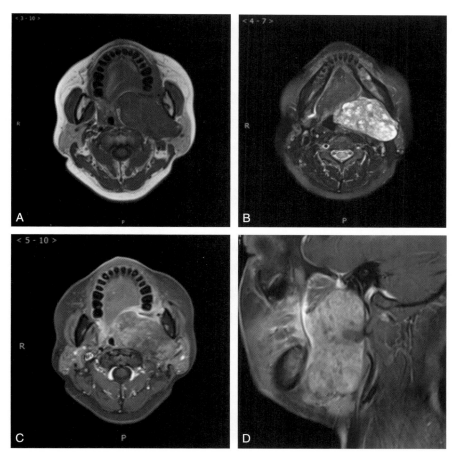

图 1-5-1A~D　横断面 T₁WI、T₂WI 和脂肪抑制增强后 T₁WI

【问题与选项】患者可能的诊断是（　　　　　　）

　　A. 多形性腺瘤。

　　B. 神经鞘瘤。

　　C. 黏液表皮样癌。

　　D. 腺样囊性癌。

　　E. 血管纤维瘤。

【答案】A. 多形性腺瘤。

【影像诊断及分析思路】诊断:左侧咽旁间隙多形性腺瘤。

1. 左侧咽旁间隙较大类椭圆形肿块影,边界清晰,呈长 T_1、长 T_2 信号影,内部见斑片状更长 T_2 信号影,增强后呈不均匀强化。

2. 咽旁间隙脂肪受压向内后方移位,二腹肌后腹受压向后方移位,颈部血管受压向后移位,说明肿瘤位于咽旁间隙茎突前区。

3. 发生在茎突前区的咽旁间隙肿瘤最常见的为来源于腮腺深叶或小涎腺的多形性腺瘤,此病例符合多形性腺瘤的影像特点(病灶内见多发囊性区、不均匀强化等)。

4. 手术后病理结果为多形性腺瘤。

【鉴别诊断及要点】

1. 主要与神经鞘瘤鉴别　①多位于茎突后区;②圆形或椭圆形,边界较清楚;③ T_2WI 呈高信号,内部见多囊灶;④增强后呈不均匀轻、中度强化;⑤三叉神经下颌支(V3)来源的神经鞘瘤位于茎突前区,发病率较多形性腺瘤低,与多形性腺瘤较难鉴别,V3 神经来源的神经鞘瘤可造成卵圆孔的扩大,此为与多形性腺瘤的主要鉴别点。

2. 黏液表皮样癌　①与多形性腺瘤一样来源于腮腺深叶或异位小涎腺,但发病率远低于多形性腺瘤;②肿瘤富含黏液,呈囊状,囊壁上的不规则结节提示其为恶性肿瘤。

3. 血管瘤　发生在茎突前区,多数为静脉性血管瘤或淋巴血管瘤,呈多个结节状,边缘不规则,有时可见畸形增粗的血管,部分病例可见静脉石。

【疾病简介】

1. 定义与发病情况　多形性腺瘤是发生于咽旁间隙茎突前区的最常见的肿瘤,多数源自腮腺深叶,少数来自异位小涎腺。

2. 临床表现　生长缓慢,早期常无症状,多数患者在肿瘤长大出现邻近器官症状后才就诊。临床可表现为咽部不适、吞咽不适、耳鸣、耳闷或颈部肿块等。

3. 诊断　主要与神经鞘瘤进行鉴别,详见上述鉴别诊断及要点。

4. 病理　病变由多种组织构成,且常含有黏液成分,故影像表现多不均匀,伴大小不等的囊性灶;增强后呈不均匀强化,且可见延迟强化。

5. 治疗原则　手术治疗。

【临床关注点与影像学价值】

1. 肿瘤的定位是位于茎突前区还是茎突后区,对肿瘤的定性诊断具有重要意义,茎突前区的肿瘤压迫咽旁间隙的脂肪向内后方移位,二腹肌后腹受压向后方移位,颈部血管受压向后移位。

2. 判断颅底孔道是否扩大,对于鉴别茎突前区的多形性腺瘤和 V3 神经来源的神经鞘瘤有重要价值。

3. 正确判断肿瘤是否来源于腮腺有助于临床制订正确的手术方法和途径,来源于腮腺的肿瘤一般选择颈-腮腺入路,而非腮腺来源的肿瘤则经颈或口腔入路进行手术。

【关键点】

1. 病变的定位较为关键,首先区分病变位于茎突前区还是茎突后区,病变较大时重点观察茎突的移位情况、咽旁间隙脂肪、二腹肌后腹及颈部血管的移位情况。

2. 咽旁间隙的良性肿瘤发病率远大于恶性肿瘤。

3. 如果是茎突前区的占位,首先考虑多形性腺瘤,茎突后区的良性占位首先考虑神经鞘瘤。

(马 辉)

病例 ⑥ 声嘶伴咽喉异物感 2 个月

【简要病史及影像】男,62岁,声嘶伴咽喉异物感2个月(图1-6-1)。

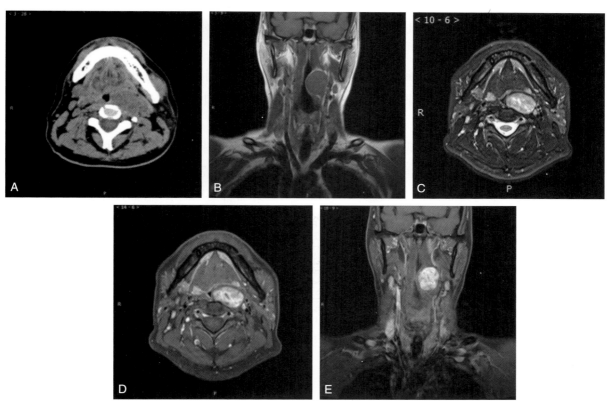

图 1-6-1A~E 横断面 CT 平扫、冠状面 T₁WI、横断面 T₂WI、脂肪抑制增强后横断面和冠状面 T₁WI

【问题与选项】患者可能的诊断是( )

A. 多形性腺瘤。

B. 神经鞘瘤。

C. 淋巴结转移。

D. 血管平滑肌脂肪瘤。

E. 血管瘤。

【答案】B. 神经鞘瘤。

【影像诊断及分析思路】诊断：左侧咽旁间隙神经鞘瘤。

1. 类圆形肿块，位于咽旁间隙茎突后区（即颈动脉间隙舌骨上区），颈部血管受压略向外后移位，发生于茎突后区的肿瘤中最常见的是神经鞘瘤。

2. 呈不均匀长 T_1、不均匀长 T_2 信号，增强后呈不均匀强化，内部见点片状无强化区，符合神经鞘瘤的影像特点。

【鉴别诊断及要点】

1. 多形性腺瘤　①位于咽旁间隙茎突前区；②圆形或椭圆形，边界较清楚；③T_2WI 呈不均匀高信号，可见多发囊性灶；④增强后呈轻、中度不均匀强化；⑤三叉神经下颌支（V3）来源的神经鞘瘤位于茎突前区，发病率较多形性腺瘤低，与多形性腺瘤较难鉴别，V3 神经来源的神经鞘瘤可造成卵圆孔扩大，此为与多形性腺瘤的主要鉴别点。

2. 血管平滑肌脂肪瘤　①内部可见多少不等的脂肪信号；②常发生于茎突后区；③增强后显著并持续强化。

3. 淋巴结转移性低分化癌　①茎突后区颈动脉鞘区肿块，可呈分叶状；②信号不均匀，强化显著，内见无强化囊变坏死区。

4. 副神经节瘤　①发生于茎突后区，呈长 T_1、长 T_2 信号，可见胡椒盐征，血供非常丰富，增强后强化显著；②发生于颈动脉体的副神经节瘤（颈动脉体瘤）可见颈内动脉和颈外动脉被撑开、分离。

【疾病简介】

1. 定义与发病情况　发生于咽旁间隙茎突后区最常见的肿瘤，来源于迷走神经（X）最多见，其次为交感神经，舌咽神经和副神经偶尔也发生，发生于茎突前区的神经鞘瘤常来源于三叉神经痛下颌支（V3）。

2. 临床表现　多为无痛性肿块，有症状时多表现为邻近器官受压的表现，如神经受累出现颈痛、咽痛、一侧耳痛，颈交感神经累及出现特有的霍纳综合征（Horner syndrome），迷走神经受累出现同侧声带麻痹及声嘶，口咽部生长可引起呼吸及吞咽困难，压迫喉咽部出现声音的改变及呼吸困难。

3. 诊断　根据病变的部位和影像表现，主要与多形性腺瘤及副神经节瘤进行鉴别，详见上述鉴别诊断及要点。

4. 病理　神经鞘瘤组织学上由 Antoni A 和 Antoni B 区组成，前者为致密的长纺锤形细胞组成，后者富含黏液成分，故肿瘤由大小不同的实质区和囊性区相间组成，影像上相应地表现为 T_2WI 不均匀高信号，增强后呈不均匀强化，可见多发囊性无强化区。

5. 治疗原则　多数学者认为手术治疗是咽旁间隙肿瘤的主要可靠的治疗方法。术前影像检查明确肿瘤的大小、部位、周围血管神经的毗邻关系对于手术入路的选择及手术操作很重要。

【临床关注点与影像学价值】

1. 首先应对病变做定位诊断，判断是多形性腺瘤的可能性大还是神经源性肿瘤的可能性大。

2. 如果是神经源性肿瘤可能性大，观察肿瘤与颈部血管的关系以及颈部血管的形态，肿瘤的血供是否丰富，以鉴别神经鞘瘤与副神经节瘤。

3. 仔细询问病史，有无其他恶性肿瘤存在，排除转移性淋巴结的可能。

【关键点】

1. 肿瘤的定位很关键，区分茎突前区和茎突后区对鉴别神经鞘瘤与多形性腺瘤有重要意义。

2. 区分肿瘤与颈部血管的位置关系对鉴别神经鞘瘤与副神经节瘤有重要意义。

（马　辉）

病例 7　左侧颈部包块

【简要病史及影像】女,56 岁,体检时发现左侧颈部包块,质韧,可触及搏动感(图 1-7-1)。

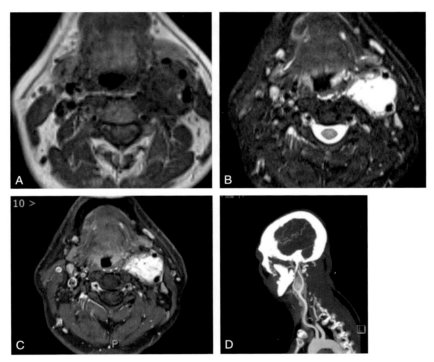

图 1-7-1A~D　横断面 T$_1$WI、横断面抑脂 T$_2$WI、横断面脂肪抑制增强后 T$_1$WI 和 CTA MIP

【问题与选项】患者可能的诊断是（　　　　）

A. 血管瘤。

B. 副神经节瘤。

C. 神经鞘瘤。

D. 淋巴瘤。

E. 多形性腺瘤。

【答案】B. 副神经节瘤。

【影像诊断及分析思路】诊断:左侧咽旁间隙副神经节瘤(颈动脉体瘤)。

1. 左侧咽旁肿块位于颈部血管鞘内侧,提示肿块位于茎突后区,左侧颈内动脉和颈外动脉受压向外侧移位并且开口扩大、分离;T$_1$WI 呈低信号,内部可见斑点状高信号及低信号,提示有慢血流和快血流(即胡椒盐征),T$_2$WI 呈高信号,增强后肿块明显强化。

2. 发生在茎突后区的肿瘤常见的是神经鞘瘤和副神经节瘤,神经鞘瘤一般压迫颈部血管向外后方移位,不会造成颈总动脉开口扩大,而且神经鞘瘤强化特点为轻、中度不均匀强化,强化程度远低于副神经节瘤。

3. 病理结果为颈动脉体瘤。

【鉴别诊断及要点】

1. 主要与神经鞘瘤鉴别 ①位于茎突后区颈部血管鞘内侧；②圆形或椭圆形，边界清楚；③T₂WI 呈不均匀高信号，内部可见多囊灶；④增强后呈轻、中度不均匀强化。

2. 淋巴结转移性低分化癌 ①茎突后区颈动脉鞘区肿块，可呈分叶状；②信号不均匀，强化显著，内见无强化囊变坏死区。

3. 神经源性肿瘤 ①三叉神经来源的神经鞘瘤常沿三叉神经生长，长轴为前后方向；②周围骨质为压迫性改变，一般不会累及骨髓腔；③肿瘤内信号不均匀，T₂WI 有片状高信号影，不均匀强化。

【疾病简介】

1. 定义与发病情况 副神经节瘤是发生于副交感神经节的化学感受器的肿瘤，主要发生在头颈部，以颈动脉体瘤、颈静脉球瘤、迷走体瘤为主。颈动脉体瘤是较常见的副神经节瘤，发生于人体最大的副神经节——颈动脉体。

2. 临床表现 为缓慢生长的上颈部肿物，多数无任何症状，少数伴局部不适、晕厥、耳鸣、视力模糊、血压下降等。

3. 诊断 颈动脉体瘤有典型的发病部位（颈动脉分叉处），可造成颈动脉分叉角度扩大，肿瘤强化显著，诊断较容易。

4. 病理 肿块一般有包膜，大部分由颈外动脉供血，有丰富的血管和神经网，镜下为富含细胞和血管的肿瘤。

5. 治疗原则 肿块血供非常丰富，如果肿块包绕动脉严重，可压迫颈内、外动脉使之移位，难以完全切除。术后放疗适用于残余病灶和防止术后复发，有一定疗效，但不能单独用于颈动脉体瘤的治疗，术前放疗会增加手术难度。

【临床关注点与影像学价值】

1. 首选对肿块进行定位，判断肿块与颈部血管鞘的关系；根据强化特点判断肿瘤是否富血供，如果是富血供肿瘤则倾向于副神经节瘤，如果是轻、中度强化则倾向于神经鞘瘤。

2. CTA 或磁共振血管成像（MRA）可清楚显示肿瘤与颈内外动脉的关系，以及血管受压和移位情况，对于部分副神经节瘤或颈动脉有侵犯者或手术中可能危及颈动脉的病例需行数字减影血管造影（DSA）检查，以更清楚地了解肿瘤与血管的情况或同时行血管栓塞治疗。

【关键点】

1. 正确判断肿块与颈部血管之间的位置关系，确定肿块位于茎突前区还是茎突后区。

2. 肿块在 MRI 平扫 T₁WI 上可见胡椒盐征，强化显著。

3. 颈总动脉开口扩大支持颈动脉体瘤。

（马　辉）

病例 ⑧　左侧面部麻木 1 个月余

【简要病史及影像】男，69 岁，左侧面部麻木 1 个月余，呈持续性不缓解，伴耳前区疼痛（图 1-8-1）。

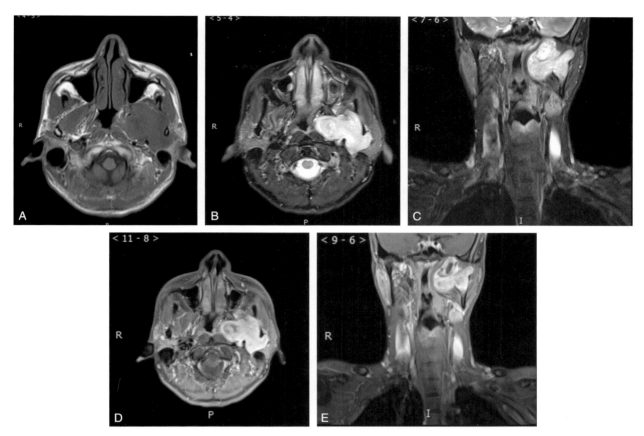

图 1-8-1A~E　横断面 T_1WI、横断面抑脂 T_2WI、冠状面抑脂 T_2WI、横断面和冠状面抑脂增强 T_1WI

【问题与选项】患者可能的诊断是（　　　　　）

A. 血管平滑肌脂肪瘤。

B. 腺样囊性癌。

C. 脂肪肉瘤。

D. 黏液表皮样癌。

E. 腺泡细胞癌。

【答案】C. 脂肪肉瘤。

【影像诊断及分析思路】诊断：左侧咽旁间隙去分化型脂肪肉瘤。

左侧咽旁间隙不规则巨大肿块影，肿块位于茎突前区，茎突及颈部血管被包绕，肿块信号不均匀，T_1WI 呈低信号，T_2WI 呈不均匀高信号，内部见片状更长 T_1、更长 T_2 信号，增强后呈明显不均匀强化，左侧下颌支局部骨质受侵并可见强化，提示肿瘤为恶性。

【鉴别诊断及要点】

1. 多形性腺瘤　①位于咽旁间隙茎突前区；②圆形或椭圆形，边界较清楚；③T_2WI 呈不均匀高信号，可见多发囊性灶；④增强后呈轻、中度不均匀强化。

2. 神经鞘瘤　三叉神经下颌支（Ⅴ3）来源的神经鞘瘤位于茎突前区，可造成卵圆孔扩大，T_2WI 信号不均匀，可见多囊灶，增强后呈轻、中度不均匀强化。

3. 软骨肉瘤　①常位于岩枕裂区域；②圆形或椭圆形，边界较清楚；③T_2WI 呈高信号；④增强后呈筛孔状强化。

【疾病简介】

1. 发病情况　脂肪肉瘤是成人最常见的软组织肉瘤之一,占总数的第二位,绝大多数发生在腹膜后和四肢,罕见发生在头颈部。起源于间叶细胞,由不同分化程度和异型性的脂肪细胞组成,多为原发,很少从脂肪瘤恶变而来。

2. 临床表现　主要是周围结构受累引起的表现。可引起面部麻木,疼痛等。

3. 诊断　T_1WI 信号与肌肉相似,T_2WI 等于或高于脂肪信号,可伴有钙化或骨化,其内脂肪成分或分化良好的成分呈轻微强化,非脂肪成分显著强化。可有邻近骨质侵蚀破坏。

4. 病理类型　肿瘤呈结节状或分叶状,有假包膜,可见出血及坏死。病理类型主要有黏液型、高分化型、去分化型、圆细胞型等。

5. 治疗原则　以手术切除为主,难以完整切除的病灶有多次复发的倾向。

【临床关注点与影像学价值】

1. 明确肿瘤与周围组织的关系,邻近颈部血管是否被包绕,邻近是否有骨质破坏。

2. 有无淋巴结转移。

【关键点】

1. 咽旁不规则肿块,骨质被包绕、破坏,提示恶性肿瘤。

2. 发生在头颈部的脂肪肉瘤虽然少见,但咽旁间隙出现明显不规则恶性肿瘤应考虑到脂肪肉瘤的可能性。

(马　辉)

病例 ⑨　咽旁肿物

【简要病史与影像】女,56 岁,因咽炎检查发现咽旁肿物(图 1-9-1)。

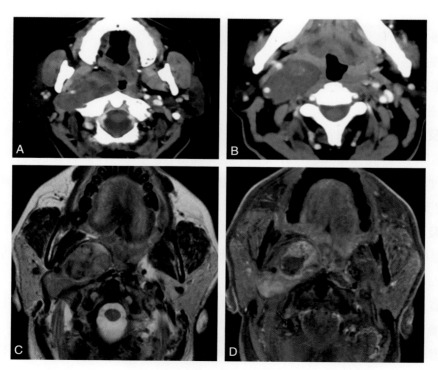

图 1-9-1A~D　颈部增强 CT 轴位、横断面 T_2WI、脂肪抑制增强后 T_1WI

【问题与选项】患者可能的诊断是（   ）

A. 多形性腺瘤。

B. 血管瘤。

C. 腺样囊性癌。

D. 淋巴瘤。

E. 神经鞘瘤。

【答案】E. 神经鞘瘤。

【影像诊断与分析思路】

1. 右侧咽旁颈动脉间隙肿块，颈内外动脉向前外侧推移。

2. 肿瘤边界清楚光滑，囊实性。

3. 手术病理为神经鞘瘤。

【鉴别诊断与要点】

1. 多形性腺瘤　也称为混合瘤，起源于涎腺，咽旁多形性腺瘤常为腮腺深叶肿瘤突入咽旁，颈内外动脉被肿瘤推压向后移位，咽旁脂肪向内侧移位。肿瘤可呈囊实性，边界清楚光滑。

2. 血管瘤　咽旁血管瘤起源于咽旁间质，咽旁脂肪包绕肿瘤，边界清楚光滑，T$_2$WI 多为高信号，增强扫描呈棉絮团样强化，动态增强呈持续强化特点。

3. 腺样囊性癌　多来自腮腺深叶涎腺上皮，属于恶性肿瘤，边界不清，肿块可以表现为实性或囊实性，常常跨间隙生长，可沿神经周围扩散，导致相应的神经管道扩大，如卵圆孔、圆孔扩大，下颌神经或上颌神经干增粗强化，甚至沿神经逆行浸润海绵窦。

4. 淋巴瘤　肿块多为实性，肿块密度及信号与肌肉相仿，相对均匀，少坏死囊变，增强扫描呈轻、中度均匀强化。弥散受限明显。

【疾病简介】

1. 定义　颈动脉间隙神经鞘瘤是起源于后组脑神经施万细胞的良性肿瘤，位于颈动脉鞘内，颈内外动静脉向前外侧推移，颈内外动脉距离加大。源于交感神经丛的神经鞘瘤颈动脉鞘向外侧推移。肿瘤常沿受累神经长轴走行，呈梭形或卵圆形，囊实性，边界清楚光滑，周围脂肪间隙清。

2. 临床表现　好发于 20~60 岁成年人，无痛性肿物为主要症状。占颈部良性肿瘤的 60.0%。

3. 诊断　细针穿刺活检或病理诊断为"金标准"。

4. 治疗　以手术治疗为主。

【临床关注点与影像学价值】临床关注的问题是肿物的位置、性质，肿物与颈动静脉的关系。CT 和 MRI 可以显示肿瘤的位置、形态、大小及其与颈动静脉的关系。

【关键点】肿物位于颈动脉间隙，颈内外动脉向前外侧推移。

（杨智云　洪桂洵）

病例 ⑩　左颈部肿物 20 日

【简要病史与影像】男，72 岁，发现左颈肿物 20 日（图 1-10-1）。

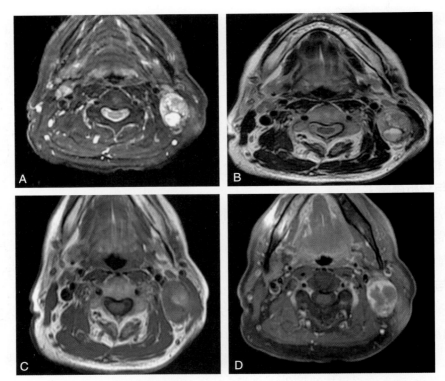

图 1-10-1A~D　颈部横断面抑脂 T_2WI、颈部横断面 T_2WI、横断面 T_1WI、脂肪抑制增强后 T_1WI

【问题与选项】患者可能的诊断是（　　　　）

A. 多形性腺瘤。

B. 血管瘤。

C. 腺样囊性癌。

D. 淋巴瘤。

E. 神经鞘瘤。

【答案】E. 神经鞘瘤。

【影像诊断与分析思路】

1. 左侧颈动脉间隙肿块,颈内外动脉向前推移。

2. 肿瘤边界清楚光滑,呈囊实性。

3. 手术病理为神经鞘瘤。

【鉴别诊断与要点】

1. 多形性腺瘤　也称为混合瘤,起源于涎腺,咽旁多形性腺瘤常为腮腺深叶肿瘤突入咽旁,颈内外动脉被肿瘤推压向后移位,咽旁脂肪向内侧移位。肿瘤可为囊实性,边界清楚光滑。

2. 血管瘤　咽旁血管瘤起源于咽旁间质,咽旁脂肪包绕肿瘤,边界清楚光滑,T_2WI 多为高信号,增强扫描呈棉絮团样强化,动态增强呈持续性强化特点。

3. 腺样囊性癌　多来自腮腺深叶涎腺上皮,属于恶性肿瘤,边界不清,肿块可以表现为实性或囊实性,常常跨间隙生长,可沿神经周围扩散,可见卵圆孔、圆孔扩大,下颌神经或上颌神经干增粗强化,甚至沿神经逆行侵入颅内海绵窦。

4. 淋巴瘤　肿块多为实性,肿块密度及信号与肌肉相仿,相对均匀,少坏死囊变,增强扫描呈轻、中度均匀强化。弥散受限明显。

【疾病简介】

1. 定义　颈动脉间隙神经鞘瘤是起源于后组脑神经施万细胞的良性肿瘤,位于颈动脉鞘内,颈内外动脉静脉向前外侧推移,颈内外动脉距离加大。源于交感神经丛的神经鞘瘤颈动脉鞘向外侧推移。肿瘤常沿受累神经长轴走行,呈梭形或卵圆形,囊实性,边界清楚光滑,周围脂肪间隙清。

2. 临床表现　好发于 20~60 岁成年人,无痛性肿物为主要症状。占颈部良性肿瘤的 60.0%。

3. 病理　肿瘤以梭形细胞为主。主要由 Antoni A 细胞密集区和 Antoni B 细胞稀疏区两种成分构成。

4. 诊断　细针穿刺活检或病理诊断为"金标准"。

5. 治疗　以手术治疗为主。

【临床关注点与影像学价值】 临床关注的问题是肿物的位置、性质,与颈动静脉关系。CT 和 MRI 可以显示肿瘤的位置、形态、大小及其与颈动脉、颈内静脉的关系,可以定位、定性。

【关键点】 肿物位于颈动脉间隙,颈动静脉向前推移。

（杨智云　洪桂洵）

病例 ⑪ 声音嘶哑半年

【简要病史与影像】 女,44 岁,声音嘶哑半年(图 1-11-1)。

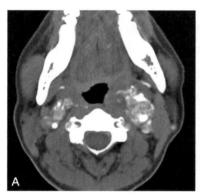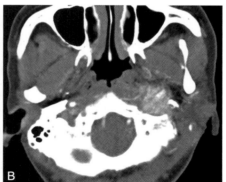

图 1-11-1A、B　颈部增强 CT 轴位

【问题与选项】 患者可能的诊断是(　　　　)

A. 神经鞘瘤。

B. 淋巴结转移瘤。

C. 淋巴结结核。

D. 颈动脉体瘤。

E. 血管瘤。

【答案】 D. 颈动脉体瘤。

【影像诊断与分析思路】

1. 右侧颈内外动脉之间小结节,左侧颈内外动脉之间肿物,血供丰富,颈内外动脉之间距离增宽,部

分被包绕,左侧肿瘤向上包绕颈内动脉。

2. 肿瘤边界清楚光滑,可见大量肿瘤血管。

3. 手术病理为双侧颈动脉体瘤。

【鉴别诊断与要点】

1. 神经鞘瘤　颈动脉间隙神经鞘瘤起源于迷走神经干,位于颈动脉鞘内,颈内外动脉静脉向前外侧推移,颈内外动脉距离加大。肿块囊实性可以合并出血,边界清楚光滑,周围脂肪间隙清。

2. 转移瘤　表现为淋巴结增大,中央坏死,可以钙化,环形强化,形态上多为圆形或类圆形;可以多个融合;常位于颈动脉外侧;有原发肿瘤病史。

3. 淋巴结结核　颈淋巴结结核青少年多见,典型表现为颈部多个淋巴结肿大,肿大的淋巴结容易干酪样坏死,内壁光滑,可有沙砾样钙化,边缘环形强化。常常位于颈动脉外侧。如有肺结核病史、结核抗体强阳性支持诊断。

4. 血管瘤　咽旁血管瘤起源于咽旁间质,边界清楚光滑,T_2WI 多为高信号,增强扫描呈棉絮团样强化,动态增强有持续强化特点。

【疾病简介】

1. 定义　颈动脉体瘤,为化学感受器瘤,也属于副神经节瘤,任何年龄可以发病,但女性青壮年常见。颈动脉体瘤位于颈内外动脉分叉处,血供丰富,肿块内大量肿瘤血管,呈胡椒盐征。肿瘤位于颈内外动脉分叉处,肿瘤增大时常使颈内外动脉分叉增宽,颈外动脉分支直接供血。10.0% 可以多发,10.0% 恶变而可以转移。

2. 临床表现　本病主要表现为颈部下颌角下方无痛性肿块,多数生长缓慢,发生恶变或瘤体内变性者,短期可迅速增大。可出现局部压迫症状,如压迫颈总动脉或颈内动脉则出现头晕、耳鸣、视力模糊甚至晕厥等脑缺血症状,压迫喉返神经出现声音嘶哑、呛咳,压迫舌下神经出现伸舌偏斜,压迫交感神经出现霍纳综合征(Horner syndrome),压迫气管出现呼吸困难等。少数患者合并颈动脉窦综合征,因体位改变,肿瘤可以压迫颈动脉窦引起心跳减慢、血压下降、晕厥等症状。有的肿瘤可向咽部生长,检查时咽侧壁饱满、膨隆。

3. 诊断　CT、MRI 结合临床多能术前确诊。

4. 治疗　以手术切除为主,由于瘤体血供丰富,病变部位特殊,手术风险大、出血多。术前颈动脉压迫训练有助于颅内侧支循环的建立。手术方式有肿瘤剥离术、肿瘤切除并血管重建术及肿瘤切除并血管结扎。

【临床关注点与影像学价值】临床关注的问题是肿物的性质,边界及范围,尤其是与颈内动脉的关系。CT 和 MRI 可以显示肿瘤的位置、形态、大小、侵犯的间隙,以及肿物与颈动脉关系。

【关键点】肿物位于颈内外动脉分叉处,颈内外动脉分叉距离增宽。肿瘤富血供,肿瘤内见大量供血血管。

(杨智云　洪桂洵)

病例 ⑫　右侧颈部包块

【简要病史与影像】女,1 岁,无意间扪及右侧颈部包块(图 1-12-1)。

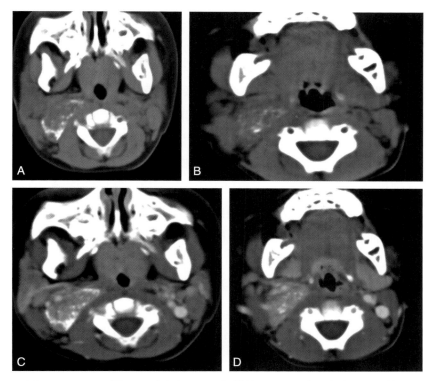

图 1-12-1A~D　图 A、B 为颈部 CT 平扫轴位,图 C、D 为颈部增强 CT 轴位

【问题与选项】患者可能的诊断是(　　　　　　　)

A. 淋巴结结核。

B. 血管瘤。

C. 神经鞘瘤。

D. 神经母细胞瘤。

E. 淋巴结转移瘤。

【答案】D. 神经母细胞瘤。

【影像诊断与分析思路】

1. 右侧颈动脉间隙肿块,位于颈动脉内侧。

2. 肿块内大量斑点状钙化。

3. 1 岁的婴幼儿。

4. 手术病理为神经母细胞瘤。

【鉴别诊断与要点】

1. 淋巴结结核　青少年多见,常常表现为多发淋巴结肿大,淋巴结内干酪样坏死,内壁光滑,可有沙砾样钙化,边缘环形强化。常常位于颈动脉外侧。如有肺结核病史、结核抗体强阳性支持诊断。

2. 血管瘤　颈动脉间隙血管瘤相对少见,肿物内可见钙化,钙化常为圆点状的静脉石,边界清楚光滑,增强扫描呈棉絮团样强化,动态增强有持续强化特点。

3. 神经鞘瘤　颈动脉间隙神经源性肿瘤起源于迷走神经,位于颈动脉内后方,肿块为囊实性,边界清楚光滑,周围脂肪间隙清。婴幼儿少见。儿童神经源性肿瘤常常合并神经纤维瘤病,皮肤有牛奶咖啡斑或皮肤软瘤。

4. 淋巴结转移瘤 表现为淋巴结增大,中央坏死,可以钙化,环形强化,形态上多为圆形或类圆形;可以多个融合;常位于颈动脉外侧;有原发肿瘤病史。

【疾病简介】

1. 定义 神经母细胞瘤是起源于交感神经系统的恶性肿瘤,是婴幼儿最常见的恶性肿瘤。有将近1/2 的神经母细胞瘤发生在 2 岁以内的婴幼儿。神经母细胞瘤占儿童肿瘤的 6.0%~10.0%,儿童肿瘤的死亡率为 15.0%。其最常见的发生部位是肾上腺,也可以发生在颈部、胸部、腹部及盆腔的神经组织。神经母细胞瘤是起源于交感神经节的恶性肿瘤,常见的发病部位为腹膜后肾上腺区、脊椎两侧。肿瘤内常有较多量斑点状沙砾样钙化,呈浸润性生长,增强扫描强化不均匀,是神经母细胞瘤相对特征性征象。

2. 临床表现 颈部神经母细胞瘤,常表现为颈部无痛性包块。

3. 诊断 CT 是颈部神经母细胞瘤的术前重要检查手段,确诊需依赖穿刺活检。

4. 治疗 手术及综合治疗。

【临床关注点与影像学价值】 颈部包块的性质及其与颈动静脉的关系;影像检查可以明确定性、定位及肿瘤侵犯范围及与颈动静脉的关系。

【关键点】 关键点为肿物定位,位于颈内动脉内侧,肿块内有钙化;婴幼儿。

(杨智云 洪桂洵)

病例 ⓭ 咽异物感 3 个月余

【简要病史与影像】 女,58 岁,咽异物感 3 个月余(图 1-13-1,图 1-13-2)。

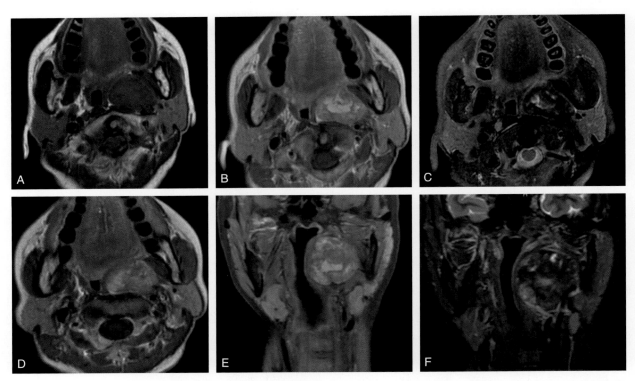

图 1-13-1A~F 横断面 T$_1$WI、横断面增强后 T$_1$WI、脂肪抑制 T$_2$WI、增强后 T$_1$WI 轴位、增强后 T$_1$WI 冠状位、脂肪抑制 T$_2$WI 冠状位

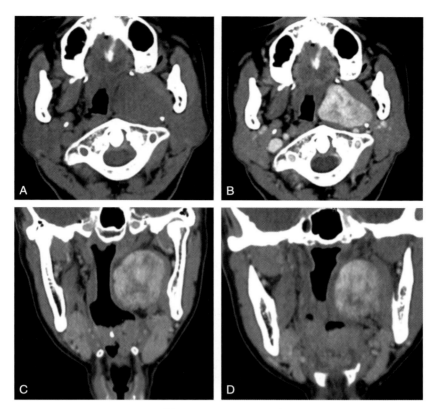

图 1-13-2A~D　图 A 为 CT 平扫轴位,图 B 为增强 CT 轴位,图 C、D 为增强 CT 冠状位

【问题与选项】患者可能的诊断是(　　　　　)

A. 多形性腺瘤。

B. 神经鞘瘤。

C. 血管瘤。

D. 纤维类肿瘤。

E. 腺样囊性癌。

【答案】D. 纤维类肿瘤。

【影像诊断与分析思路】

1. 左侧咽旁肿物,边界清楚光滑,咽旁脂肪向前内侧推移。肿瘤大部分信号较低,尤其是抑脂 T_2WI 上,与肌肉信号相似。

2. CT 显示肿块信号较低处为实性,强化明显。

3. 手术病理为孤立性纤维类肿瘤。

【鉴别诊断与要点】

1. 多形性腺瘤　腮腺深叶多形性腺瘤(也称为混合瘤)常常突入咽旁间隙,咽旁脂肪向内侧推移,肿块呈囊实性,T_2WI 信号混杂,多高于肌肉。增强扫描呈不均匀强化。肿块与腮腺深叶相连。

2. 神经鞘瘤　起源于下颌神经干的神经鞘瘤位于翼内外肌之间,咽旁脂肪向内后移位。肿块为囊实性,边界清楚光滑,周围脂肪间隙清。抑脂 T_2WI 信号以稍高和高信号为主。

3. 血管瘤　咽旁血管瘤起源于咽旁间质,边界清楚光滑,T_2WI 多为高信号,增强扫描呈棉絮团样强化,动态增强有持续强化特点。

4.咽旁腺样囊性癌　起自于咽旁间隙内异位小涎腺。肿瘤生长缓慢,但侵袭性强,边界不清,跨间隙生长,肿瘤在 T_2WI 及抑脂 T_2WI 上以稍高或高信号为主,肿瘤呈嗜神经生长,常常沿神经顺行或逆行扩展转移。

【疾病简介】

1.定义　孤立性纤维类肿瘤为间质来源的肿瘤,起源于树突状间质细胞。多见于中年人,没有明显性别差异。好发于胸膜,颈部、胸腹四肢软组织也可以发生。肿瘤生长缓慢,大部分有包膜,质地硬。镜下肿瘤由细胞密集区和疏松区构成居多,细胞密集区富有薄壁的鹿角状分支血管,胶原较少,呈网状穿插于细胞间,细胞疏松区可见致密胶原纤维及黏液变性区或梭形、短梭形或卵圆形的瘤细胞与胶原纤维随机混合排列。

2.临床表现　多无症状,常表现为缓慢生长的颈部无痛性包块。随着肿瘤的增大会出现相应部位的压迫症状。

3.诊断　肿块在 T_1WI 及 T_2WI 均呈低信号的胶原纤维,为典型表现,对诊断有帮助。确诊依赖穿刺活检。

4.治疗　以手术为主。

【临床关注点与影像学价值】临床关注的问题是肿物的性质、边界及范围。CT 和 MRI 可以显示肿瘤的位置、形态、大小,侵犯的间隙,定位、定性。

【关键点】肿物位于翼内外肌之间,肿瘤在 T_1WI、T_2WI 均以低信号为主。

(杨智云　洪桂洵)

病例 14　腮腺区肿物 1 年

【简要病史与影像】女,55 岁,发现腮腺区肿物 1 年,20 年前曾行腮腺肿物手术(图 1-14-1)。

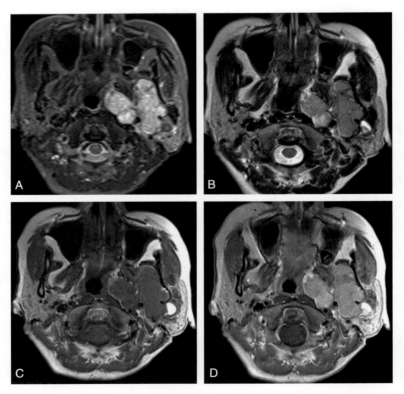

图 1-14-1A~D　脂肪抑制 T_2WI 横断面、横断面 T_2WI,横断面 T_1WI,增强后 T_1WI 轴位

【问题与选项】患者可能的诊断是（　　　　　　）

A. 神经纤维瘤。

B. 神经鞘瘤。

C. 转移瘤。

D. 多形性腺瘤。

E. 淋巴瘤。

【答案】D. 多形性腺瘤。

【影像诊断与分析思路】

1. 左侧咽旁多发结节，位于咽旁间隙及咀嚼肌间隙，周围脂肪间隙清晰。

2. 20 年前有腮腺混合瘤手术病史。

3. 手术病理为多形性腺瘤。

【鉴别诊断与要点】

1. 神经纤维瘤　肿瘤呈多发结节状，沿神经走行生长；可以跨间隙生长；T_2WI 上多为囊实性，可见中心靶征，表现中央实性，周围囊性，信号增高；常为神经纤维瘤病 I 型，皮肤有牛奶咖啡斑和软瘤。

2. 神经鞘瘤　颈动脉间隙神经源性肿瘤起源于迷走神经，位于颈动脉内后方，肿块为囊实性，边界清楚光滑，周围脂肪间隙清；颈动静脉向前外侧推移，咽旁脂肪向前推移。

3. 转移瘤　可以表现多发淋巴结增大，肿大的淋巴结常常发生中央坏死，可以钙化，环形强化，形态上多为圆形或类圆形；可以多个融合；常位于颈动脉外侧；常常有原发肿瘤病史。

4. 淋巴瘤　咽旁恶性淋巴瘤常为咽淋巴环或腮腺起源，侵犯咽旁间隙和咀嚼肌间隙；可以表现为多发肿块融合，包绕血管，MRI T_1WI 及 T_2WI 均为等信号，弥散受限明显。

【疾病简介】

1. 定义　多形性腺瘤是起源于涎腺导管上皮的肿瘤，是交界性肿瘤，包膜常常不完整，肿瘤可以侵犯包膜。如果行单纯剔除术，残存于包膜周围的肿瘤细胞若干年后可以在术腔和手术路径上复发，呈多结节状。

2. 临床表现　可以无症状，或者扪及肿物，无痛，质地中等偏硬。

3. 诊断　根据部位及手术病史可以诊断。确诊依赖病理。

4. 治疗　以手术切除为主。

【临床关注点与影像学价值】临床关注的问题是肿物的性质，边界及范围。CT 和 MRI 可以显示肿瘤的位置、形态、大小、侵犯的间隙，定位、定性。

【关键点】腮腺肿瘤手术史。肿物多结节，结节边界清楚，周围脂肪间隙清。

（杨智云　洪桂洵）

病例 ⑮　右侧颈部肿胀 1 周

【简要病史与影像】男，60 岁，右侧颈部肿胀 1 周（图 1-15-1）。

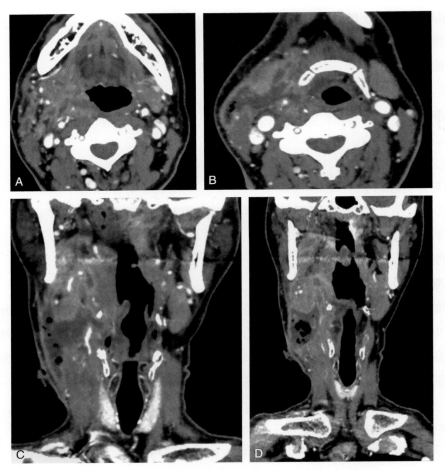

图 1-15-1A~D　A、B 为增强 CT 轴位,C、D 为增强 CT 冠状位

【问题与选项】患者可能的诊断是(　　　　)

A. 多发淋巴结转移瘤。

B. 颈部间隙脓肿。

C. 淋巴瘤。

D. 淋巴结结核。

E. 颌下腺恶性肿瘤。

【答案】B. 颈部间隙脓肿。

【影像诊断与分析思路】

1. 右侧咽旁、颌下腺周围弥漫肿胀,见大小不等的条状、不规则低密度影,边缘强化,内壁光滑,内见气体影。

2. 周围脂肪间隙不清,皮肤增厚。

3. 引流出大量脓液,抗生素治疗后好转。

【鉴别诊断与要点】

1. 淋巴结转移瘤　可以表现为颌下腺周围淋巴结增大,中央坏死,环形强化,形态上多为圆形或类圆形。多个肿大的淋巴结可疑融合,但周围脂肪间隙相对清晰,皮肤、皮下脂肪一般不受累。

2. 淋巴瘤　淋巴结淋巴瘤多为颈动脉外侧,多个,淋巴结肿大呈圆形,密度或信号均匀,强化轻微。

3. 淋巴结结核　青少年多见,淋巴结肿大,内有干酪样坏死,内壁光滑,可有沙砾样钙化,边缘呈环形强化。如有肺结核病史、结核抗体强阳性支持诊断。

4. 颌下腺恶性肿瘤　可以表现颌下腺内肿块,与颌下腺分界不清,周围脂肪间隙相对清晰。邻近可以合并淋巴结转移。肿块硬实。一般不表现为弥漫肿胀。

【疾病简介】

1. 定义　咽旁脓肿,常常由于化脓性细菌感染,咽炎、扁桃体急性炎症扩散所致。

2. 临床表现　临床上表现红肿、发热、疼痛、白细胞增高。早期表现为蜂窝织炎,影像表现弥漫肿胀,周围脂肪间隙不清、皮肤增厚、皮下脂肪密度增高,此后形成脓肿。脓肿形成表现为大片坏死密度区,内壁光滑。如见气体影或液气平面诊断更明确。MRI 上脓肿表现 T_1WI 为低信号,T_2WI 为高信号,DWI 显示弥散受限。

3. 诊断　临床表现 + 实验室检查可以诊断。

4. 治疗　抗生素治疗 + 切开排脓或引流。

【临床关注点与影像学价值】 临床关注点为右侧颈部肿胀,影像学可以明确肿胀的原因,病变范围、性质,为临床诊断治疗提供依据。

【关键点】 弥漫性肿胀,边界不清,跨间隙,脓腔及积气。

(杨智云　洪桂洵)

病例 16　右耳闷胀 9 个月

【简要病史与影像】 男,75 岁,右耳闷塞感 9 个月 (图 1-16-1)。

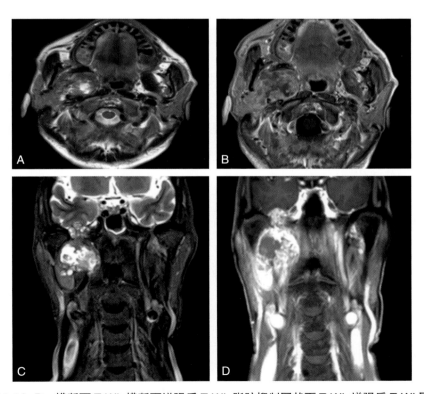

图 1-16-1A~D　横断面 T_2WI、横断面增强后 T_1WI、脂肪抑制冠状面 T_2WI、增强后 T_1WI 冠状位

【问题与选项】患者可能的诊断是（　　　　　）

A. 多形性腺瘤。

B. 神经鞘瘤。

C. 血管瘤。

D 腺样囊性癌。

E. 转移瘤。

【答案】D. 腺样囊性癌。

【影像诊断与分析思路】

1. 右侧咽旁肿物,外侧与腮腺深叶分界不清,与翼内外肌分界不清,上界沿下颌神经生长,卵圆孔扩大,侵入颅内。

2. 肿物为囊实性,边界不清。

3. 手术病理为腮腺深叶腺样囊性癌。

【鉴别诊断与要点】

1. 多形性腺瘤　腮腺深叶多形性腺瘤常常突入咽旁间隙,咽旁脂肪向内侧推移,肿块一般局限于咽旁,肿块呈囊实性,但边界清楚光滑,不累及神经。

2. 神经鞘瘤　起源于下颌神经干的神经鞘瘤可沿咽神经生长,使卵圆孔扩大,突入颅内。肿块囊实性边界清楚光滑,周围脂肪间隙清。肿块位于翼内外肌之间,与周围结构分界清楚,咽旁脂肪向内后移位。与腮腺深叶分界清楚。

3. 血管瘤　咽旁血管瘤起源于咽旁间质,边界清楚光滑,T_2WI多为高信号,增强扫描呈棉絮团样强化,动态增强为持续强化特点。

4. 转移瘤　咽旁间隙转移瘤相对少见,多有原发肿瘤病史,鼻咽、腮腺恶性肿瘤可以直接侵入咽旁间隙形成肿块。

【疾病简介】

1. 定义　腺样囊性癌多起自于涎腺导管上皮。肿瘤生长缓慢,但侵袭性强,嗜神经生长,常常沿神经顺行或逆行扩展转移。

2. 临床表现　早期常无症状,也可以出现神经浸润症状,表现为受累神经支配的感觉或运动神经功能障碍。晚期可以出现远处转移。

3. 诊断　确诊需依赖病理。

4. 治疗　以手术为主的综合治疗。

【临床关注点与影像学价值】右耳闷塞,主要是咽旁肿瘤挤压咽鼓管所致。影像检查可以明确病因、病变范围和性质。

【关键点】咽旁肿物边界不清,跨间隙生长,沿神经扩展浸润。

(杨智云　洪桂洵)

病例 17　右侧颈部肿物 2 周

【简要病史及影像】男,27 岁,右侧颈部偶发无痛肿物 2 周(图 1-17-1)。

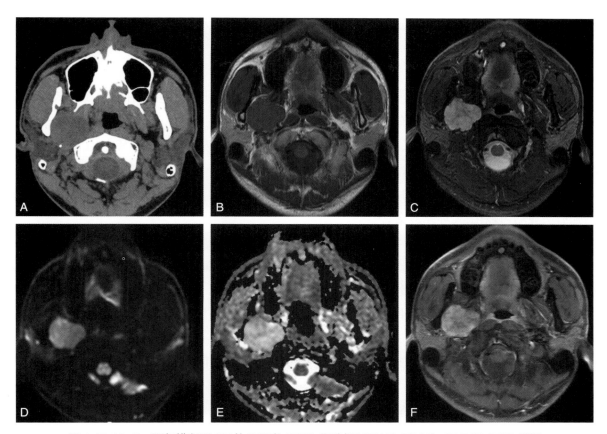

图 1-17-1A~F 颈部横断面 CT 软组织窗、T$_1$WI、脂肪抑制 T$_2$WI、DWI 和 ADC 图、T$_1$WI 增强

【问题与选项 1】此病例的影像学表现有( )（多选）

A. 病灶密度或信号不均。

B. 病灶 DWI 示弥散受限。

C. 病灶主体位于茎突前间隙。

D. 病灶与右侧腮腺深叶分界不清。

E. 颈内动脉受压后移。

【答案】A、C、D、E。

【问题与选项 2】根据以上临床资料与影像表现,此病例最可能的诊断为下列哪一项( )

A. 多形性腺瘤。

B. 神经鞘瘤。

C. 颈动脉体瘤。

D. 淋巴瘤。

【答案】A. 多形性腺瘤。

【影像诊断及分析思路】诊断:右侧咽旁间隙多形性腺瘤。

1. 病变位于右侧咽旁间隙,分叶状,边界清晰,较同层肌肉 CT 呈稍低密度,T$_1$WI 等信号,T$_2$WI 不均匀高信号,弥散受限不明显,增强扫描呈不均匀中度强化。

2. 咽旁间隙常见肿瘤包括多形性腺瘤、神经鞘瘤、颈动脉体瘤、淋巴瘤。

3. 仔细观察可发现,病变位于右侧咽旁茎突前间隙,与右侧腮腺深叶关系密切,囊变坏死不明显,据以上可推测病变为来源于腮腺深叶或小涎腺的多形性腺瘤的可能性大。

4. 手术病理证实为多形性腺瘤。

【鉴别诊断及要点】

1. 神经鞘瘤　①常起源于迷走和交感神经;②发生于颈动脉鞘周围(茎突后间隙),颈内动脉向前推移,二腹肌后腹位于病变表面,可伴有颈内静脉受压移位、变窄。

2. 颈动脉体瘤　①颈动脉分叉角度扩大,呈高脚杯征;②肿瘤内可见迂曲或点状血管流空信号,呈胡椒盐征;③富血供,早期明显强化,强化程度与颈动脉相当。

3. 淋巴瘤　①肿块呈铸型状向周围间隙生长;②内部信号均匀,DWI 上常呈高信号,ADC 值明显减低,增强后明显均匀强化,无坏死囊变。

【疾病简介】

1. 定义与发病情况　咽旁间隙多形性腺瘤(pleomorphic adenoma,PLA),亦称混合瘤(mixed tumor)。30~60 岁女性多见,5.0%~10.0% 可发生恶变。

2. 临床表现　早期常无症状,肿块较大时可产生压迫症状;恶变累及周围结构可引起疼痛。

3. 诊断　手术病理证实。

4. 治疗原则　手术切除,因多形性腺瘤容易复发,故应保证切缘阴性。

【临床关注点与影像学价值】

1. 良、恶性的鉴别　病变边界清晰、弥散不受限,提示良性病变。

2. 病变范围的精准显示　病变与腮腺深叶分界欠清,提示病变有可能来源于腮腺深叶;咽旁间隙周围结构为推移改变,无明显侵袭受累征象。

3. 治疗后改变或复发评估　临床可采用 MRI 平扫 + 增强检查对患者进行随访,以评估有无肿瘤残余及复发转移。

【关键点】

1. 定位非常重要。病变位于茎突前间隙,茎突、颈动脉鞘后内移位,二腹肌后腹位于病变深面和咽旁间隙脂肪前内移位等可辅助定位。

2. ADC 值较高,增强扫描呈延迟强化为多形性腺瘤特点。

3. 由于多形性腺瘤局部复发率高,且复发后恶变率增加,手术切除范围应较常规良性肿瘤适当扩大。

(吴飞云)

病例 18　左侧颈部肿块 4 个月

【简要病史及影像】男,29 岁,无明显诱因发现左颈部下方一肿块 4 个月(图 1-18-1)。

【问题与选项 1】患者可能的诊断是(　　　　)

A. 纤维肉瘤。

B. 黏液性脂肪肉瘤。

C. 血管肉瘤。

D. 肌内黏液瘤。

E. 囊性淋巴管瘤。

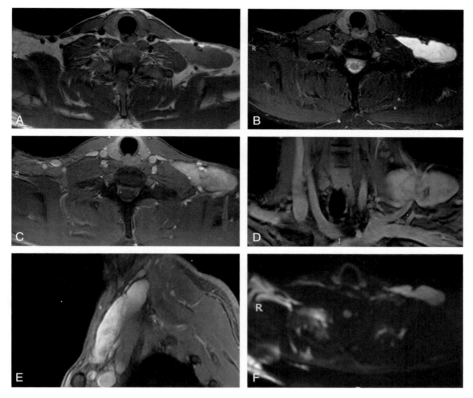

图 1-18-1A~F 横断面 T₁WI、T₂WI 抑脂、T₁WI 增强、T₁WI 增强冠状位、矢状位、DWI 图像

【答案】 B. 黏液性脂肪肉瘤。

【问题与选项 2】 关于脂肪肉瘤,下列说法哪项错误( )

A. 是最常见的腹膜后恶性肿瘤。

B. 包括高分化、去分化、黏液性和多形性。

C. CT 分为实体型、混合样型和假囊肿型。

D. 脂肪组织成分越少,肿瘤分化越好。

E. CT 定性有困难,应做穿刺活检。

【答案】 D. 脂肪组织成分越少,肿瘤分化越好。

【建议补充的影像检查及其他重要材料】 发现颈部肿块就诊,在询问病史、体格检查后,应行颈部超声检查(迅速、便捷地提供肿块声像图特征、血流特点)、CT 平扫、MRI 平扫及增强检查(平扫显示肿瘤部位、大小及与邻近器官组织的解剖关系,通过强化特征可反映肿瘤内部的组织学成分)。进行病理学检查,结合形态学进行免疫组化染色,最终明确肿瘤的类型;若上述诊断仍困难,可做基因检测进行明确。

【影像诊断及分析思路】 诊断:左侧锁骨上窝黏液性脂肪肉瘤。

1. MRI 显示病灶在 T₁WI 呈等信号,在 T₂WI 抑脂序列上以明显高信号为主,并见线样低信号分隔,边界光整清楚,具有完整包膜;DWI 呈弥散受限改变;动态增强扫描呈渐进性明显强化。

2. 颈部肌肉层次清晰,平扫及增强其内未见异常信号影;双侧颌下、颈部未见肿大淋巴结影。

3. 病理结果为黏液性脂肪肉瘤。

【鉴别诊断及要点】

1. 肌内黏液瘤 好发于 40~70 岁的中老年人,女性多于男性。最常见于四肢、臀部和肩部,T₁WI 呈等或低信号、T_2WI 呈高信号,常缺乏完整的包膜,使得病灶内的黏液物质可进入邻近肌肉组织,部分病变可以呈浸润性生长,边界不清,引起病变周围肌肉萎缩及反应性脂肪沉积,可见周围脂肪带(非病灶内脂肪),而其对周围组织刺激引起水肿,见长 T_2 水肿信号。

2. 囊肿或脓肿 完全黏液变的脂肪肉瘤要与脓肿或囊肿鉴别,囊肿表现为壁薄圆形病灶,边界清晰,T_1WI 呈低或极低信号,T_2WI 呈极高信号,大部分病例信号均匀一致,增强扫描病灶仅边缘部分包膜呈线样强化。脓肿周围有明显炎性渗出改变,脓肿壁较厚,增强扫描壁见环形强化,临床病史典型。

3. 血管瘤 无包膜,呈等 T_1、长 T_2 信号,内见弯曲条形流空信号,增强扫描见明显不均匀强化。

4. 横纹肌肉瘤 多见于儿童,常见于上肢及头颈部,肿瘤以软组织为主的肿块,内可见片状囊变坏死区,增强扫描见明显不均匀强化,侵犯破坏程度明显。

【疾病简介】

1. 定义与发病情况 黏液性脂肪肉瘤(MLS)是脂肪肉瘤的一个常见亚型,占脂肪肉瘤的 30.0%~50.0%,常表现为隐匿性生长的肿块,患者往往以巨大、生长缓慢的无痛性肿块就诊,好发于中年人,40~50 岁患者居多,黏液性脂肪肉瘤的发病年龄较其他亚型的脂肪肉瘤小约 10 岁,此病罕见于儿童,但却是儿童脂肪肉瘤中最常见的病理类型。发病无性别倾向,最常见于下肢,尤其是大腿。其他部位(按频率的递减顺序)包括臀部、后腹膜、躯干、踝关节、近端肢带、头颈和手腕。黏液性脂肪肉瘤有局部复发倾向,约有 1/3 的患者发展为远处转移。黏液性脂肪肉瘤与其他亚型的不同之处在于其特殊的转移性扩散方式,特别是在肺外部位(与大多数其他软组织肉瘤不同)。最常见的转移部位包括椎旁区域、骨、腹膜后,以及相反的肢体,其次是肺和肝。

2. 临床表现 无痛性软组织肿块,触诊相对较软且在触诊时不受压变形,无压痛,表面无红肿,病灶在发现时可以相当大,病史可以从几个月到几年不等。

3. 诊断 ①由于病变内脂肪组织所占肿瘤体积较小(10.0%~25.0%)而不易显示,影像学表现有时缺乏典型脂肪密度或信号。CT 多为囊样低密度,MRI T_1WI 以低或等信号为主,T_2WI 为显著高信号,伴有稍高信号和/或线样低信号分割,增强后多呈显著不均匀强化。结合患者发病部位、年龄,首先要想到该疾病。②病理学特征,黏液性脂肪肉瘤由三种主要组织学成分构成:毛细血管丛、黏液基质和梭形脂肪母细胞。与所有脂肪肉瘤相同,检出少量脂肪成分是诊断脂肪肉瘤的关键,但约 57.9% 的黏液性脂肪肉瘤不含脂肪成分。③结合形态学行相应的免疫组化标记,明确肿瘤类型。④如果诊断上仍然有困难,可做基因检测进一步明确。

4. 治疗原则 黏液性脂肪肉瘤一般均要手术切除,放射治疗的疗效还不确定,有报道头颈部脂肪肉瘤手术加放射治疗患者的 5 年生存率要低于仅手术治疗的患者;化疗在黏液性脂肪肉瘤治疗中有一定的作用。应该考虑将随访延长至术后 5 年以上。

【临床关注点与影像学价值】

1. 黏液性脂肪肉瘤在临床上无特征性表现。多以无痛性的软组织肿块就诊,就诊时肿块往往较大。

2. CT、MRI、US 检查可观察病变密度、信号、回声,显示其位置及与邻近结构的关系,使用功能成像测试(例如 PET)评估这种类型的肿瘤,可以通过肿瘤代谢特征对组织学类型进行一种(尽管不是精确的)诊断方向,并量化反映肿瘤大部分代谢区域的最大示踪剂摄取。

3. 增强扫描显示病变强化方式,结合平扫、抑脂、DWI 等图像,可进一步判断病变的组成。

4. 黏液样脂肪肉瘤患者预后良好。其具有特殊的转移性扩散方式,最常见的转移部位包括椎旁区域、骨等。MRI是检测骨和软组织转移的最敏感方式，也是诊断和跟踪骨和软组织受累的推荐方式。患有高危四肢黏液样脂肪肉瘤的患者应进行胸部、腹部、脊柱和骨盆的影像学检查，作为分期和随访检查的一部分，最好使用全身MRI或CT扫描以及脊柱和盆腔区域的MRI用于检测疑似转移性疾病。

【关键点】黏液性脂肪肉瘤在临床上不具典型表现，在发现肿块后，影像学检查是必须的。CT平扫多呈明显低密度，T_1WI呈低、等信号，T_2WI呈显著高信号，可伴有稍高信号区和/或线样低信号分割，动态增强扫描呈渐进性强化。其诊断及治疗应结合影像学与临床病理，早期诊断，积极治疗并定期进行随访。

（张水兴 游荆晶 莫笑开）

参 考 文 献

［1］ Schuler PJ, Cohnen M, Greve J, et al. Surgical management of retropharyngeal abscesses. Acta Otolaryngol, 2009, 129(11): 1274-1279.

［2］ King AD, Lei KI, Ahuja AT. MRI of neck nodes in non-Hodgkin's lymphoma of the head and neck. Br J Radiol, 2004, 77(914): 111-115.

［3］ Habermann CR, Arndt C, Graessner J, et al. Diffusion -weighted echo-planar MR imaging of primary parotid gland tumors: is a prediction of different histologic subtypes possible? AJNR Am J Neuroradiol, 2009, 30(3): 591-596.

［4］ Pelaz AC, Pendás JL, Bueno GC, et al. Simultaneous pleomorphic adenomas of the hard plate and parapharyngeal space. J Carniofac Surg, 2009, 67(6): 1239-1244.

［5］ Saito DM, Glastonbury CM, El-Sayed IH, et al. Parapharyngeal space schwannomas: preoperative imaging determination of the nerve of origin. Arch Otolaryngol Head Neck Surg, 2007, 133(7): 662-667.

［6］ Arya S, Rao V, Juvekar S, et al. Carotid Body Tumor: objective criterial to predict the Shamblin group on MR imaging. AJNR Am J Neuroradiol, 2008, 29(7): 1349-1354.

［7］ Mendelsohn AH, Bhuta S, Calcaterra TC, et al. Parapharyngeal space pleomorphic adenoma: a 30-year review the laryngoscope. Laryngoscope, 2009, 119(11): 2170-2174.

［8］ Yoichiro S, Yorihisa I, Toshiki T, et al. Clinical diagnosis and treatment outcomes for parapharyngeal space schwannomas: a single-institution review of 21 cases. Head Neck, 2018, 40(3): 569-576.

［9］ Mai W, Seiler GS, Lindl-bylicki BJ, et al. CT and MRI features of carotid bodyparagangliomas in 16 dogs. Vet Radiol Ultrasound, 2015, 56(4): 374-383.

［10］ Engström K, Bergh P, Gustafson P, et al. Liposarcoma: outcome based on the Scandinavian Sarcoma Group register. Cancer, 2008, 113(7): 1649-1656.

［11］ 王振常, 鲜军舫, 兰宝森. 中华影像医学头颈部卷. 2版. 北京: 人民卫生出版社, 2011.

［12］ 叶滨宾. 儿科影像诊断与临床头颈与神经系统分册. 北京军医出版社, 2009.

［13］ 王玲, 刘学文, 李卉, 等. 咽旁间隙多形性腺瘤与神经源性肿瘤的MRI鉴别诊断. 中国CT和MRI杂志, 2014, 12(2): 1-4.

［14］ Sarrazin JL, Toulgoat F, Benoudiba F. The lower cranial nerves: Ⅸ, Ⅹ, Ⅺ, Ⅻ. Diagn Interv Imaging, 2013, 94(10): 1051-1062.

［15］ 沙炎, 罗德红, 李恒国. 头颈部影像学耳鼻咽喉头颈外科卷. 北京: 人民卫生出版社, 2014.

［16］ Gooi Z, Richmon J, Agrawal N, et al. Principles of treatment for nasopharyngeal cancer: a review of the national comprehensive cancer network guidelines. Head Neck, 2017, 39(2): 201-205.

［17］ 刘梦雨, 马林, 杨波, 等. 头颈部腺样囊性癌的CT和MRI诊断. 实用放射学杂志, 2008, 24(6): 741-744.

［18］ 金志发, 龙晚生, 胡茂清, 等. 头颈部腺样囊性癌的CT、MRI诊断. 医学影像学杂志, 2012, 22(10): 1602-1605.

［19］ 李书玲, 王振常. 头颈部腺样囊性癌的MRI诊断. 磁共振成像, 2012, 3(6): 420-423.

［20］ 顾雅佳, 吴斌, 杨文涛, 等. 头颈部腺样囊性癌的磁共振成像表现与病理对照. 中国医学计算机成像杂志, 2008, 14(2): 100-105.

［21］ 刘金刚, 刘金刚, 董鹏, 等. 咽旁间隙解剖及病变的CT和MRI表现. 实用放射学杂志, 2006, 22(1): 109-112.

［22］ 任彦军, 杨延辉, 赵澄, 等. 咽旁间隙原发肿瘤的MRI特点分析. 医学影像学杂志, 2018(6): 908-912.

[23] Pelaz AC, Llorente Pendás JL, Bueno GC, et al. Simultaneous pleomorphic adenomas of the hard palate and parapharyngeal space. J Craniofac Surg, 2009, 20 (4): 1298-1299.

[24] Zhi K, Ren W, Zhou H, et al. Management of parapharyngeal-space tumors. J Oral Maxillofac Surg, 2009, 67 (6): 1239-1244.

[25] 施玲玲, 毛新峰. 软组织黏液性脂肪肉瘤的影像学表现与病理学分析. 浙江中西医结合杂志, 2013, 23 (7): 572-574.

[26] 张继新, 崔力方, 昌红, 等. 黏液样脂肪肉瘤 15 例影像学及病理学分析. 临床与实验病理学杂志, 2014, 30 (2): 205-207.

[27] 李绪斌, 侯岩, 叶兆祥. 黏液性脂肪肉瘤的 CT、MRI 表现. 中国医学影像技术, 2013, 29 (4): 628-631.

[28] Sung MS, Kang HS, Suh JS, et al. Myxoid liposarcoma: appearance at MR imaging with histologic correlation. Radiographics, 2000, 20 (4): 1007-1019.

[29] Fuglø HM, Maretty-Nielsen K, Hovgaard D, et al. Metastatic pattern, local relapse, and survival of patients with myxoid liposarcoma: a retrospective study of 45 patients. Sarcoma, 2013: 548628.

第二章　腮　腺

【简要病史及影像】男,16 岁,发现左侧耳垂下肿物 2 年余(图 2-1-1)。

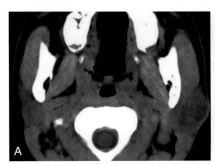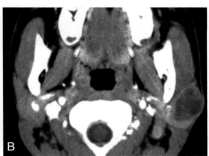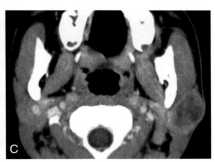

图 2-1-1A~C　腮腺横断面 CT 平扫、双期增强 CT 扫描第 1 期和双期增强 CT 扫描第 2 期

【问题与选项】患者可能的诊断是(　　　　)

A. 混合瘤。

B. 腺淋巴瘤。

C. 腮腺癌。

D. 恶性混合瘤。

E. 恶性淋巴瘤。

【答案】A. 混合瘤。

【建议补充的影像检查及其他重要材料】腮腺功能磁共振成像有助于混合瘤与其他腮腺肿瘤或肿瘤样病变鉴别(图 2-1-2)。

【影像诊断及分析思路】诊断:左侧腮腺混合瘤。

1. CT、MRI 示左侧腮腺内不均匀低密度或 / 和混杂信号囊实性肿物,边缘较清晰光整、囊变区在周边

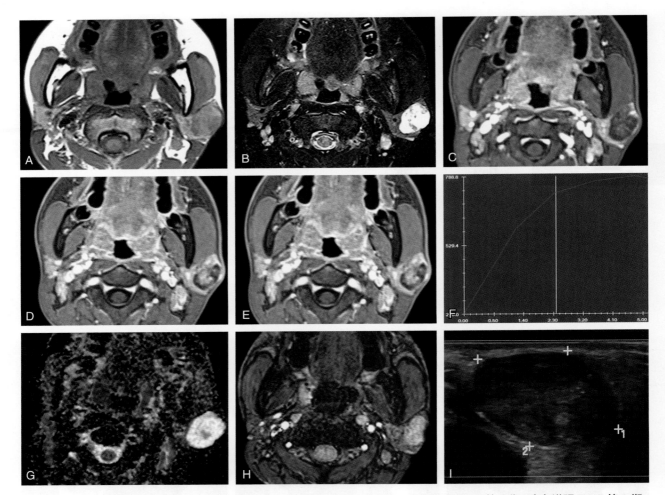

图 2-1-2A~I　腮腺横断面 T_1WI、脂肪抑制后 T_2WI、动态增强 T_1WI 第 1 期、动态增强 T_1WI 第 2 期、动态增强 T_1WI 第 3 期、肿物 TIC 曲线图、ADC 图、SWI 和 CDFI

分布,推压邻近血管,无血管包埋、破坏征象;注药后 30 秒、120 秒,CT 双期增强扫描肿物实性部分呈延迟强化征象(wash-in,平扫 43HU,增强 1 期 80HU,增强 2 期 88HU);MRI 显示左侧腮腺肿物信号不均匀,呈稍长 T_1、长 T_2 信号,ADC 值高($1.927 \times 10^{-3}mm^2/s$),肿物实性部分时间 - 信号强度曲线(TIC)呈流入型。磁敏感加权成像(SWI):肿物 ITSS 为 0 级(瘤内无磁敏感低信号区);彩色多普勒血流图(CDFI)示肿物内 1 级低速、低阻血流信号。

2. 腮腺常见肿瘤包括混合瘤、腺淋巴瘤、腮腺癌、恶性混合瘤、淋巴瘤等。良性腮腺混合瘤影像学诊断要点:①肿物边缘光整,推移邻近血管(无血管包埋、破坏征象);肿物囊变区可周边分布;②CT 双期增强扫描肿物实性部分呈延迟强化(wash-in,第二期强化程度增高)表现;③MRI T_2WI 示肿瘤信号可高于脑脊液信号,DWI 示 ADC 均值≥$1.4 \times 10^{-3}mm^2/s$,DCE-MRI 示 Ⅰ 型 TIC(68.0%);SWI 示 ITSS 为 0~1 级(瘤内磁敏感低信号区数量≤5);④CDFI 示瘤内 0~1 级低速、低阻血流信号。本例腮腺肿物的影像学表现与诊断要点高度吻合,提示其为良性混合瘤。

3. 鉴别诊断中应特别重视如下征象。

(1) 肿物边缘光整、无邻近的血管包埋、破坏征象,提示病变为良性可能性大。

(2) CT 延迟强化征象是混合瘤与腺淋巴瘤的主要鉴别点,可根据 CT 双期增强的 CT 值差和 MRI-TIC 曲线加以判断;恶性肿瘤 CT 双期增强扫描亦可呈延迟强化表现,故依据此征象诊断混合瘤的前提是首先排除恶性肿瘤的可能性。

（3）SWI 的 ITSS 分级和 CDFI 血流信号分级是腮腺恶性肿瘤与腮腺良性肿瘤鉴别诊断的重要功能和特殊影像学依据。ITSS 分级是瘤内磁敏感信号强度分级的英文缩写,其分级方法、分级标准和良、恶性鉴别意义如下:①选取肿瘤内低信号区最多的层面,根据视觉观察,评估点状、点线样、细线样低信号的数量和形态,以此判断肿瘤的 ITSS 等级。②ITSS 分级标准,0 级:瘤内无低信号;1 级:1~5 个点状或线状低信号;2 级:6~10 个点状或线样低信号;3 级:≥11 个点状或线状低信号。③0~1 级多为良性肿瘤,2~3 级多为恶性肿瘤。CDFI 血流信号亦分为 4 级,0 级:无血流信号;1 级:1~2 个点状、稀疏短小的条状血流信号(或周边弧形血流向病灶内发出稀疏短小分支);2 级:2~3 个点、棒状血流信号(或门样血流并有较多分支);3 级:3 个以上点、棒状血流信号(极易见到大量彩色血流信号);血流信号 2~3 级多为恶性肿瘤。

4. 左侧腮腺肿物切除活检病理结果为良性混合瘤。

【鉴别诊断及要点】

1. 腺淋巴瘤　主要鉴别依据为腺淋巴瘤的以下影像学特征:①CT、MRI 示三多表现,多发(一侧或两侧多发肿物)、多质(多个孤立的囊、实灶并存)、浅叶后部多见;②CT 双期增强扫描延迟排空(wash-out,第二期强化程度明显降低);③腺淋巴瘤的 ADC 值较低,多介于 $(0.6~1.0) \times 10^{-3} mm^2/s$ 之间,TIC 曲线呈流出型,峰值时间 <120 秒。

2. 腮腺癌　主要鉴别依据为腮腺癌的以下影像学特征:①较大实性或囊实性肿物累及腮腺深、浅叶,呈浸润性生长,表现为蟹足状、边缘不光整或边界不清,可侵犯邻近组织结构,常有血管包埋、破坏征象;②TIC 曲线呈峰值时间 >120 秒的流出型。

3. 恶性混合瘤　主要鉴别依据为恶性混合瘤的以下影像学特征:①边缘模糊不清,常有血管包埋、破坏征象;②TIC 曲线呈峰值时间 >120 秒的流出型。

4. 恶性淋巴瘤　主要鉴别依据为恶性淋巴瘤的以下影像学特征:①常包埋血管呈夹心饼征;②多呈大病灶、小坏死、无钙化和轻、中度均匀强化表现;③常伴多区域多发淋巴结肿大。

【疾病简介】

1. 定义与发病情况　腮腺混合瘤又名腮腺多形性腺瘤,混合瘤是一种含有腮腺组织、黏液和软骨样组织的腮腺肿瘤,故称混合瘤。临床上腮腺混合瘤可发生于任何年龄,男女发病率差别不明显。多为单侧,也可双侧发病。

2. 临床表现　耳下区韧性肿块,表面呈结节状,边界清,有移动,无压痛,一般无明显自觉症状,肿瘤生长缓慢,病程可达数十年之久。

3. 诊断　确诊依靠手术后病理检查。为避免肿瘤扩散或种植,术前一般不主张做切除取活检或穿刺吸取活检。

4. 治疗原则　腮腺混合瘤的恶变倾向较高,手术切除是目前临床治疗腮腺混合瘤的主要方法,腮腺混合瘤包膜常不完整,采用单纯沿包膜剥离的方法,即剜除术,常有复发,故手术原则应从包膜外正常组织进行,同时切除部分腺体。手术中应避免肿瘤破裂,以免发生瘤细胞种植。本例采用部分腮腺切除术 + 面神经解剖术:将肿瘤及其周围 0.5cm 以上正常腮腺组织一并切除,分离并保留面神经。

【临床关注点与影像学价值】腮腺混合瘤主要采用区域性切除手术,而腺淋巴瘤则采用肿块剜除术,因此,腮腺混合瘤术前准确地定位、定性诊断非常重要。两者的影像学鉴别可参考上文的鉴别诊断要点。

【关键点】

1. CT 双期增强扫描(注药后 30 秒、120 秒扫描)对于腮腺肿物的性质判断价值远大于单期 CT 增强扫描。常见腮腺肿瘤中,混合瘤和大部分恶性肿瘤在 120 秒扫描期内均可呈延迟增强表现,腺淋巴瘤则呈延迟排空表现;由于恶性肿瘤亦可呈延迟强化表现,故依据此征象诊断混合瘤的前提是首先要排除恶性肿瘤的可能性。

2. 肿物是否包埋、破坏邻近的下颌后静脉和颈外动脉等血管结构,是形态影像学判断肿瘤良、恶性质的重要依据。对于 CT、MRI 形态影像学征象不典型者(如:肿物远离血管,无法依据肿物有否血管包埋、破坏等恶性征象判断其良、恶性),则需参考其 MRI-TIC 和 ADC 值特点或 CDFI 图像和相关参数信息来判断其良、恶性质。

(苏丹柯 金观桥 张 卫)

病例 ❷ 右侧腮腺区肿物 2 年

【简要病史及影像】男,53 岁,体检发现右侧腮腺区肿物 2 年(图 2-2-1)。

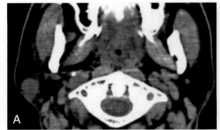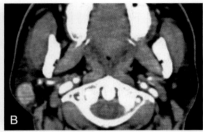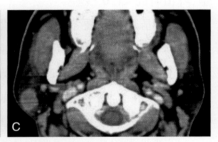

图 2-2-1A~C 腮腺横断面 CT 平扫、双期增强 CT 扫描第 1 期和双期增强 CT 扫描第 2 期

【问题与选项】患者可能的诊断是( )

A. 混合瘤。

B. 腺淋巴瘤。

C. 腮腺癌。

D. 恶性混合瘤。

E. 恶性淋巴瘤。

【答案】B. 腺淋巴瘤。

【建议补充的影像检查及其他重要材料】腮腺功能磁共振成像有助于腺淋巴瘤与其他腮腺肿瘤或肿瘤样病变的鉴别(图 2-2-2)。

【影像诊断及分析思路】诊断:右侧腮腺腺淋巴瘤。

1. CT 示右侧腮腺浅叶肿物边缘光整,与周围结构分界清楚,无邻近血管包埋、破坏征象;注药后 30 秒、120 秒双期增强扫描肿物呈延迟排空强化特点(平扫 29HU,增强 1 期 102HU,增强 2 期 66HU)。MRI 显示右侧腮腺肿物呈均匀稍长 T_1、长 T_2 信号,TIC 曲线呈峰值时间 <120 秒的流出型。SWI:ITSS 为 0 级(瘤内无磁敏感低信号区);CDFI:1 级低速、低阻血流信号。

2. 腮腺常见肿瘤包括混合瘤、腺淋巴瘤、腮腺癌、恶性混合瘤、淋巴瘤等。腮腺腺淋巴瘤影像学诊断

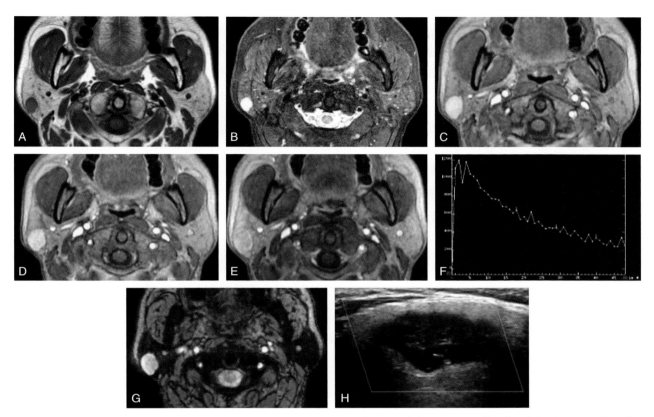

图 2-2-2A~H 腮腺横断面 T$_1$WI、脂肪抑制后 T$_2$WI、动态增强 T$_1$WI 第 1 期、动态增强 T$_1$WI 第 2 期、动态增强 T$_1$WI 第 3 期、肿物 TIC 曲线、SWI 和 CDFI

要点:①三多表现,多发(一侧或两侧多发肿物)、多质(多发病灶中,孤立的囊、实性灶并存)、浅叶后部多见;②CT 双期增强扫描呈延迟排空强化表现(wash-out,第二期强化程度明显降低);③ADC,腺淋巴瘤的 ADC 值较低,多介于(0.6~1.0)× 10^{-3}mm^2/s 之间;④TIC 曲线呈流出型,峰值时间 <120 秒;⑤SWI,ITSS 分级多为 0~1 级。本例腮腺肿物的影像学表现与诊断要点高度吻合,提示其为腮腺腺淋巴瘤。

3. 鉴别诊断中应特别重视的征象 ①肿物边缘光整、无邻近的血管包埋、破坏征象,提示病变为良性可能性大;②CT 延迟排空征象是腺淋巴瘤与混合瘤和恶性肿瘤的重要鉴别点,可根据 CT 双期增强的 CT 值差加以判断;③腺淋巴瘤和恶性肿瘤的动态增强 MRI 时间信号曲线均为流出型(Ⅲ型 TIC),鉴别重点是后者的 TIC 峰值时间多 >120 秒;④腺淋巴瘤多见于长期吸烟的中老年男性。

4. 右侧腮腺肿物切除活检病理结果为腺淋巴瘤。

【鉴别诊断及要点】

1. 混合瘤 主要鉴别依据为混合瘤的以下影像学特征:①CT 双期增强扫描肿瘤实性部分呈延迟强化(wash-in,第二期强化程度增高)表现;②MRI 示 ADC 值≥1.4 × 10^{-3}mm^2/s,TIC 呈 Ⅰ 型(68.0%)。

2. 腮腺癌 主要鉴别依据为腮腺癌的以下影像学特征:①较大实性或囊实性肿物常累及腮腺深、浅叶,呈浸润性生长,边缘不光整,表现为蟹足状或边界不清,常包埋、破坏邻近的颈外动脉和下颌后静脉或侵犯邻近其他组织结构;②CT 双期增强扫描常呈延迟强化表现;③TIC 呈峰值时间 >120 秒的流出型或平台型。

3. 恶性淋巴瘤 主要鉴别依据为恶性淋巴瘤的以下影像学特征:①常包埋邻近血管呈夹心饼征;②多区域多发淋巴结肿大;③CT 双期增强延迟强化,多呈大病灶、小坏死、无钙化和轻、中度均匀强化表现。

【疾病简介】

1. 定义与发病情况　腮腺腺淋巴瘤,又称沃辛瘤(Warthin tumor),来源于腮腺内异位起源的上皮及淋巴组织,由双层嗜酸性上皮和丰富的淋巴间质构成,肿瘤包膜完整,被膜内外及淋巴间质内有丰富的毛细血管及较多小静脉,血供较丰富,其发病率仅次于混合瘤,是一种缓慢生长的良性肿瘤。好发于长期吸烟的中老年男性。

2. 临床表现　腮腺腺淋巴瘤发病时间较长,部分患者可以达数十年之久。绝大多数患者无症状,就诊往往是偶然发现耳前下方逐渐增大的无痛性肿块。

3. 诊断　确诊依靠手术后病理检查。

4. 治疗原则　剜除术是主要治疗方式;腮腺后下部的腺淋巴瘤常采用部分腮腺切除术;腮腺浅叶体积较大的腺淋巴瘤常采用腮腺浅叶切除术。本例采用右腮腺肿物切除术 + 面神经解剖术。

【临床关注点与影像学价值】

1. 腮腺混合瘤与腺淋巴瘤是最常见的腮腺良性肿瘤。混合瘤易复发与恶变,需行腮腺区域性或全切除手术,两者治疗方案差异较大,因此两者的术前影像学鉴别很重要。

2. 腺淋巴瘤有多发性特点,小病灶常有临床隐匿性,故术前影像学检查对病灶的定位、定量、定性非常重要。

【关键点】

1. CT 双期增强扫描(30 秒、120 秒)呈延迟排空表现是腮腺腺淋巴瘤最具特征性的影像特点。尽管多数腮腺嗜酸性细胞腺瘤和极少数恶性肿瘤亦可有类似增强表现,但对于有此表现的腮腺肿物仍应首先考虑腺淋巴瘤的可能性(腮腺嗜酸性细胞腺瘤发病率极低,恶性肿瘤在 120 秒扫描期内呈延迟排空表现者少见)。

2. 峰值时间 <120 秒的流出型 TIC、极低的 ADC 值、SWI-ITSS 呈 0~1 级表现,是腺淋巴瘤的重要 MRI 诊断依据,有助于 CT 表现不典型病例的鉴别诊断。

3. 腺淋巴瘤好发于长期吸烟的中老年男性,为重要的临床参考依据。

(苏丹柯　金观桥　张　卫)

病例 ③　右侧耳垂下肿物 2 年余,进行性增大

【简要病史及影像】女,74 岁,发现右侧耳垂下肿物 2 年余,进行性增大 8 个月余(图 2-3-1)。

【问题与选项】患者可能的诊断是(　)

A. 混合瘤。

B. 腺淋巴瘤。

C. 腮腺癌。

D. 恶性混合瘤。

E. 恶性淋巴瘤。

【答案】C. 腮腺癌。

【影像诊断及分析思路】诊断:腮腺癌。

1. MRI 显示右侧腮腺肿物累及深、浅叶,呈不均匀长 T_1、长 T_2 信号表现,肿物边缘不光整;动态增

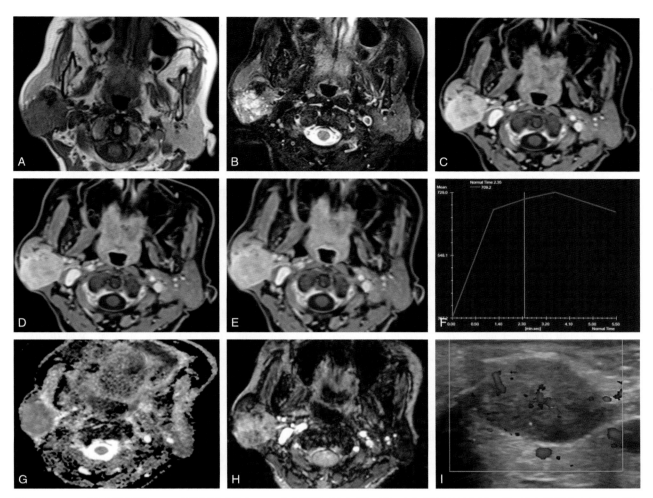

图 2-3-1A~I　腮腺横断面 T$_1$WI、脂肪抑制后 T$_2$WI、动态增强 T$_1$WI 第 1 期、动态增强 T$_1$WI 第 2 期、动态增强 T$_1$WI 第 3 期、肿物 TIC 曲线、ADC 图、SWI 和 CDFI

强扫描示肿物不均匀强化、推压并部分包埋下颌后静脉，其 TIC 呈峰值时间 >120 秒的流出型，ADC 值为 1.095×10^{-3}mm^2/s；SWI：ITSS 为 2 级；CDFI：肿物内 3 级高速、高阻血流信号。

2. 腮腺常见肿瘤包括混合瘤、腺淋巴瘤、腮腺癌、恶性混合瘤、淋巴瘤等。腮腺癌影像学诊断要点：①肿物常累及腮腺深、浅叶、边缘不光整或边界不清、包埋破坏邻近血管等组织结构；②动态增强扫描呈延迟排空表现，TIC 曲线常呈流出型，峰值时间 >120 秒；ADC 值多介于 $(1.0~1.4) \times 10^{-3}$mm^2/s 之间；SWI：ITSS 多为 2~3 级；③CDFI：多显示 2~3 级高速、高阻血流信号。本例腮腺肿物的影像学表现与诊断要点高度吻合，提示其为腮腺癌。

3. 鉴别诊断中应特别重视的征象　①肿物包埋、破坏邻近的下颌后静脉和颈外动脉等血管结构是诊断腮腺恶性肿瘤的重要形态影像学依据；②SWI 的 ITSS 分级、ADC 阈值和 CDFI 血流信号分级是腮腺恶性肿瘤与腮腺良性肿瘤鉴别诊断的重要功能和特殊影像学依据；瘤内磁敏感低信号灶中央分布和粗大的低信号灶为恶性诊断参考依据；腮腺癌 ADC 诊断阈值介于 $(1.0~1.4) \times 10^{-3}$mm^2/s 之间，恶性淋巴瘤 ADC 诊断阈值介于 $(0.6~1.0) \times 10^{-3}$mm^2/s 之间；CDFI 血流信号 2~3 级，且血流信号中央分布多为腮腺恶性肿瘤；③部分腺泡细胞癌 T$_1$WI 呈高信号具有一定的特征性，可作为腮腺癌病理类型鉴别的参考依据。

4. 右腮腺肿物切除病理结果为腺泡细胞癌。

【鉴别诊断及要点】

1. 腮腺混合瘤   主要鉴别依据为混合瘤的以下影像学特征:DWI 示 ADC 均值≥1.4×10^{-3}mm²/s;SWI 示 ITSS 为 0~1 级(瘤内磁敏感低信号区数量≤5);CDFI:0~1 低速、低阻血流信号。

2. 涎腺肌上皮瘤   易发生于腮腺的浅叶,大多靠近腺体被膜,增强扫描病灶早期显著强化,强化幅度明显高于腺泡细胞癌。

3. 腺淋巴瘤   主要鉴别依据为腺淋巴瘤的以下影像学特征:①三多表现,多发(一侧或两侧多发肿物)、多质(多发、孤立的囊实灶并存)、浅叶后部多见;②MRI 动态增强 TIC 曲线呈峰值时间 <120 秒的流出型,ITSS 多为 0~1 级;③CDFI,血流分级 0~2 级(77.0%)。

4. 黏液表皮样癌   ①低度恶性的黏液表皮样癌可表现为边缘光整的结节或肿块,颈部淋巴结转移发生率较低,影像学表现与腮腺腺泡细胞癌表现类似,两者鉴别诊断较困难;②高度恶性的黏液表皮样癌表现为病灶边缘不规则,呈浸润性生长,边界不清,常伴有囊变及侵犯周围结构征象,增强扫描肿瘤也可呈明显强化,颈部淋巴结转移的发生率较高;③两者准确鉴别依赖于病理检查。

5. 恶性淋巴瘤   主要鉴别依据为恶性淋巴瘤的以下影像学特征:①多呈大病灶、小坏死、无钙化和轻、中度较均匀强化表现;②肿物常较大,多包埋邻近血管呈夹心饼征象;③肿物 ADC 值多≤0.6×10^{-3}mm²/s;④常伴多区域多发淋巴结肿大。

【疾病简介】

1. 定义与发病情况   腺泡细胞癌是一种少见的涎腺上皮源性恶性肿瘤,占所有涎腺肿瘤的 1.0%~6.0%,约 83.0% 发生在腮腺。腺泡细胞癌各年龄段均可发病,高峰年龄为 50~60 岁,女性常见,男女发病比例约 2:3。

2. 临床表现   耳前区无痛性肿块,生长缓慢,病程较长,从几个月至数年不等,病程经过类似良性肿瘤,少数伴疼痛、面神经麻痹的症状,偶见肿物活动度差,与皮肤和深部组织粘连固定。

3. 诊断   一般需行活检病理证实。

4. 治疗原则   手术治疗是其主要的治疗方式,局部切除可导致肿瘤复发和转移,同时恶性程度亦因手术次数增加有增高趋势,所以治疗上应采取广泛切除术,一般不需要行淋巴结清扫术。由于腺泡细胞癌对放射治疗和化学治疗均不敏感,术后一般不需要配合放射疗法和化学疗法,肿瘤预后较好,复发率和远处转移率低。本例影像学表现高度怀疑恶性腮腺肿瘤,采用右腮腺广泛切除术 + 淋巴结清扫。

【临床关注点与影像学价值】

腮腺腺泡细胞癌为低度恶性肿瘤,临床上易误诊为腮腺良性肿瘤,尤其是多形性腺瘤,但两者治疗方法及预后完全不同,因此,术前影像学鉴别两者并准确评估肿瘤侵犯范围有助于治疗方案的选择及判断预后。

【关键点】腺泡细胞癌属于低度恶性肿瘤,影像学征象与良性肿瘤易混淆。腺泡细胞癌和良性混合瘤 CT 双期增强扫描(注药后 30 秒、120 秒扫描)均可呈延迟强化表现,故依据此征象诊断腺泡细胞癌的前提是首先依据有否血管包埋破坏等征象排除良性混合瘤的可能性。DCE-MRI、DWI、SWI 和 CDFI 图像及其相关参数信息有助于两者的鉴别诊断。

(苏丹柯   刘丽东   张 卫)

病例❹　左侧耳垂下肿物 7 年余

【**简要病史及影像**】男性,57 岁,发现左侧耳垂下肿物 7 年余(图 2-4-1)。

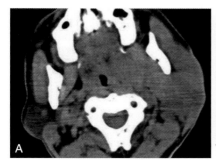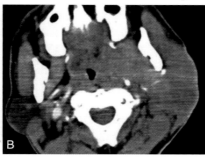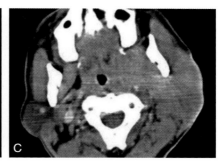

图 2-4-1A~C　腮腺 CT 平扫、双期增强 CT 扫描第 1 期和双期增强 CT 扫描第 2 期

【**问题与选项**】患者可能的诊断是(　　　　　)

A. 多形性腺瘤。

B. 腺淋巴瘤。

C. 腮腺癌。

D. 恶性混合瘤。

E. 恶性淋巴瘤。

【**答案**】E. 恶性淋巴瘤。

【**建议补充的影像检查及其他重要材料**】腮腺磁共振成像和 CDFI 有助于淋巴瘤与其他腮腺肿瘤或肿瘤样病变鉴别(图 2-4-2)。

【**影像诊断及分析思路**】诊断:非霍奇金淋巴瘤。

1. CT 示累及左侧腮腺深、浅叶的巨大均匀密度软组织肿物,边缘不规则、轮廓较清晰,肿物包埋颈外动脉和下颌后静脉,呈夹心饼征;注药后 30 秒、120 秒,CT 双期增强扫描肿物呈延迟强化征象(平扫 48HU,增强 1 期 75HU,增强 2 期 80HU)。MRI 显示左侧腮腺肿物呈稍长 T_1、长 T_2 均匀信号,肿物包埋颈外动脉和下颌后静脉呈夹心饼征,侵犯左咀嚼肌间隙、咽旁间隙和颈鞘区诸结构;ADC 值为 $0.488 \times 10^{-3} mm^2/s$;TIC 呈峰值时间 >120 秒的流出型;SWI:ITSS 为 3 级;CDFI:肿物内 3 级高速、高阻血流信号。

2. 腮腺常见肿瘤包括混合瘤、腺淋巴瘤、腮腺癌、恶性混合瘤、恶性淋巴瘤等。恶性淋巴瘤影像学诊断要点:①CT、MRI 显示肿物外形多较大,常累及腮腺深、浅叶,密度或 / 和信号均匀,常包埋邻近血管呈夹心饼征(血管完全破坏少见);未经治疗者,肿物内常无钙化且坏死区占比小;可伴多区域多发淋巴结肿大;②CT 双期增强扫描示肿物呈轻、中度延迟强化(wash-in,第二期强化程度增高)表现;③DWI 常示肿物呈极低 ADC 值表现(ADC 值多 $<0.6 \times 10^{-3} mm^2/s$);肿物 DCE-MRI 多显示峰值时间 >120 秒的Ⅲ型 TIC,SWI 多示肿物 ITSS 为 2~3 级;④CDFI 多示肿物内 2~3 级高速、高阻血流信号。本例腮腺肿物的影像学表现与诊断要点高度吻合,提示其为恶性淋巴瘤。

3. 鉴别诊断中应特别重视的征象　①大病灶、小坏死、无钙化、轻强化、极低 ADC 值和夹心饼征等征象,是恶性淋巴瘤的影像学特征;②DCE-MRI 显示峰值时间 >120 秒的流出型 TIC,SWI 显示 3 级 ITSS,

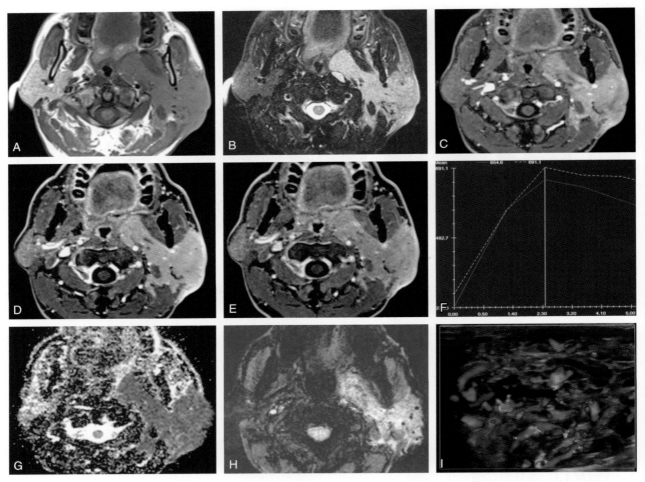

图 2-4-2A~I　腮腺横断面 T₁WI、脂肪抑制后 T₂WI、动态增强 T₁WI 第 1 期、动态增强 T₁WI 第 2 期、动态增强 T₁WI 第 3 期、肿物 TIC、ADC 图、SWI 和 CDFI

CDFI 显示 3 级高速、高阻血流信号，为恶性肿瘤的共性影像学征象。

4. 左腮腺肿物切除病理结果为黏膜相关淋巴组织结外边缘区淋巴瘤（mucosa-associated lymphoid tissue lymphoma，MALToma）。

【鉴别诊断及要点】

1. 混合瘤　部分混合瘤瘤体亦可巨大而类似恶性淋巴瘤；以下腮腺混合瘤的影像学特征为两者的鉴别诊断要点：①肿物边缘清晰、光整，有厚薄不等的包膜，推压邻近血管而无血管包埋、破坏征象；②ADC 值多 >1.4 × 10⁻³mm²/s，TIC 多呈单向型（Ⅰ型 TIC）；③CDFI，多为 0~1 级低速、低阻血流信号。

2. 腺淋巴瘤　腺淋巴瘤的低 ADC 值特点易导致两者的诊断混淆；以下腺淋巴瘤的影像学特征为两者的鉴别诊断要点：①三多表现，多发（一侧或两侧多发肿物）、多质（多个孤立的囊、实灶并存）、浅叶后部多见；②CT 双期增强扫描延迟排空（wash-out，第二期强化程度明显降低）；③腺淋巴瘤的 ADC 值多略高于恶性淋巴瘤[多介于(0.6~1.0) × 10⁻³mm²/s 之间]，TIC 曲线呈流出型，峰值时间 <120 秒，ITSS 为 0~1 级（瘤内磁敏感低信号灶数量≤5）。

3. 嗜酸性粒细胞增多性淋巴肉芽肿　此病又称木村病，因其常同时累及双侧腮腺伴双侧颈部多区域淋巴结肿大而需与恶性淋巴瘤鉴别。木村病双侧腮腺内病灶强化明显，增强前后密度（或信号）多不均匀，多伴邻近颈深筋膜弥漫性增厚，肿大淋巴结强化明显，患者血嗜酸性粒细胞计数增高，依据以上影像学和临床特点,可与恶性淋巴瘤鉴别。

【疾病简介】

1. 定义与发病情况　头颈部为淋巴瘤的高发区域,结外型淋巴瘤约占淋巴瘤的 25.0%,约有 5.0% 的结外型淋巴瘤首发于大唾液腺,其中 75.0% 发生于腮腺。多发生于 50 岁以上患者,女性稍多于男性。

2. 临床表现　极少有低热、乏力等全身症状,多表现为局部无痛性肿块,部分患者可伴干燥综合征,表现口干、眼干等;因其无特征性临床表现,临床上容易误诊。弥漫大 B 细胞淋巴瘤在腮腺区通常可表现为生长迅速的肿块,因此,对于存在近期内肿物加速生长病史的患者,临床上应提高警惕。

3. 诊断　细针针吸活检可为术前诊断提供一定参考意见,但因其提供的组织量较少,多数情况下无法做出明确诊断;淋巴瘤的最终明确诊断及肿瘤分型仍然依赖于组织学和免疫组织化学检查,同时辅以基因检测等分子生物学检测手段。

4. 治疗原则　对于腮腺淋巴瘤的治疗尚无统一的方案,局部放射治疗常可达到较好的控制肿瘤发展的效果;部分局部惰性淋巴瘤可采取手术结合化疗或放射治疗;近年来多种新型化学疗法药物,特别是生物靶向药物的应用在淋巴瘤治疗领域取得了显著成效,利妥昔单抗作为以 CD20 为靶点的单克隆抗体,明显提高了 B 细胞淋巴瘤患者的生存率,对于腮腺淋巴瘤的治疗具有重要作用。本例采用左侧腮腺肿瘤扩大切除术 + 左侧腮腺切除术 + 术后 CHOP(环磷酰胺 + 多柔比星 + 长春新碱 + 泼尼松)方案。

【临床关注点与影像学价值】腮腺恶性淋巴瘤的影像学表现富有特征性,掌握其影像学征象特点诊断准确性较高。影像学对于腮腺恶性淋巴瘤的诊断目的除定性诊断外,明确肿瘤侵犯范围和了解其他部位病变情况,更有助于指导治疗方案的制定。

【关键点】大病灶、小坏死、无钙化、轻强化、极低 ADC 值和夹心饼征等征象,是腮腺恶性淋巴瘤定性诊断及其与其他腮腺肿瘤和肿瘤样病变鉴别的重要影像学依据。

(苏丹柯　刘丽东　张 卫)

病例 5　左侧耳垂下肿物半年

【简要病史及影像】男,44 岁,发现左侧耳垂下肿物半年(图 2-5-1)。

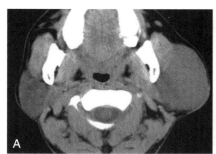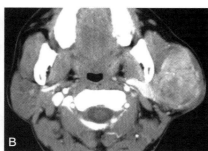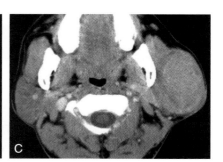

图 2-5-1A~C　腮腺 CT 平扫、双期增强 CT 扫描第 1 期和双期增强 CT 扫描第 2 期

【问题与选项】患者可能的诊断是(　　　　)

A. 多形性腺瘤。

B. 腺淋巴瘤。

C. 腮腺癌。

D. 恶性混合瘤。

E. 恶性淋巴瘤。

【答案】C. 腮腺癌。

【建议补充的影像检查及其他重要材料】腮腺磁共振成像和 CDFI 有助于腮腺癌与其他腮腺肿瘤或肿瘤样病变鉴别(图 2-5-2)。

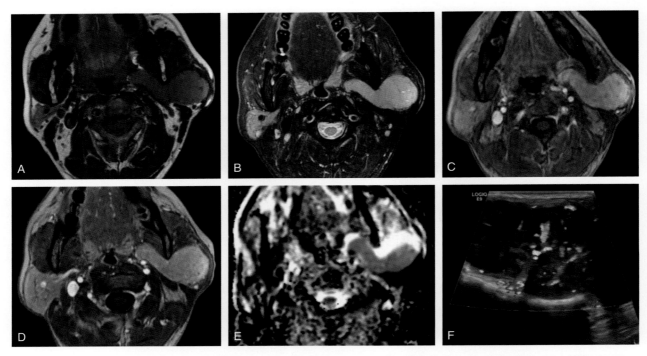

图 2-5-2A~F 腮腺横断面 T₁WI、脂肪抑制后 T₂WI、动态增强 T₁WI 早期、动态增强 T₁WI 晚期、肿物 ADC 图和 CDFI

【影像诊断及分析思路】诊断:腮腺癌。

1. CT 示累及左侧腮腺深、浅叶的均匀软组织密度肿物,边缘欠清,包埋、破坏邻近的颈外动脉和下颌后静脉;注药后 30 秒、120 秒,CT 双期增强扫描示肿物呈延迟排空征象(平扫 41HU,增强 1 期 111HU,增强 2 期 78HU),肿物早期强化不均匀。MRI 显示左侧腮腺深、浅叶呈稍短 T₁、稍长 T₂ 均匀信号肿物,肿物轻度强化,包埋、破坏邻近的颈外动脉和下颌后静脉;肿物 ADC 值为 $1.13 \times 10^{-3} mm^2/s$。CDFI 显示肿物内 3 级高速、高阻血流信号。

2. 腮腺常见肿瘤包括混合瘤、腺淋巴瘤、腮腺癌、恶性混合瘤、恶性淋巴瘤等。腮腺癌影像学诊断要点:①肿物多累及腮腺深、浅叶,常包埋、破坏邻近血管;②注药后 30 秒、120 秒,CT 双期增强扫描示肿物呈延迟强化表现;③MRI 示肿物 ADC 值介于 $(1.0~1.4) \times 10^{-3} mm^2/s$ 之间;④CDFI 多显示肿物内 2~3 级高速、高阻血流信号。本例腮腺肿物 CT 双期增强扫描显示的延迟排空的强化特点虽与恶性肿瘤的常见表现不一致,但包埋、破坏邻近血管等其他影像学表现与诊断要点高度吻合,故仍提示其为腮腺癌可能性大。

3. 鉴别诊断中应特别重视的征象,CT 双期增强扫描呈延迟强化表现是腮腺混合瘤和多数腮腺恶性肿瘤的强化特点,但临床上仍有极少数腮腺恶性肿瘤可呈类似于腺淋巴瘤的延迟排空强化表现;对于此类病例,应以血管包埋破坏征象作为更为可靠的恶性病变诊断依据。对于因肿瘤远离血管而缺乏血管包埋破坏征象的可疑恶性病例,应加行 DWI、SWI 和 CDFI 等检查帮助诊断。

4. 左腮腺肿物切除病理结果为基底细胞腺癌。

【鉴别诊断及要点】

1. 腮腺混合瘤　主要鉴别依据为混合瘤的以下影像学特征:①CT、MRI 显示肿物边缘光整,推移邻近血管而无血管包埋、破坏征象;肿物囊变区可周边分布。②MRI T_2WI 示肿瘤信号可高于脑脊液信号;DWI 示 ADC 均值 ≥ $1.4 \times 10^{-3} mm^2/s$;DCE-MRI 示 I 型 TIC(68.0%);SWI 示 ITSS 为 0~1 级(瘤内磁敏感低信号区数量 ≤ 5)。③CDFI 示瘤内 0~1 级低速、低阻血流信号。

2. 腺淋巴瘤　主要鉴别依据为腺淋巴瘤的以下影像学特征:①CT、MRI 示肿物呈三多表现,多发(一侧或两侧多发肿物)、多质(多个孤立的囊、实灶并存)、浅叶后部多见;②腺淋巴瘤的 ADC 值较低,多介于 $(0.6~1.0) \times 10^{-3} mm^2/s$ 之间,TIC 曲线呈流出型,峰值时间 <120 秒;③CDFI 示瘤内 0~1 级低速、低阻血流信号。

3. 恶性淋巴瘤　本例腮腺癌肿物较大、密度或 / 和信号均匀、边缘轮廓较清晰、瘤内无液化坏死和钙化灶、强化程度较低等特点与恶性淋巴瘤表现类似;两者的主要鉴别依据为:①恶性淋巴瘤包埋邻近血管,但少见血管完全破坏,故常见夹心饼征,本例腮腺癌包埋并完全破坏相应血管,故不显示夹心饼征;②恶性淋巴瘤 ADC 值远低于多数腮腺癌(多 <$0.6 \times 10^{-3} mm^2/s$)。

【疾病简介】

1. 定义与发病情况　腮腺基底细胞腺癌是与基底细胞腺瘤相对应的唾液腺恶性肿瘤,是一种少见的低度恶性涎腺上皮性肿瘤,多发生于老年人,男性多于女性。

2. 临床表现　生长缓慢的无痛性肿块,病程较长,局部皮肤无红肿及其他不适等症状,很少发生面瘫或破溃。预后相对较差,术后易复发,转移不常见,病变广泛者可发生颈淋巴结转移。

3. 诊断　一般需行活检病理证实。

4. 治疗原则　以手术为主。手术过程中应遵循肿瘤外科的基本原则,尽量在正常组织内完整切除肿瘤,防止肿瘤破裂而造成种植性复发。对于范围广泛、恶性程度高、易发生血行转移的涎腺恶性肿瘤,尚需采用综合治疗,以提高肿瘤的控制率。本例侵犯范围较广,累及面神经,采用左侧腮腺癌扩大切除术 + 术后综合治疗。

【临床关注点与影像学价值】影像学鉴别肿瘤的良、恶性,确定肿瘤侵犯范围,判断面神经等邻近结构是否受侵,对手术方式的选取及术后综合治疗方案的制定具有重要指导意义。

【关键点】少数恶性肿瘤 CT 双期增强扫描亦可呈良性腺淋巴瘤特有的延迟排空强化表现,故依据延迟排空强化表现诊断腺淋巴瘤的前提,是首先要根据其他影像学征象排除恶性肿瘤的可能性。

(苏丹柯　张 卫　丁茜琳)

病例 ⑥　右侧耳垂下肿物 4 个月余

【简要病史及影像】男,66 岁,发现右侧耳垂下肿物 4 个月余(图 2-6-1)。

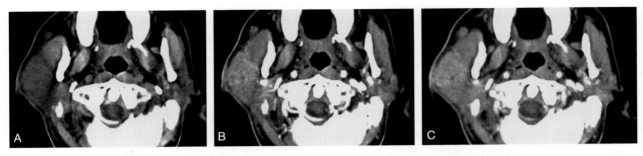

图 2-6-1A~C　腮腺 CT 平扫、双期增强扫描第 1 期和双期增强扫描第 2 期

【问题与选项】患者可能的诊断是（　　　　）

A. 混合瘤。

B. 腺淋巴瘤。

C. 腮腺癌。

D. 恶性淋巴瘤。

E. 恶性混合瘤。

【答案】C. 腮腺癌。

【建议补充的影像检查及其他重要材料】腮腺磁共振成像和 CDFI 有助于恶性混合瘤与其他腮腺肿瘤或肿瘤样病变鉴别（图 2-6-2）。

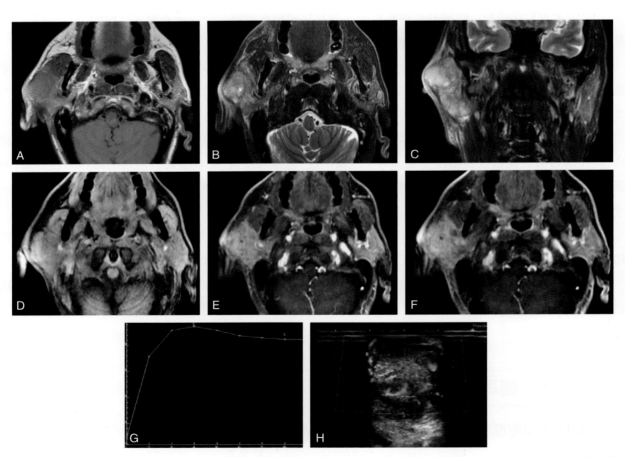

图 2-6-2A~H　腮腺横断面 T₁WI、脂肪抑制后 T₂WI、冠状位脂肪抑制后 T₂WI、动态增强第 1 期、增强第 2 期、增强第 3 期、肿物 TIC 和 CDFI

【影像诊断及分析思路】诊断:腮腺癌。

1. CT 示右侧腮腺稍低软组织密度肿物累及深、浅叶,边缘模糊不清,包埋颈外动脉和下颌后静脉,下颌后静脉结构破坏消失;注药后 30 秒、120 秒双期增强扫描示肿物呈延迟强化征象(平扫 35HU,增强 1 期 81HU,增强 2 期 85HU)。MRI 显示右侧腮腺肿物信号不均匀,边缘模糊,呈稍长 T_1、稍长 T_2 信号,TIC 呈峰值时间 >120 秒的流出型,CDFI 显示肿物内 3 级血流信号,呈高速、高阻表现。

2. 腮腺常见肿瘤包括混合瘤、腺淋巴瘤、腮腺癌、恶性混合瘤、淋巴瘤等。腮腺癌影像学诊断要点:①CT、MRI 常显示肿物累及腮腺深、浅叶,呈浸润性生长,边缘模糊,包埋破坏邻近血管;②CT 双期增强扫描肿物多呈延迟强化(wash-in,第二期强化程度增高)表现;③MRI T_2WI 信号常较良性混合瘤低;④CDFI 显示 2~3 级高速、高阻血流信号。本例腮腺肿物的影像学表现与诊断要点高度吻合,提示其为腮腺癌。

3. 鉴别诊断中应特别重视的征象 ①肿物累及腮腺深、浅叶,边缘模糊,包埋邻近颈外动脉和下颌后静脉伴后者结构消失,是诊断恶性腮腺肿瘤的可靠形态影像学征象;②MRI 动态增强 TIC 呈峰值时间 >120 秒的流出型、CDFI 显示肿物内 3 级高速高阻血流信号是诊断恶性腮腺肿瘤可靠的功能和特殊影像学征象。

4. 右腮腺肿物切除后病理结果为恶性混合瘤(癌在混合瘤中)。

【鉴别诊断及要点】

1. 腮腺恶性混合瘤 与常见于腮腺的其他类型癌影像学表现相似(缺乏特征性),仅凭影像学手段多无法将其与其他病理类型腮腺癌相鉴别(其他类型癌亦然)。腺样囊性癌和鳞癌侵袭性更强、易沿组织间隙和面神经向周围广泛蔓延等征象具有一定的鉴别诊断参考价值。患者出现颌面部神经受累的临床和影像学表现时,应首先考虑腺样囊性癌和鳞癌的可能性。明确腮腺癌的病理类型需依靠病理诊断。

2. 良性腮腺混合瘤 主要鉴别依据为混合瘤的以下影像学特征:①CT、MRI 显示肿物边缘更清晰光整,可推移邻近的颈外动脉和下颌后静脉,但无血管包埋破坏表现;②动态增强 MRI 示肿物 TIC 呈 I 型表现(68.0%);③CDFI 示肿物内 0~1 级血流信号。

3. 恶性淋巴瘤 主要鉴别依据为恶性淋巴瘤的以下影像学特征:CT、MRI 表现为均匀密度或 / 和信号的软组织肿物,肿物常较大,边缘轮廓较清晰,未经治疗瘤内液化坏死和钙化少见;常包埋邻近血管形成夹心饼征;肿物强化程度较低(轻至中度强化);可伴颈部等多区域多发淋巴结肿大。

【疾病简介】

1. 定义与发病情况 多数学者认为恶性混合瘤是由良性混合瘤恶变而来,病理可见一部分为良性混合瘤结构,一部分为腺癌、鳞癌或未分化癌同时存在。恶性混合瘤发生率约占整个混合瘤的 2.0%~12.0%,多发生于腮腺(约占 73.0%),其次是颌下腺(约占 23.0%),男比女多见。

2. 临床表现 常有多年无痛性肿块缓慢生长史,随后肿块突然显著增长、质地变硬,并出现剧烈疼痛甚至面瘫。

3. 诊断 需行活检病理证实。

4. 治疗原则 手术切除肿物及患侧腮腺并行患侧颈部 I、II、III 区淋巴结清扫,必要时术后辅以放射、化学疗法。本例采用右侧腮腺深叶肿物切除 + 面神经解剖 + 淋巴结清扫术。

【临床关注点与影像学价值】影像学鉴别肿瘤的良、恶性,确定肿瘤侵犯范围,判断面神经等邻近结构是否受侵,对手术方式的选取以及术后综合治疗方案的制定具有重要指导意义。

【关键点】肿物是否包埋、破坏邻近的下颌后静脉和颈外动脉等血管结构是判断肿瘤良、恶性质的重要形态影像学依据；MRI-TIC 类型、ADC 值、CDFI 等诊断信息是判断肿瘤良、恶性质的重要功能影像学依据。

（苏丹柯　张 卫　廖 海）

病例 ⑦　右耳垂下肿物 1 年 4 个月

【简要病史及影像】男, 59 岁, 发现右耳垂下肿物 1 年 4 个月（图 2-7-1）。

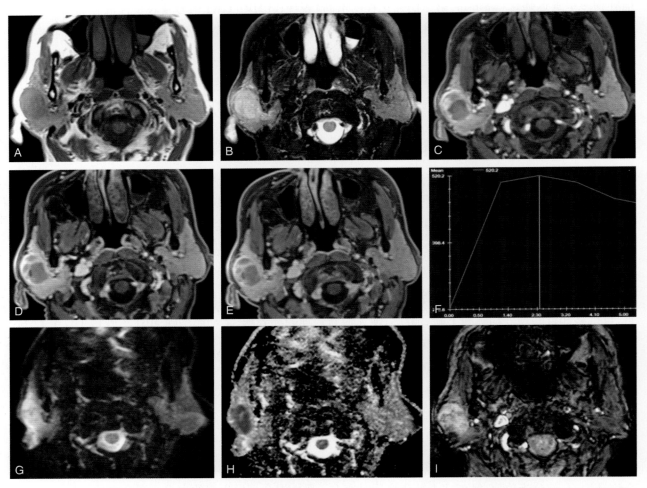

图 2-7-1A~I　腮腺横断面 T$_1$WI、脂肪抑制 T$_2$WI、动态增强 T$_1$WI 第 1 期、动态增强 T$_1$WI 第 2 期、动态增强 T$_1$WI 第 3 期、肿物 TIC、DWI、ADC 图和 SWI

【问题与选项】患者可能的诊断是（　　　　　）

　A. 多形性腺瘤。

　B. 腺淋巴瘤。

　C. 腮腺癌。

　D. 恶性混合瘤。

　E. 淋巴瘤。

【答案】C. 腮腺癌。

【影像诊断及分析思路】诊断：右侧腮腺黏液表皮样癌。

1. MRI 显示右侧腮腺浅叶不规则多囊性肿物，平扫呈稍长 T_1、长 T_2 均匀信号，其内缘与邻近颈外动脉和下颌后静脉分界不清，但无明确血管包埋、破坏表现；动态增强扫描显示肿物呈不规则多囊改变，TIC 呈峰值时间 >120 秒的流出型，DWI 呈高信号，囊壁 ADC 值为 $1.371 \times 10^{-3}\,mm^2/s$，囊腔内 ADC 值为 $0.527 \times 10^{-3}\,mm^2/s$；SWI：ITSS 为 2 级（瘤内磁敏感低信号区数量≥6）。

2. 腮腺常见肿瘤包括混合瘤、腺淋巴瘤、腮腺癌、恶性混合瘤、淋巴瘤等。黏液表皮样癌影像学诊断要点：①多具备腮腺癌等恶性肿瘤的 CT、MRI、CDFI 共性影像学特征（见腺泡细胞癌章节）；②囊实性肿物、呈不规则多囊表现为本瘤的特征。本例腮腺肿物的常规影像学征象虽不典型（缺乏肿物包埋破坏血管等恶性征象），但肿物 TIC 呈峰值时间 >120 秒的流出型、ADC 值低于 $1.4 \times 10^{-3}\,mm^2/s$、SWI 显示肿物 ITSS 分级达 2 级等功能和特殊影像学表现仍高度提示其为腮腺癌。

3. 右腮腺肿物手术切除病理结果为黏液表皮样癌。

【鉴别诊断及要点】

1. 腮腺混合瘤　　主要鉴别依据为混合瘤的以下影像学特征：常规 MRI T_2WI 示肿瘤信号可高于脑脊液信号；DWI 示 ADC 均值≥$1.4 \times 10^{-3}\,mm^2/s$；DCE-MRI 示 I 型 TIC（68.0%）；SWI 示 ITSS 为 0~1 级（瘤内磁敏感低信号区数量≤5）。

2. 腺淋巴瘤　　主要鉴别依据为腺淋巴瘤的以下影像学特征：①三多表现，多发（一侧或两侧多发肿物）、多质（多个孤立的囊、实灶并存）、浅叶后部多见；②更低 ADC 值特点，ADC 值多介于 $(0.6~1.0) \times 10^{-3}\,mm^2/s$ 之间，③TIC 曲线呈峰值时间 <120 秒的流出型。

3. 腺样囊性癌　　鉴别依据为腺样囊性癌的以下影像学和临床体征：易侵犯邻近颌面部神经并沿神经向远处蔓延，可导致相应神经通过的骨性孔管扩大，常伴相应神经受累的症状体征等。

【疾病简介】

1. 定义与发病情况　　黏液表皮样癌是最常见的涎腺恶性肿瘤，来源于腺体及小涎腺腺管的上皮细胞，其常见的好发部位为腮腺及口腔内的小腺体。发病部位以大涎腺为多，其中发生于腮腺者最多，发生于颌下腺、舌下腺较少。

2. 临床表现　　常表现为一侧腮腺缓慢生长的无痛性肿块，少数肿瘤生长较快，质地较硬，可以伴有面部疼痛及面麻、面瘫症状。病程长短不一，从几个月至数年不等，对于黏液表皮样癌而言，临床上不能因为病程较长而判断为良性肿瘤。

3. 诊断　　需行活检病理证实。

4. 治疗原则　　以根治性手术切除为主，术后辅以放化疗，以减少肿瘤复发和远处转移。本例采用右侧腮腺癌扩大切除术，术后加以综合治疗。

【临床关注点与影像学价值】

1. 黏液表皮样癌的治疗主要是手术切除，切除时应高度重视原发灶切除的彻底性，需明确肿物的病变范围及累及邻近结构情况。

2. 面神经受侵情况判断对临床指导意义重大。高分化黏液表皮样癌如无神经受损症状及术中肿物与神经无明显粘连可保留面神经，低分化黏液表皮样癌恶性程度较高，且肿物常与面神经粘连，术中须根据具体粘连部位切除部分或全部分支。

3. 影像学对肿瘤侵犯范围及其与面神经关系的判断非常重要，MRI 诊断能力高于 CT。

【关键点】

1. 肿物是否包埋、破坏邻近的下颌后静脉和颈外动脉等血管结构,是形态影像学判断肿瘤良、恶性质的重要依据。

2. 常见腮腺肿瘤中,混合瘤和大部分恶性肿瘤在注药后 120 秒扫描期内均可呈延迟增强表现,腺淋巴瘤则呈延迟排空表现。

3. 对于 CT、MRI 形态影像学征象不典型者(如肿物远离血管,无法依据肿物有否血管包埋、破坏等恶性征象判断其良、恶性),则需参考其 MRI-TIC 和 ADC 值特点或 CDFI 图像和相关参数信息来判断其良、恶性质。

(苏丹柯　张 卫　陈 晴)

病例 8　左侧耳垂下方肿物 30 余年

【简要病史及影像】男,43 岁,发现左侧耳垂下方肿物 30 余年,增大 5 个月(图 2-8-1)。

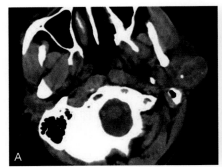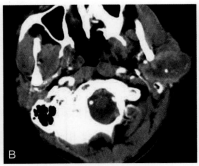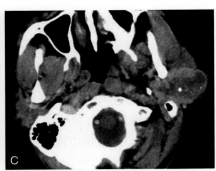

图 2-8-1A~C　腮腺 CT 平扫、双期增强 CT 扫描第 1 期和双期增强 CT 扫描第 2 期

【问题与选项】患者可能的诊断是(　　　　)

A. 多形性腺瘤。

B. 腺淋巴瘤。

C. 腮腺癌。

D. 腺样囊性癌。

E. 淋巴瘤。

【答案】C. 腮腺癌。

【建议补充的影像检查及其他重要材料】腮腺磁共振成像和 CDFI 有助于腮腺癌与其他腮腺肿瘤或肿瘤样病变鉴别(图 2-8-2)。

【影像诊断及分析思路】诊断:腮腺癌。

1. CT 示累及左侧腮腺深、浅叶的不均匀密度软组织肿物,边缘模糊、不规则,肿物内见点状钙化,肿物中央密度较低,包埋破坏下颌后静脉,部分包埋颈外动脉;注药后 30 秒、120 秒双期增强扫描肿物实性部分呈延迟强化征象(平扫 47HU,增强 1 期 67HU,增强 2 期 77HU)。MRI 显示肿物信号不均匀,呈稍长 T_1、长 T_2 信号,囊变坏死区中央分布,包埋破坏下颌后静脉,部分包埋颈外动脉,左颈部Ⅱ区见多发肿大淋

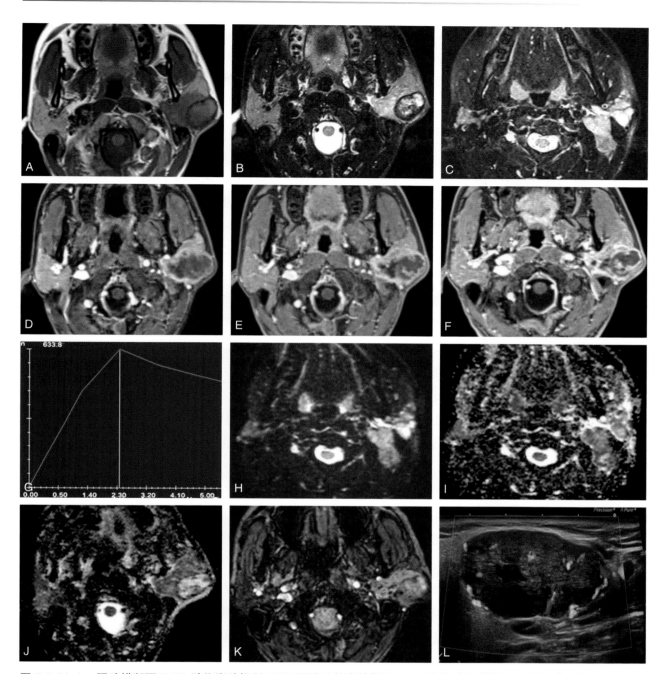

图 2-8-2A~L　腮腺横断面 T₁WI、肿物脂肪抑制 T₂WI、颈淋巴结脂肪抑制 T₂WI、肿物动态增强 T₁WI 第 1 期、肿物动态增强 T₁WI 第 2 期、肿物动态增强 T₁WI 第 3 期、肿物 TIC、颈淋巴结 DWI、颈淋巴结 ADC 图、肿物 ADC 图、肿物 SWI 和肿物 CDFI

巴结;肿物实性部分 ADC 值为 $1.099 \times 10^{-3} mm^2/s$;TIC 呈峰值时间 >120 秒的流出型;SWI 显示肿物 ITSS 为 3 级(瘤内磁敏感低信号灶≥11);CDFI 显示肿物内 3 级高速、高阻血流信号。

2. 腮腺常见肿瘤包括混合瘤、腺淋巴瘤、腮腺癌、恶性混合瘤、淋巴瘤等。腮腺癌影像学诊断要点:①肿物多累及腮腺深、浅叶,边缘模糊,密度或信号不均匀,坏死液化区呈中央分布,常包埋、破坏邻近血管,可伴邻近淋巴结肿大;②CT 双期增强扫描实性部分呈延迟强化(wash-in,第 2 期强化程度增高)表现;③MRI 示 ADC 值介于 $(1.0 \sim 1.4) \times 10^{-3} mm^2/s$ 之间,TIC 呈Ⅲ型(50.0%)或Ⅱ型(50.0%)表现,峰值时间 >120 秒;SWI:ITSS 为 2~3 级;④CDFI,2~3 级高速、高阻血流信号。本例腮腺肿物的影像学表现与诊断要点高度吻合,提示其为腮腺癌。

3. 鉴别诊断中应特别重视的征象 ①肿物边缘模糊不整、包埋破坏邻近血管、液化坏死区中央分布均为诊断恶性肿瘤的形态影像学特征,血管包埋、破坏征象是诊断腮腺恶性肿瘤的最可靠依据;②SWI 的 ITSS 分级、ADC 阈值和 CDFI 血流信号分级是腮腺恶性肿瘤与腮腺良性肿瘤鉴别诊断的重要功能和特殊影像学依据。

4. 左腮腺肿物切除病理结果为低分化鳞癌。

【鉴别诊断及要点】

1. 腮腺混合瘤 主要鉴别依据为混合瘤的以下影像学特征:①常规 MRI T_2WI 示肿瘤信号可高于脑脊液信号;CT、MRI 示肿物边缘光整,邻近血管推压移位(无血管包埋、破坏征象);②DWI 示 ADC 均值 $\geq 1.4 \times 10^{-3} mm^2/s$;③DCE-MRI 示 Ⅰ 型 TIC(68.0%);④SWI 示 ITSS 为 0~1 级(瘤内磁敏感低信号区数量 ≤ 5);⑤CDFI 示肿物内多为 0~1 级低速[收缩期峰值血流速度(PSV)<23.8]、低阻血流信号(67.0%),血流阻力指数(RI)<0.77。

2. 腮腺黏液表皮样癌 除肿瘤常表现为不同形态多发囊腔的囊、实性肿物外,其他影像学表现无特殊性;准确鉴别依赖于病理诊断。

3. 腮腺肌上皮瘤 腮腺肌上皮瘤的以下影像学特点有助于两者鉴别参考:①平扫表现为类圆形、椭圆形肿物,直径一般 <3cm,边界清晰或模糊,肿瘤囊变、坏死较常见,钙化少见;②动脉期显著边缘强化或结节状强化,静脉期可见明显的对比剂向中心填充,病灶逐渐均匀强化,静脉期增强幅度略低于动脉期。

4. 恶性淋巴瘤 主要鉴别依据为恶性淋巴瘤的以下影像学特征:①常包埋血管呈夹心饼征;②多呈大病灶、小坏死、无钙化和轻、中度均匀强化表现;③常伴多区域多发淋巴结肿大;④ADC 值多 $\leq 0.6 \times 10^{-3} mm^2/s$,远低于腮腺癌。

5. 腺淋巴瘤 主要鉴别依据为腺淋巴瘤的以下影像学特征:①三多表现,多发(一侧或两侧多发肿物)、多质(多个孤立的囊、实灶并存)、浅叶后部多见;②更低 ADC 值特点,ADC 值多介于 $(0.6~1.0) \times 10^{-3} mm^2/s$ 之间;③TIC 曲线呈峰值时间 <120 秒的流出型;④CDFI,多为 0~1 级血流信号,RI<0.77。

【疾病简介】

1. 定义与发病情况 原发性腮腺鳞状细胞癌是腮腺恶性肿瘤中发病率最低的肿瘤之一,其发病率约占腮腺恶性肿瘤的 0.3%~9.8%。属恶性程度较高、预后很差的肿瘤类型。

2. 临床表现 腮腺原发性鳞癌的重要临床特点是侵袭性强、进展快、区域性淋巴结转移率高;面神经侵犯亦是本瘤的另一个重要临床特点。

3. 诊断 一般需行活检病理证实。

4. 治疗原则 应用外科广泛性手术切除和术后治疗量放射治疗是对原发性腮腺鳞癌比较公认的首选综合治疗方案。单一放射治疗或手术因受肿瘤特性限制难以获得良好的疗效而应予放弃。本例采用左腮腺癌扩大切除 + 左腮腺全切除 + 左颈淋巴结清扫 + 左侧迷走神经剥离术 + 术后综合治疗。

【临床关注点与影像学价值】

1. 影像学鉴别肿瘤的良、恶性质,确定肿瘤侵犯范围和转移情况,判断面神经等邻近结构是否受侵,对手术方式的选取以及术后综合治疗方案的制定具有重要指导意义。

2. CT 可以直观显示肿瘤的骨质侵蚀破坏征象。MRI 可观察软组织受累情况,直接显示面神经增粗和强化优于 CT。B 超可显示肿瘤内部血流情况帮助定性诊断和术前评估肿瘤范围及邻近组织受累情况。

【关键点】 血管包埋、破坏是诊断腮腺恶性肿瘤的可靠征象;对于肿物远离血管,无法依据肿物有否血管包埋、破坏等恶性征象判断其良、恶性者,则需参考腮腺磁共振动态增强扫描、DWI、SWI等成像序列或CDFI图像和相关参数信息来判断其良、恶性质。除恶性淋巴瘤外,其他腮腺恶性肿瘤的影像学征象缺乏明确的特异性。

(苏丹柯　张卫　赵阳)

病例❾　左耳前区肿物5年余

【简要病史及影像】女,52岁,发现左耳前区肿物5年余(图2-9-1)。

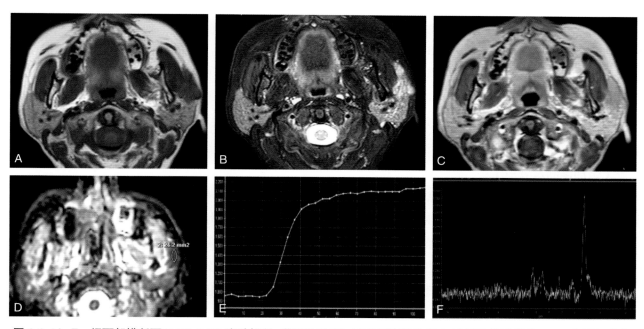

图2-9-1A~F　颌面部横断面T₁WI、T₂WI脂肪抑制、增强后T₁WI、ADC图(ADC值0.5)、TIC曲线Ⅱ型、MRS未见胆碱峰

【问题与选项1】关于腮腺深、浅叶的划分错误的是(　　　　)

A. 以走行于腮腺内的面神经为界。

B. 影像学上的解剖标志为下颌后静脉。

C. 实际上并没有明确的解剖学分界。

D. 腮腺深叶的肿瘤应与咽旁间隙的肿瘤相鉴别。

E. 区分深、浅叶病变对临床手术治疗影响不大。

【答案】E. 区分深、浅叶病变对临床手术治疗影响不大。

【问题与选项2】在腮腺区病变中,MR功能成像提供的进一步诊断信息是(　　　　)(多选)

A. ADC值低提示病灶偏恶性。

B. TIC曲线Ⅱ型提示病灶偏良性。

C. TIC曲线Ⅱ型提示病灶偏恶性。

D. MRS上无胆碱(Cho)峰升高提示病灶偏良性。

【答案】A、B、D。

【问题与选项 3】请根据以上影像学资料判断本病例最可能的诊断为下列哪一项（　　　　　）（单选）

　　A. 多形性腺瘤。

　　B. 腺淋巴瘤。

　　C. 腺样囊性癌。

　　D. 淋巴上皮癌。

【答案】D. 淋巴上皮癌。

【影像诊断及分析思路】诊断:左侧腮腺浅叶恶性占位,淋巴上皮癌。

　　1. 本病例影像学表现提示的诊断线索　①病变位于左侧腮腺浅叶;②MRI 检查见病灶形态不规则,呈铸型状,与正常腮腺组织分界不清,T_1WI、T_2WI 图像中病灶信号较均匀,增强后有强化;③功能成像结果,ADC 值极低,TIC 曲线表现为速升平台型,Cho 峰无明显升高。

　　2. 本病例的读片思路　①MRI 对软组织病变的检测优于 CT,MRI 上肿块呈铸型状,与正常腮腺组织分界不清,无包膜,提示病灶有侵袭性;②MR 功能成像的意义,ADC 值很低,TIC 曲线有速升的改变,Cho 峰无明显升高,三项功能成像有两项提示此病灶有恶性倾向;③定性诊断,本病例流行病学特点及临床征象未有明确提示。肿块形态学表现提示恶性,结合 MR 功能成像也支持肿物偏恶性。因此,本病例根据如上分析,倾向诊断为恶性肿瘤。

【鉴别诊断及要点】

　　1. 腮腺良、恶性肿瘤鉴别要点　在形态学方面,腮腺区良性肿瘤一般形态规则,呈类圆形或类椭圆形,边界清晰,可有包膜形成;恶性肿瘤形态不规则,呈铸型状生长,无明显包膜形成。

　　MR 功能成像良性肿瘤 ADC 值高,恶性肿瘤 ADC 值低(腺淋巴瘤除外);良性肿瘤 TIC 曲线为Ⅰ型或Ⅱ型,恶性肿瘤为Ⅱ型或Ⅲ型(腺淋巴瘤除外);良性肿瘤 Cho 峰不升高,恶性肿瘤 Cho 峰可升高。

　　2. 腮腺恶性肿瘤鉴别要点　腮腺区常见恶性肿瘤形态不规则,侵犯周围正常组织,一般信号不均匀。如病灶信号均匀,且 ADC 值很低,要考虑到淋巴瘤和淋巴上皮癌的可能,两者可依据形态进行鉴别,淋巴瘤呈团块状,淋巴上皮癌呈铸型状生长。

　　腮腺淋巴上皮癌需要与以下疾病进行鉴别:

　　1. 木村病　①临床表现有皮肤瘙痒、色素沉着;②实验室检查有嗜酸性粒细胞和血清 IgE 水平显著升高;③影像表现为腮腺区或面颊部单发或多发结节或肿块,边界不清,易累及皮肤和皮下,密度或信号均匀,强化较明显;④常伴有引流区淋巴结肿大,皮下脂肪受累。

　　2. 良性淋巴上皮病(类肿瘤型)　①自身免疫性疾病;②影像表现为双侧腮腺弥漫肿大伴密度和 / 或信号不均,可见散在小结节影及多发小囊变,增强呈不均匀强化;③常伴双侧或单侧泪腺、颌下腺及舌下腺弥漫性无痛性肿大或萎缩。

　　3. 黏膜相关淋巴组织(MALT)淋巴瘤　①淋巴结外低度恶性肿瘤中最常见的一型;②大多数病例有慢性炎症性、自身免疫性疾病病史[如舍格伦综合征(SS)]。

　　4. 腺样囊性癌　①肿瘤易出现大小不一的囊变区,增强呈不均匀强化;②肿瘤可沿神经生长,如侵犯面神经出现面瘫症状,侵犯后组脑神经出现声音嘶哑、呛咳等症状。

【疾病简介】

　　1. 定义与发病情况　淋巴上皮癌(lymphoepithelial carcinoma,LEC)是一种伴有明显肿瘤性淋巴浆细胞浸润的未分化癌,是发生于鼻咽部以外的组织病理学与鼻咽未分化癌相似的少见恶性肿瘤。

2. 临床表现　①多表现为腮腺区下颌下腺区疼痛性或无痛性肿胀;②约 20.0% 的患者可出现面瘫;③部分患者可同时伴有颈部淋巴结肿大;④约 20.0% 的患者可发生远处转移。

3. 影像学特征　①腮腺 LEC 以单发为主,病变主体一般位于腮腺浅叶;②病变形态一般不规则,易沿腮腺浅叶浸润呈铸型状,边界不光整;③CT 平扫、MRI T_1WI 示病灶与肌肉密度、信号相似,T_2WI 呈稍高信号,可有囊变坏死,小裂隙样低信号区,少有钙化,增强后以中度或明显均匀强化为主;④易伴有患侧颈部淋巴结转移。

4. 治疗原则　以手术切除为主,放射疗法和化学疗法为辅。LEC 的预后和肿瘤分期有关。联合治疗 LEC 后的 5 年生存率在 75.0%~86.0% 之间。

【临床关注点与影像学价值】

1. 邻近颌骨是否受累　位于腮腺和下颌下腺区的 LEC 可以破坏邻近下颌骨。

2. 颅底结构是否受累　位于腮腺区的 LEC 可侵犯邻近的颅底骨质及孔道。仔细观察茎乳孔、卵圆孔及海绵窦有无增宽或异常强化灶,颅底骨质有无破坏吸收。

3. 明确病灶是单发或多发　LEC 一般为单发病灶,少数可呈多发病灶。

4. 颈部淋巴结评估　CT 或 MRI 检查明确有无肿大或异常强化的淋巴结,判断是否为转移淋巴结。

【关键点】

1. 患者为中年女性,出现左耳前区肿块 5 年余,病史较长,临床可能会考虑常见的腮腺多形性腺瘤,MRI 检查从形态学和功能学分析都提示恶性肿瘤,MRI 对腮腺良、恶性肿瘤的鉴别诊断价值要优于 CT。

2. 单发的 LEC 病灶需与涎腺其他常见的良、恶性肿瘤鉴别。多发的 LEC 病灶需与恶性淋巴瘤鉴别,值得注意的是:部分良性淋巴上皮病(舍格伦综合征)除可发展为恶性淋巴瘤之外,还可演变为 LEC。

(陶晓峰　朱凌　朱文静)

参 考 文 献

[1] Choi DS,Na DG,Byun HS,et al. Salivary gland tumors:evaluation with two-phase helical CT. Radiology,2000,214(1):231-236.

[2] Jin GQ,Su DK,Xie D,et al. Distinguishing benign from malignant parotid gland tumours:low-dose multi-phasic CT protocol with 5-minute delay. Eur Radiol,2011,21(8):1692-1698.

[3] Zhang W,Zuo Z,Luo N,et al. Non-enhanced MRI in combination with color Doppler flow imaging for improving diagnostic accuracy of parotid gland lesions. Eur Arch Otorhinolaryngol,2018,275(4):987-995.

[4] 朱旭娜,苏丹柯,刘丽东,等. MSCT 双期增强扫描对腮腺常见上皮性良性肿瘤的诊断及鉴别诊断价值. 实用放射学杂志,2015,31(12):2082-2085.

[5] 张卫,苏丹柯,林剑军,等. MR 磁敏感加权成像鉴别腮腺病变良恶性的前瞻性临床研究. 中华放射学杂志,2015,49(11):813-817.

[6] 翟金娜,左志超,王鹏,等. 常规 MRI 联合 SWI 对腮腺良恶性病变的鉴别诊断价值. 临床放射学杂志,2018,37(11):1810-1814.

[7] 刘丽东,苏丹柯,金观桥,等. MSCT 双期扫描对腮腺良恶性病变的诊断价值研究. 当代医学,2009,15(20):62-66.

[8] 中华口腔医学会口腔颌面外科专业委员会涎腺疾病学组,中国抗癌协会头颈肿瘤外科专业委员会涎腺肿瘤协作组. 涎腺肿瘤的诊断和治疗指南. 中华口腔医学杂志,2010,45(3):131-134.

[9] 贺芬宜,苏丹柯,刘丽东,等. 腮腺良性肿瘤的 CT 及彩超检查诊断与病理学对照分析. 中国癌症防治杂志,2011,3(1):64-68.

[10] 许壮勇,曾向廷,林黛英,等. CT 及 MRI 在腮腺腺泡细胞癌与多形性腺瘤鉴别诊断中的价值. 临床放射学杂志,2017,

36(7):947-951.

[11] Kim HS,Jahng GH,Ryu CW,et al. Added value and diagnostic performance of intratumoral susceptibility signals in the differential diagnosis of solitary enhancing brain lesions:preliminary study. AJNR Am J Neuroradiol,2009,30(8):1574-1579.

[12] Martinoli C,Derchi LE,Solbiati L,et al. Color Doppler sonography of salivary glands. AJR Am J Roentgenol,1994,163(4):933-941.

[13] 谢东,张卫,康巍,等.原发性腮腺淋巴瘤的 MR 表现与病理对照研究.中国 CT 和 MRI 杂志,2015,13(10):1-3,6.

[14] 徐鹏程,周心一,周晨,等.腮腺黏膜相关淋巴组织淋巴瘤的临床特点分析.临床耳鼻咽喉头颈外科杂志,2017,31(1):61-64.

[15] 潘为领,王学廷,尹冬雪,等.MSCT 对腮腺多结节病变的诊断价值.医学影像学杂志,2019,29(2):206-209.

[16] 宿骞,彭歆,周传香,等.原发性腮腺淋巴瘤的临床病理特点及预后分析.北京大学学报(医学版),2019,51(1):35-42.

[17] 李高峰,黄学武,黄耀华.腮腺肿瘤的 MSCT 诊断及误诊分析.中国 CT 和 MRI 杂志,2018,16(9):86-88,98.

[18] 贺芬宜,苏丹柯,刘丽东,等.MSCT 双期增强扫描结合彩超对腮腺肿瘤的诊断价值.实用放射学杂志,2011,27(5):678-681,810.

[19] 夏建东,江新青,彭国晖.腮腺肿瘤的 CT 及 MRI 诊断及鉴别诊断.医学影像学杂志,2009,19(9):1116-1119.

[20] 杜立新,元建鹏,关弘,等.腮腺恶性肿瘤的 MRI 诊断价值及其病理基础.南方医科大学学报,2010,30(5):1107-1110.

[21] Yabuuchi H,Matsuo Y,Kamitani T,et al. Parotid gland tumors:can addition of diffusion-weighted MR imaging to dynamic contrast-enhanced MR imaging improve diagnostic accuracy in characterization. Radiology,2008,249(3):909-916.

[22] 邱焕,江明祥,邵国良,等.腮腺黏液表皮样癌的 CT 表现分析.医学影像学杂志,2017,27(12):2272-2275.

[23] 徐志锋,潘爱珍,周嫦英,等.不同组织学类型腮腺癌的 MSCT 特征及鉴别诊断.功能与分子医学影像学(电子版),2017,6(2):1195-1200.

[24] 顾娅婷,孟宪平.多层螺旋 CT 双期扫描腮腺肿瘤的临床价值分析.医学影像学杂志,2016,26(12):2192-2194,2197.

[25] 吴红珍,江新青,魏新华,等.腮腺黏液表皮样癌的 CT 诊断及鉴别诊断(附3例报告).中国 CT 和 MRI 杂志,2015,13(2):10-11,23.

[26] 叶茂昌,李黎丽,王来平,等.原发性腮腺鳞状细胞癌的临床分析.现代口腔医学杂志,2011,25(6):405-407.

[27] 欧阳金陵,高黎,易俊林,等.16 例原发腮腺鳞癌的治疗与预后.中华放射肿瘤学杂志,2007,16(3):174-176.

[28] Wang P,Yang J,Yu Q. Lymphoepithelial carcinoma of salivary glands:CT and MR imaging findings. Dentomaxillofac Radiol,2017,46(8):20170053.

[29] Ban X,Wu J,Mo Y,et al. Lymphoepithelial carcinoma of the salivary gland:morphologic patterns and imaging features on CT and MRI. AJNR Am J Neuroradiol,2014,35(9):1813-1819.

[30] Tao X,Yang G,Wang P,et al. The value of combining conventional,diffusion-weighted and dynamic contrast-enhanced MR imaging for the diagnosis of parotid gland tumours. Dentomaxillofac Radiol,2017,46(6):20160434.

病例 ① 左侧甲状腺结节 1 年

【简要病史及影像】女,52 岁,体检发现左侧甲状腺结节 1 年(图 3-1-1)。

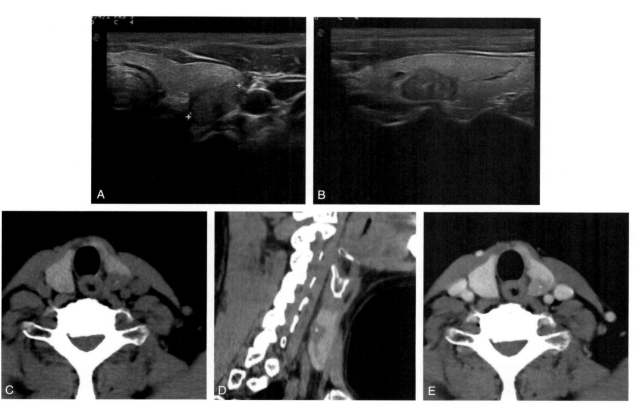

图 3-1-1A~E A、B 分别为超声横切和纵切,C~E 分别为 CT 平扫横断面、矢状面重建和增强横断面

【问题与选项】患者可能的诊断是（　　　　）

A. 甲状腺左侧叶乳头状癌。

B. 甲状腺左侧叶滤泡细胞癌。

C. 甲状腺左侧叶髓样癌。

D. 甲状腺左侧叶未分化癌。

E. 甲状腺左侧叶滤泡性腺瘤。

【答案】A. 甲状腺左侧叶乳头状癌。

【影像诊断及分析思路】诊断：甲状腺左侧叶乳头状癌。

从临床角度分析,本例患者因体检发现甲状腺左侧叶结节就诊,缺乏任何特异性的症状或体征,大部分甲状腺良或恶性结节表现均如此,即其病史对诊断无提示作用;从影像学角度分析,本病例在超声上表现为形态不规则、低回声、微钙化,在 CT 上表现为形态不规则、微钙化、咬饼征、增强后模糊、范围缩小和磨玻璃状强化,影像学符合典型的乳头状癌表现。

【鉴别诊断及要点】

1. 滤泡细胞癌　超声检查中,瘤体形态规则,呈等或偏低回声,周围声晕较厚;CT 检查中,瘤体呈等或低强化,中心星芒状瘢痕,周围可见环状钙化。

2. 髓样癌　瘤体大小不同,其影像学表现亦存在较大差异,如直径 >1.0cm 者多表现为形态规则、等或偏低回声、钙化、等或低强化,而直径 ≤1.0cm 者多表现为形态不规则、低回声、微钙化,前后径 / 左右径 ≥1,增强后呈等低强化,后者几乎无法与微小乳头状癌通过影像学进行鉴别。

3. 未分化癌　瘤体形态不规则,向气管食管沟延伸,超声呈等或偏低回声,CT 呈等或偏低密度,回声或密度混杂,其内囊变和坏死显著,粗钙化常见,癌栓形成及淋巴结转移亦常见。

4. 亚急性甲状腺炎　上呼吸道感染后继发甲状腺区疼痛患者,同时伴血沉加快和 C 反应蛋白增高、甲状腺功能异常者,需要考虑此病。影像学检查中,病灶常位于甲状腺中上部腹侧包膜下,呈低回声或偏低回声,形态如地图样或泼墨样,增强后强化明显而与周围甲状腺分界不清,周围可见液体渗出的回声或密度,边界模糊。

【疾病简介】

1. 定义与发病情况　甲状腺乳头状癌是起源于甲状腺滤泡上皮细胞的分化型恶性肿瘤,也是甲状腺癌最常见的组织学亚型,占全部甲状腺癌的 85.0%~90.0%。近 30 年来,甲状腺乳头状癌发生率逐年上升,尤其是微小乳头状癌（≤1.0cm）。

2. 临床表现　女性多见,男女之比为 1：3,20 岁以后患者明显增多,以 30~60 岁为著,60 岁以上明显减少。大部分甲状腺乳头状癌发展缓慢,病程较长,尤其是微小癌,患者多无自觉症状,常由体检时偶然发现,偶可伴有甲状腺功能减退或亢进。随着病情进展,当瘤体突破被膜侵犯喉返神经时,可出现声音嘶哑,当较大瘤体压迫气管、食管时,可引起呼吸及吞咽困难。甲状腺乳头状癌多数分化良好,恶性程度较低,预后较好,5 年生存率为 95.0%~97.0%,10 年生存率达 93.8%,对于低危的甲状腺乳头状癌,5 年和 10 年生存率接近 100%。

3. 诊断　对于临床怀疑乳头状癌患者,首选行超声引导下细针穿刺细胞学（FNAC）检查,对于 FNAC 失败患者,或结节内钙化、囊变成分过多而 FNAC 失败可能性大的患者,可进一步行空心针穿刺组织学检查。

4. 甲状腺乳头状癌病理亚型和分期 ①亚型：滤泡型、弥漫硬化型、柱状细胞癌、高细胞癌、嗜酸性细胞乳头状癌、沃辛瘤（Warthin tumor）样肿瘤、伴有结节性筋膜炎样间质的乳头状癌、筛状乳头状癌、透明细胞乳头状癌、实性乳头状癌、辐射引起的儿童甲状腺癌等；②甲状腺肿瘤分期：详见表3-1-1，适用于甲状腺乳头状癌、滤泡性甲状腺癌、甲状腺嗜酸细胞肿瘤、甲状腺低分化癌、甲状腺未分化癌。

表 3-1-1　美国癌症联合会（AJCC）第八版甲状腺肿瘤 TNM 分期

分期	分期标准
T	原发肿瘤
Tx	原发肿瘤无法评估
T0	无原发肿瘤证据
T1	肿瘤局限于甲状腺，最大径≤2cm
T1a	肿瘤局限于甲状腺，最大径≤1cm
T1b	肿瘤局限于甲状腺，1cm<最大径≤2cm
T2	肿瘤局限于甲状腺，2cm<肿瘤直径≤4cm
T3	肿瘤局限于甲状腺，肿瘤直径>4cm，或者甲状腺外浸润，仅累及带状肌群
T3a	肿瘤局限于甲状腺，肿瘤直径>4cm
T3b	任何大小肿瘤，甲状腺外浸润，仅累及带状肌（胸骨舌骨肌、胸骨甲状肌、甲状舌骨肌、肩胛舌骨肌）
T4	甲状腺外浸润
T4a	任何大小肿瘤甲状腺外浸润，包括皮下软组织、喉、气管、食管和喉返神经
T4b	任何大小肿瘤甲状腺外浸润，包括椎前筋膜或包绕颈动脉或纵隔血管
N	区域淋巴结
NX	区域淋巴结无法评估
N0	无区域淋巴结转移证据
N0a	细胞学或组织学确定良性的淋巴结
N0b	无影像学或者临床检查发现淋巴结转移
N1	区域淋巴结转移
N1a	单侧或双侧Ⅵ或Ⅶ区淋巴结转移
N1b	单侧、双侧或对侧Ⅰ、Ⅱ、Ⅲ、Ⅳ、Ⅴ区或咽后组淋巴结转移
M	远处转移
M0	无远处转移
M1	有远处转移

5. 治疗原则 首选手术，根据病情辅以 ^{131}I 治疗和促甲状腺素（TSH）抑制治疗；仅对低危的微小乳头状癌患者在严格选择指征并充分结合患者意愿的前提下，可考虑密切观察随访，并应有严格的观察时限与记录。

【临床关注点和影像学价值】

1. 被膜是否受侵犯 甲状腺被膜淋巴管网丰富，肿瘤被膜侵犯后容易导致颈部淋巴结转移，超声检查和 CT 术前可较好的评估结节与被膜的关系。

2. 周围组织和器官的侵犯 CT 和 MRI 可较好地评估肿瘤与食管、气管及血管的关系，对临床采用何种手术方式提供一定依据。

3. 颈部淋巴结转移的评估　20.0%~90.0% 的乳头状癌出现颈部淋巴结转移,以Ⅵ组最为常见,其次是Ⅳ和Ⅲ组,充分的术前淋巴结评估对于手术方式的选择具有重要价值。超声检查在Ⅵ组淋巴结转移评估中价值有限,主要是受气管食管沟气体的影响,但在侧颈部淋巴结转移的评估中具有很大价值;CT 在Ⅵ组淋巴结转移的评估中具有很多优势,除了对 >0.5cm 的淋巴结进行较准确地判断外,尚可通过淋巴结分布状态进行转移与否的判断,如淋巴结簇状分布和中央区浑浊等征象;通过弥散成像及动态增强扫描,MRI 在较大颈部淋巴结性质的判断中具有较大价值,可指导临床进行 FNAC 检查。

【关键点】

熟练掌握乳头状癌的经典超声检查和 CT 主要征象,并根据这些征象对结节性质进行判断,对于影像学检查高度怀疑乳头状癌者,需对颈部淋巴结情况进行仔细评估。

(韩志江　丁金旺)

病例❷　右侧颈部肿物 2 个月余

【简要病史及影像】 女,74 岁,发现右侧颈部肿物 2 个月余(图 3-2-1)。

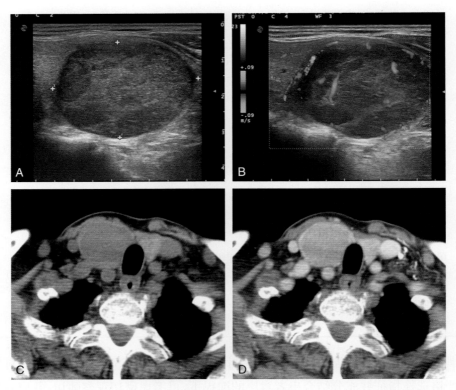

图 3-2-1A~D　A、B 分别为超声纵切灰阶图及纵切血流图,C、D 分别为 CT 平扫和增强横断面

【问题与选项 1】 患者可能的诊断是(　　　　)

A. 甲状腺右侧叶乳头状癌。

B. 甲状腺右侧叶滤泡细胞癌。

C. 甲状腺右侧叶髓样癌。

　　D. 甲状腺右侧叶未分化癌。

　　E. 甲状腺右侧叶滤泡性腺瘤。

　　【答案】B. 甲状腺右侧叶滤泡细胞癌。

　　【问题与选项 2】以下病变中，无法通过细针穿刺细胞学检查进行诊断的是（　　　　　　）

　　A. 甲状腺右侧叶乳头状癌。

　　B. 甲状腺右侧叶滤泡细胞癌。

　　C. 甲状腺右侧叶髓样癌。

　　D. 甲状腺右侧叶未分化癌。

　　E. 甲状腺右侧叶滤泡性腺瘤。

　　【答案】B、E。

　　【影像诊断及分析思路】诊断：甲状腺右侧叶滤泡细胞癌。

　　常见滤泡细胞癌的主要超声征象包括厚声晕、低回声、内部血流及钙化环中断，CT 征象包括形态规则、低强化、中央星芒状瘢痕、环形钙化及增强后瘤 - 甲交界区模糊或形态不规则。该肿块位于甲状腺右侧叶下极，呈椭圆形，超声纵切以等回声为主，边缘见斑片状呈稍低回声区，内未见明显钙化及坏死，周边未见明显声晕，超声血流图显示结节周围血流丰富，超声图像提示肿块为滤泡性病变，且缺乏恶性肿瘤的常见征象，如微钙化、厚薄不均声晕、形态不规则、低回声等，术前诊断为 ACR-TIRDS 分类 3 类结节，倾向腺瘤的诊断；CT 检查中，肿块形态规则，密度均匀，增强后整体强化均匀，且程度低于周围甲状腺组织，符合滤泡性病变的诊断，尤其是低强化腺瘤或滤泡细胞癌，但部分增强检查层面提示瘤体与甲状腺组织分界不规则，符合恶性肿瘤侵袭性生长的特点，最终倾向滤泡细胞癌的诊断。

　　【鉴别诊断及要点】

　　1. 乳头状癌　经典乳头状癌超声和 CT 表现与滤泡细胞癌完全不同，两者容易鉴别，但对于少数Ⅲ型滤泡亚型乳头状癌，两者在形态、回声水平、血流模式及 CT 平扫密度、强化模式方面均相似，单纯依靠影像学无法进行鉴别。

　　2. 髓样癌　直径≤1.0cm 的髓样癌多表现为形态不规则、低回声、微钙化和前后径 / 左右径≥1 等超声征象，易与滤泡细胞癌进行鉴别；直径 >1.0cm 的髓样癌多表现为形态规则、低强化等滤泡性病变的超声征象，易与滤泡细胞癌混淆，瘤体内微钙化或簇状钙化的显示，对于诊断髓样癌具有重要提示作用。

　　3. 滤泡性腺瘤　无论超声、CT 或细针穿刺细胞学检查，三者对滤泡性腺瘤和滤泡细胞癌的鉴别诊断均缺乏特异性，部分征象对于两者鉴别诊断有一定的提示作用，如高强化和增强后瘤体边界完全消失有助于滤泡性腺瘤的诊断，而环形钙化和增强后边界模糊或不规则提示滤泡细胞癌的诊断，最终鉴别诊断需要瘤体组织石蜡切片证实。

　　【疾病简介】

　　1. 定义与发病情况　甲状腺滤泡细胞癌是以滤泡状结构和包膜或 / 和血管侵犯为主要组织学特征的分化型甲状腺癌，是仅次于乳头状癌的甲状腺第二常见恶性肿瘤，占甲状腺恶性肿瘤的 10.0%~15.0%。

　　2. 临床表现　老年女性多见，一般生长缓慢，病程较长，少数也可在近期内快速生长，常缺乏明显局部恶性特征。甲状腺滤泡细胞癌多数无明显症状，极少数可引起甲状腺功能亢进表现，瘤体直径多在 1.0~4.0cm，少数可形成巨大瘤体，瘤体多为单发，实性，硬韧，较少发生淋巴结转移，但较甲状腺乳头状癌易出现血道转移，尤其多见于广泛侵袭型，初诊时远处转移率可达 10.0%，转移部位主要是肺和骨，预后多较甲状腺乳头状癌差。

3. 诊断　滤泡性病变是超声和超声引导下细针穿刺细胞学检查的灰色区,即两者无法将滤泡性腺瘤和滤泡细胞癌鉴别开,对于任何临床怀疑的滤泡性病变,可采取 CT 检查,明确为滤泡性良性病变的,可采取临床密切观察,而对于 CT 无法确定为滤泡细胞癌的病例,建议积极手术切除。

4. 甲状腺滤泡细胞癌病理分型和分期　①病理分型:根据侵袭程度,分为微侵袭性和广泛侵袭性滤泡细胞癌;②分期:见病例 1 乳头状癌分期部分。

5. 治疗原则　因术前一般难以鉴别滤泡性腺瘤和滤泡细胞癌,故对怀疑滤泡细胞癌者建议及时手术,并根据病情辅以 ^{131}I 治疗和 TSH 抑制治疗。

【临床关注点和影像学价值】主要是肿瘤是否侵犯甲状腺包膜或周围组织和器官,以及远处转移和颈部淋巴结转移等方面。影像的价值在于对瘤体侵犯程度及转移程度的评估,指导临床采取相应的手术方式。

【关键点】甲状腺滤泡性病变包括滤泡细胞癌、滤泡性腺瘤、腺瘤性甲状腺肿和滤泡亚型乳头状癌等,超声和超声引导下穿刺细胞学检查对鉴别这些病变价值极其有限,CT 可在一定程度上提高这些病变的鉴别诊断价值,如高强化提示滤泡性腺瘤和腺瘤性甲状腺肿,中央星芒状瘢痕的低强化有助于滤泡细胞癌的诊断,磨玻璃状强化有助于滤泡亚型乳头状癌的诊断等。

(韩志江　丁金旺)

病例❸　甲状腺结节 20 余日

【简要病史及影像】男,54 岁,体检发现甲状腺结节 20 余日,癌胚抗原(CEA)47.18μg/L,降钙素>2 000ng/L(图 3-3-1)。

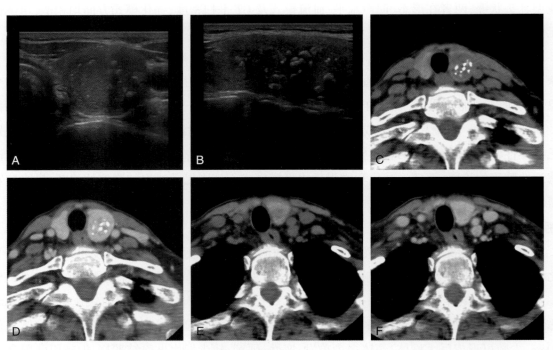

图 3-3-1A~F　A、B 分别为甲状腺左侧叶结节超声横切和纵切,C、D 分别为 CT 平扫和增强横断面,E、F 分别为左侧Ⅳ组淋巴结的 CT 平扫和增强横断面

【问题与选项1】患者可能的诊断是（　　　　　）

A. 甲状腺左侧叶乳头状癌。

B. 甲状腺左侧叶滤泡细胞癌。

C. 甲状腺左侧叶髓样癌。

D. 甲状腺左侧叶未分化癌。

E. 甲状腺左侧叶滤泡性腺瘤。

【答案】C. 甲状腺左侧叶髓样癌。

【问题与选项2】关于髓样癌淋巴结转移，如下说法正确的是（　　　　　）（多选）

A. 甲状腺髓样癌淋巴结转移好发于Ⅳ组。

B. 甲状腺髓样癌淋巴结转移好发于Ⅵ组。

C. 甲状腺髓样癌淋巴结转移强化明显（较平扫≥40HU）。

D. 钙化是甲状腺髓样癌淋巴结转移常见征象。

E. 囊变是甲状腺髓样癌淋巴结转移常见征象。

【答案】B、C、D。

【影像诊断及分析思路】诊断：甲状腺左侧叶髓样癌。

从临床经验分析，甲状腺结节患者伴有 CEA 和降钙素同时升高者，应高度怀疑甲状腺髓样癌。超声和 CT 检查中，典型甲状腺髓样癌常位于甲状腺的后上部，其影像学表现常因其大小不同而异，>1.0cm 的髓样癌常表现为滤泡性病变的影像学特征，如形态规则、等或偏低回声、回声或密度均匀、低强化，易与滤泡性腺瘤或滤泡细胞癌混淆，结节内大小相仿的簇状钙化有助于髓样癌的诊断；≤1.0cm 的髓样癌常表现为微小乳头状癌的影像学特征，如形态不规则、低回声、微钙化、前后径/左右径≥1，增强后模糊、范围缩小和磨玻璃状强化，影像学检查无法将两者有效鉴别出来。本病例直径 2.2cm，具备形态规则、等回声和簇状钙化等 3 个超声征象，以及形态规则、簇状钙化、低强化、左侧Ⅳ组淋巴结异常等 4 个 CT 征象，结合临床和影像学表现，本病例符合典型甲状腺髓样癌的诊断。

甲状腺髓样癌淋巴结转移与乳头状癌淋巴结转移具有很多相同之处，如中央区（Ⅵ组）多见、明显强化（较平扫≥40HU）、钙化等，但与乳头状癌淋巴结转移不同，髓样癌极少出现坏死囊变。

【鉴别诊断及要点】

1. 乳头状癌　瘤体形态不规则，以低回声为主，常见微钙化或簇状钙化，瘤体前后径/左右径≥1；CT 平扫可见形态不规则，咬饼征，微钙化，增强后模糊、范围缩小和磨玻璃状强化。

2. 滤泡细胞癌　瘤体形态多规则，呈等或偏低回声，周围可见较厚声晕和环形钙化，CT 呈等或低强化，中央可见星芒状无强化瘢痕或坏死区。

3. 未分化癌　瘤体形态不规则，向气管食管沟延伸，以偏低、等回声或密度为主，回声或密度混杂，囊变坏死显著，常见粗钙化，癌栓形成及淋巴结转移亦常见。

4. 滤泡性腺瘤　瘤体形态多规则，呈等或偏低回声，钙化少见，周围可见厚薄均匀的声晕，CT 密度均匀，强化程度可高可低，其中高强化对两者鉴别具有重要价值。

【疾病简介】

1. 定义与发病情况　甲状腺髓样癌是起源于甲状腺滤泡旁 C 细胞的恶性肿瘤，分为散发性和家族性两大类，以散发性多见，占 70.0%~80.0%，发病高峰年龄为 50~60 岁，常累及一侧腺体，不伴其他内分泌疾病;家族性髓样癌占 20.0%~30.0%,属常染色体显性遗传病,发病年龄较散发性病例提前 10~20 岁,大多数存在多中心病灶,易累及双侧腺体。

2. 临床表现　主要表现为甲状腺无痛性肿物,可伴颈部淋巴结肿大,有时淋巴结肿大成为首诊原因,部分髓样癌可分泌多种生物活性物质并伴有腹泻、面色潮红、心悸、色素增多等症状,其中约 90.0% 的髓样癌可分泌降钙素。体检时甲状腺肿物多为孤立较硬的结节,边界不清,表面不光滑。家族性髓样癌可为甲状腺双侧叶肿物,一般发展较慢,少数可急速进展,晚期者侵犯邻近组织后则较为固定,导致吞咽困难、呼吸困难和声音嘶哑等。髓样癌早期即可侵犯区域淋巴结,病程中易向肺、骨、肝等远处器官转移,故预后相对较差。

3. 诊断　对于临床 CEA 和降钙素升高且伴有甲状腺结节患者,无论其影像学表现是否典型,均应高度怀疑甲状腺髓样癌,建议超声引导下细针穿刺细胞学(FNAC)检查,有条件的单位可开展洗脱液降钙素检测。另外,鉴于淋巴结转移率高,一旦高度怀疑或确诊为髓样癌,需对其淋巴结详细评估,尤其是上纵隔组淋巴结。

4. 甲状腺髓样癌病理和分期　①C 细胞和滤泡上皮混合型癌:髓样 - 滤泡混合型癌、髓样 - 乳头混合型癌,两者甲状腺球蛋白(thyroglobulin)和降钙素(calcitonin)均阳性;②甲状腺髓样癌分期(表 3-1-1)。

5. 治疗原则　一旦高度怀疑或确定为髓样癌,应根据淋巴结转移情况,尽早进行根治性手术。

【临床关注点和影像学价值】

临床关注点与乳头状癌基本相同,主要也是围绕甲状腺被膜侵犯、周围组织和器官侵犯、颈部和上纵隔淋巴结转移等方面,但需要重视,髓样癌上纵隔组淋巴结转移发生率更高,且外科手术时有时需要劈开胸骨,故需要术前充分进行临床和影像学评估。

家族性甲状腺髓样癌多双侧叶发病,常合并其他内分泌腺异常,如嗜铬细胞瘤、甲状旁腺增生或腺瘤、黏膜神经瘤等,形成多发性内分泌肿瘤 2 型(包括 2A 和 2B 型),故对于双侧叶发病的髓样癌,需对肾上腺、甲状旁腺和皮肤等器官进一步评估。

【关键点】

甲状腺髓样癌是神经内分泌肿瘤,CEA 和降钙素等指标的升高对临床定性诊断具有极其重要的价值;影像学检查方面,不同大小的甲状腺髓样癌,其超声和 CT 影像学表现可完全不同,需要熟练掌握这些差异,尤其是易与良性滤泡性病变混淆的较大髓样癌。另外,髓样癌淋巴结转移率高,一旦临床高度怀疑或确诊为髓样癌,需对颈部和上纵隔淋巴结进行仔细评估,从而达到彻底切除的目的。

(韩志江　丁金旺)

病例 ❹ 甲状腺右侧结节 20 年

【简要病史及影像】男,68 岁,发现甲状腺右侧叶结节 20 年,增大 2 个月(图 3-4-1)。

【问题与选项】患者可能的诊断是(　　　　)

A. 甲状腺右侧叶乳头状癌。

B. 甲状腺右侧叶滤泡细胞癌。

C. 甲状腺右侧叶髓样癌。

D. 甲状腺右侧叶未分化癌。

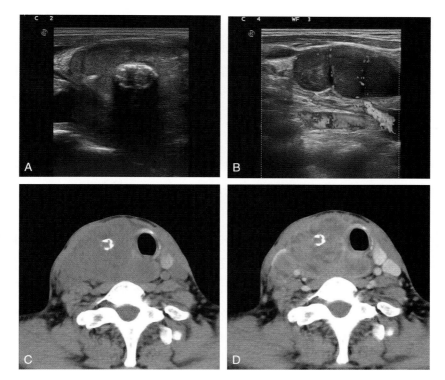

图 3-4-1A~D　A、B 分别为超声横切肿块灰阶图和淋巴结血流图,C、D 分别为
CT 平扫横断面和增强横断面

E. 甲状腺右侧叶淋巴瘤。

【答案】 D. 甲状腺右侧叶未分化癌。

【影像诊断及分析思路】 诊断:甲状腺右侧叶未分化癌。

从临床角度分析,老年男性患者,发现甲状腺右侧叶结节 20 年,近 2 个月内增大明显,应首先考虑未分化癌或原有良性肿瘤发生出血、囊变等。从影像学角度分析,超声检查示甲状腺右侧叶巨大结节,以等、低回声为主,内见粗大钙化灶,右侧颈部多发淋巴结增大,部分融合,符合恶性肿瘤性病变伴淋巴结转移表现,但超声探头宽度有限,无法在保证图片分辨率的基础上,在同一层面显示整个瘤体的轮廓;CT 检查中,甲状腺右侧叶巨大结节,形态不规则,向气管食管后延伸,平扫密度及强化程度不均,内见粗大钙化和多发小斑片状无强化区,右侧颈Ⅲ组多发淋巴结增大、融合,右侧颈静脉明显受压、变窄,颈动脉包绕其内,结合临床病史及影像学表现,符合典型甲状腺未分化癌伴颈部淋巴结转移的诊断。

【鉴别诊断及要点】

1. 乳头状癌　与未分化癌比较,乳头状癌多具备体积小、形态不规则、低回声为主、纵横比 >1、咬饼征、多发或簇状微钙化等超声和 CT 征象;乳头状癌淋巴结转移率高,以多发小淋巴结转移为主,对于部分较大转移淋巴结,其强化程度多 >40HU,内可见微钙化或囊变坏死,而未分化癌的淋巴结转移,影像学表现与原发灶基本一致。

2. 滤泡细胞癌　滤泡细胞癌多表现为形态规则、等或偏低回声、声晕较厚、等或低强化、环状钙化和中心星芒状瘢痕,以血行转移为主,淋巴结转移少见。

3. 髓样癌　未分化癌瘤体多较大,需与直径 >1.0cm 的髓样癌鉴别,后者多表现为形态规则、等或偏低回声、钙化、等或低强化,血钙和血降钙素水平升高有助于髓样癌的诊断。

4. 淋巴瘤 桥本甲状腺炎患者发生原发性甲状腺淋巴瘤的危险性是正常人群的 40~80 倍,故对于桥本甲状腺炎患者短期内甲状腺肿物突然增大,需要首先考虑淋巴瘤。甲状腺弥漫型淋巴瘤肿块巨大,多需要与未分化癌进行鉴别,前者表现为形态不规则、向气管食管后延伸,密度均匀,增强后轻度均匀强化,囊变、坏死及钙化少见,颈部可有淋巴结肿大,其表现与原发灶一致。

【疾病简介】

1. 定义与发病情况 甲状腺未分化癌又称甲状腺间变性癌或肉瘤样癌,是甲状腺癌中恶性程度最高、预后最差的一种组织学亚型,此病占甲状腺恶性肿瘤的 1.3%~9.8%,中位生存期仅 5 个月,1 年生存率约为 20.0%。

2. 临床表现 此病多见于老年人,且男性相对较多。绝大多数患者表现为进行性增大的颈部肿块,质地坚硬,表面凹凸不平,活动度很差,发病前常有较长时间的甲状腺肿物病史。此病发展迅猛,确诊时多已侵犯周围组织或器官,颈部淋巴结转移很早且很常见,远处转移主要至肺、骨、脑、肝等。

3. 诊断 由于甲状腺未分化癌瘤体内不同部位分化程度可有一定差异,且瘤体内多伴有较大范围坏死区,故超声引导下细针穿刺细胞学(FNAC)检查及粗针穿刺组织学检查都存在一定不足,两者比较,因FNAC 更常用,未分化癌常首先由 FNAC 确定为恶性肿瘤,由外科手术最终确定诊断,粗针穿刺组织学检查创伤更大,但获得组织标本更多,提供的诊断信息更充分,可用于临床高度怀疑未分化癌而 FNAC 不能明确诊断患者,以及肿瘤广泛侵犯周围组织和气管而不能进行手术切除的患者。

4. 未分化癌病理分期 见病例 1 乳头状癌分期部分。

5. 治疗原则 临床上多采用手术、放疗、化疗及靶向治疗等方式进行综合治疗,但尚未有十分有效的治疗方案。

【临床关注点和影像学价值】大部分未分化癌患者具有数年或数十年甲状腺结节病史,因短期内增长迅速而就诊,故患者一旦就诊,多意味肿瘤已处于T3~T4 期,此时临床和影像学主要关注点是肿瘤分期。

1. 周围组织是否受侵犯 如对带状肌、气管、食管和血管等侵犯,在这些结构的观察上,与超声比较,CT 三维重建及 MRI 多序列评估更具优势。

2. 颈部淋巴结转移的评估 未分化癌淋巴结转移常见,其影像学表现与原发灶基本一致,多呈轻、中度不均匀强化,强化程度明显低于乳头状癌的淋巴结转移。

3. 远处转移 未分化癌最常见的远处转移是肺部,故对未分化癌患者,应该常规进行肺部 CT 检查进行评估。

【关键点】掌握甲状腺未分化癌典型的影像学表现,重点对其肿瘤进行分期,为临床手术治疗方案提供重要依据。

(韩志江 丁金旺)

病例❺ 桥本甲状腺炎 10 年,颈部肿大 2 个月

【简要病史及影像】女,76 岁,发现桥本甲状腺炎 10 年,颈部肿大 2 个月(图 3-5-1)。

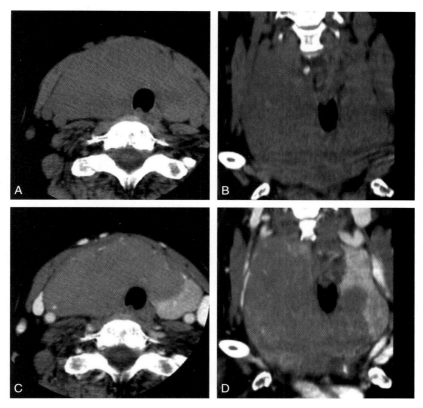

图 3-5-1A~D　A、B 分别为 CT 平扫横断面和冠状面,C、D 分别为 CT 增强横断面和冠状面

【问题与选项】患者可能的诊断是(　　　　)

A. 甲状腺右侧叶、峡部和部分左侧叶结节性甲状腺肿。

B. 甲状腺右侧叶、峡部和部分左侧叶淋巴瘤。

C. 甲状腺右侧叶、峡部和部分左侧叶未分化癌。

D. 甲状腺右侧叶、峡部和部分左侧叶转移癌。

E. 甲状腺右侧叶、峡部和部分左侧叶桥本甲状腺炎。

【答案】B. 甲状腺右侧叶、峡部和部分左侧叶淋巴瘤。

【影像诊断及分析思路】诊断:甲状腺右侧叶、峡部和部分左侧叶淋巴瘤。

从临床角度分析,桥本甲状腺炎与原发性甲状腺淋巴瘤有明显相关性,其发生原发性甲状腺淋巴瘤的危险性为正常人群的 40~80 倍,本例为老年女性患者,具有 10 年桥本甲状腺炎病史,且 2 个月内甲状腺明显增大,符合典型淋巴瘤临床表现。从影像学角度分析,CT 平扫示瘤体沿甲状腺右侧叶、峡部和部分左侧叶呈塑形样生长,形态不规则,密度均匀,稍低于左侧叶残存甲状腺密度,并与之分界不清,增强后瘤体轻度均匀强化,呈"不愠不火"表现,低于残存左侧叶甲状腺强化程度,并与之分界清晰,瘤体内未见明显钙化、囊变等继发改变。结合临床病史和影像学表现,符合典型甲状腺淋巴瘤的诊断。依据发病状态,淋巴瘤常被分为单发结节型、多发结节型、混合型和弥漫型,前两者的诊断缺乏特异性高的影像学征象,包括超声、CT 和 MRI,目前大多影像学研究主要是混合型和弥漫型淋巴瘤。

【鉴别诊断及要点】

1. 甲状腺右侧叶、峡部和部分左侧叶结节性甲状腺肿　此病亦可呈弥漫性生长,病史多较长,且变化缓慢,除非发生结节内出血、囊变,否则短期内不会出现突然增大的临床表现。影像学方面,因各结节处于不同的增生、复旧时期,其 CT 平扫多表现为密度不均,且易发生囊变和钙化,增强后结节强化程度多低于周围甲状腺组织,且轮廓较平扫清晰。

2. 甲状腺右侧叶、峡部和部分左侧叶未分化癌　与淋巴瘤比较,此病亦是发生于老年患者,且亦多具有长期病史短期内增大的临床表现;但与淋巴瘤不同,此病多在原有甲状腺结节或肿块的基础上短期内增大,而淋巴瘤则是在原有桥本甲状腺炎的基础上短期内增大。影像学方面,此病形态不规则、向气管食管沟延伸、坏死明显且坏死边缘不清、粗大钙化和类似表现的淋巴结肿大。

3. 甲状腺右侧叶、峡部和部分左侧叶转移癌　多具有明确原发肿瘤病史,尤其是头颈部鳞状细胞癌患者,肿块从无到有,短期内迅速增大。影像学方面,瘤体多形态不规则、坏死明显、向气管食管沟延伸,多同时伴有周围淋巴结增大等表现。

4. 甲状腺右侧叶、峡部和部分左侧叶桥本甲状腺炎　常无明显临床表现,或表现为甲状腺功能减退。影像学方面,此病甲状腺双侧叶增大多对称,且程度较轻,CT 平扫密度均匀,增强后强化程度亦均匀,如强化不均,尤其是存在沿甲状腺铸型状的低强化区,结合临床病史,需要考虑是否有淋巴瘤的可能。

【疾病简介】

1. 定义与发病情况　原发性甲状腺淋巴瘤是一种原发于甲状腺的少见恶性肿瘤,占所有甲状腺恶性肿瘤的 5.0% 和所有结外淋巴瘤的 2.5%~7.0%。

2. 临床表现　此病多数发生于中老年人,平均年龄 56~67 岁,女性多于男性,男女比例 1:1.4~1:6.0,几乎所有患者都有桥本甲状腺炎。常表现为甲状腺肿物短期内迅速增大,可有吞咽及呼吸困难、声嘶、喘鸣等。多数患者就诊时可触及甲状腺肿块,大小不等,质地硬韧、固定、活动度差。

3. 诊断　超声引导下细针穿刺细胞学(FNAC)检查对甲状腺淋巴瘤的诊断价值有限,对高度怀疑淋巴瘤患者,可行粗针穿刺组织学检查,对合并淋巴结病变患者,亦可行淋巴结切除活检。

4. 甲状腺乳头状癌病理亚型　弥漫大 B 细胞淋巴瘤、黏膜相关淋巴组织结外边缘区淋巴瘤、滤泡性淋巴瘤、伯基特淋巴瘤(Burkitt lymphoma)、外周 T 细胞淋巴瘤。

5. 治疗原则　临床上根据淋巴瘤的分型分类采用化疗、放疗及靶向治疗等方法,手术仅为活检需要。

【临床关注点和影像学价值】 瘤体对周围结构包绕、压迫和浸润程度的判断,以及治疗后效果的评估,是临床最关注的方面,也是影像学价值的主要体现。因混合型和弥漫型甲状腺淋巴瘤的体积多较大,超声在其原发灶诊断和治疗效果评估中的价值受限,在评估瘤体与周围结构关系时亦存在很大不足,CT 三维重建和 MRI 多序列扫描可从多个角度对瘤体及周围结构进行显示,为临床医师治疗方案的选择及治疗效果的评估提供重要依据。弥散加权成像对甲状腺淋巴瘤的诊断和疗效评估帮助较大。

【关键点】 掌握甲状腺淋巴瘤典型影像学表现的同时,需要对瘤体与周围结构关系进行详细评估。

(韩志江　丁金旺)

病例 ⑥　下咽癌术后半年,颈部肿块 1 周

【简要病史及影像】 男,68 岁,下咽癌术后半年,发现颈部肿块 1 周(图 3-6-1)。

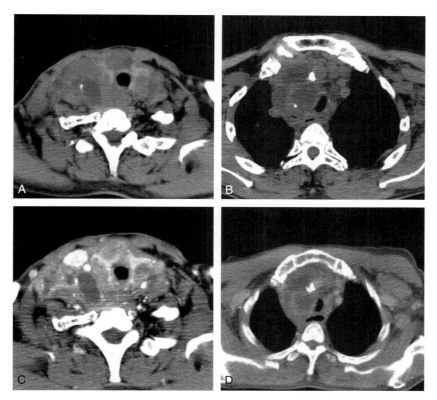

图 3-6-1A~D　A、B 分别为环状软骨下方和上纵隔层面 CT 平扫,C、D 分别为环状软骨下方和上纵隔层面 CT 增强

【问题与选项】患者可能的诊断是(　　　　)

A. 甲状腺双侧叶乳头状癌。

B. 甲状腺双侧叶转移癌。

C. 甲状腺双侧叶淋巴瘤。

D. 甲状腺双侧叶未分化癌。

E. 甲状腺双侧叶髓样癌。

【答案】B. 甲状腺双侧叶转移癌。

【影像诊断及分析思路】诊断:甲状腺双侧叶转移瘤。

甲状腺转移瘤少见,多数具有明确的原发肿瘤病史,尤其是头颈部鳞癌,瘤体从无到有,发展迅速,易于诊断;少数原发肿瘤病史不明,或原发肿瘤术后及甲状腺内瘤体均存在多年的患者,很难做出原发或转移瘤的判断,细针穿刺细胞学检查有助于明确诊断,而核医学、PET-CT 等全身扫描发现多发病变可间接提示转移瘤的诊断。甲状腺转移瘤典型的 CT 表现为形态不规则或边界不清晰、向气管食管沟延伸、坏死边界模糊,原发灶位于颈部的肿瘤,常伴颈部多发淋巴结增大,本病例具备上述四种征象,再加上下咽癌病史,诊断明确。

【鉴别诊断及要点】

1. 乳头状癌　与转移瘤比较,乳头状癌无原发肿瘤病史,鲜有肺、骨、脑等脏器转移,发展缓慢,单发多见,多发少见,罕有弥漫性结节状分布。单个瘤体多表现为形态不规则、微钙化、低回声或极低回声为主、增强后边界模糊、范围缩小、簇状钙化、咬饼征和磨玻璃状强化等,较大瘤体内部可出现坏死,瘤体可向气管食管沟延伸。颈部淋巴结转移常见，表现为多发、高强化、囊变坏死和微钙化等征象。

2. 未分化癌 老年患者，有长期病史，短期增长迅速，瘤体形态不规则，内见较大范围边界不清的坏死，增强后坏死边界仍不清，瘤体向气管食管沟延伸，粗钙化较多见。淋巴结转移常见，其内钙化征象少见，强化模式与原发灶相似。

3. 淋巴瘤 中老年桥本甲状腺炎患者，短期内肿块迅速增大。典型淋巴瘤 CT 表现为平扫密度均匀，增强后呈轻度均匀强化，向气管食管沟延伸，周围可见增大的淋巴结，化疗后瘤体短期内迅速变小等，囊变坏死及钙化少见。增大的颈部淋巴结常多发，边界清晰，强化模式同原发灶相似。对于单发或多发结节型淋巴瘤，如果颈部不伴有淋巴结增大，很难与转移瘤进行鉴别。弥散加权成像对鉴别诊断帮助较大。

4. 髓样癌 双侧叶髓样癌少见，常见于家族性髓样癌，故对于双侧叶髓样癌，需明确是否存在家族性髓样癌可能，需对其他内分泌器官进行检查，如甲状旁腺、肾上腺、胰腺等。双侧叶髓样癌影像学表现与单发髓样癌无差异，较大者易与滤泡性病变混淆，而较小者无法与乳头状癌进行鉴别，血 CEA 和降钙素的显著升高有助于两者的鉴别诊断。

【疾病简介】

1. 定义与发病情况 甲状腺转移瘤少见，原发肿瘤常为食管癌、肺癌、肾癌、乳腺癌、恶性黑色素瘤及头颈部小器官的原发癌等，占甲状腺恶性肿瘤的 1.2%~10.0%，占尸检的 26.0%。

2. 临床表现 甲状腺早期转移瘤较小，且不具有分泌功能，临床很难察觉，而对于中晚期转移瘤，患者多处于原发癌晚期的恶病质体质，瘤体多在短期内迅速增大，触诊质硬而固定，易侵犯周围组织和器官，继而出现吞咽、呼吸困难及声音嘶哑等一系列症状。

3. 诊断 对于临床病史明确，瘤体从无到有发展迅速，再具备形态不规则或边界不清晰、向气管食管沟延伸、坏死边界模糊和伴颈部多发淋巴结增大等 CT 征象，诊断多明确，对于少数不典型病例，或需要明确转移瘤病理来源的病例，可以通过细针穿刺细胞学检查。

4. 治疗原则 一旦确诊甲状腺转移瘤，意味着绝大部分患者已处于原发癌晚期，失去了手术根除的机会，主要是姑息性对症治疗，如侵犯食管和气管，进行相应器官和食管插管等；全身性治疗方案主要取决于原发癌。

【临床关注点和影像学价值】 对于绝大部分甲状腺转移瘤患者已经失去手术切除的机会，临床关注更多的是肿瘤与周围气管、食管和血管的关系，采取姑息性对症治疗，而影像学检查重点应对这些关系进行详细评估。

【关键点】 明确原发肿瘤病史及瘤体倍增时间，掌握转移瘤的主要 CT 征象，对于临床需要明确病理来源的患者，可推荐细针穿刺细胞学检查。

（韩志江　丁金旺）

病例 ❼ 甲状腺双侧叶结节 1 年

【简要病史及影像】 女,52 岁,体检发现甲状腺双侧叶结节 1 年(图 3-7-1)。

【问题与选项】 患者可能的诊断是（　　　　）

　A. 结节性甲状腺肿。

　B. 桥本甲状腺炎。

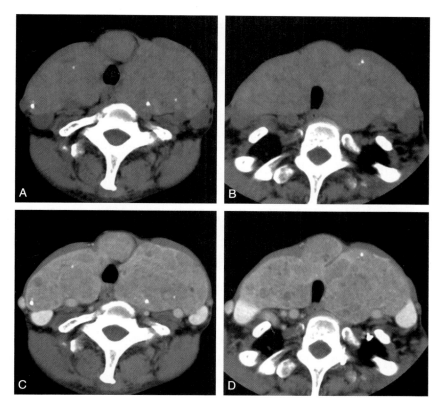

图 3-7-1A~D　A、B 分别为 CT 平扫横断面,C、D 分别为 CT 增强横断面

　　C. 甲状腺淋巴瘤。

　　D. 甲状腺未分化癌。

　　E. 甲状腺腺瘤。

【答案】A. 结节性甲状腺肿。

【影像诊断及分析思路】诊断:结节性甲状腺肿。

　　结节性甲状腺肿典型的影像学表现为两侧叶不规则、非对称性增大,伴多发大小不一的结节,呈弥漫性分布。结节可有部分性或较完整的包膜,有的结节虽然无包膜,但其与周围甲状腺实质间有纤维分隔,结节呈膨胀性生长,故大部分结节呈规则的圆形或椭圆形。结节内部 CT 平扫密度与病理改变密切相关,如结节增生早期,以上皮细胞增生为主,滤泡内胶质含量少,此时的 CT 表现为均匀的低密度;增生中期,随着滤泡增多、增大,滤泡内胶质成分增多,CT 表现为密度欠均匀;增生后期,滤泡上皮增生与复原程度不一,以及结节长期压迫周围血管导致其供血障碍,部分结节内出现出血、囊变坏死、纤维化及钙化等,此时的 CT 上表现为密度不均匀。CT 增强扫描时,大部分结节血供较正常甲状腺少,故边界较平扫清晰,少部分结节内部细胞或小滤泡结构增生显著,毛细血管床丰富,增强后明显强化而高于甲状腺组织。本病例具备非对称的弥漫性增大、密度不均、增强后结节边界较平扫清晰等典型CT 征象。

【鉴别诊断及要点】

　　1. 桥本甲状腺炎　弥漫性桥本甲状腺炎多表现为双侧叶基本对称,呈不同程度增大,密度及强化程度均匀减低,囊变和钙化少见,中央区多伴有增大的增生淋巴结,淋巴结呈轻度强化。

　　2. 甲状腺淋巴瘤　弥漫型淋巴瘤多表现为双侧叶不对称增大,形态不规则,向气管食管沟延伸,密度多均匀,少见钙化和坏死囊变,增强后瘤体轻度均匀强化,强化程度低于残留甲状腺组织,瘤体可包绕和侵犯周围血管。

3. 未分化癌　巨大瘤体可累及甲状腺双侧叶和峡部,其影像学特征包括形态不规则、密度偏低(等密度为主)、向气管食管沟延伸、囊变坏死显著、粗钙化、癌栓形成及淋巴结转移等。

4. 甲状腺腺瘤　发病状态是鉴别腺瘤和甲状腺肿的重要参数,前者多单发,而后者可单发、多发或弥漫分布,故多发结节考虑甲状腺肿,但对于单发结节,仍需要鉴别是腺瘤或单发甲状腺肿。腺瘤和甲状腺肿在结节形态、密度和强化模式等方面均存在很大重叠,鉴别困难。

【疾病简介】

1. 定义与发病情况　结节性甲状腺肿是甲状腺最常见的良性病变,女性多见,有推测可能与女性的妊娠、哺乳和月经等有关。发病率常因地区不同而差异较大。目前认为其发病原因可能与碘营养状态异常、甲状腺激素代谢障碍、饮食习惯以及周围环境等因素有关。

2. 临床表现　此病发病年龄较早,病程较漫长,可达数十年。绝大多数患者无自觉症状,常在健康体检或肿物较大致颈部增粗才被发现。当病变呈弥漫性发展,甲状腺肿明显增大或者伸入胸骨后时可引起局部压迫症状,表现为呼吸和吞咽困难、声音嘶哑等。如结节性甲状腺肿发生坏死、出血时可短期内迅速增大引起颈部疼痛。胸骨后甲状腺肿严重时可引起大血管受压,出现头面部及上肢淤血、浮肿,以及颈部和胸前的浅表静脉怒张。

3. 诊断　大部分结节性甲状腺肿可以通过超声和 CT 进行诊断,对于少部分无法通过超声和 CT 进行定性诊断的结节,可行超声引导下细针穿刺细胞学(FNAC)检查,对于 FNAC 失败,或结节内钙化和囊变成分过多而 FNAC 失败可能性大的患者,可进一步空心针穿刺组织学检查。

4. 治疗原则　对于较小的无症状结节性甲状腺肿,只需临床观察即可,对结节较大而引起呼吸和吞咽困难、声音嘶哑和颈部疼痛的患者,应进行手术切除。需要注意,严重的胸骨后甲状腺肿可引起大血管受压,从而出现头面部及上肢淤血、浮肿,以及颈部和胸前的浅表静脉怒张,应尽早进行治疗。

【临床关注点和影像学价值】对于结节性甲状腺肿患者,是否具有外科手术指征是临床主要关注点,因此,影像学除了充分评估结节大小和发病状态外,更需仔细判断甲状腺肿与气管、食管和血管等周围组织的关系,而对于胸骨后甲状腺肿,CT 或 MRI 更是不可缺少的影像学评估手段。

【关键点】影像学上,结节性甲状腺肿以多发常见,但单发并非罕见,故不能以发病状态做出是或者不是结节性甲状腺肿的诊断;结节性甲状腺肿合并乳头状癌常见,故对于甲状腺多发结节患者,需要对每一个结节进行充分评估。

(韩志江　丁金旺)

病例 8　甲状腺双侧叶结节半年

【简要病史及影像】女,55 岁,体检发现甲状腺双侧叶结节半年(图 3-8-1)。

【问题与选项】患者可能的诊断是(　　　　)

A. 甲状腺右侧叶滤泡细胞癌。

B. 甲状腺右侧叶滤泡性腺瘤。

C. 甲状腺右侧叶结节性甲状腺肿。

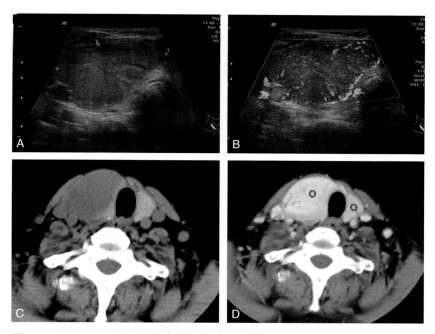

图 3-8-1A~D A、B 分别为超声横切灰阶图和横切血流图,C、D 分别为 CT 平扫和增强横断面

D. 甲状腺滤泡亚型乳头状癌。

E. 甲状腺右侧叶髓样癌。

【答案】B. 甲状腺右侧叶滤泡性腺瘤。

【影像诊断及分析思路】诊断:甲状腺右侧叶滤泡性腺瘤。

甲状腺滤泡性腺瘤少见,缺乏特异的临床症状、体征和影像学征象,易与单发结节性甲状腺肿、滤泡亚型乳头状癌和滤泡细胞癌相混淆,尤其是发病率更高的结节性甲状腺肿。有学者认为,腺瘤是结节性甲状腺肿发展的高级阶段,因此,在临床工作中,病理科经常诊断腺瘤性甲状腺肿或结节性甲状腺肿伴腺瘤样增生,此时两者鉴别更为困难,甚至无法鉴别。滤泡性腺瘤典型超声表现为形态规则,等、稍低回声,回声均匀,周围声晕,CT 表现为形态规则、密度均匀、高强化,本病例超声具备了形态规则和等、稍低回声两点,CT 具备了形态规则、密度均匀和高强化三点,故应将滤泡性腺瘤作为主要诊断。

【鉴别诊断及要点】

1. 滤泡细胞癌 直径 >3.0cm 的滤泡细胞癌形态不规则所占比例增高,声晕厚而不均,可伴有粗大或环形钙化,增强后瘤体呈低强化,中央星芒状低强化灶,瘤 - 甲交界区模糊;对于直径≤3.0cm 者,与滤泡性腺瘤的影像学鉴别极为困难。

2. 结节性甲状腺肿 常多发,大小不一,密度不均,易坏死、囊变和钙化;为病灶内不同区域的增生与复原程度不一所致,是其内回声和密度不均的病理基础,为鉴别结节性甲状腺肿和滤泡性腺瘤重要依据。

3. 滤泡亚型乳头状癌 瘤体包膜厚薄欠均,与周围甲状腺组织分界欠清,内部呈磨玻璃状强化,发现颈部淋巴结转移有助于两者的鉴别诊断。

4. 髓样癌 直径 >1.0cm 的瘤体表现为形态规则、等或偏低回声、等或低强化及微钙化,患者血癌胚抗原(CEA)和降钙素常升高。

【疾病简介】

1. 定义与发病情况   甲状腺滤泡性腺瘤是起源于甲状腺滤泡细胞的良性肿瘤,是甲状腺最常见的良性肿瘤,好发于甲状腺功能活跃期,目前认为此病多为单克隆性,其病因尚不明了,可能与性别、遗传因素、射线照射、TSH 过度刺激有关。

2. 临床表现   常发生在 40 岁以下,男女之比 1∶5~1∶6。病程缓慢,多数在数月到数年甚至更长时间。临床症状不明显,大部分患者因体检或颈部不适而发现颈部肿物,少数瘤体可因血管破裂而出血,短期内迅速增大,出现颈部胀痛。约 20.0% 属于自主性高功能腺瘤,伴有甲状腺功能亢进。

3. 诊断   滤泡性腺瘤、腺瘤性甲状腺肿、滤泡亚型乳头状癌和滤泡细胞癌等滤泡性病变是超声和超声引导下细针穿刺细胞学(FNAC)检查的灰色区,两者几乎无法对这四种病变进行有效的鉴别。已经证实与滤泡癌相比,滤泡性腺瘤常不表达 p53、TERT、PAX-8 与过氧化物酶体增殖物激活受体 γ(PAX8-PPARγ 易位)融合蛋白或 *Ras* 突变,而低表达 Ki-67 和 Bcl-2。以上这些研究确实表明了腺瘤和癌的一些不同,但不具有特异性,依然依靠形态学标准来区别,故对于临床高度怀疑滤泡亚型乳头状癌和滤泡细胞癌病例,应尽早行外科手术治疗。

4. 甲状腺腺瘤的病理亚型   嗜酸性腺瘤、非典型腺瘤、透明细胞型滤泡腺瘤和透明变梁状腺瘤。

5. 治疗原则   甲状腺腺瘤有引起甲状腺功能亢进(发病率约 20.0%)和恶变(发病率约 10.0%)的可能,应早期手术切除。在切除腺瘤时应将腺瘤连同其包膜和周围 1cm 宽的正常甲状腺组织整块切除,必要时连同切除同侧大部腺体。对于直径≤3.0cm 的滤泡性腺瘤,在无明显临床症状时,可以采取临床观察为主。对于伴有甲状腺功能亢进的自主性高功能腺瘤,采取相应的对症治疗。

【临床关注点和影像学价值】 临床关注点主要是围绕两方面:①瘤体是否对周围组织或器官造成了压迫;②瘤体的定性诊断是否明确。影像学可对瘤体与周围结构的关系进行详细评估,并对瘤体的性质进行一定程度的诊断,但鉴于影像学在滤泡性病变鉴别诊断中价值受限,需结合临床综合分析。

【关键点】 典型滤泡性腺瘤的影像学表现包括形态规则、声晕、等或稍低回声和高强化,但需要明确,滤泡性病变的影像学表现有很大重叠区,尤其是滤泡细胞癌与腺瘤,对于部分较小的瘤体,两者甚至无法进行有效鉴别。尽管 FNAC 在非滤泡性结节性病变的鉴别诊断中具有重要价值,甚至被视为"金标准",但对于滤泡性病变,FNAC 价值极其有限,需要正确认识。

(韩志江   丁金旺)

病例 ⑨   蛋白尿 5 年,偶然发现甲状腺结节

【简要病史及影像】 女,54 岁,蛋白尿 5 年,体检发现甲状腺结节(图 3-9-1)。

【问题与选项】 患者可能的诊断是(   )

A. 甲状腺左侧叶乳头状癌。

B. 甲状腺左侧叶滤泡细胞癌。

C. 甲状腺左侧叶髓样癌。

D. 甲状腺左侧叶亚急性甲状腺炎。

E. 甲状腺左侧叶滤泡性腺瘤。

【答案】 D. 甲状腺左侧叶亚急性甲状腺炎。

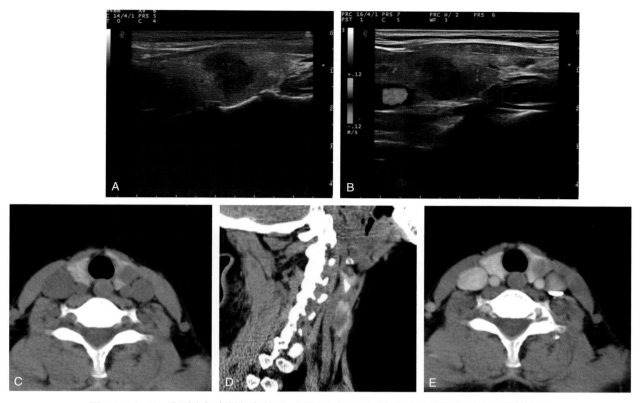

图 3-9-1A~E　分别为超声纵切灰阶图、血流图、CT 平扫横断面、矢状面重建和增强横断面

【影像诊断及分析思路】诊断：甲状腺左侧叶亚急性甲状腺炎。

亚急性甲状腺炎主要超声征象包括 Creeping 现象（即病变在腺体内游走或消长的现象）、地图样或泼墨样形态、低回声、边界不清等，在 CT 上表现为条片状形态、边界不清和周围脂肪间隙较模糊等，增强 CT 表现为边界较平扫模糊。上述影像学表现，再结合典型的上呼吸道感染病史，以及血沉和 C 反应蛋白增高，亚急性甲状腺炎诊断并非困难，但对于少部分临床和影像学表现均不典型的病例，亚急性甲状腺炎极易和乳头状癌相混淆。本例患者因蛋白尿而偶然发现甲状腺结节，缺乏典型的上呼吸道病史，且超声表现为低回声、前后径 / 左右径≥1，CT 表现为增强后模糊，周围渗出不明显，超声和 CT 均易误诊为乳头状癌，但 CT 矢状位重建提示病灶呈条片状分布，为亚急性甲状腺炎的诊断提供一定的依据。临床工作中，误诊为乳头状癌而接受手术治疗的亚急性甲状腺炎并非少见，故对于任何具备亚急性甲状腺炎征象的结节，宜进一步细针穿刺细胞学检查（FNAC），而并非直接手术治疗，从而减少不必要的手术创伤。

【鉴别诊断及要点】

1. 甲状腺乳头状癌　瘤体形态不规则，内见微钙化或簇状钙化，超声常表现为低回声、前后径 / 左右径≥1，CT 常表现为咬饼征、增强后模糊、范围缩小和磨玻璃状强化。

2. 滤泡细胞癌　瘤体形态多规则，周边可见环状钙化，超声呈等或偏低回声，声晕较厚而不均，CT 呈等或低强化，中心可见星芒状或瘢痕状低强化区。

3. 髓样癌　瘤体大小不同，其影像学表现存在较大差异，直径 >1.0cm 者多表现为形态规则、等或偏低回声、钙化、等或低强化，直径≤1.0cm 者多表现为形态不规则、低回声、微钙化、前后径 / 左右径≥1 和增强后等低强化。

4. 滤泡性腺瘤　轮廓清晰，形态规则，呈圆形、椭圆形或沿着甲状腺塑形生长，密度和回声多均匀，周围有厚薄较均匀的声晕,CT 增强后部分呈高强化。

【疾病简介】

1. 定义与发病情况 亚急性甲状腺炎临床上较常见,男女发病比例为 1∶3~1∶6,30~50 岁女性发病率最高。病因不明,多认为是病毒感染后引起的变态反应,因此,亚急性甲状腺炎又被认为是一种自身免疫性疾病。亚急性甲状腺炎按其所含人类白细胞抗原的不同可分为人类白细胞抗原 B35 阳性型和人类白细胞抗原 B67 阳性型,前者起病隐匿,甲状腺功能亢进期和低下期不明显,各季节均可发病,后者一般经历典型的甲状腺功能亢进期、低下期和功能恢复期,多在夏秋季节发病。

2. 临床表现 亚急性甲状腺炎有季节发病趋势,起病形式及病情程度不一。主要表现是甲状腺区疼痛及肿大,甲状腺触痛明显,伴或不伴结节、质地较硬,可伴有体温上升、肌肉疼痛、咽痛及颈部淋巴结肿大。亚急性甲状腺炎的病程大约持续 4~6 个月,可分为急性期(甲状腺毒症阶段)、甲状腺功能低下期和甲状腺功能恢复期等三个阶段。

3. 诊断 在亚急性甲状腺炎的活动或疼痛期,红细胞沉降率大多显著上升。如果红细胞沉降率正常,即可排除亚急性甲状腺炎的诊断。在甲状腺毒症期,血清甲状腺素(T_4)的升高远高于血清三碘甲腺原氨酸(T_3)的升高,反映了甲状腺中 T4 与 T3 的比值;碘摄取率低,大多 <2.0%/24 小时,与红细胞沉降率一样,若碘摄取率正常则可排除亚急性甲状腺炎。有单发结节时,应行细针穿刺活检帮助诊断。亚急性甲状腺炎表现不典型时,常误诊为甲状腺乳头状癌。

4. 治疗原则 水杨酸盐和非甾体抗炎药可以减少轻至中度的甲状腺疼痛。口服糖皮质激素可以有效缓解更严重情况下的疼痛和肿胀,泼尼松的最大量是 40mg/d,用药数小时后即可见效,绝大多数病例在 24~48 小时内见效。药物减量过快可致症状复发,大约 1/3 患者甲状腺疼痛可能复发,应再次使用糖皮质激素,通常给予足量糖皮质激素治疗 1 周,然后逐渐减量,至少 4~6 周。停用糖皮质激素前可测定放射性碘摄取率,若放射性碘摄取率恢复正常或升高时,可放心停药。亚急性甲状腺炎是自限性疾病,绝大多数对上述治疗措施反应良好。

【临床关注点和影像学价值】超声是亚急性甲状腺炎最常用的影像学检查方法,其主要价值是评估病灶自身的影像学特征,评估病灶与包膜和周围肌肉关系,以及治疗后病灶的动态变化等。CT 更多用于临床和超声表现不典型的亚急性甲状腺炎患者中,主要用于病变与周围结构关系的判断,以及周围淋巴结情况的评估。

【关键点】临床和超声表现均不典型的亚急性甲状腺炎病例,其 CT 表现亦不典型,条片状分布和包膜周围少量渗出影是其定性诊断重要的影像学征象。

(韩志江 张 卧)

病例 ⑩ 颈部肿痛不适 9 日

【简要病史及影像】女,28 岁,颈部肿痛不适 9 日(图 3-10-1)。

【问题与选项】患者可能的诊断是( )

A. 甲状腺左侧叶亚急性甲状腺炎。

B. 甲状腺左侧叶桥本甲状腺炎。

C. 甲状腺左侧叶脓肿。

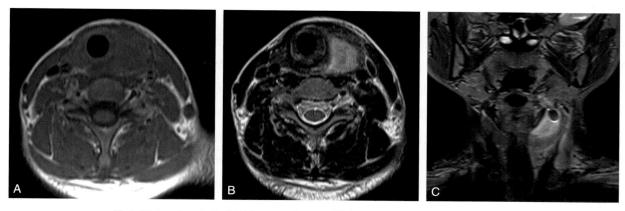

图 3-10-1A~C　A、B 分别为 T₁WI 和 T₂WI 横断面,C 为脂肪抑制 T₂WI 冠状面

D. 甲状腺左侧叶未分化癌。

E. 甲状腺左侧叶淋巴瘤。

【答案】C. 甲状腺左侧叶脓肿。

【影像诊断及分析思路】诊断:甲状腺左侧叶脓肿。

从临床角度分析,年轻女性患者,颈部肿痛不适 9 日,提示炎症性病变,如亚急性甲状腺炎和脓肿等。从影像学角度分析,左侧甲状腺区域团片状异常信号灶,T₁WI 序列呈稍低信号,T₂WI 序列呈高信号,脂肪抑制 T₂WI 冠状位提示病变沿左侧甲状腺区域分布,病变向左侧咽后部延伸,三个序列均可见椭圆形无信号气体信号灶。临床病史结合 MRI 表现,本病例符合典型的先天性梨状隐窝瘘管伴甲状腺脓肿形成。

【鉴别诊断及要点】

1. 甲状腺左侧叶亚急性甲状腺炎　此病常发生于上呼吸道感染后,表现为甲状腺区疼痛及肿大,触痛明显,伴或不伴结节,质地较硬。影像学检查提示甲状腺中上部腹侧包膜下病变,形态不规则,呈条片状、地图状或泼墨状,周围可见少量渗出影,病灶在腺体内游走或消长是其特征性的表现。

2. 甲状腺左侧叶桥本甲状腺炎　此病常呈弥漫性,两侧对称或基本对称,临床无症状,或呈甲状腺功能减退表现。病变密度或信号均匀,周围无明显渗出表现。

3. 甲状腺左侧叶未分化癌　瘤体形态不规则,以偏低、等回声或密度为主,回声或密度混杂,粗钙化常见,瘤体向气管食管沟延伸,囊变坏死显著,癌栓形成及淋巴结转移常见。

4. 甲状腺左侧叶淋巴瘤　多见于中老年人,多具有桥本甲状腺炎病史,短期内迅速增大。影像学表现为瘤体形态不规则,密度和强化程度均匀,向气管食管沟延伸,周围无明显渗出。

【疾病简介】

1. 定义与发病情况　急性化脓性甲状腺炎是一种较为罕见的感染性甲状腺病变,发生率占甲状腺疾病的 0.1%~0.7%。绝大多数感染性甲状腺炎的病因是细菌感染,常为急性、化脓性。在成人,超过 80.0% 的病例的致病菌是金黄色葡萄球菌和化脓性链球菌,70.0% 以上的病例是单一病原体。在儿童,约 70.0% 的病例致病菌是 α- 溶血性链球菌、β- 溶血性链球菌以及多种厌氧菌,50.0% 以上的病例是混合性病原体。化脓性甲状腺炎一旦发生,起病较快,脓肿短时间可迅速增大,如没有得到正确的诊断和治疗,可引起呼吸和吞咽困难,严重时可危及生命。

2. 临床表现　先天性梨状隐窝瘘管是常见的感染途径,以甲状腺左侧叶受累常见,多见于儿童、青少年。90.0% 以上的患者表现为甲状腺疼痛、压痛、发热和局部受压导致吞咽困难、发声困难,疼痛范围广泛,并向邻近部位放射。常见的全身症状还有发热、寒战、心动过速和疲劳。大部分患者甲状腺功能正常,偶有甲状腺功能亢进或者甲状腺功能减退的表现。由于窦道的寻找较为困难,感染可反复发作,经常行频繁的颈部脓肿切开引流术,颈部皮肤表面可遗留窦道。

3. 诊断　甲状腺穿刺活检如抽出脓液对诊断有帮助,穿刺物培养出病原微生物可得到特异性诊断。

4. 治疗原则　细菌性甲状腺炎的预后取决于是否及时诊断和治疗,如果延误诊断和不恰当的抗感染治疗,死亡率较高,细针穿刺抽液、脓肿切开、引流液鉴定病原微生物很重要。脓肿形成后,抗生素治疗效果不明显时,要切开脓肿并引流。有时对复发病例,需要行甲状腺腺叶部分切除术。

【临床关注点和影像学价值】甲状腺脓肿病因有多种,以先天性梨状隐窝瘘管所致最常见,多需要手术进行治疗。影像学价值在于瘘管结构的判断,以及脓肿与周围结构关系的显示,其中超声和 MRI 对周围软组织受累显示更清晰,而平片和 CT 对吞钡后瘘管的显示更直观。

【关键点】先天性梨状隐窝瘘管伴甲状腺脓肿影像学表现多典型,对于反复发生甲状腺周围感染的年轻患者,需首先考虑此病可能大,再结合临床和影像学进行综合分析。

(韩志江　张　卧)

病例 ⑪　甲状腺结节 6 年

【简要病史及影像】女,42 岁,发现甲状腺结节 6 年,呼吸困难半年(图 3-11-1)。

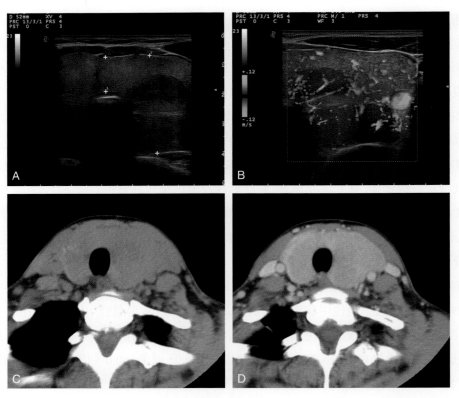

图 3-11-1A~D　A、B 分别为超声横切灰阶图和血流图,C、D 分别为 CT 平扫横断面和增强横断面

【问题与选项】患者可能的诊断是（　　　）

A. 淋巴瘤。

B. 结节性甲状腺肿。

C. 桥本甲状腺炎。

D. 未分化癌。

E. 亚急性甲状腺炎。

【答案】C. 桥本甲状腺炎。

【影像诊断及分析思路】诊断：桥本甲状腺炎。

从临床角度分析，患者主诉呼吸困难，可能与病变压迫气管有直接关系。从影像学角度分析，甲状腺弥漫性肿大，双侧叶及峡部明显增厚，双侧不对称，病变边界清楚，内部回声增粗，血流增多，内见椭圆形稍低回声结节；CT 检查时，甲状腺密度均匀减低，增强后强化较均匀，未见明显结节性异常密度灶和强化灶，气管受左侧叶压迫而稍右偏。本病例具备典型的弥漫性桥本甲状腺炎的超声和 CT 表现。对于桥本甲状腺炎合并结节者，CT 平扫或增强时，桥本甲状腺炎和结节的平扫密度和强化程度可以完全一致，或两者之间密度差很小而极难鉴别，而超声的软组织分辨率远高于 CT，可以清晰显示桥本甲状腺炎和结节。

【鉴别诊断及要点】

1. 淋巴瘤　桥本甲状腺炎患者，短期内颈部肿块迅速增大。影像学方面，即使弥漫性淋巴瘤，也常残留部分相对正常甲状腺组织，后者强化程度高于淋巴瘤，瘤体形态不规则，向气管食管沟延伸。

2. 结节性甲状腺肿　结节往往呈多发，大小不等，密度不均，易坏死、囊变和钙化，增强后结节边界较平扫清晰，不伴有淋巴结增大。

3. 未分化癌　瘤体形态不规则，以偏低、等回声或密度为主，回声或密度混杂，向气管食管沟延伸，囊变坏死显著，常见粗钙化，癌栓形成及淋巴结转移亦常见。

4. 亚急性甲状腺炎　上呼吸道感染后继发甲状腺区疼痛，血沉加快，C 反应蛋白增高；病变位于甲状腺中上部腹侧包膜下，呈低回声或偏低回声，形态如地图样或泼墨样，周围可见渗出性回声或密度，边界模糊，增强后强化明显而与周围甲状腺分界不清。

【疾病简介】

1. 定义与发病情况　桥本甲状腺炎又称为淋巴细胞性甲状腺炎，代表了一种器官特异性、免疫介导的炎症性疾病的不同时相或不同表现，通常被称为自身免疫性甲状腺炎。在碘营养充足的国家和地区，桥本甲状腺炎是引起甲状腺肿、甲状腺功能减退及甲状腺抗体水平升高的最常见原因，其发病率在过去三代人中升高，可能与碘摄取增加有关。

2. 临床表现　桥本甲状腺炎多发生于年轻或中年女性，表现为无痛性、弥漫性甲状腺肿，通常在常规体检时被意外发现，男女比例为 1∶5~1∶9，可见于任何年龄。在诊断桥本甲状腺炎时，只有约 20.0% 的患者有甲状腺功能减退的全身表现。

3. 诊断　抗甲状腺球蛋白抗体（TGAb）与甲状腺过氧化物酶自身抗体（TPOAb）显著升高是临床诊断桥本甲状腺炎的重要线索，确实也有少数桥本甲状腺炎患者的抗体为阴性，但甲状腺超声检查显示不均匀的声像图。

4. 桥本甲状腺炎病理分型　①淋巴样型：以淋巴细胞浸润为主者，纤维组织增生不明显；②纤维型：以结缔组织增生为主者，淋巴细胞浸润不明显；③纤维 - 淋巴样型：淋巴组织与结缔组织均增生。

5. 治疗原则　主要是在甲状腺功能减退时用甲状腺激素替代治疗,甲状腺素的半衰期长达 7 日,调整剂量 4~6 周后才是新的激素浓度稳定状态,再次评估血清 TSH 浓度至少要间隔 6~8 周。甲状腺素替代治疗的目的是维持 TSH 在正常范围内,避免治疗过度引起的骨丢失和最常见的房颤等心功能障碍。甲状腺激素除了替代治疗以外,也可用于血清 TSH 正常的患者,目的是减小甲状腺肿的体积,或作为防止发生甲减的预防措施。对甲状腺肿压迫而导致局部阻塞症状的患者,应手术治疗。

【临床关注点和影像学价值】

1. 是否合并恶性肿瘤性病变　桥本甲状腺炎在 CT 上表现为密度及强化程度均减低,易掩盖其内良、恶性结节,尤其是微小结节。尽管超声上桥本甲状腺炎回声粗糙,软组织分辨率降低,但对于合并微小结节的判断,优势明显大于 CT,故对于 CT 发现桥本甲状腺炎患者,常规建议超声进一步评估。

2. 是否合并淋巴结转移　桥本甲状腺炎常伴有中央区多发淋巴结增生,乳头状癌常见中央区淋巴结转移,两者同时存在时,对具备高强化、囊变坏死和微钙化等典型转移表现的淋巴结易于辨别,而对于不典型微转移的淋巴结几乎无法判断。

3. 与周围结构关系　对于桥本甲状腺炎病例,除淋巴结的评估外,明确病变与周围结构关系亦是 CT 的重要价值。

【关键点】阅读桥本甲状腺炎患者的 CT 资料时,需仔细观察平扫和增强图像上任何低密度或低强化区,并且常规建议患者进行超声检查。

(韩志江　张　卧)

病例 ⑫　血钙升高 3 个月

【简要病史及影像】女,38 岁,发现血钙升高 3 个月,钙 2.74mmol/L,甲状旁腺激素 335ng/L(图 3-12-1)。

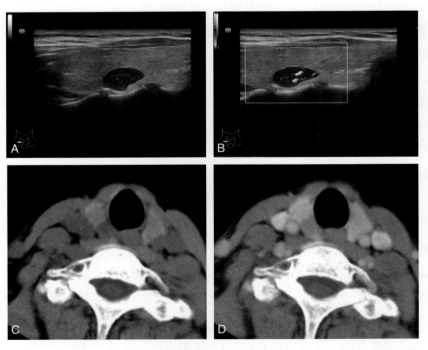

图 3-12-1A~D　A、B 分别为超声纵切灰阶图和血流图,C、D 分别为 CT 平扫横断面和增强横断面

【问题与选项】患者可能的诊断是(　　　　　)

A. 甲状腺右侧叶结节性甲状腺肿。

B. 甲状腺右侧叶滤泡性腺瘤。

C. 甲状腺右侧叶髓样癌。

D. 右侧上位甲状旁腺腺瘤。

E. 右侧上位甲状旁腺腺癌。

【答案】D. 右侧上位甲状旁腺腺瘤。

【影像诊断及分析思路】诊断：右侧上位甲状旁腺腺瘤。

绝大部分甲状旁腺腺瘤、腺癌和增生均具有神经内分泌功能，均可引起甲状旁腺功能亢进，而甲状旁腺功能亢进的主要诊断依靠血钙和血甲状旁腺激素，故血钙和血甲状旁腺激素是甲状旁腺功能亢进定性诊断的依据，影像学只是定位诊断的手段。该患者血钙和血甲状旁腺激素均升高，提示甲状旁腺功能亢进诊断明确，进一步需要明确病变位置，主要从以下两个方面进行分析。

1. 甲状旁腺正常解剖位置　甲状旁腺位于甲状腺背面真假包膜之间，通常有上、下两对，共 4 枚，其中上位甲状旁腺位置相对固定，多位于甲状腺后缘中点以上，即甲状软骨下缘水平，少数紧贴喉返神经上方以及甲状腺上动脉邻近喉返神经处；下位甲状旁腺位置不恒定，但多数位于甲状腺背侧面下 1/3 部分。

2. 甲状旁腺腺瘤的影像学表现　典型者位于甲状腺背侧，沿人体长轴呈条状、柱状或椭圆形生长，病灶较小时，超声检查以均匀低回声为主，较大时回声常不均，周围呈低回声、中央呈等或偏高回声，瘤体与甲状腺间见线状高回声分隔；CT 检查时，与周围甲状腺组织比较，平扫呈低密度，增强后呈低强化，瘤体与甲状腺之间可见平直的线状低密度分隔影。本病例具备典型甲状旁腺腺瘤的超声和 CT 表现，再结合血钙和甲状旁腺激素水平的升高，诊断明确。

【鉴别诊断及要点】

1. 甲状腺右侧叶结节性甲状腺肿　甲状旁腺腺瘤需要与甲状腺后突结节性甲状腺肿进行鉴别，两者在影像学上具有很多相似之处，如均位于甲状腺背侧后缘，与甲状腺间均可见线状高回声分隔，但后者 CT 平扫密度更高，与甲状腺间可见杯口征和高强化征象。

2. 甲状腺右侧叶滤泡性腺瘤　滤泡性腺瘤多呈圆形、椭圆形或沿甲状腺塑形生长，边缘常伴声晕，回声呈偏低回声或等回声，CT 平扫密度均匀，增强后可呈高强化。

3. 甲状腺右侧叶髓样癌　对于较大瘤体，超声常表现为形态规则、等回声为主，内多见微钙化，CT 平扫呈低密度，增强后瘤 - 甲交界区边界模糊。

4. 甲状旁腺腺癌　与腺瘤比较，腺癌患者血钙和甲状旁腺激素水平更高，瘤体体积更大，形态不规则，内部钙化常见。

【疾病简介】

1. 定义与发病情况　甲状旁腺腺瘤是一种良性的神经内分泌肿瘤，占原发性甲状旁腺功能亢进的 80.0%~85.0%。甲状旁腺腺瘤可发生于任何年龄，40 岁以后发生率显著增高，并可伴有临床症状，女性发病多于男性，其比值是 3∶1~4∶1。

2. 临床表现　此病以女性多见，男女比例 1∶1.5~1∶2.0，发病高峰在 50~55 岁，青春期极少见，儿童罕见。多以健康检查时因血钙升高或颈部超声发现甲状旁腺肿物而就诊，少数患者因泌尿系结石、骨质疏松等就诊。

3. 甲状旁腺腺瘤病理分型 典型腺瘤和不典型腺瘤,其中后者具有癌的形态,但没有明确的浸润性生长。

4. 治疗原则 甲状旁腺腺瘤多具有内分泌功能,可引起甲状旁腺功能亢进综合征,故一旦发现,需尽早手术切除。目前手术方式有小切口切除、腔镜切除、单双侧探查等。术中通过快速 PTH 测定对病灶切除程度进行判断,PTH 下降 >50.0%,视为完全切除。

【临床关注点和影像学价值】对于临床表现为原发性甲状旁腺功能亢进患者,临床及影像科医师更关注的是瘤体位置,以及其与周围结构的关系,为后续手术治疗方案提供重要依据,而对怀疑甲状旁腺癌患者,除对原发瘤体进行详细观察外,尚需对淋巴结转移情况进行充分评估。典型甲状旁腺腺瘤有相对固定的发病部位,结合临床及实验室检查易于诊断,而对于异位的甲状旁腺腺瘤,常易与淋巴结或其他结节性病变相混淆,需要注意,对于原发性甲状旁腺功能亢进患者,从口底至心包的任何结节性病变,均有可能是异位的甲状旁腺病变,核医学甲状旁腺显像有助于进一步定位诊断。

【关键点】影像学检查只是原发性甲状旁腺功能定位诊断的手段,定性诊断依赖于血钙和血甲状旁腺激素。熟练掌握典型甲状旁腺腺瘤的超声和 CT 征象,了解异位甲状旁腺腺瘤的好发部位。

(韩志江　张　卧)

病例 ⑬ 甲状腺双侧叶结节 1 年

【简要病史及影像】女,64 岁,体检发现甲状腺双侧叶结节 1 年,血钙 3.3mmol/L,甲状旁腺激素(PTH)760ng/L(图 3-13-1)。

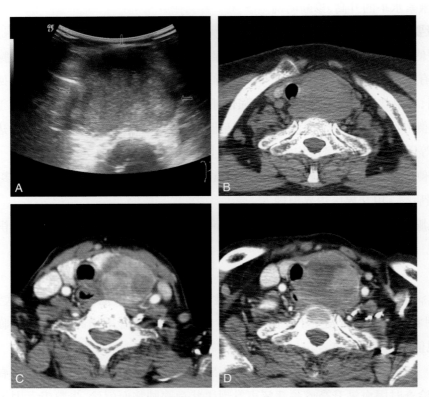

图 3-13-1A~D A 为超声横切灰阶图,B 为 CT 平扫横断面,C、D 为 CT 增强横断面(安阳市肿瘤医院放射科赵云涛老师提供)

【问题与选项】患者可能的诊断是（ 　　　 ）

A. 甲状腺左侧叶乳头状癌。

B. 甲状腺左侧叶滤泡细胞癌。

C. 甲状腺左侧叶未分化癌。

D. 左侧下位甲状旁腺腺瘤。

E. 左侧下位甲状旁腺腺癌。

【答案】E. 左侧下位甲状旁腺腺癌。

【影像诊断及分析思路】诊断：左侧下位甲状旁腺腺癌。

从临床角度分析，老年女性患者，血钙 3.3mmol/L，PTH 760ng/L，甲状旁腺功能亢进诊断明确，进一步需要鉴别甲状旁腺增生、腺瘤或腺癌。临床工作中，尽管部分增生、腺瘤和腺癌的血钙和 PTH 可能有很大程度重叠，但总体而言，血钙和 PTH 水平在增生中最低，在腺癌中最高，而腺瘤介于两者之间，本病例的血钙和 PTH 显著增高，主要考虑腺瘤和腺癌的鉴别诊断。从影像学角度分析，本病例位于左侧下位甲状旁腺区域，内部坏死较明显，且坏死边缘锐利，无明显钙化，无明显淋巴结转移征象，符合良性腺瘤的诊断，但瘤体体积巨大，内侧包绕部分气管和食管，且与之分界不清，需要考虑有腺癌的可能。

【鉴别诊断及要点】

1. 甲状腺左侧叶乳头状癌　较大瘤体形态多不规则，以等或偏低回声为主，内部常见多发或簇状分布的微钙化，增强后瘤体以磨玻璃状低强化为主，多发淋巴结转移常见。

2. 甲状腺左侧叶滤泡细胞癌　瘤体多形态规则，周围可见厚薄不均的声晕，瘤体内回声及密度可均匀或不均，CT 增强检查时，内部可见星芒状低强化区。

3. 甲状腺左侧叶未分化癌　瘤体形态不规则，向气管食管沟延伸；以偏低、等回声或密度为主，回声或密度混杂；瘤体内囊变坏死和粗钙化常见，坏死边界模糊，癌栓形成及淋巴结转移亦常见。

4. 左侧下位甲状旁腺腺瘤　见本节影像诊断与分析思路部分。

【疾病简介】

1. 定义与发病情况　甲状旁腺癌是一种十分少见的内分泌恶性肿瘤，约占原发性甲状旁腺功能亢进症的 1.0%~5.0%。甲状腺旁腺癌男女发病率相当，平均患病年龄为 45~50 岁，比良性原发性甲状旁腺功能亢进症早 10 年。

2. 临床表现　大部分甲状旁腺癌为功能性肿瘤，且局部侵袭性弱，因此最常见的临床症状和体征是与甲状旁腺激素相关的高钙血症，以及后续出现的肿瘤压迫的临床症状。一般情况下甲状旁腺癌的甲状旁腺功能亢进症与良性甲状旁腺肿瘤的症状相似，但通常较良性原发性甲状旁腺功能亢进症症状严重。

3. 诊断　甲状旁腺癌的诊断较困难，只有术后组织学检查才能确诊。临床可疑症状是男性患者出现 HPT 合并严重肾脏、骨骼肌、神经系统症状，并可在颈部触及包块。PTH 是正常值的 3~10 倍，血钙超过 3.6mmol/L；有时甚至出现高钙危象。术前可以通过超声检查（ultrasonography，US）、CT、MRI 及锝 -99m- 甲氧基异丁基异腈（MIBI）等影像学检查进行评估。

4. 治疗原则　甲状旁腺癌有向周围组织侵犯和局部淋巴结转移（30.0% 的病例）的倾向；也可能血行转移至肺、肝和骨等。影响预后的最主要因素就是肿瘤的完整切除，最有效的治疗方法就是手术。初次手术时原发灶的完整切除，与肿瘤相连的同侧甲状腺腺叶切除，从而达到完整切除，切缘阴性。建议同时进行同侧正常甲状旁腺切除。治疗性颈淋巴结清扫术推荐用于有淋巴结转移证据的患者。

由于患者多死于不能控制的高钙血症等代谢并发症,而不是肿瘤本身,所以内科治疗多针对高钙血症,严重的高钙血症应该在术前纠正,高钙血症的患者应该紧急并积极地增加患者的液体储存。最近有一些治疗 PTH 相关高钙血症的新药——西那卡塞,这种药物可以减轻全身广泛转移或肾功能不全患者高钙血症的症状。

【临床关注点和影像学价值】原发性甲状旁腺功能亢进的定性诊断依靠血钙和甲状旁腺激素水平,影像学只是甲状旁腺功能亢进定位诊断的手段。对怀疑为甲状旁腺腺癌病例,临床更关注患者是否具有手术指征,以及是否能够将瘤体完整切除;影像学价值体现在瘤体与周围结构关系的判断,以及淋巴结转移和远处脏器转移的评估,在这些方面,CT 三维重建和 MRI 多序列扫描优势大于超声检查。

【关键点】熟练掌握甲状旁腺病变常见位置及典型影像学表现,对怀疑甲状旁腺腺癌病例,需要重点对其进行 TNM 分期。

(韩志江　张　卧)

病例 ⑭　甲状腺结节 2 个月

【简要病史及影像】女,62 岁,体检发现甲状腺结节 2 个月(图 3-14-1)。

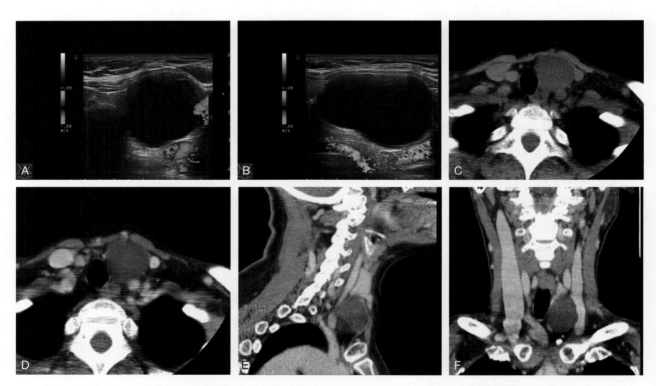

图 3-14-1A~F　A、B 分别为超声横切和纵切血流图,C~F 分别为 CT 平扫横断面和增强横断面、矢状面、冠状面

【问题与选项】患者可能的诊断是(　　　　)

A. 左侧颈根部淋巴管瘤。

B. 左侧下位甲状旁腺囊肿。

C. 甲状腺左侧叶结节性甲状腺肿伴囊变。

D. 左侧颈根部神经鞘瘤囊变。

E. 左侧颈根部胸腺囊肿。

【答案】B. 左侧下位甲状旁腺囊肿。

【影像诊断及分析思路】诊断:左侧下位甲状旁腺囊肿。

从临床角度分析,老年女性患者,因体检发现甲状腺结节入院,提示该囊性灶为偶然发现,未引起明显临床症状及体征,符合大部分良性囊性灶的特征。从影像学角度分析,此病灶主体位于甲状腺左侧叶下方,张力较低,呈长椭圆形,沿人体长轴向足侧生长,符合甲状旁腺囊肿的典型生长特性,其主要机制为甲状旁腺囊肿位于甲状腺真假包膜之间,由于重力作用,囊肿在间隙内向足侧生长;病变上缘与甲状腺分界欠清,壁菲薄而无法测量,内部密度均匀呈水样,增强 CT 内部未见明显强化,超声未见血流。综合该瘤体的发生部位及影像学表现,符合典型的甲状旁腺囊肿的诊断。

【鉴别诊断及要点】

1. 左侧颈根部淋巴管瘤　颈部是淋巴管瘤好发部位,有"见缝就钻"的习惯,常沿周围间隙塑形生长,从而形成相应的形态;病灶可单囊或多囊,后者各囊之间密度可以不一致,主要与其内出血和蛋白含量不一致有关。

2. 甲状腺左侧叶结节性甲状腺肿伴囊变　位于甲状腺边缘的较大结节性甲状腺肿伴囊变,其与甲状腺之间常呈杯口征、爪征或抱球征;张力较高呈球形,即上下径 / 前后径的比值等于或接近 1,对周围结构推移征象明显;囊肿内多富含蛋白及出血成分,CT 平扫密度明显大于水,CT 值多为 30~60HU。CT 平扫检查时,一旦囊内密度高于周围肌肉,可以明确是结节性甲状腺肿伴囊变。

3. 左侧颈根部神经鞘瘤囊变　颈根部神经鞘瘤易出血囊变,但其形态多呈圆形,囊壁较厚而均匀,增强后囊变呈轻、中度强化,部分病灶内可见液平面征象。

4. 左侧颈根部胸腺囊肿　胸腺囊肿多位于上纵隔,可呈圆形或椭圆形,密度与水相仿,极少数发生于颈根部的异位胸腺囊肿与甲状旁腺囊肿易混淆,尤其是较小的甲状旁腺囊肿,此时需要病理或囊液实验室检查才能明确诊断。

【疾病简介】

1. 定义与发病情况　甲状旁腺囊肿比较少见,约占颈部常规超声检查的 0.075%。多发生在下位甲状旁腺,尤以左下多见,也可异位至纵隔、胸腺以及甲状腺内。临床上根据是否具有分泌甲状旁腺激素功能,将其分为非功能性和功能性甲状旁腺囊肿,前者多见于女性,约占甲状旁腺囊肿的 80.0%,后者多见于男性。

2. 临床表现　此病以 40~50 岁常见,男女之比为 1:3,非功能性甲状旁腺囊肿临床多无自觉症状,少数较大肿块可有压迫表现,如吞咽、呼吸困难,甚至喉返神经麻痹。功能性甲状旁腺囊肿以男性多见,呈甲状旁腺功能亢进的临床表现,临床相对容易发现。

3. 诊断　主要包括专科检查和彩色超声多普勒成像、胸部 X 线检查、CT 等影像学检查,以及血清钙、磷、PTH 测定,还有甲状旁腺双时相显像等放射检查手段,但均缺乏特异性,且准确性欠佳。有文献提出,囊液抽吸性 PTH 测定结合血清检测及影像学检查能较为准确地诊断甲状旁腺囊肿。往往最终需手术病理证实。

4. 治疗原则　非功能性甲状旁腺囊肿可以观察,也可以行超声引导下穿刺抽取囊肿内液体,并注射无水乙醇进行治疗。简单抽吸的治愈率仅为 33.0%,超过半数的患者出现复发情况,且因再次抽吸治疗无效最终选择手术。对囊肿较大而压迫周围气管、食管和喉返神经者,以及功能性甲状旁腺囊肿患者,需择期手术切除治疗。

【临床关注点和影像学价值】临床主要关注需手术治疗的甲状旁腺囊肿,包括较大的非功能性甲状旁腺囊肿和所有的功能性甲状旁腺囊肿。在甲状旁腺囊肿的评估中,超声和 MRI 软组织分辨率高,对较小囊肿具有更大优势,而 CT 和 MRI 可以从多个角度显示较大囊肿与周围结构的关系,并且为后续手术方案的选择提供重要依据。

【关键点】掌握甲状旁腺囊肿影像学特征,并能与淋巴管瘤、结节性甲状腺肿伴囊变和神经鞘瘤囊变等病变进行鉴别;尽管功能性甲状旁腺囊肿发生率低,但影像诊断时仍有必要对颈部所见骨质情况进行评估。

(韩志江　张　卧)

参 考 文 献

［1］ 韩志江,包凌云,陈文辉. 甲状腺及甲状旁腺病变对比影像诊断学. 北京:人民卫生出版社,2016.

［2］ 韩志江,陈文辉,周健,等. 微小甲状腺癌的 CT 特点. 中华放射学杂志,2012,46(2):135-138.

［3］ 中华医学会内分泌学分会,中华医学会外科学分会内分泌学组,中国抗癌协会头颈肿瘤专业委员会,等. 甲状腺结节和分化型甲状腺癌诊治指南. 中华核医学与分子影像杂志,2013,33(2):96-115.

［4］ 中华医学会放射学分会头颈学组,甲状腺结节影像检查流程专家共识. 中华放射学杂志,2016,50(12):911-915.

［5］ 中国抗癌协会甲状腺癌专业委员会(CATO). 甲状腺微小乳头状癌诊断与治疗中国专家共识(2016 版). 中国肿瘤临床,2016,43(10):405-411.

［6］ 王海滨,舒艳艳,韩志江,等. CT 在甲状腺结节良、恶性风险评估中的价值. 中华医学杂志,2017,97(35):2766-2769.

［7］ 杨海,舒艳艳,韩志江,等. 直径 >1.0cm 的甲状腺乳头状癌多种 CT 征象的多因素分析. 中华内分泌外科杂志,2018,12(1):51-54,60.

［8］ 丁金旺,彭友,张卧,等. 单侧甲状腺乳头状癌对侧中央区淋巴结转移的临床危险因素分析. 中国耳鼻咽喉头颈外科,2018,25(8):406-410.

［9］ 彭友,丁金旺,张卧,等. 甲状腺乳头状癌右侧喉返神经深层淋巴结清扫的研究进展. 中华外科杂志,2015,53(3):233-236.

［10］ Xing M,Alzahrani AS,Carson KA,et al. Association between BRAF V600E mutation and mortality in patients with papillary thyroid cancer. JAMA,2013,309(14):1493-1501.

［11］ Londero SC,Krogdahl A,Bastholt L,et al. Papillary thyroid carcinoma in Denmark,1996-2008:outcome and evaluation of established prognostic scoring systems in a prospective national cohort. Thyroid,2015,25(1):78-84.

［12］ Haugen BR,Alexander EK,Bible KC,et al. 2015 American Thyroid Association Management Guidelines for adult patients with thyroid nodules and differentiated thyroid cancer:the American Thyroid Association Guidelines Task Force on thyroid nodules and differentiated thyroid cancer. Thyroid,2016,26(1):1-133.

［13］ Lim H,Devesa SS,Sosa JA,et al. Trends in thyroid cancer incidence and mortality in the United States,1974-2013. JAMA,2017,317(13):1338-1348.

［14］ 赖旭峰,舒艳艳,韩志江,等. CT 在甲状腺滤泡性结节病变诊断和鉴别诊断中的价值. 肿瘤学杂志,2013,19(6):470-475.

［15］ 舒艳艳,包凌云,韩志江,等. 超声与 CT 联合应用在甲状腺滤泡性病变诊断中的价值. 中国临床医学影像杂志,2014,25(1):43-45.

［16］ 韩志江,舒艳艳,雷志锴,等. 高增强征象在超声、CT 及两者联合诊断甲状腺良、恶性结节中的价值. 中华内分泌外科杂志,2017,11(2):15-19.

［17］ 张卧,周荣璟,潘钢,等. TERT 在甲状腺滤泡性肿瘤中的表达及意义. 浙江医学,2017,39(11):875-877.

［18］ Kim WG,Kim TY,Kim TH,et al. Follicular and Hurthle cell carcinoma of the thyroid in iodine-sufficient area:retrospective analysis of Korean multicenter data. Korean J Intern Med,2014,29(3):325-333.

［19］Bonhomme B，Godbert Y，Perot G，et al. Molecular pathology of anaplastic thyroid carcinomas：a retrospective study of 144 cases. Thyroid，2017，27（5）：682-692.

［20］韩志江，丁金旺，陈文辉，等 . CT 在甲状腺髓样癌和乳头状癌鉴别诊断中的价值 . 中华内分泌外科杂志，2016，10（1）：9-12.

［21］叶柳青，徐笑红，丁金旺，等 . 血清 CT、CEA 检测在甲状腺髓样癌临床评估中的价值 . 中国卫生检验杂志，2017，27（2）：201-204.

［22］Wells SA Jr，Asa SL，Dralle H，et al. Revised American Thyroid Association guidelines for the management of medullary thyroid carcinoma. Thyroid，2015，25（6）：567-610.

［23］史震山，庄茜，游瑞雄，等 . 甲状腺间变性癌的 CT 影像特点 . 中华放射学杂志，2013，47（2）：147-151.

［24］孙滨，郭伯敏，康杰，等 . 甲状腺未分化癌的规范化治疗 . 山东大学耳鼻喉眼学报，2017，31（6）：16-20.

［25］黄聪，韩志江，吴勇，等 . 甲状腺未分化癌的临床及影像学研究进展 . 中国中西医结合影像学杂志，2019，17（6）：664-667.

［26］Suh HJ，Moon HJ，Kwak JY，et al. Anaplastic thyroid cancer：ultrasonographic findings and the role of ultrasonography-guided fine needle aspiration biopsy. Yonsei Med J，2013，54（6）：1400-1406.

［27］李书苹，宋腾，张会来，等 . 原发性甲状腺弥漫大 B 细胞淋巴瘤 49 例临床分析 . 中华内分泌代谢杂志，2016，32（10）：830-836.

［28］Katna R，Shet T，Sengar M，et al. Clinicopathologic study and outcome analysis of thyroid lymphomas：experience from a tertiary cancer center. Head Neck，2013，35（2）：165-171.

［29］Stein SA，Wartofsky L. Primary thyroid lymphoma：a clinical review. J Clin Endocrin Metab，2013，98（8）：3131-3138.

［30］丁金旺，叶柳青，张煜，等 . 甲状腺转移性肾癌 1 例 . 中华全科医学，2015，13（1）：161-162.

［31］赵瑞娜，张波，姜玉新，等 . 甲状腺转移癌的超声征象 . 协和医学杂志，2014，5（1）：17-19.

［32］吴宇，孟祥睿，胡琳斐，等 . 30 例甲状腺转移瘤的临床生物学特征及诊疗体会 中华普通外科杂志，2019，34（6）：489-192.

［33］朱妙平，舒艳艳，韩志江 . 多项 CT 征象联合在结节性甲状腺肿诊断中的应用价值探讨 . 中华全科医师杂志，2016，15（4）：281-285.

［34］周健，赖旭峰，韩志江，等 . 多种 CT 征象对甲状腺良、恶性结节的预测价值 . 中华全科医师杂志，2018，17（1）：44-49.

［35］韩志江，赖旭峰，陈文辉，等 . 高强化 CT 征象在甲状腺良恶性结节诊断和鉴别诊断中的价值 . 中华内分泌外科杂志，2015，9（4）：295-297，301.

［36］莫一菲，周健，包玉倩，等 . 急性化脓性甲状腺炎的临诊应对 . 中华内分泌代谢杂志，2013，29（2）：170-172.

［37］Mou JW，Chan KW，Wong YS，et al. Recurrent deep neck abscess and piriform sinus tract：a 15-year review on the diagnosis and management. J Pediatr Surg，2014，49（8）：1264-1267.

［38］傅先水，李志强，张华斌，等 . 局限性桥本甲状腺炎的超声影像学特征 . 中国医学科学院学报，2014，36（3）：291-295.

［39］张伽铭，韩志江 . CT 值对弥漫性桥本甲状腺炎的预测价值 . 浙江实用医学杂志，2016，21（2）：88-91.

［40］樊友本，郑起 . 甲状腺和甲状旁腺内镜手术学 . 上海：上海科学技术出版社，2014.

［41］韩志江，舒艳艳，吴志远，等 . 原发性甲状旁腺功能亢进的 CT 诊断价值 . 中华内分泌外科杂志，2014，8（2）：150-155.

［42］Hinson AM，Stack BC. Applied embryology，molecular genetics，and surgical anatomy of the parathyroid glands. Berlin：Springer International Publishing，2017.

［43］韩志江，舒艳艳，吴志远，等 . 原发性甲状旁腺功能亢进的 CT 诊断价值 . 中华内分泌外科杂志，2014，8（2）：150-155.

［44］胡亚，廖泉，牛哲禹，等 . 无功能甲状旁腺囊肿的诊断与治疗 . 中华内分泌外科杂志，2014，8（1）：12-14.

［45］赵敬柱，董莉，高明，等 . 129 例甲状旁腺肿瘤的诊断及外科治疗 . 中华普通外科杂志，2016，31（12）：1005-1007.

［46］Pontikides N，Karras S，Kaprara A，et al. Diagnostic and therapeutic review of cystic parathyroid lesions. Hormones，2012，11（4）：410-418.

［47］Sung JY，Baek JH，Kim KS，et al. Symptomatic nonfunctioning parathyroid cysts：role of simple aspiration and ethanol ablation. Eur J Radiol，2013，82（2）：316-320.

第四章　　鼻-鼻腔、鼻咽、口咽

病例 ❶　左上颌肿物 3 周

【简要病史及影像】女,65 岁,发现左上颌肿物 3 周(图 4-1-1)。

【问题与选项 1】关于此病变的描述,下列正确的是(　　　)(多选)

A. 病变主要位于左侧上颌窦侧壁、后壁及下壁。

B. 病变密度、信号均匀,增强后明显强化。

C. DWI 示病变弥散未见明显受限。

D. 病变向深部浸润性生长,伴窦壁骨质破坏。

E. 病变伴肺部转移可能。

【答案】A、B、D、E。

【问题与选项 2】根据以上临床资料与影像表现,此病例最可能的诊断为下列哪一项(　　　)

A. 淋巴瘤。

B. 鳞状细胞癌。

C. 腺样囊性癌。

D. 横纹肌肉瘤。

【答案】C. 腺样囊性癌。

【影像诊断及分析思路】诊断:左侧上颌窦腺样囊性癌伴两肺多发转移。

1. 左侧上颌窦病变沿黏膜下膨胀性生长,向深部浸润,邻近骨质溶骨性破坏;病变密度及信号较为均匀,DWI 示弥散明显受限,增强后明显强化;两肺多发结节提示转移。

2. 鼻腔、鼻窦常见的恶性肿瘤包括鳞状细胞癌、淋巴瘤、腺样囊性癌、横纹肌肉瘤。

3. 首先病变伴骨质破坏,两肺可疑转移结节,考虑恶性;其次黏膜下膨胀性生长而黏膜光整,内部无明显坏死,可提示腺样囊性癌诊断。

4. 手术病理证实为腺样囊性癌。

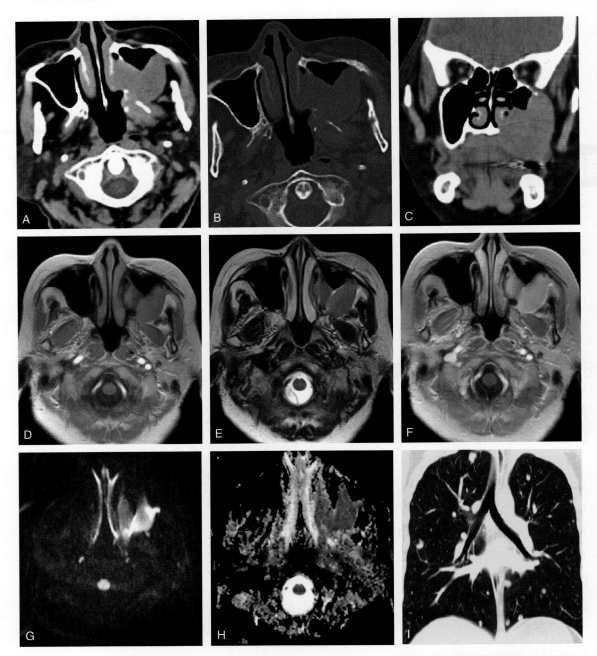

图 4-1-1A~I   分别为鼻窦横断面 CT 软组织窗和骨窗、鼻窦冠状面 CT 软组织窗、鼻窦横断面 T₁WI、T₂WI、T₁WI 增强、DWI 和 ADC 图、胸部冠状面 CT 肺窗

【鉴别诊断及要点】

1. 鳞状细胞癌   ①呈侵袭性生长,黏膜破坏明显;②肿瘤坏死更明显,密度、信号更为不均混杂;③强化不如腺样囊性癌明显。

2. 淋巴瘤   ①多位于鼻腔前部、鼻前庭、鼻翼及邻近面部软组织;②骨质破坏不明显;③增强后呈均匀轻至中度强化。

3. 横纹肌肉瘤   ①多见于青少年;②进展快,短期内可蔓延到颅面部广泛结构。

【疾病简介】

1. 定义与发病情况　腺样囊性癌（adenoid cystic carcinoma，ACC），约占头颈部恶性肿瘤的1.0%；生长缓慢，但侵袭性强，无包膜，术后易复发；嗜神经转移和早期远处转移是其特点，肺部最为常见。

2. 临床表现　缺乏特异性，与发病部位有关，由于其易沿神经侵犯，常伴感觉异常。

3. 诊断　手术病理证实。

4. 治疗原则　广范围手术切除，保证切缘阴性；除低级别病例外需辅以术后放疗。

【临床关注点与影像学价值】

1. 良、恶性的鉴别　病变周围骨质破坏、弥散明显受限、两肺可疑转移结节提示恶性。

2. 病变范围的精准显示　CT骨窗可准确评估骨质受累情况；MRI可准确评估病变累及范围，可指导临床制定手术方案，明确切除范围，保证切缘阴性。本病例示病变主要位于左侧上颌窦侧壁、后壁及下壁，并伴有窦壁骨质破坏。重点观察有无肿瘤沿神经蔓延及累及范围。

3. 治疗后改变或复发评估　临床可采用MRI平扫+增强检查对患者进行随访，以评估有无肿瘤残余及复发转移。

【关键点】

1. 左侧上颌窦骨质破坏，两肺可疑转移结节，考虑恶性肿瘤。

2. 病变具有特殊的生长方式，即黏膜下生长不伴有黏膜破坏，结合其早期易肺转移特点，可提示诊断。

3. 应留意是否存在肿瘤沿神经蔓延转移的情况。

（吴飞云）

病例 ❷　左侧鼻腔肿物

【简要病史及影像】男，63岁，患者1个月前拔牙后出现左侧颜面部肿胀，后逐渐出现鼻根部肿胀，并出现高热，抗炎治疗无效（图4-2-1）。

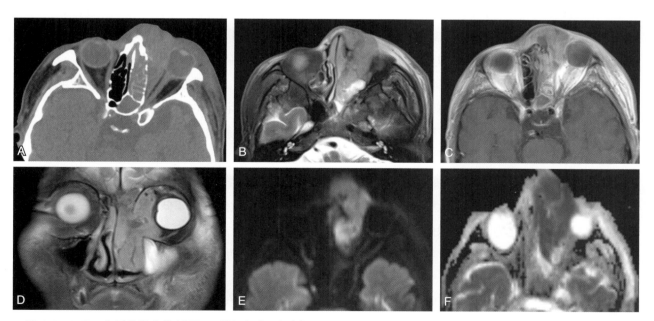

图4-2-1A~F　分别为鼻窦横断面CT软组织窗、脂肪抑制T₂WI、增强后T₁WI、冠状位脂肪抑制T₂WI、DWI和ADC图

【问题与选项1】此病例的影像学表现有（   ）（多选）

A. 左侧鼻腔肿块,累及左侧眼眶、鼻窦及眶前软组织。

B. 骨质明显破坏。

C. 肿块部分坏死。

D. 实性部分中等程度强化。

E. DWI 示病灶弥散明显受限。

【答案】 A、C、D、E。

【问题与选项2】此病例最可能的诊断为下列哪一项（   ）

A. 鳞状细胞癌。

B. 淋巴瘤。

C. 内翻乳头状瘤。

D. 韦格纳肉芽肿病。

E. 黑色素瘤。

【答案】 B. 淋巴瘤。

【影像诊断及分析思路】诊断:左侧鼻腔淋巴瘤。

1. 左侧鼻腔软组织肿块,累及左侧眼眶、鼻窦及眶前软组织,周围结构侵犯明显;肿块内有坏死,提示本病例为鼻腔恶性肿瘤。

2. 鼻腔常见的恶性肿瘤有鳞状细胞癌、淋巴瘤、黑色素瘤、嗅神经母细胞瘤及横纹肌肉瘤等。

3. 肿块周围骨质呈轻度侵蚀样改变,脂肪抑制增强后 T_1WI 显示实性部分均匀强化,DWI 示弥散明显受限,提示最可能为淋巴瘤。

4. 左侧鼻腔肿物活检病理结果为中线 NK/T 细胞淋巴瘤。

【鉴别诊断及要点】

1. 局限型鼻腔淋巴瘤需与鼻息肉、内翻乳头状瘤、血管瘤等鉴别。①鼻息肉:多发于中鼻道、下鼻甲后端;增强表现为周围黏膜强化。②内翻性乳头状瘤:多见于中鼻道鼻腔外侧壁,沿中鼻甲长轴生长,呈分叶状;常涉及筛窦、上颌窦;CT 多为等密度,邻近骨质受压变形;MRI 特征性表现为病变呈卷曲的脑回样强化。③血管瘤:年轻人多见,好发于中下鼻甲周围黏膜;T_2WI 呈高信号,增强后明显强化。

2. 弥漫型鼻腔淋巴瘤需与鳞状细胞癌、韦格纳肉芽肿病等鉴别。①鳞状细胞癌:为明显的溶骨性骨质破坏;颈部淋巴结转移表现为淋巴结中心有坏死区。②韦格纳肉芽肿病:中下鼻甲及鼻中隔破坏;邻近窦壁骨质增生硬化;常累及肺和肾脏等;C-ANCA(胞质型抗中性粒细胞胞质抗体)抗体升高。

【疾病简介】

1. 定义与发病情况   多数为非霍奇金淋巴瘤,根据免疫组织化学可分为 B 细胞、T 细胞和 NK/T 细胞三种类型,其中以 NK/T 细胞型最为多见。其与 EB 病毒感染有关,此病发病率低,恶性程度高,预后较差。好发于男性,男女之比为 2.7∶1,好发年龄为 40~50 岁。

2. 临床表现   一侧或双侧鼻塞、鼻涕,涕中带血、咽痛、鼻面部肿胀,如果出现恶臭气味或涕中带有小块坏死组织有诊断意义。

3. 生长方式   好发于中线附近,以弥漫性生长为主,多见于一侧或双侧鼻腔前下部;具有倾向于沿黏膜、皮肤和淋巴道生长的生物特性。

4. 诊断　位于或累及鼻腔前部的病灶浸润鼻翼及邻近颊面部皮肤,周围骨质破坏常提示此病,确诊需免疫组织化学检查。需进一步完善全身检查以明确疾病的分期。

5. 治疗原则　常用的方法包括化疗和放疗。对于病变局限的患者,以放疗为主。对于病变广泛累及者,应以全身化疗为主。

【临床关注点与影像学价值】

1. 病变范围及侵犯周围结构的精准显示　是了解病程分期、确定治疗方案的依据,脂肪抑制 T_2WI、脂肪抑制增强后 T_1WI 及 DWI 提示意义最大,可帮助明确病灶范围及邻近组织的侵犯情况。

2. 治疗后疗效的评估　常规脂肪抑制 T_2WI、DWI 即可帮助判断。

3. 全身受累情况评估　采用 PET-CT 最适宜。

【关键点】

1. 患者老年男性,主要表现为左侧颜面部肿胀,伴高热,抗炎治疗无效,需要考虑鼻腔肿瘤性病变,在影像上重点观察病变范围及周围结构侵犯情况。

2. 左侧鼻腔软组织肿块,周围结构明显侵犯,内部可见坏死,骨质呈轻度侵蚀样改变,弥散明显受限,增强扫描显示实性部分均匀强化,高度提示为鼻腔淋巴瘤,尤其骨质破坏情况及 DWI 可帮助判断肿块的性质。

(吴飞云)

病例 ❸　反复鼻塞,加重半年伴鼻出血

【简要病史及影像】 女,22 岁,反复鼻塞十余年,加重半年,伴鼻出血 2 周,鼻腔肿块切除术后(图 4-3-1)。

【问题与选项 1】 病变的影像学表现不正确的是(　　　　　)

A. 垂体窝受累。

B. 病变内斑块钙化灶。

C. 前颅底骨质破坏。

D. 病变呈明显均匀强化。

E. 鞍底、斜坡受累。

【答案】 D. 病变呈明显均匀强化。

【问题与选项 2】 患者可能的诊断是(　　　　　)

A. 鼻咽癌术后残留。

B. 软骨肉瘤术后残留。

C. 脊索瘤术后残留。

D. 淋巴瘤术后残留。

E. 横纹肌肉瘤术后残留。

【答案】 B. 软骨肉瘤术后残留。

【建议补充的影像检查及其他重要材料】 临床怀疑鼻腔、鼻窦软骨肉瘤,首先进行影像学 CT 平扫检查(评价病变范围、病灶钙化及骨质侵犯)、MRI 平扫及增强检查(评估病变侵犯的范围),建议检查范围包

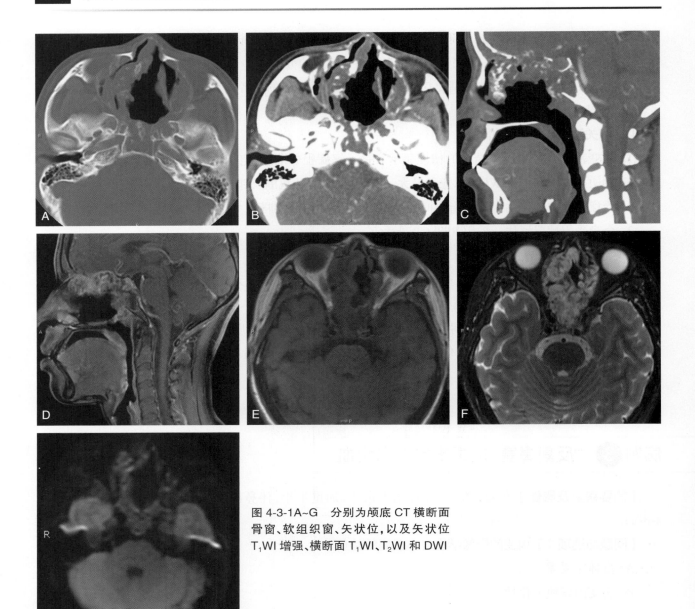

图 4-3-1A~G 分别为颅底 CT 横断面骨窗、软组织窗、矢状位，以及矢状位 T_1WI 增强、横断面 T_1WI、T_2WI 和 DWI

括鼻咽、颅底以及颈部（主要评估颈部淋巴结）；结合鼻内镜检查，观察病变外观整体及对相邻组织的影响情况；以上检查可为病变的初步诊断提供线索。鼻腔、鼻窦软骨肉瘤的最终诊断和鉴别诊断依赖于组织病理学和免疫组织化学检查。鼻腔、鼻窦软骨肉瘤是具有局部侵袭性的低度恶性肿瘤，虽易复发，但很少发生转移，当诊断明确，临床可结合具体情况来选择是否需要进行其他部位（如骨检查等）影像学检查以明确是否转移。

【影像诊断及分析思路】诊断：鼻腔、鼻窦软骨肉瘤术后残留。

1. CT 显示前颅底、鞍底、斜坡不规则骨质破坏，鼻腔、鼻窦内软组织肿物，病变形态不规则，内有粗大颗粒状钙化；MRI 显示肿块不均匀 T_1 等、低信号影，T_2 高信号影，呈不均匀中度强化；DWI 未见明显高信号。

2. 术中送检鼻腔部软组织活检，病理结果为高分化软骨肉瘤。

3. 软骨肉瘤具有较高的局部复发率，且肿物突破颅前窝骨质稍进入颅内，侵犯斜坡、双侧翼突基底部、双侧眼眶内侧壁等结构,给手术完全切除肿物带来困难,故考虑术后肿瘤残留。

【鉴别诊断及要点】

1. 脊索瘤　①脊索瘤大多发生于中线,易引起颅底溶骨性骨质破坏,累及枕骨斜坡为主;而软骨肉瘤多起源于颅底骨缝连接处的软骨,尤其是蝶鞍,有累及斜坡侧面,偏离中线的倾向;②脊索瘤病灶钙化不如软骨肉瘤常见;增强扫描软骨肉瘤多呈花环状强化,而脊索瘤相对少血供,增强扫描多呈缓慢持续强化;③脊索瘤典型表现为 T_2WI 上明显高信号,甚至与脑脊液信号相当,在 DWI 信号上,脊索瘤较软骨肉瘤更易呈明显高信号(反映了脊索瘤组织内较多的黏液基质以及肿瘤细胞的空泡样改变),这可能是鉴别诊断两者的参数之一;④部分脊索瘤与颅底软骨肉瘤难以通过影像学进行鉴别,最终需要通过病理检查和免疫组织化学检查加以区别。

2. 软骨瘤　为良性肿瘤,呈膨胀性骨质破坏,钙化更常见,数量多,钙化灶边界清楚、锐利,延迟强化更常见,并且延迟强化程度更高,有时鉴别困难,需要依靠病理学检查。

3. 脑膜瘤　脑膜瘤多以宽基底与颅骨相邻,部分骨质可见硬化改变,瘤内钙化呈散在沙砾状,增强呈明显均匀强化,可见特征性的脑膜尾征,与软骨肉瘤鉴别不难。

【疾病简介】

1. 定义与发病情况　颅底软骨肉瘤多起源于胚胎残余的软骨细胞,少数也可继发于放疗后或其他良性病变(如骨软骨瘤基础上的恶变),好发于颅底骨缝连接处的软骨。颅底软骨肉瘤是临床少见的一种生长缓慢、具有侵袭性的低级别恶性肿瘤,约占颅内肿瘤的 0.1%,占颅底肿瘤的约 6.0%;而发生于颅底的高分化软骨肉瘤则更少见。颅底高分化软骨肉瘤分化较好,恶性度低,预后良好,但因血运丰富,且易与邻近结构粘连,故手术完整切除难度大。

2. 临床表现　临床症状主要取决于肿块位置及大小,鼻腔、鼻窦软骨肉瘤最常见的症状为鼻塞,早期为间歇性一侧鼻腔通气不畅,后期表现为持续性鼻塞;部分患者可出现黏脓鼻涕带血或频繁鼻出血;也可有头胀、头痛、嗅觉异常,甚至嗅觉丧失。晚期患者因为肿瘤侵犯鼻窦、眼眶、颅底,表现为面部麻木、复视、头痛和嗅觉异常等症状。

3. 诊断　一旦怀疑鼻腔、鼻窦软骨肉瘤,应尽快行病理检查和免疫组化。

4. 治疗原则　鼻腔、鼻窦软骨肉瘤病变部位深在,早期难以发现,病程较长,虽易复发,但转移率较低,其临床治疗方式是尽早行根治性手术,尽量将肿瘤组织切除保留器官功能,把病变局限在一个部位并避免复发。但因其周围解剖结构复杂,手术又不易彻底切除,导致头颈部软骨肉瘤局部复发率高达85.0%,故早期诊断是提高鼻腔、鼻窦软骨肉瘤疗效的重要方法。一般认为,软骨肉瘤对放疗和化疗不敏感,但有研究提示,术后辅助放疗有助于减少头颈部软骨肉瘤的局部复发。近期有文献在对质子疗法治疗软骨肉瘤的可行性评估中指出,质子治疗在控制原发灶,改善预后及生存率方面也有积极的应用价值。

【临床关注点与影像学价值】

1. 鼻腔、鼻窦软骨肉瘤多为无痛性的缓慢生长,症状出现较晚,患者就诊时病变常累及多部位,临床表现复杂,缺乏特异性,临床有时难以确定其准确的肿瘤原发部位,需借助各种检查手段辅助诊疗。

2. 病变与邻近结构的关系,CT 和 MRI 是头颈部软骨肉瘤检查的基本手段,首先观察是否侵犯周围结构,如向旁侵犯眼眶,向上侵犯颅内,向下侵犯牙槽等,较好的观察序列为 T_2WI 及增强扫描,肿瘤为高信号,强化较明显,可以清晰评价周围侵犯情况。其次观察颅底骨质与肿块钙化,评价的最佳检查方法为CT 平扫,可清楚显示颅底骨质破坏和肿块钙化。

3. 病变范围的精准显示是确定手术部位的依据，T_2WI 和增强后 T_1WI 显示最佳。

4. 病变范围的精准显示是确定放疗范围的依据，平扫和脂肪抑制增强后 T_1WI 显示最佳。

5. 治疗后病灶残留或复发评估的最佳检查手段是 MRI，如果出现长 T_1、长 T_2 信号、增强扫描强化的肿块影，可以明确病变存在。

【关键点】

1. 患者出现病程较长的鼻部症状，反复鼻塞、流涕等，或合并其他头面部症状时，鼻内镜的检查是必须的，由于鼻腔、鼻窦软骨肉瘤的临床表现缺乏特异性，初诊时常出现误诊，CT、MRI 等影像学检查手段能为病变诊断提供更多线索；如结合临床及影像学怀疑此病，确诊及鉴别诊断需依赖于病理组织活检及免疫组化。

2. 鼻腔、鼻窦软骨肉瘤病变部位深在，周围组织结构复杂，手术难以彻底切除病灶，局部复发率高，术后肿瘤病灶残留和阳性病理切缘是局部复发的主要原因。有文献报道，部分头颈部软骨肉瘤的复发常发生在治疗数十年后，因此对患者的长期随访极其重要。软骨肉瘤术后辅助放疗或质子治疗在控制和治疗局部复发中具有积极的应用价值。

（张水兴　陈露燕　莫笑开）

病例❹　吸涕带血，双耳闭 3 日

【简要病史及影像】 男，44 岁，吸涕带血，双耳闭 3 日（图 4-4-1）。

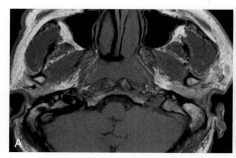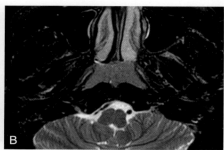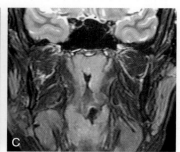

图 4-4-1A~C　分别为鼻咽横断面 T_1WI、脂肪抑制横断面和冠状面 T_2WI

【问题与选项】 患者可能的诊断是（　　　　）

A. 腺样体肥大。

B. 鼻咽癌。

C. 肉芽肿。

D. 淋巴瘤。

E. 血管瘤。

【答案】 A. 腺样体肥大。

【影像诊断及分析思路】 诊断：鼻咽腺样体肥大。

1. 鼻咽腔变窄，可见块状软组织影，信号均匀，呈等 T_1、等 T_2 信号，鼻咽壁和深层结构正常。

2. 引起上述改变的常见病变主要包括腺样体肥大、鼻咽癌、肉芽肿、淋巴瘤和血管瘤等。

3. 上述为平扫鼻咽部 MRI，虽然鼻咽腔变窄并见块状软组织影，但可见其前缘变直并稍凹陷，该征象是腺样体肥大与鼻咽癌、淋巴瘤和血管瘤的主要鉴别点；黏膜线影连续（抑脂 T_2WI）有别于鼻咽癌和肉芽肿，当肉芽肿黏膜完整时不易与腺样体肥大区别。

4. 鼻咽部软组织活检病理结果为慢性炎症伴淋巴结增生。

【鉴别诊断及要点】

1. 鼻咽癌 ①90.0% 左右起自于咽隐窝；②鼻咽腔不规则软组织肿块；③T_2WI 呈高信号。

2. 肉芽肿 ①鼻咽腔软组织肿块影，可规则或不规则；②规则、对称的炎性肉芽肿，较难与腺样体肥大鉴别，但前者更少见。

3. 淋巴瘤 ①多为非霍奇金淋巴瘤，常为全身性淋巴瘤的一部分，原发者少见；②呈肿块占位性表现，病灶前缘弧形前凸。

4. 血管瘤 ①常见于青少年；②常位于鼻咽与鼻腔交界处；③常有肿块内的钙斑；④鼻咽镜可见紫红色肿块；⑤显著强化。

【疾病简介】

1. 定义与发病情况 鼻咽腺样体一般 18 岁前已经退化，如果延续至 18 岁以后，属于腺样体残留；如若成人退化后再次出现块状腺样体，则称腺样体增殖肥大（简称腺样体肥大）。

2. 临床表现 ①阻塞咽鼓管咽口出现耳闭和 / 或中耳乳突炎，传导性听力下降；②血涕或鼻出血。

3. 诊断 一般需行活检病理证实。

4. 治疗原则 ①鼻咽抗炎治疗；②抗炎治疗效果不佳则需手术治疗。

【临床关注点与影像学价值】

1. 鼻咽软组织和颅底骨质是否受累，本病鼻咽各壁及深层结构对称、正常，颅底骨质显示正常。

2. 临床出现涕血、耳闭，与鼻咽癌相似，因鼻咽癌活检有时呈阴性，仅为炎症性表现，所以结合 MRI 表现，其诊断会更为准确。

【关键点】 患者的传导性听力下降由阻塞性中耳乳突炎引起时，需要考虑鼻咽部病变，在影像上重点观察鼻咽部病变情况，如病灶前缘平直或凹陷，黏膜线影连续，则鼻咽腺样体肥大的可能性更大。

（李恒国）

病例❺ 血涕伴左耳闭 3 个月

【简要病史及影像】 男，40 岁，血涕伴左耳闭 3 个月（图 4-5-1）。

【问题与选项】 患者可能的诊断是（　　　　）

A. 息肉。

B. 鼻咽癌。

C. 血管瘤。

D. 淋巴瘤。

E. 肉芽肿。

【答案】 B. 鼻咽癌。

【影像诊断及分析思路】 诊断：鼻咽癌。

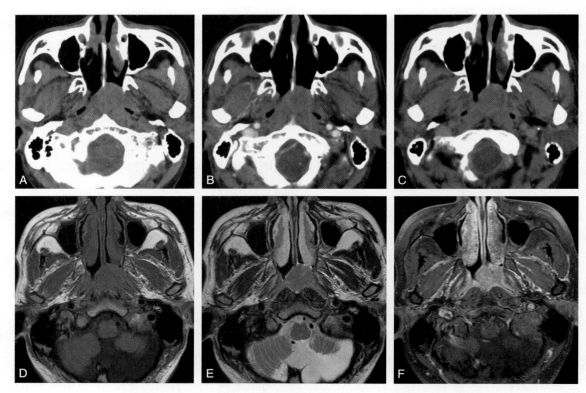

图 4-5-1A~F　A~C 分别为鼻咽横断面 CT 平扫、动脉期、静脉期,D~F 分别为鼻咽横断面 T_1WI、T_2WI 和脂肪抑制增强后 T_1WI

1. 鼻咽后壁肿块,向前抵达左后鼻孔,双侧咽隐窝存在,鼻咽各壁结构及深层组织对称。

2. 引起上述改变的常见病变主要包括息肉、血管瘤、淋巴瘤和肉芽肿等。

3. 鼻咽部 CT 平扫及增强示肿块呈等密度,强化明显,稍不均匀;MRI 上呈等 T_1、等 T_2 信号,强化明显但稍不均匀,肿块右侧部分黏膜线不连续,高度提示鼻咽癌。

4. 鼻咽部软组织活检病理结果为鼻咽癌(非角化型鳞状细胞癌)。

【鉴别诊断及要点】

1. 息肉　①鼻腔多见,鼻咽少见,多为后鼻孔突向鼻咽腔;②圆形或椭圆形,边界较清楚;③T_2WI 呈高信号;④增强后肿块边缘呈线状强化。

2. 血管瘤　①多位于鼻腔、鼻咽交界处;②肿块内有钙斑;③增强后显著强化。

3. 淋巴瘤　①鼻咽部淋巴瘤多为全身性淋巴瘤的一部分,少数也可原发,多为霍奇金淋巴瘤;②病变常为膨胀性生长,边界清楚;③鼻咽部软组织肿块更常位于中线,左右对称;④肿瘤信号均匀,ADC 值较低。

4. 肉芽肿　①鼻咽肉芽肿少见;②鼻咽腔软组织肿块影,可规则或不规则,难以与癌鉴别。

【疾病简介】

1. 定义与发病情况　鼻咽癌起自于鼻咽腔,中国广东省等南方地区高发,是鼻咽部常见的恶性肿瘤。

2. 临床表现　①阻塞咽鼓管咽口引起听力下降、耳闭;②血涕或鼻出血;③颈部淋巴结转移形成颈部肿块。

3. 诊断　鼻咽肿块,怀疑鼻咽癌,需行活组织病理检查。

4. 治疗原则　采用化疗加放疗方案,随着分期不同,放射治疗剂量有所不同。

【临床关注点与影像学价值】

1. 颅底及鼻咽周围结构是否受累　本病例肿块病灶仅局限在鼻咽腔。

2. 肿瘤分期　是治疗方案选择的依据,影像学对于鼻咽癌的 TNM 分期是必不可少的,平扫和脂肪抑制增强后 T_1WI 可明确颅底、颅内、脑神经侵犯以及淋巴结转移。

3. 病变范围的精准显示　是确定放疗范围的依据,平扫和脂肪抑制增强后 T_1WI 显示最佳。

4. 治疗后改变还是复发的评估　采用 PET-CT 最佳。

【关键点】患者的耳闭由咽鼓管咽口阻塞引起,需要考虑鼻咽部病变,在影像上重点观察肿块病变的形态和黏膜是否破坏中断,如伴有血涕,鼻咽癌的可能性更大。

(李恒国)

病例❻　右颈部肿块 4 个月

【简要病史及影像】男,52 岁,右颈部肿块 4 个月,无其他不适(图 4-6-1)。

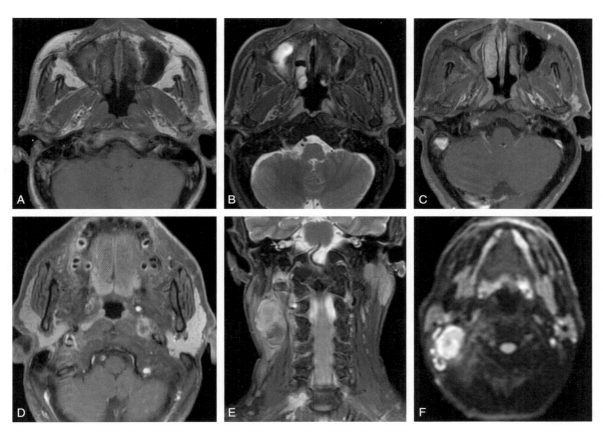

图 4-6-1A~F　分别为鼻咽横断面 T_1WI、脂肪抑制 T_2WI 和增强后 T_1WI 鼻咽中部层面、鼻咽下部层面、脂肪抑制冠状面 T_2WI 和横断面 DWI

【问题与选项】患者可能的诊断是(　　　　)

A. 炎症。

B. 鼻咽癌。

C. 结核。

D. 淋巴瘤。

【答案】B. 鼻咽癌。

【影像诊断及分析思路】诊断：鼻咽癌，局限在鼻咽黏膜。

1. 鼻咽双侧黏膜增厚，以右侧咽隐窝黏膜增厚明显。

2. 引起上述改变的常见病变主要包括炎症、鼻咽癌、结核、淋巴瘤等。

3. 鼻咽部 MRI 显示鼻咽部黏膜增厚并均匀强化，右侧颈部淋巴结和左侧咽后淋巴结增大且中央有不强化的坏死区。

4. 鼻咽部软组织活检病理结果为鼻咽癌（非角化型鳞状细胞癌）。

【鉴别诊断及要点】

1. 炎症　①鼻咽炎常见；②黏膜增厚；③T_2WI 呈高信号；④增强后见线状明显强化。

2. 结核　①常伴肺部开放性结核；②常局限于鼻咽腔浅层，不规则；③轻度增强。

3. 淋巴瘤　①原发鼻咽部淋巴瘤也可表现为黏膜增厚，仔细观察局部占位效应可辨；②鼻咽部病变更常位于中线；③肿瘤信号均匀，ADC 值较低。

【疾病简介】

1. 定义与发病情况　鼻咽癌起自于鼻咽腔，多位于咽隐窝，在中国广东省等南方地区常见。

2. 临床表现　可以仅以颈部肿块而无其他不适来就诊。

3. 诊断　一旦怀疑鼻咽癌，就尽快行活检病理证实。

4. 治疗原则　采用化疗加放疗方案。

【临床关注点与影像学价值】

1. 病变局限在鼻咽腔，本病例仅见黏膜增厚，T_2WI 和脂肪抑制增强后 T_1WI 可清楚显示增厚的黏膜。

2. 本例病变，鼻咽部并未见局限性肿块，与鼻咽炎相似，单从鼻咽局部 MRI 表现很难诊断鼻咽癌，但是本例左侧咽后组淋巴结和右侧颈部淋巴结增大并呈恶性表现，鼻咽黏膜并非完全均匀增厚，左侧咽隐窝黏膜未见增厚，所以影像上仍然首先要考虑鼻咽癌。

3. 肿瘤分期是治疗方案选择的依据，影像学对于鼻咽癌的 TNM 分期是必不可少的，本例影像原发灶分期属于 T1 期，但 N 分期在 N2 以上。

【关键点】患者的上颈部淋巴结肿大，需要考虑鼻咽癌引起，在影像上重点观察鼻咽部有无病变，本例咽后组和颈部淋巴结肿大并呈恶性表现，高度提示鼻咽癌。

（李恒国）

病例 ❼　血涕伴左耳闭 1 个月

【简要病史及影像】男，27 岁，血涕伴左耳闭 1 个月（图 4-7-1）。

【问题与选项】患者可能的诊断是（　　　）

A. 腺样体肥大。

B. 鼻咽癌。

C. 结核。

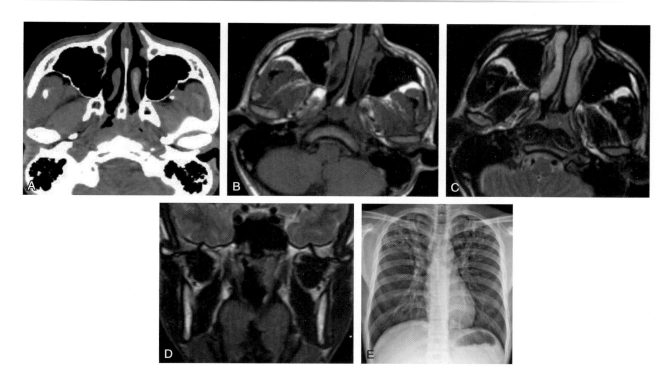

图 4-7-1A~E　分别为鼻咽横断面 CT 平扫、鼻咽横断面 T_1WI、T_2WI、鼻咽冠状面脂肪抑制 T_2WI 和胸部平片

D. 淋巴瘤。

E. 恶性肉芽肿。

【答案】 C. 结核。

【影像诊断及分析思路】 诊断：鼻咽结核。

1. 鼻咽左侧不规则片状病变，中等密度，位于鼻咽腔浅层。

2. 引起上述改变的常见病变主要包括腺样体肥大、鼻咽癌、淋巴瘤和恶性肉芽肿等。

3. 鼻咽部 MRI 显示左侧鼻咽部不规则软组织块影，呈等 T_1、等 T_2 信号，胸部平片显示双上肺浸润型肺结核，故高度提示鼻咽结核。

4. 鼻咽部软组织活检病理结果为鼻咽结核。

【鉴别诊断及要点】

1. 腺样体肥大　①常位于鼻咽顶后壁浅层；②双侧对称，边界较清楚；③呈均匀等 T_1、等 T_2 信号。

2. 鼻咽癌　①常有咽隐窝变浅或消失；②一般呈长 T_1、长 T_2 信号，且不均匀；③约 67.0% 累及腭帆提肌。

3. 淋巴瘤　①病变常为膨胀性生长；②鼻咽部软组织肿块更常位于中线，肿块弧形前凸；③肿瘤信号均匀，ADC 值较低。

4. 恶性肉芽肿　①病变呈中线性生长方式；②越往深层病变程度越轻。

【疾病简介】

1. 定义与发病情况　鼻咽结核不常见，常伴有开放性肺结核，如鼻咽浅层不规则病变，患者有开放性肺结核时，应考虑到结核的可能性。

2. 临床表现　①消瘦，午后低热；②血涕或鼻出血；③一般无颈部淋巴结肿大；④肺部开放性结核常有咯血。

3. 诊断　鼻咽部异常,伴开放性肺结核时,应考虑鼻咽结核可能,尽快行活检病理证实。

4. 治疗原则　临床依据肺结核治疗方案。

【临床关注点与影像学价值】

1. 影像学表现　本病例局限在鼻咽腔浅层,病变不规则,CT 平扫呈等密度,MRI 为等 T_1、等 T_2 信号。

2. 病变是否侵犯深层　鼻咽结核虽然可以累及深层,但多为浅层受累,并且常伴有开放性肺结核;而腺样体增殖肥大多为双侧对称性,本例表现与发生在浅层的鼻咽癌相似,结合胸部平片常可诊断。

3. 病变范围的精准显示　平扫和脂肪抑制增强后 T_1WI 显示最佳。

4. 治疗后改变还是复发的评估　采用 MRI 最佳。

【关键点】患者血涕伴耳闭,需要考虑鼻咽部病变,在影像上明确鼻咽部有无病变;如伴有肺部开放性结核,鼻咽结核的可能性大。

(李恒国)

病例 ❽　血涕 1 个月

【简要病史及影像】男,42 岁,血涕 1 个月(图 4-8-1)。

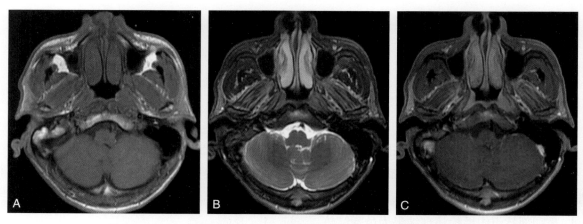

图 4-8-1A~C　鼻咽横断面 T_1WI、脂肪抑制 T_2WI、脂肪抑制增强后 T_1WI

【问题与选项】患者可能的诊断是(　　　　)

A. 腺样体增殖肥大。

B. 鼻咽癌。

C. 鼻咽炎。

D. 鼻咽结核。

E. 淋巴瘤。

【答案】B. 鼻咽癌。

【影像诊断及分析思路】诊断:左侧鼻咽癌,侵犯腭帆提肌。

1. 左侧咽隐窝区域不规则病变,明显强化。

2. 引起上述改变的常见病变主要包括鼻咽腺样体增殖肥大、鼻咽炎、结核、淋巴瘤等,首先明确有无鼻咽癌,需要重点观察鼻咽部影像特征。

3. 鼻咽部 CT 显示左侧鼻咽壁增厚,左侧咽隐窝消失;鼻咽 MRI 显示左侧鼻咽部不均匀强化的软组织肿块,腭帆提肌受累,高度提示鼻咽癌。

4. 鼻咽部软组织活检病理结果为鼻咽癌(非角化型鳞状细胞癌)。

【鉴别诊断及要点】

1. 腺样体增殖肥大　①常位于鼻咽顶后壁;②双侧对称,边界较清楚;③T_1WI 和 T_2WI 均呈等信号;④增强后呈均匀强化。

2. 鼻咽炎　①鼻咽黏膜增厚,不累及腭帆提肌;②没有膨胀性占位效应。

3. 结核　①一般多局限在鼻咽腔浅层;②常伴有开放性肺结核。

4. 淋巴瘤　①病变常为膨胀性生长,肿块前缘弧形前凸;②鼻咽部软组织肿块更常位于中线,而鼻咽癌常位于外侧咽隐窝;③肿瘤信号均匀,ADC 值较低。

【疾病简介】

1. 定义与发病情况　鼻咽癌在中国广东省等南方地区高发,90.0% 左右起源于咽隐窝,约 67.0% 累及腭帆提肌。

2. 临床表现　①早期轻度阻塞咽鼓管咽口,引起耳闭或传导性听力下降;②血涕;③颈部淋巴结肿大。

3. 诊断　一旦怀疑鼻咽癌,尽快行活检病理证实。

4. 治疗原则　化疗加放疗。

【临床关注点与影像学价值】

1. 本病例局限于鼻咽腔浅层,平扫和脂肪抑制增强后 T_1WI 可清楚显示。

2. 病变范围较小,仔细观察鼻咽部影像资料非常关键,需要与鼻咽炎症类病变相鉴别,如果没有明确的诊断思路,常容易误诊为局限性炎症性病变。

3. 肿瘤分期是治疗方案选择的依据,本例病变局限,属于 T1 期。

4. 病变范围的精准显示是确定放疗范围的依据,平扫和脂肪抑制增强后 T_1WI 显示最佳。

【关键点】患者耳闭或传导性听力下降由咽鼓管阻塞引起时,需要考虑鼻咽部病变,在影像上重点观察鼻咽部有无病变;如腭帆提肌肿大,鼻咽癌的可能性更大。

(李恒国)

病例 ⑨　血涕伴听力下降、颈部包块

【简要病史及影像】女,56 岁,血涕伴听力下降、颈部包块 1 年余(图 4-9-1)。

【问题与选项】患者可能的诊断是(　　　)

A. 腺样体增殖肥大。

B. 鼻咽癌。

C. 恶性肉芽肿。

D. 淋巴瘤。

E. 结核。

【答案】D. 淋巴瘤。

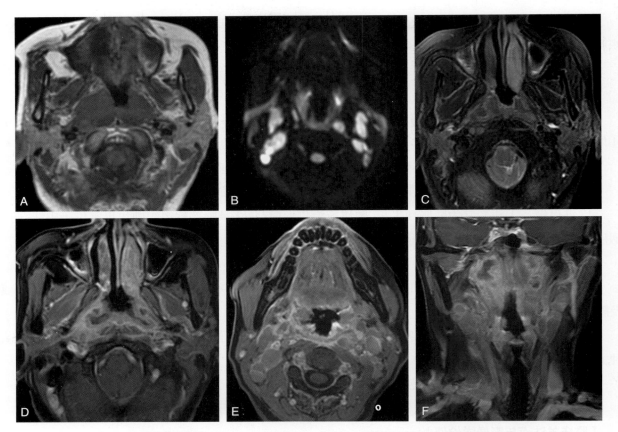

图 4-9-1A~F   分别为鼻咽横断面 T₁WI、DWI、T₂WI，鼻咽、口咽横断面和冠状面脂肪抑制增强后 T₁WI

【影像诊断及分析思路】诊断：鼻咽 - 口咽淋巴瘤并双侧颈部淋巴结转移。

1. 双侧鼻咽 - 口咽区域不规则病变，明显强化；双侧颈部多发肿大淋巴结，信号均匀。

2. 引起上述鼻咽改变的常见病变主要包括腺样体增殖肥大、鼻咽癌、恶性肉芽肿、结核等，首先明确是否为恶性肿瘤，需要重点观察鼻咽部影像。

3. 鼻咽部 MRI 显示双侧鼻咽部不均匀强化的软组织肿块，双侧颈部和咽后淋巴结增大但信号均匀无坏死区，肿瘤信号均匀，ADC 值较低，提示淋巴瘤可能。

4. 鼻咽部软组织活检病理结果为非霍奇金淋巴瘤（弥漫大 B 细胞淋巴瘤）。

【鉴别诊断及要点】

1. 腺样体增殖肥大   ①常位于鼻咽顶后壁；②双侧对称，边界较清楚；③T₁WI 和 T₂WI 均呈等信号；④增强后呈均匀强化。

2. 鼻咽癌   ①鼻咽部不规则大肿块，颅底骨质常见侵犯；②转移淋巴结常有坏死表现。

3. 恶性肉芽肿   ①常常鼻腔、鼻咽同时受累；②典型表现为中线性生长方式；③肿瘤内信号不均匀，T₂WI 有片状高信号影，不均匀强化。

4. 结核   ①多位于鼻咽腔浅层；②常伴有开放性肺结核。

【疾病简介】

1. 定义与发病情况   原发性鼻咽淋巴瘤相对少见，鼻咽局部病变与鼻咽癌难以区别。

2. 临床表现   ①咽鼓管阻塞引起传导性听力下降；②血涕或鼻出血；③颈部淋巴结转移形成颈部肿块；④其临床表现与鼻咽癌相似。

3. 诊断　怀疑恶性肿瘤,尽快行活检病理。

4. 原发或继发　鼻咽淋巴瘤分原发性和继发性,继发性多见,多为非霍奇金淋巴瘤。

5. 治疗原则　化疗加放疗。

【临床关注点与影像学价值】

1. 淋巴瘤颅底骨受累相对于鼻咽癌更少见,本病例鼻咽巨大肿块并溃疡形成,MRI 平扫和脂肪抑制增强后 T_1WI 可清楚显示。

2. 本病例鼻咽病变较广泛,而颅底骨质未见受侵,虽然鼻咽癌在中国发病率高,但仔细观察影像资料非常关键,影像学对于此类病变的诊断至关重要,如果没有明确的诊断思路,常容易误诊为鼻咽癌。

3. 病变范围的精准显示是确定放疗范围的依据,平扫和脂肪抑制增强后 T_1WI 显示最佳。

4. 治疗后改变还是复发的评估,采用 PET-CT 最佳。

【关键点】患者的传导性听力下降由阻塞咽鼓管咽口引起时,需要考虑鼻咽部病变,在影像上重点观察鼻咽部病变,如伴有颈部明显肿大淋巴结而无坏死,鼻咽淋巴瘤的可能性更大。

(李恒国)

病例 ⑩　鼻咽肿物 20 余日

【简要病史及影像】男,34 岁,发现鼻咽肿物 20 余日(图 4-10-1)。

【问题与选项】患者可能的诊断是(　　　　)

A. 息肉。

B. 鼻咽癌。

C. 纤维血管瘤。

D. 淋巴瘤。

E. 内翻乳头状瘤。

【答案】C. 纤维血管瘤。

【影像诊断及分析思路】诊断:右侧鼻咽后鼻孔纤维血管瘤。

1. 右侧后鼻孔鼻咽区域肿块,邻近骨质破坏,明显进行性增强。

2. 引起上述改变的常见病变主要包括息肉、鼻咽癌、淋巴瘤和内翻乳头状瘤等,首先明确是否为恶性肿瘤,需要重点观察鼻咽部影像。

3. 鼻咽部 CT 见右侧后鼻孔鼻咽强化肿块,邻近骨质破坏;MRI 显示右侧后鼻孔鼻咽混杂等低 T_1 和混杂 T_2 信号肿块,呈进行性填充式强化,提示纤维血管瘤的可能。

4. 鼻咽部软组织活检病理结果为纤维血管瘤。

【鉴别诊断及要点】

1. 息肉　①常位于鼻腔后鼻孔;②圆形或椭圆形,边界较清楚;③T_2WI 呈均匀高信号;④增强后呈边缘强化。

2. 鼻咽癌　①常起自于咽隐窝,不规则软组织肿块;②肿瘤多为长 T_1、长 T_2 信号;③增强为不均匀强化。

3. 淋巴瘤　①鼻咽部淋巴瘤也可累及颅底;②病变常为膨胀性生长,一般不累及骨髓腔;③鼻咽

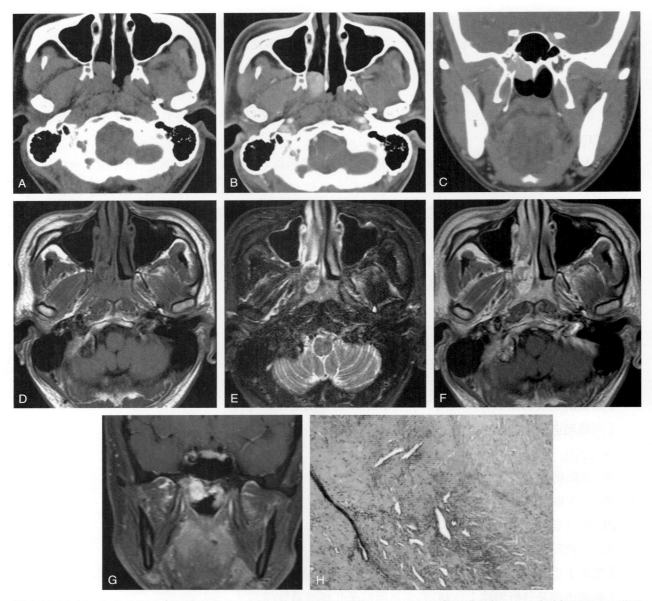

图 4-10-1A~H　A~C 分别为鼻咽横断面 CT 平扫、增强和冠状面增强，D~G 分别为鼻咽横断面 T$_1$WI、脂肪抑制 T$_2$WI、增强后 T$_1$WI 和冠状面脂肪抑制 T$_1$WI，H 为病理，见较多薄壁血管和间质纤维增殖增生（HE×20）

部软组织肿块更常位于中线，而纤维血管瘤常常位于一侧后鼻孔鼻咽交界处；④肿瘤信号均匀，ADC 值较低。

　　4. 内翻乳头状瘤　①病变主体位于鼻腔；②常多发；③肿块呈分叶状；④增强扫描可见脑回样表现。

【疾病简介】

　　1. 定义与发病情况　鼻咽纤维血管瘤不少见，好发于青年人，男性多见。

　　2. 临床表现　①鼻道阻塞感；②鼻出血，出血量相对较大；③鼻咽镜可见肿块呈紫红色。

　　3. 诊断　一旦怀疑纤维血管瘤，一般不先进行活检，而是首选 CT 或 / 和 MRI 检查。

　　4. 治疗原则　局部硬化性治疗、血管介入治疗和 / 或手术治疗。

【临床关注点与影像学价值】

　　1. 颅底骨质是否受累，本病例邻近蝶骨翼突骨质破坏，CT 冠状面可清楚显示。

2. 病变位于后鼻孔鼻咽顶上部,仔细观察影像资料非常关键,影像学对于此类病变的诊断至关重要,如果没有明确的诊断思路,常容易误诊为恶性病变。

3. 影像是治疗方案选择的依据,平扫和增强后 CT 和 T_1WI 可明确病变范围,如果为局限性肿块,可选择局部硬化治疗 + 手术切除,若是广泛浸润性生长,则需介入治疗为主。

4. 治疗后改变还是复发的评估,采用 CT 或 MRI 即可。

【关键点】后鼻孔鼻咽肿块,平扫肿块内可见钙斑,增强扫描呈进行性显著强化,鼻咽镜见肿块呈紫红色,可诊断纤维血管瘤。

(李恒国)

病例 ⑪ 咽痛伴耳痛 4 个月

【简要病史及影像】男,36 岁,咽痛伴耳痛 4 个月(图 4-11-1)。

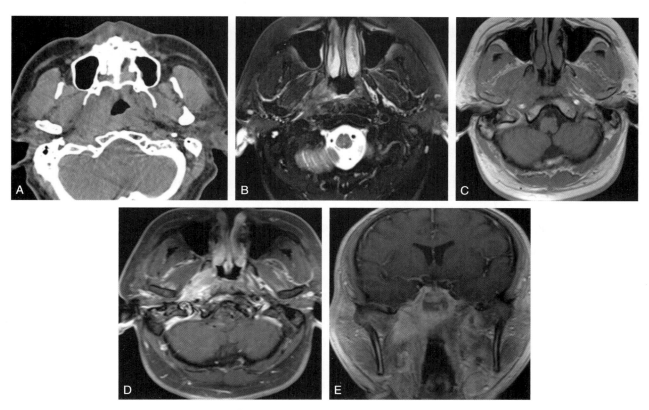

图 4-11-1A~E 分别为颅底横断面 CT、T_2WI、T_1WI 和脂肪抑制增强后横断面和冠状面 T_1WI

【问题与选项 1】病变的影像学表现不正确的是(　　　　)

A. 黏膜中断破坏。

B. 病变位于右侧鼻咽腔,累及右侧翼内肌及翼外肌、头长肌。

C. 右侧颈动脉鞘受累。

D. 右侧下颌神经受累。

E. 枕骨斜坡受累。

【答案】E. 枕骨斜坡受累。

【问题与选项 2】患者可能的诊断是(　　　　　)

A. 鼻咽癌 T1。

B. 鼻咽癌 T2。

C. 鼻咽癌 T3。

D. 鼻咽癌 T4。

E. 鼻咽淋巴瘤。

【答案】D. 鼻咽癌 T4。

【建议补充的影像检查及其他重要材料】临床怀疑鼻咽癌,首先进行鼻咽镜检查,观察鼻咽黏膜的完整性,黏膜中断破坏提示病变的来源。当诊断鼻咽癌明确,CT 平扫检查评价病变范围及骨质侵犯,MRI 平扫及增强检查评估病变侵犯的范围。建议检查范围包括鼻咽、颅底以及颈部(主要评估颈部淋巴结)。同时还需要全身检查,以明确病变的分期。

【影像诊断及分析思路】诊断:右侧鼻咽癌并侵犯右侧翼内、外肌及咽旁间隙(T4N0),本病例没有颈部及全身显像,因此无法对 M 进行分期。

1. CT 显示右侧鼻咽软组织肿物,病变形态不规则,MRI 显示右侧鼻咽黏膜中断破坏,病变累及右侧翼内、外肌及咽旁间隙。

2. 鼻咽癌的诊断要明确临床分期,具体分期请见表 4-11-1。

3. 鼻咽 MRI 能够更加清晰地显示黏膜有无中断、病变累及的范围、病变的分期等。

4. 鼻咽部软组织活检病理结果为鼻咽癌(鳞状细胞癌)。

表 4-11-1　美国癌症联合会(AJCC)第八版鼻咽癌 TNM 分期

分期	分期标准
T1	肿瘤局限在鼻咽,或肿瘤侵犯口咽和 / 或鼻腔,无咽旁间隙受累
T2	咽旁间隙侵犯(包括翼内肌、翼外肌、头长肌)
T3	肿瘤侵及骨质(颅底、颈椎)和 / 或鼻窦
T4	肿瘤侵及颅内和 / 或脑神经、下咽、眼眶或广泛的软组织侵犯(翼外肌以外的肌肉、腮腺)
N0	无区域淋巴结转移
N1	咽后淋巴结转移(无论单双侧)和 / 或单侧颈部淋巴结转移,最大径≤6cm,转移淋巴结位于环状软骨下缘以上
N2	双侧颈部淋巴结转移,最大径≤6cm,转移淋巴结于环状软骨下缘以上
N3	转移淋巴结直径 >6cm,或转移淋巴结位于环状软骨下缘以下
Ⅰ期	T1N0M0
Ⅱ期	T2N0、1M0,T1N1M0
Ⅲ期	T3N0~2M0,T1、2N2M0
ⅣA 期	T4N0~3M0,T1~3N3M0
ⅣB 期	T1~4N0~3M1

【鉴别诊断及要点】

1. 淋巴瘤　①鼻咽部淋巴瘤常见,黏膜光滑完整;②病变常为膨胀性生长,一般不累及骨髓腔;③鼻咽部软组织肿块更常位于中线,而鼻咽癌常位于咽隐窝;④肿瘤信号均匀,ADC 值较低;⑤淋巴瘤呈中等均匀强化,而鼻咽癌常不均匀强化;⑥淋巴瘤合并颈部淋巴结增大常是范围广泛,Ⅴ区常常受累,而鼻咽癌则常位于咽后间隙和颈部Ⅱ区。

2. 鼻咽腺样体增生肥大　①病变常见于儿童,临床上常见症状为打鼾。鼻咽侧位X线片显示腺样体肥厚,鼻咽腔狭窄;②CT、MRI可清晰显示鼻咽部软组织增厚,咽鼓管咽口和咽隐窝可受压;③鼻咽部黏膜完整。

【疾病简介】

1. 定义与发病情况　鼻咽癌由于生长隐匿,发现时常为晚期,容易侵犯颅底和包括海绵窦在内的颅内结构,尤其是在中国广东省等南方地区多见。

2. 临床表现　①阻塞性中耳乳突炎引起传导性听力下降,阻塞性中耳乳突炎由鼻咽癌阻塞或浸润咽鼓管导致;②回缩性血涕或鼻出血;③颈部淋巴结转移形成颈部肿块;④当累及脑神经时,可表现为相应的脑神经麻痹症状。

3. 诊断　一旦怀疑鼻咽癌,尽快行活检病理证实。

4. 治疗原则　①鼻咽癌Ⅰ期常采用单纯放疗方案;②Ⅱ期、Ⅲ期和Ⅳ期采用放、化疗综合治疗;③对于存在远处转移的患者,采用多个疗程的全身化疗,并视情况对原发灶及转移灶进行放疗。

【临床关注点与影像学价值】

1. 鼻咽癌诊断首先关注的临床特征　有无回缩性血涕或鼻出血,有无颈部肿物,有无脑神经麻痹等。

2. 病变与邻近结构的关系　①观察咽旁间隙是否侵犯,评价咽旁间隙侵犯的最佳序列为T_1WI,咽旁间隙脂肪为高信号,肿瘤为等信号,可以清晰评价;②观察颅底骨质,评价颅底最佳序列为T_1WI、T_2WI脂肪抑制序列及DWI序列;③评价脑神经有无侵犯,评价脑神经需要薄层检查,推荐层厚为0.8~1.0mm,3D T_1WI可以多层面重组,观察脑神经受累。

3. 肿瘤分期是治疗方案选择的依据　影像学对于鼻咽癌的TNM分期或采用其他分期方法进行分期具有重要价值,平扫和脂肪抑制增强后T_1WI可明确颅底、颅内、脑神经侵犯以及淋巴结转移,远处转移可采用PET-CT,如果没有PET-CT,可用其他影像检查方法替代。

4. 病变范围的精准显示是确定放疗范围的依据　平扫和脂肪抑制增强后T_1WI显示最佳。

5. 治疗后改变还是复发的评估　DWI及PET-CT都可以显示病变放疗后反应还是病变复发。尤其随着MRI技术的进步,高分辨DWI对于颅底病变的显示清晰,如果出现高信号,可以明确病变存在,而放疗后水肿DWI呈低信号。

【关键点】

1. 患者咽痛及耳痛,当除外咽部及耳部疾病后,必须进行鼻咽的检查,鼻咽部病变可以伴有听力下降、脑神经麻痹等症状。影像上重点观察鼻咽部有无病变;如伴有回吸性血涕,则为鼻咽癌的可能性更大。

2. 海绵窦和颅底骨质破坏性病变常由鼻咽癌引起,是鼻咽癌的晚期表现,平扫和脂肪抑制增强后T_1WI可清楚显示颅底、颅内和脑神经病变及范围,并能准确分期。

颈部也需要同时检查,鼻咽癌患者经常以颈部肿物就诊,尤其颌下区肿物,当怀疑转移淋巴结时,必须注意观察鼻咽腔有无病变。

（夏　爽）

病例 ⑫ 鼻塞伴双耳闷胀

【简要病史及影像】女,65岁。主因鼻塞伴双耳闷胀2个月余入院。(图4-12-1)。

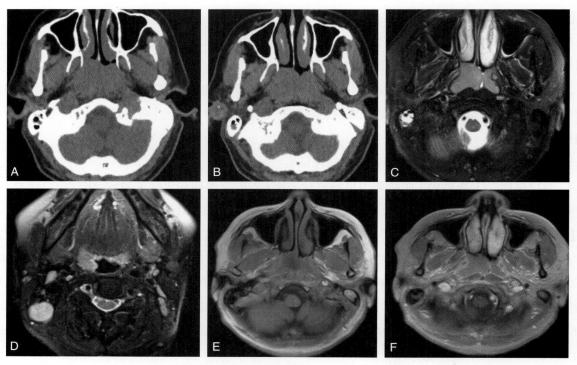

图4-12-1A~F　A、B分别为颅底横断面CT软组织窗,C、D为T$_2$WI抑脂,E、F为T$_1$WI平扫和增强

【问题与选项1】病变的影像学表现正确的是(　　　　)

A. 黏膜中断破坏。

B. 病变位于双侧鼻咽腔,累及右侧翼内肌及翼外肌、头长肌。

C. 病变边界不清,信号不均匀。

D. 右侧咽后间隙及右侧颈部Ⅱ区可见增大的淋巴结。

【答案】D. 右侧咽后间隙及右侧颈部Ⅱ区可见增大的淋巴结。

【问题与选项2】根据病变的表现,病变诊断为(　　　　)

A. 鼻咽癌。

B. 鼻咽淋巴瘤(弥漫大B细胞淋巴瘤)。

C. 鼻咽淋巴组织增生。

D. 鼻咽肉芽肿。

【答案】B. 鼻咽淋巴瘤(弥漫大B细胞淋巴瘤)。

【建议补充的影像检查及其他重要材料】临床怀疑鼻咽淋巴瘤,需进行鼻咽镜检查,观察鼻咽黏膜的完整性,黏膜完整提示病变为黏膜下来源。其次观察颈部有无淋巴结,如果颈部淋巴结范围广泛,则支持淋巴瘤诊断,颈部淋巴结活检为最好的确诊方式。当淋巴瘤诊断明确,影像学检查包括鼻咽及颈部CT平扫检查、颈部 MRI 平扫及增强检查（评估病变累及的范围）。PET-CT 进行全身检查,以明确病变的分期。

【影像诊断及分析思路】诊断:鼻咽部及右侧颈部Ⅱ区淋巴结弥漫大 B 细胞淋巴瘤。

1. CT 显示双侧鼻咽软组织肿物,病变形态不规则,边界清晰,双侧咽旁间隙显示清晰。

2. MRI 显示病变信号均匀,黏膜光滑完整,病变于 T_1WI 呈等、低信号,T_2WI 呈等信号,与邻近翼内肌边界清晰。

3. 增强检查显示病变呈轻到中度强化。

4. 鼻咽部软组织活检病理结果为鼻咽淋巴瘤。

5. 鼻咽淋巴瘤需要行全身 PET-CT 检查,以明确病变的分期。

【鉴别诊断及要点】

1. 鼻咽癌　①鼻咽软组织肿物,病变形态不规则,鼻咽黏膜中断破坏,淋巴瘤鼻咽黏膜完整。②病变常累及右侧翼内外肌及咽旁间隙。颅底骨质及脑神经也经常受累,淋巴瘤常呈膨胀性生长,推压邻近结构。③鼻咽癌呈明显不均匀强化,而淋巴瘤为轻至中度均匀强化。④鼻咽癌淋巴结转移于咽后间隙和颈部Ⅱ区。而淋巴瘤合并颈部淋巴结增大常常是范围广泛,Ⅴ区常常受累。⑤鼻咽癌常位于咽隐窝,而淋巴瘤更常位于中线。

2. 鼻咽腺样体增生肥大　①病变常见于儿童,临床上常见症状为打鼾。鼻咽侧位 X 线片显示腺样体肥厚,鼻咽腔狭窄。②CT、MRI 可清晰显示鼻咽部软组织增厚,咽鼓管咽口和咽隐窝可受压。③鼻咽部黏膜完整。

【疾病简介】

1. 定义与发病情况　鼻咽部淋巴瘤多为发生于咽部的结外淋巴瘤,大部分都是非霍奇金淋巴瘤,为鼻咽部第二常见的肿瘤,大约占头颈部肿瘤的 2.5%,以 Waldeyer 环(咽淋巴环)为主要的好发部位(鼻咽、扁桃体以及舌根)。大约 25.0% 的结外淋巴瘤发生于头颈部。发病年龄 14~71 岁,平均 44 岁。男女之比为 1.5 : 1~2.0 : 1。鼻咽部淋巴瘤可以单独发生,也可以为全身淋巴瘤的一部分。大约 4.0% 的患者伴有颈部淋巴结受累。非霍奇金淋巴瘤结内发生常见,但是 40.0% 的患者也可累及结外器官,如鼻咽、口咽等。最常见的病理类型为弥漫大 B 细胞淋巴瘤。

2. 临床表现　最常见的临床症状包括鼻塞、听觉减退、鼻出血等。

3. 诊断　鼻咽淋巴瘤根据典型的影像学表现可以明确诊断,但是最后还是依赖于活检病理。如果伴有颈部淋巴结转移,常常进行淋巴结活检,可明确诊断。

4. 淋巴瘤的分期　Ann Arbor 系统(表 4-12-1)虽然最初为霍奇金淋巴瘤设计,但也应用于非霍奇金淋巴瘤的临床分期。对非霍奇金淋巴瘤来说,临床分期不像霍奇金淋巴瘤那样重要,特别是进展型或高度进展型非霍奇金淋巴瘤,即使临床分期比较局限,仍应视为全身性疾患,着重给予系统治疗。

表 4-12-1　Ann Arbor 分期系统

分期	分期标准
Ⅰ	侵犯单个淋巴结区域(Ⅰ)或单个结外部位(ⅠE)
Ⅱ	侵犯 2 个或 2 个以上淋巴结区域,但均在膈肌的同侧(Ⅱ),可伴有同侧的局限性结外器官侵犯(ⅡE)
Ⅲ	膈肌上下淋巴结区域均有侵犯(Ⅲ),可伴有局限性结外器官侵犯(ⅢE)或脾侵犯(ⅢS)或两者均侵犯(ⅢES)
Ⅳ	在淋巴结、脾脏和咽淋巴环之外,一个或多个结外器官或组织受广泛侵犯,伴有或不伴有淋巴结肿大等

注:各期患者按有无 B 症状分为 A、B 两类。B 症状包括:6 个月内不明原因的体重下降 >10%;原因不明的发热(38℃以上);盗汗

5. 治疗原则　Ⅰ期、Ⅱ期的淋巴瘤可采用放疗加化疗,进展期淋巴瘤以化疗为主。病变的预后主要依赖于病变的分期,Ⅰ期、Ⅱ期、Ⅲ~Ⅳ期病变的 18 个月生存期分别为 100%、55.0% 和 25.0%。5 年生存期为 83.0%(Ⅰ~Ⅱ期)和 52.0%(Ⅲ~Ⅳ期)。

【临床关注点与影像学价值】

1. 鼻咽淋巴瘤常常以颈部肿物就诊,需要观察颈部肿物的位置,是否为无痛性。淋巴瘤的淋巴结增大为无痛性,常位于后颈部,而且范围比较广,弥漫生长,质硬。淋巴结的形状可呈橡胶状,随时间可以消退或者生长。

2. 由于淋巴瘤生长局限,所以病变与邻近结构的关系常常是推压,而不是侵犯。CT 及 MRI 根据病变累及的范围,均可以明确诊断。头颈部淋巴瘤常位于鼻咽、口咽。颈部淋巴结增大常位于Ⅱ~Ⅴ区。病变包绕血管而不是侵犯血管。

3. 实验室检查包括全血细胞计数、血离子检查(血钙、血磷和尿酸等),人类免疫缺陷病毒(HIV)等检查。

4. 需要注意,随着艾滋病(AIDS)的发病率越来越高,艾滋病合并淋巴瘤的发生率也非常高,但淋巴瘤密度不均匀,影像学表现不典型时,需要排除艾滋病合并淋巴瘤的可能。

5. 影像学检查除了颈部发现淋巴瘤外,还需要胸腹部 CT 或者全身 PET-CT 检查,当怀疑中枢神经受累时,需要进行 MRI 检查。目前原发性中枢神经淋巴瘤的发生率也比较高,DWI 序列具有特征性,呈显著高信号。颈部的 DWI 检查也对淋巴瘤的诊断提供了重要的依据。

6. 肿瘤分期及预后　分期是治疗方案选择的依据。淋巴瘤的预后可根据从进展性非霍奇金淋巴瘤发展而来的国际预后指数(international prognosis index,IPI)判断,对所有临床类型的淋巴瘤均适用,现在可以作为对治疗反应、复发和生存情况的一个预后评估因子。以下每一个特点可以得 1 分:年龄 >60 岁,Ⅲ、Ⅳ期,≥2 个结外病变,全身状态评分≥2 分,血清乳酸脱氢酶(LDH)水平升高;根据得分可以将患者分为 4 个不同危险程度的组群。年龄相关的 IPI 评分系统也逐渐建立起来。IPI 评分 0~1、2、3、4~5 分对应的 5 年总体生存率分别为 73.0%、51.0%、43.0%、26.0%。

7. 治疗后改变还是复发的评估　DWI 及 PET-CT 都可以显示病变放疗后反应还是病变复发。尤其随着 MRI 技术的进步,高分辨 DWI 可以评估肿瘤有无残存。

【关键点】

1. 患者出现咽堵,或者颈部无痛性淋巴结肿大,要高度怀疑淋巴瘤。鼻咽镜、鼻咽 CT 或 MRI 都可用来排除头颈部淋巴瘤。影像上重点观察鼻咽部有无病变;颈部淋巴结肿大的分布,如果病变广泛分布于Ⅱ~Ⅴ区淋巴结,而且增大的淋巴结包绕但不侵犯颈部大血管,鼻咽部、口咽部有弥漫性软组织肿块,淋巴瘤诊断明确。必要时进行鼻咽或者颈部淋巴结活检。

2. DWI 可以显示病变明显扩散受限,ADC 值约为 $0.546 \times 10^{-3} mm^2/s$,根据 ADC 值可以区分淋巴瘤和其他恶性肿瘤。

3. 怀疑头颈部淋巴瘤,需要进行全身检查,明确病变的分期,同时需要进行一些实验室检查、询问患者的临床症状,以评估预后。

(夏　爽)

病例 ⑬　反复右侧鼻出血

【简要病史及影像】男，17 岁。主因反复右侧鼻出血 5 个月入院（图 4-13-1）。

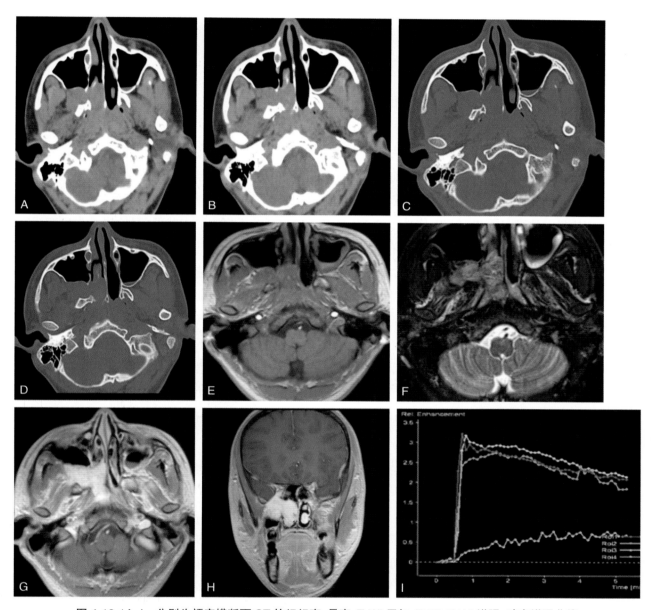

图 4-13-1A~I　分别为颅底横断面 CT 软组织窗、骨窗、T₁WI 平扫、T₂WI、T₁WI 增强、动态增强曲线

【问题与选项 1】病变的影像学表现不正确的是（　　　　　）

A. 病变位于右侧鼻咽腔。

B. 病变沿右侧翼腭窝生长。

C. 右侧蝶骨翼突骨质受压变薄。

D. 增强检查显示病变明显均匀强化。

E. 右侧鼻咽黏膜受压。

【答案】A. 病变位于右侧鼻咽腔(正确是病变位于蝶腭孔,压迫鼻咽腔)。

【问题与选项2】根据病变的表现,病变诊断为(　　　　)

A. 鼻咽癌。

B. 鼻咽淋巴瘤(弥漫大 B 细胞淋巴瘤)。

C. 鼻咽淋巴组织增生。

D. 鼻咽肉芽肿。

E. 鼻咽纤维血管瘤。

【答案】E. 鼻咽纤维血管瘤。

【建议补充的影像检查及其他重要材料】此病变需要进行 MRA 或者 DSA 检查,明确病变的血供来源,为进一步治疗做准备。

【影像诊断及分析思路】诊断:青少年鼻咽纤维血管瘤。

1. CT 显示右侧蝶腭孔肿物,肿物向前内侧凸向鼻后孔,向后方压迫鼻咽腔,向外侧沿翼腭窝生长,蝶骨翼突和上颌窦后壁骨质受压变薄。病变形态不规则,呈分叶状。

2. MRI 显示病变呈等 T_1、等 T_2 信号影,T_2WI 可见病变内部有不规则的点状低信号,提示为病变流空影。病变压迫咽后壁,沿右侧翼腭窝凸向右侧颞下窝,边界清晰。

3. 增强检查显示病变明显均匀强化,MRI 动态增强曲线显示为速升速降型,提示血供丰富。由于影像学检查提示纤维血管瘤,患者直接进行手术治疗,病理结果为鼻咽纤维血管瘤。

【鉴别诊断及要点】

1. 鼻咽癌　①鼻咽软组织肿物,病变形态不规则,鼻咽黏膜中断破坏;②病变常累及右侧翼内外肌及咽旁间隙。颅底骨质及脑神经也经常受累。纤维血管瘤推压骨质,不累及邻近的骨质及结构;③鼻咽癌呈不均匀强化,而纤维血管瘤为明显均匀强化;④鼻咽癌淋巴结转移常位于咽后间隙和颈部Ⅱ区,而纤维血管瘤无淋巴结肿大;⑤鼻咽癌常位于咽隐窝,纤维血管瘤起源于蝶腭孔;⑥鼻咽癌发生于成年人,青少年少见,纤维血管瘤常见于青少年男性。

2. 鼻咽腺样体增生肥大　①病变常见于儿童,临床上常见症状为打鼾。鼻咽侧位 X 线片显示腺样体肥厚,鼻咽腔狭窄。②CT、MRI 可清晰显示鼻咽部软组织增厚,咽鼓管咽口和咽隐窝可受压。③鼻咽部黏膜完整。

3. 鼻咽部淋巴瘤　①鼻咽部淋巴瘤常见,黏膜光滑完整;②病变常为膨胀性生长,一般不累及翼腭窝;③鼻咽部软组织肿块更常位于中线,而纤维血管瘤常位于一侧蝶腭孔区,沿翼腭窝生长,骨质受压变薄;④肿瘤信号均匀,ADC 值较低;⑤淋巴瘤呈中等均匀强化,而纤维血管瘤为明显均匀强化;⑥淋巴瘤合并颈部淋巴结增大多范围广泛,V 区常常受累及,而纤维血管瘤无淋巴结肿大。

【疾病简介】

1. 定义与发病情况　鼻咽纤维血管瘤为一种鼻咽部常见的良性肿瘤,常发生于 10~25 岁的男性,男女之比为 19:1。瘤中含有丰富血管,容易出血,故又有“男性青春期出血性鼻咽纤维血管瘤”之称,可说明本病的特性。据多数学者意见,本病一般在 25 岁以后可能停止生长,亦有术后复发未再处理,随访中发现肿瘤自然消失者。

2. 临床表现　青少年反复鼻出血,进行性鼻塞,邻近器官的压迫症状等。

3. 诊断　鼻咽纤维血管瘤可根据患者的年龄、性别及典型的临床症状做出判断,CT 或 MRI 显示病变起源于蝶腭孔,呈分叶状,血供丰富,MRI T$_2$WI 可显示大量流空的血管影,显示为胡椒盐征,为此病的特征性表现。

4. 治疗原则　鼻咽纤维血管瘤的治疗目前仍以手术切除为主。因肿瘤位于鼻咽腔,易向鼻腔、鼻窦、翼上颌间隙侵入,由于位置深在,不易暴露,常有猛烈出血,使手术操作有一定的困难和危险,有时因切除肿瘤不彻底而复发。因此,手术前必须做好充分准备,术前 3~5 日在 DSA 下栓塞,彻底切除,以避免危险及减少术后的复发。

【临床关注点与影像学价值】

1. 鼻咽部血管纤维瘤主要发生于青春期前及青春期男性。属组织学良性而具有生物破坏性肿瘤 (biologically aggressive tumor),常沿自然裂隙或孔道向周围生长并推压周围组织。向前可侵及鼻腔、后组筛窦、蝶窦、眼眶,向后侧可达海绵窦及蝶鞍周围,向外可通过蝶腭孔侵入翼腭窝;又通过翼颌裂侵入颞下窝。肿瘤以蝶腭孔处为根形成向两端膨大的哑铃形,还可经眶下裂跨过眶尖进入眶上裂,侵蚀翼板基部及蝶骨大翼而抵达颅中凹处的硬脑膜。影像学需要明确病变累及的范围。

2. 由于纤维血管瘤局部呈浸润性生长,病变范围可广泛。CT 虽然显示骨质结构受压变薄,但是病变沿着间隙生长,呈分叶状。MRI 可显示病变的纤维及血管成分,可明确提示病变的诊断。

3. 血管造影也是术前必不可少的诊断技术之一,特别是复发性肿瘤患者,DSA 可以显示肿瘤的分布及大小。鼻咽部血管纤维瘤的营养血管主要是颈外动脉的颌内动脉,也可来自咽升动脉、翼管动脉,有时是颈内动脉或椎动脉的分支。如果术前对营养肿瘤的血管没有准确地了解,一律做颈外动脉或颈内动脉结扎,就不可能有效地减少术中出血。

4. 肿瘤病理,瘤体大小不一,呈不规则分叶状。表面为粉红色或者暗红色,可有扩张的血管。肿瘤由丰富的血管组织和纤维基质构成。血管壁薄,缺乏弹性,易引起大出血。本肿瘤虽然为良性,但是具有侵袭性。

5. 肿瘤的分期,按照钱德勒(Chandler)标准进行分期:Ⅰ期,肿瘤局限于鼻咽部;Ⅱ期,肿瘤生长至鼻腔和蝶窦;Ⅲ期,肿瘤累及鼻窦、翼腭窝、颞下窝、眼眶等;Ⅳ期,肿瘤累及颅内。MRI 可对病变的分期进行详细的评估。

6. 治疗后改变还是复发的评估,鼻咽纤维血管瘤血供丰富,具有侵袭性,术后复发率极高,手术根治虽然困难,但是尽可能切除肿瘤可以防止病变复发。影像学的价值需要明确病变累及的范围。MRI 可以显示病变为放疗后反应还是病变复发。

【关键点】

1. 男性青少年,反复鼻出血,进行性鼻塞,CT 及 MRI 显示蝶腭孔来源的病变,病变呈分叶状,而且病变在 MRI 上显示胡椒盐征,增强检查可见明显强化,提示纤维血管瘤。

2. 影像学诊断鼻咽纤维血管瘤后不能进行活检,以避免不可控制的大出血。DSA 检查可以明确病变的血供,并可于术前进行血管栓塞,减少术中出血,保证手术野清楚,有助于将病变尽量切除干净,减少复发。

3. 鼻咽纤维血管瘤最主要的是术中尽可能切除,以避免手术后复发。影像学的价值在于明确诊断病变和详细评估病变的范围,为手术提供重要的术前信息。

（夏　爽）

病例 ⑭　吞咽异物感伴左侧咽痛

【简要病史及影像】女,47 岁。主因吞咽异物感 2 个月余,伴左侧咽部疼痛 1 周入院(图 4-14-1)。

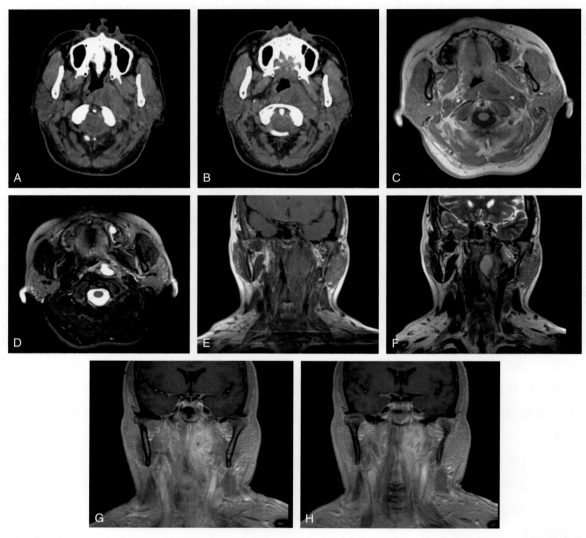

图 4-14-1A~H　A、B 分别为颅底横断面 CT 软组织窗,C~E 分别为横断面 T_1WI 平扫、横断面 T_2WI 抑脂、冠状面 T_1WI 平扫,F 为冠状面 T_2WI,G、H 为 T_1WI 增强

【问题与选项】根据病变的表现,病变诊断为(　　　　)

A. 鼻咽癌。

B. 鼻咽淋巴瘤(弥漫大 B 细胞淋巴瘤)。

C. 鼻咽淋巴组织增生。

D. 鼻咽炎症伴左侧咽旁间隙脓肿形成。

【答案】D. 鼻咽炎症伴左侧咽旁间隙脓肿形成。

【建议补充的影像检查及其他重要材料】需要结合临床症状及实验室检查,有无发热、咽部疼痛等病史,实验室有无白细胞、血沉、CRP 升高等。

【影像诊断及分析思路】诊断:鼻咽炎症伴左侧咽旁间隙脓肿形成。

1. CT 显示左侧鼻咽顶黏膜隆起,左侧咽旁间隙可见软组织影,病变内部可见不均匀低密度影,提示病变内部坏死。

2. MRI T_2WI 显示左侧鼻咽顶黏膜肿胀,左侧咽旁间隙内可见环形病变,内部可见长 T_1、长 T_2 信号影,增强检查病变壁强化明显,同时可见环形强化。

3. 结合患者的临床症状,咽塞、异物感、左侧咽部疼痛等,需要考虑鼻咽炎症及左侧咽旁间隙脓肿形成。

【鉴别诊断及要点】

1. 鼻咽癌　①鼻咽软组织肿物,病变形态不规则,鼻咽黏膜中断破坏,而咽旁间隙脓肿通常将黏膜隆起,出现水肿。②鼻咽癌常累及翼内外肌及咽旁间隙。颅底骨质及脑神经也经常受累。脓肿则表现为咽旁肿块,内部可见低密度坏死,边界不清,邻近筋膜密度升高。③鼻咽癌呈明显均匀强化,而脓肿可见环形强化,DWI 可见病变中心扩散受限。④鼻咽癌淋巴结转移位于咽后间隙和颈部Ⅱ区,而脓肿合并的炎性淋巴结肿大密度均匀,常保持正常的扁豆状。

2. 鼻咽部淋巴瘤　①黏膜光滑完整,脓肿黏膜肿胀;②病变常为膨胀性生长,一般不累及翼腭窝,脓肿常表现为咽旁肿块,内部可见低密度坏死,边界不清,邻近筋膜密度升高;③鼻咽部软组织肿块常位于中线,而脓肿位于咽旁间隙;④肿瘤信号均匀,ADC 值较低,脓肿内部 DWI 扩散受限;⑤淋巴瘤呈中等均匀强化,而脓肿为环形强化;⑥淋巴瘤合并颈部淋巴结增大多范围广泛,V区常常受累及,而脓肿合并的炎性淋巴结肿大密度均匀,常保持正常的扁豆状。

【疾病简介】

1. 定义与发病情况　咽旁间隙感染多为牙源性,特别是下颌智齿冠周炎,以及腭扁桃体炎和相邻间隙感染的扩散。偶继发于腮腺炎、耳源性炎症和上颈深部淋巴结炎。

2. 临床表现　咽旁间隙感染的局部症状主要表现为咽侧壁红肿、腭扁桃体肿大,肿胀可波及同侧软腭、舌腭弓和咽腭弓,悬雍垂被推向健侧。吞咽疼痛、进食困难、张口受限也常见。

3. 诊断　实验室检查白细胞总数升高。咽旁间隙位置深在,故宜行脓肿穿刺检查,如抽出脓液即可确诊。MRI 可显示脓肿的形成,DWI 扩散受限。

4. 治疗原则　当脓肿形成时,需要进行切开引流,以口内途径切开引流术为主。对于张口无明显受限的患者,可在翼下颌皱襞稍内侧纵行切开黏膜层,进入脓腔,用盐水或 1.0%~3.0% 过氧化氢冲洗脓腔,并放置引流管或引流条进行脓腔局部引流。

【临床关注点与影像学价值】

1. 咽旁间隙脓肿比较深在,CT 及 MRI 检查可明确病变的性质及病变是否存在脓肿形成,这对于治疗方法的选择很重要。如果只是咽旁的炎症,临床可保守治疗,但是当伴有脓肿形成时,临床上需要进行切开引流。

2. CT 增强检查及 MRI 检查可明确病变有无脓肿形成,病变呈环形强化、DWI 显示扩散受限提示脓肿的形成。

3. 临床上需要与咽旁间隙其他的肿瘤进行鉴别,尤其是淋巴瘤和鼻咽癌,后两者可见到骨质的改变及淋巴结的转移,临床症状也可以进行鉴别。

【关键点】影像学检查首先需要明确是否为炎症,其次明确是否伴有脓肿形成。需要根据临床及实验室检查,加上影像学的环形强化及扩散受限,可以诊断脓肿形成。

(夏　爽)

病例 ⑮　右颈肿物 2 个月

【简要病史及影像】男,49 岁,无意间发现右颈肿物 2 个月,无涕血、头痛、嗅觉(图 4-15-1)。

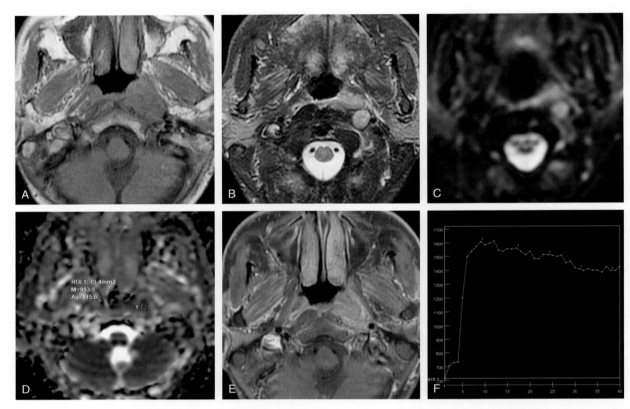

图 4-15-1A~F　分别为鼻咽横断面 T₁WI、脂肪抑制 T₂WI、DWI、ADC 图、脂肪抑制增强后 T₁WI 和鼻咽部病变动态曲线图

【问题与选项】患者可能的诊断是(　　　　)

A. 鼻咽癌。

B. 鼻咽慢性炎症。

C. 鼻咽腺样体增殖。

D. 鼻咽纤维血管瘤。

E. 鼻咽淋巴瘤。

【答案】A. 鼻咽癌。

【建议补充的影像检查及其他重要材料】鼻咽部病变明确为鼻咽癌后,影像诊断最主要的任务是明确肿瘤的 TNM 分期。首先观察颅内、颅底、鼻腔、鼻窦、口咽、喉、下咽及鼻咽周围间隙有无肿瘤侵犯,明确肿瘤 T 分期;再观察颈部淋巴结受侵情况,明确 N 分期;最后行相关检查观察胸部、腹部、骨骼等有无转移,确定 M 期。临床医师根据 TNM 分期及其他临床资料确定肿瘤的分期并制定治疗方案(表 4-15-1,表 4-15-2)。

表 4-15-1 美国癌症联合会（AJCC）第八版鼻咽癌 TNM 分期

分期	分期标准
Tx	原发肿瘤无法评价
T0	无原发肿瘤的证据,但有 EBV 阳性的颈部淋巴结侵犯
T1	肿瘤局限到鼻咽部,或者侵犯口咽和 / 或鼻腔,但不累及咽旁
T2	肿瘤累及咽旁间隙,和 / 或邻近软组织侵犯(翼内肌、翼外肌、椎前肌肉)
T3	肿瘤浸润到骨性结构,颅底、颈椎、翼突结构和 / 或鼻窦
T4	肿瘤有颅内侵犯,累及脑神经、下咽、眼眶、腮腺,和 / 或侵犯软组织的范围超过翼外肌外侧缘
N 分期	区域淋巴结的定义:鼻咽癌经常伴有早期淋巴结转移。咽后间隙和颈部淋巴结[颈静脉和脊副链(颈后三角区)]常常累及,且通常是双侧。鼻咽癌的转移通常遵循着可预测和从上到下的顺序转移,跳跃性转移罕见。在临床上应该评估淋巴结的最大径(任何方向)、偏心性、累及颈部的最下层面。淋巴结 >6cm 或范围超过环状软骨下端水平之下,被认为与预后差相关
Nx	区域淋巴结无法评价
N0	无区域淋巴结转移
N1	同侧的颈部淋巴结转移,和 / 或单侧或双侧咽后淋巴结转移,最大径≤6cm,环状软骨下端水平之上
N2	双侧的颈部淋巴结转移,最大径≤6cm,环状软骨下端水平之上
N3	同侧或双侧的颈部淋巴结转移,最大径 >6cm,和 / 或范围超过环状软骨下端水平之下
M 分期	
M0	没有远处转移
M1	远处转移

表 4-15-2 美国癌症联合会（AJCC）鼻咽癌预后分期

T	N	M	分期
Tis	N0	M0	0
T1	N0	M0	I
T1, T0	N1	M0	II
T2	N0	M0	II
T2	N1	M0	II
T1, T0	N2	M0	III
T2	N2	M0	III
T3	N0	M0	III
T3	N1	M0	III
T3	N2	M0	III
T4	N0	M0	IVA
T4	N1	M0	IVA
T4	N2	M0	IVA
Any T	N3	M0	IVA
Any T	Any N	M1	IVB

　　对于鼻咽癌患者,临床常见的影像检查项目:①鼻咽、颈部平扫+增强 MRI;②鼻咽、颈部、胸部及腹部增强 CT;③全身核素骨扫描;④对于较晚期患者,可行 PET-CT 或 PET-MRI 检查。因此,本例应重点补充及观察鼻咽癌局部侵犯及淋巴结、远处转移情况(图 4-15-2)。

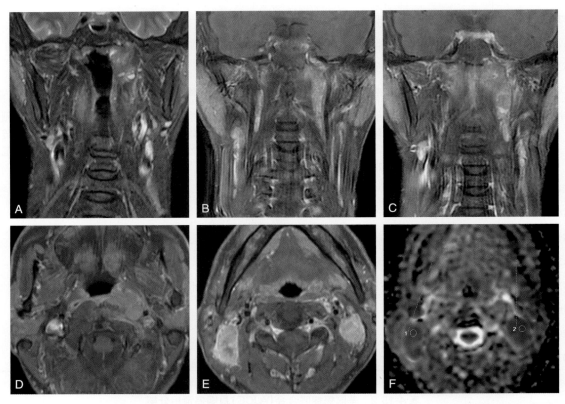

图 4-15-2A~F　A 为鼻咽部脂肪抑制冠状面 T$_2$WI,B、C 为冠状面增强后 T$_1$WI,D、E 为咽后淋巴结及颈深淋巴结脂肪抑制横断面增强后 T$_1$WI,F 为颈部淋巴结 ADC 图。此患者无明显远处转移瘤征象

【影像诊断及分析思路】诊断:鼻咽癌(T4)伴双颈Ⅱ、Ⅲ区及左颈Ⅶ区淋巴结转移(N2)。

　　1. 鼻咽顶左侧壁及左后壁不均匀增厚伴软组织肿块形成,T$_1$WI 呈等或稍高信号,T$_2$WI 呈稍高信号,强化明显;DWI 示明显弥散受限,动态增强曲线为速升缓降型,肿瘤向外侵及左侧咽旁间隙、翼内肌及颈动脉间隙,向上侵及左侧卵圆孔,相应颅底脑膜稍增厚伴强化,考虑 T4。

　　2. 左侧咽后淋巴结、双侧Ⅱ、Ⅲ区见多发肿大淋巴结,部分融合成团,大者大小 2.9cm×1.7cm,增强扫描可见不均匀强化,DWI 示明显扩散受限,ADC 值最低为 0.949×10^{-3}mm^2/s,考虑多发淋巴结转移,由于是双侧的颈部淋巴结转移,最大径≤6cm,于环状软骨下端水平之上,考虑 N2。

　　3. 双侧筛窦、蝶窦、上颌窦黏膜增厚,为慢性炎症改变,左侧乳突脂肪抑脂 T$_2$WI 呈高信号,考虑乳突炎症。

　　4. 鼻咽部软组织活检病理结果为未角化性分化型癌。

【鉴别诊断及要点】

　　1. 鼻咽慢性炎症　①鼻咽黏膜增厚,一般不侵犯周围结构,占位效应不明显,无明显推压、移位改变;②慢性炎症急性期可使软组织广泛肿胀,密度或信号欠均匀,边界不清;③病变侵犯咽旁间隙内时,表现为咽旁间隙正常脂肪组织减少或消失,替代以炎性组织,有明显脓肿形成时肿胀的组织内出现坏死区,边界不清;脓肿可超过扁桃体窝进入咽后间隙、咽旁间隙及颌下间隙,并可侵犯翼内肌、嚼肌间隙和软腭;④DWI 一般扩散受限不明显,ADC 值偏高,动态增强曲线多呈持续上升型。

2. 腺样体增殖　①影像表现为鼻咽顶壁和后壁软组织对称性增厚,表面软组织充入鼻咽腔,咽隐窝受压变窄,病变密度或信号均匀,病变不累及其下方的肌肉,亦无骨质破坏;②增强 CT 扫描常在腺样体的深面有一较薄的强化条状影;③T_1WI 呈低信号,T_2WI 呈均匀高信号,DWI 可有扩散受限,ADC 值一般偏低,动态增强曲线多呈速升速降型。

3. 鼻咽纤维血管瘤　①肿物血供丰富,增强 CT 扫描病变密度明显增高,其 CT 值可超过 100HU;②MRI T_1WI 呈中等信号,信号可不均匀,T_2WI 呈明显高信号,内部可掺杂低信号的血管基质信号,可呈胡椒盐样改变;③DWI 扩散受限不明显,ADC 值较高,动态增强曲线多呈速升速降型;④可有周围骨质侵蚀性改变。

4. 鼻咽淋巴瘤　①淋巴瘤侵犯范围广泛,常侵犯鼻腔、鼻咽、口咽,病变多为软组织弥漫性增厚;②肿物密度均匀,增强后无明显强化,与颈部肌肉相仿;③T_1WI 多呈均匀中低信号,T_2WI 呈均匀中等信号,DWI 扩散明显受限,ADC 值偏低,约 $0.5 \times 10^{-3} mm^2/s$,增强无明显强化,动态曲线可呈低平型、速升平台型、速升速降型;④肿物较大时,可包绕颅骨,但一般无明显骨质破坏。

【疾病简介】

1. 定义与发病情况　鼻咽癌的发病有明显地区差异,中国华南地区,尤其是广东省是全世界最高发地区,目前已公认与 EB 病毒感染有关。咽隐窝为鼻咽癌的好发部位,肿瘤容易侵犯周围间隙、口咽、鼻腔、鼻窦、颅底及颅内。

2. 临床表现　①鼻咽局部症状:鼻塞、鼾症、回缩性涕血或鼻出血;②阻塞性症状:由鼻咽癌阻塞或浸润咽鼓管导致阻塞性中耳乳突炎,引起传导性听力下降、耳鸣;鼻咽癌较大时可引起鼻窦炎;侵入眶内可致眼部症状;③当累及脑神经时,可表现为相应的脑神经麻痹症状;④颈部淋巴结转移。

3. 诊断　怀疑鼻咽癌,必须行鼻咽镜检查,同时行口咽、喉、下咽、食管及胃镜检查,除外多原发肿瘤。

4. 鼻咽癌病理分型　多为非角化、未分化型癌。

5. 治疗原则　鼻咽癌主要治疗手段为放射治疗,T1N0 或 T2N0 可单独放疗,T3、T4 伴 N3 行诱导化疗 + 放疗,其他一般行同步放、化疗,部分加靶向治疗。

【影像学价值与临床关注点】

1. 影像学评估鼻咽癌主要价值　分析肿瘤的范围(T 分期)、淋巴结转移(N 分期)及有无远处转移(M),而不是主要着重定性诊断,鼻咽癌的鉴别诊断相对简单,最主要的是一旦发现鼻咽病变,临床即刻就能行鼻咽镜检观察并活检取组织行病理检查定性。

2. 病变是颅底和海绵窦局限性病变还是鼻咽癌侵犯　鼻咽癌在中国发病率高,需要先明确上述问题,仔细观察或补充鼻咽部影像资料非常关键,影像学对于此类病变的诊断至关重要,如果没有明确的诊断思路,常容易误诊为局限性病变。临床关注的要点主要是有无侵犯翼外肌以外,斜坡有无破坏,是否侵犯眶内、海绵窦、脑膜及脑组织,尤其是有无沿肌肉、颅底孔道及神经蔓延,从而制定精准的放疗靶区,提高疗效,又尽可能减少放疗副反应。

3. 规范化影像学检查　对疗效评估、及时发现复发及转移、判断预后有重要意义病变范围的精准显示,是确定放疗范围的依据,平扫和脂肪抑制增强后 T_1WI 显示最佳。

4. 鼻咽癌治疗后的评估　一般使用 MRI 评价头颈部改变,CT 评估胸腹部,使用骨核素扫描判断有无骨转移。PET-CT、PET-MRI 对鼻咽癌治疗后复发、转移有重要价值。

【关键点】

1. 患者的传导性听力下降由阻塞性中耳乳突炎引起时,需要考虑鼻咽部病变,在影像上重点观察或补充影像学检查明确鼻咽部有无病变;如伴有血涕,鼻咽癌的可能性更大,仔细分析影像资料,准确评价肿瘤的范围,尤其嚼肌间隙、斜坡、眶内、脑膜、海绵窦、重要神经是否受侵。

2. 海绵窦和颅底骨质破坏性病变常由鼻咽癌引起,是鼻咽癌的晚期表现,平扫和脂肪抑制增强后 T_1WI 可清楚显示颅底、颅内和脑神经病变及范围,并能准确对于淋巴结转移分期,需注意有无Ⅳ、Ⅷ区淋巴结转移,放疗后需要注意Ⅸ、Ⅹ区淋巴结情况。

(罗德红)

病例 ⑯ 右颈肿物 1 个月

【简要病史及影像】 男,21 岁,发现右颈肿物 1 个月,质中,轻压痛(图 4-16-1)。

【问题与选项】 患者可能的诊断是( )

A. 右侧扁桃体、颈部淋巴结慢性炎症。

B. 结核侵及右侧口咽、颈部淋巴结。

C. 右侧口咽鳞癌伴颈部淋巴结转移。

D. 右侧口咽黏液表皮样癌、颈部淋巴结转移。

E. 淋巴瘤侵及右侧口咽、颈部淋巴结。

【答案】 E. 淋巴瘤侵及右侧口咽、颈部淋巴结。

【影像诊断及分析思路】 诊断:淋巴瘤侵及右侧口咽、颈部淋巴结。

1. 右侧口咽黏膜下肿物,分叶状,边界清楚,边缘光整,提示有淋巴瘤的可能,口咽癌为黏膜起源病变,黏膜糜烂,边缘多不规则。

2. 右侧口咽肿物 T_1WI 呈均匀低信号,T_2WI 呈中等均匀信号,右颈淋巴结亦呈均匀中等信号。T_2WI 呈中等信号,且信号均匀,为淋巴瘤的信号特点。

3. 右侧口咽肿物、颈部淋巴结 DWI 均有明显扩散受限,ADC 值低,右侧口咽肿物、颈部淋巴结 ADC 图较低处均约 $0.59 \times 10^{-3} mm^2/s$。DWI 扩散受限,尤其是 ADC 值低是淋巴瘤的特点。

4. 增强扫描有较明显强化,右侧口咽肿物、右颈淋巴结均呈速升速降型。

5. 右侧扁桃体软组织活检病理结果为非霍奇金淋巴瘤。

【鉴别诊断及要点】

1. 急、慢性扁桃体炎症 ①急性扁桃体炎是青少年的一种自限性疾病,主要致病菌为链球菌和葡萄球菌。化脓性的扁桃体炎可引起扁桃体周围脓肿或罕见的扁桃体脓肿。②临床症状典型,常有发热、畏寒、咽痛、吞咽困难等。③影像表现为扁桃体区软组织广泛肿胀,密度或信号欠均匀,边界不清。④当脓肿形成后,肿胀的软组织内出现均匀低密度或异常信号区,增强后呈边缘环状强化,中央为坏死区。脓肿在 MRI T_1WI 呈低信号,边缘有一圈中等信号环,T_2WI 呈高信号,脓腔壁仍呈低信号,增强扫描时脓肿壁有强化。⑤慢性扁桃体炎症常为 T_2WI 高信号,DWI 有扩散受限,但 ADC 值多 $>1.0 \times 10^{-3} mm^2/s$,动态曲线常呈持续上升型。

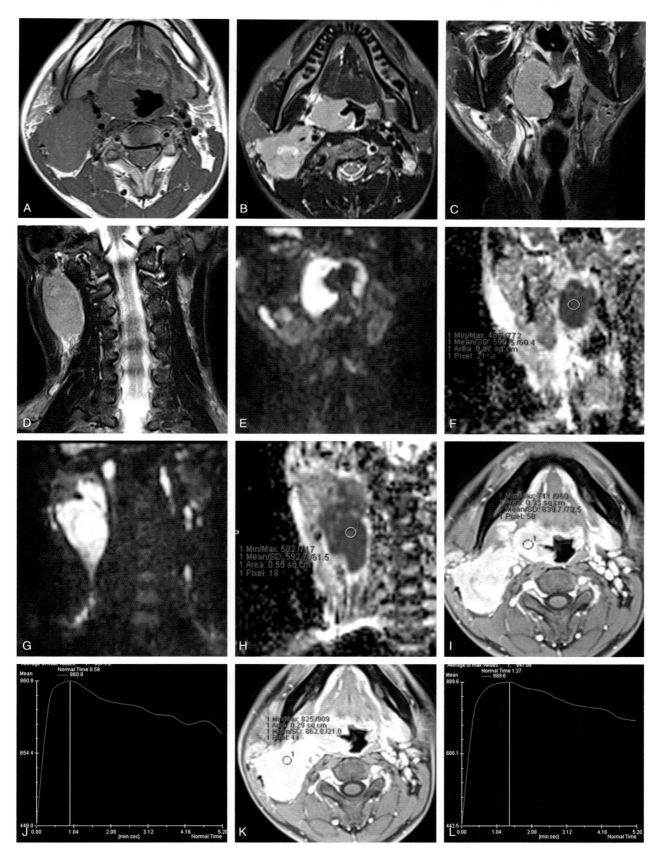

图 4-16-1A～L A 为口咽部 T_1WI，B～D 分别为脂肪抑制口咽部、颈部 T_2WI 横断面、冠状面及矢状面，E～H 分别为口咽部 DWI 和 ADC 图及颈部淋巴结 DWI 和 ADC 图，I～L 分别为口咽部肿物动态增强 ROI 和动态曲线及颈部淋巴结 ROI 和动态曲线

2. 扁桃体淋巴组织增生　①多为双侧对称性扁桃体肿大;②病变内多无明显低密度区,增强 CT 扫描或增强 MRI 可见病变内常有强化分隔;③常有颈部淋巴结肿大,密度均匀、边缘规则;④扁桃体慢性炎症在形态上与淋巴瘤鉴别较困难,功能 MRI 检查有一定鉴别意义,如 ADC 值偏高、动态增强曲线为持续上升型应多考虑扁桃体淋巴组织增生,最终需活检病理学证实。

3. 口咽结核　①口咽结核较少见;②边缘不规则,密度或信号不均匀;③扁桃体区域肿物有环状强化、内部有多个分隔及坏死区,尤其是颈部淋巴结内有多个分隔及多个坏死灶,为结核的典型特点。

4. 扁桃体癌　①多为单侧病变,边缘多不规则,呈侵袭状;②增强后有一定程度的强化,内部密度或信号不均匀,多有坏死区;③颈部转移淋巴结多有边缘强化,内部可见坏死灶;④DWI 常有扩散受限,ADC 值偏低,常在 $(0.7\sim1.2)\times10^{-3}\mathrm{mm^2/s}$ 区间。

5. 扁桃体区域小涎腺癌　①扁桃体区域小涎腺癌(包括黏液表皮样癌、腺样囊腺癌)少见,小涎腺癌常位于软腭、咽旁间隙较多;②小涎腺癌多边缘不规则,内部密度或信号不均匀;③功能 MRI 表现与淋巴瘤也有较大差异,如 ADC 值明显高于淋巴瘤;④小涎腺癌的颈部淋巴结转移有明显特点,转移淋巴结常较小,强化不明显,常有边缘环状强化、内部均匀黏液样密度或信号改变,有时边缘有锯齿或毛刺。

【疾病简介】

1. 定义与发病情况　口咽和鼻咽是最常见的头颈部结外非霍奇金淋巴瘤原发部位,大多数为 B 细胞性非霍奇金淋巴瘤,发生在扁桃体的非霍奇金淋巴瘤约占其中的 1/2。当咽淋巴环淋巴瘤伴发或继发胃肠道淋巴瘤时,应考虑为黏膜相关组织淋巴瘤回归现象。

2. 临床表现　①主要表现为无痛性淋巴结肿大;②侵及口咽、鼻咽、鼻腔局部时可有鼻塞、涕血等症状;③淋巴瘤属于全身性疾病,几乎可以侵犯全身所有组织和器官,可伴有发热、瘙痒、盗汗及消瘦等全身症状。

3. 诊断　一旦怀疑口咽淋巴瘤,应尽快行活检病理证实。

4. 淋巴瘤病理分型　非常复杂,口咽部淋巴瘤主要为非霍奇金淋巴瘤。

5. 治疗原则　①放射治疗,一些早期的头颈部淋巴瘤可单纯放射治疗,放疗还可用于巩固化疗的疗效;②化疗,淋巴瘤化疗多采用联合化疗,可以结合靶向治疗或免疫治疗;③手术治疗,不是主要治疗方法,仅限于活检或并发症处理。

【临床关注点与影像学价值】

1. 肿瘤侵犯范围,需要明确局部侵犯的范围,如是否侵犯鼻咽、鼻腔、颅底及下咽、喉部。

2. 有无颈部、纵隔、腹盆腔、腹膜后及表浅淋巴结侵犯,对制定治疗方案至关重要。

3. 有无其他重要器官的侵犯,如肝脏、脾脏。

4. 局部侵犯选择 MRI 检查为佳,远处侵犯可采用 PET-CT、PET-MRI。

5. 淋巴瘤治疗后常采用 CT、PET-CT、PET-MRI 评估疗效。

【关键点】

1. 口咽淋巴瘤影像表现有明显特点,如密度或信号均匀、强化不明显、ADC 值低等,治疗前怀疑有淋巴瘤时应避免根治性手术。

2. 淋巴瘤是全身性疾病,一旦怀疑淋巴瘤,应做全身影像学检查,准确分期,为临床确定治疗方案提供依据。

(罗德红)

参 考 文 献

［1］ 李书玲，王振常.头颈部腺样囊性癌的 MRI 诊断.磁共振成像，2012，3（6）：420-423.

［2］ Eggesbø HB. Imaging of sinonasal tumours. Cancer Imaging，2012，12（12）：136-152.

［3］ Dubergé T，Bénézery K，Resbeut M，et al. Adenoid cystic carcinoma of the head and neck：a retrospective series of 169 cases. Cancer Radiother，2012，16（4）：247-256.

［4］ 张宏美，马新星，刘雨蒙，等.鼻腔 NK-T 细胞淋巴瘤的 CT 及 MRI 诊断.临床放射学杂志，2014，33（5）：681-684.

［5］ King AD，Lei KI，Ahuja AT，et al. MR imaging of nasal T-cell/natural killer cell lymphoma. AJR Am J Roentgenol，2000，174（1）：209-211.

［6］ Baumann BC，Lustig RA，Mazzoni S，et al. A prospective clinical trial of proton therapy for chordoma and chondrosarcoma：feasibility assessment. J Surg Oncol，2019，120（2）：200-205.

［7］ 郑婉静，曹代荣，邢振，等.对比分析颅底软骨肉瘤与脊索瘤 CT 和 MRI 征象.中国医学影像技术，2018，34（11）：1699-1702.

［8］ 卢红，王健，蔡萍，等.颅底高分化软骨肉瘤的 CT 及 MRI 诊断价值.中国医学影像学杂志，2017，25（7）：501-504.

［9］ 张学渊.头颈部软骨肉瘤.临床耳鼻咽喉头颈外科杂志，2015，29（24）：2111-2113.

［10］ 张水兴，郭建东，曾莎莎，等.颅底软骨肉瘤与软骨瘤影像征象对照分析.临床放射学杂志，2013，32（8）：1075-1078.

［11］ 王振常.中华临床医学影像学头颈分册 // 李恒国.咽部影像学.北京：北京大学医学出版社，2016：342-395.

［12］ 沙炎，罗德红，李恒国.头颈部影像学：耳鼻咽喉头颈外科卷.北京：人民卫生出版社，2014.

［13］ Imre A，Pinar E，Erdoğan N，et al. Prevertebral space invasion in head and neck cancer：negative predictive value of imaging techniques. Ann Otol Rhinol Laryngol，2015，124（5）：378-383.

［14］ Pan JJ，Ng WT，Zong JF，et al. Proposal for the 8th edition of the AJCC/UICC staging system for nasopharyngeal cancer in the era of intensity-modulated radiotherapy. 2016，122（4）：546-558.

［15］ Zhou GQ，Mao YP，Chen L，et al. Prognostic value of prevertebral space involvement in nasopharyngeal carcinoma based on intensity-modulated radiotherapy. Int J Radiat Oncol Biol Phys，2012，82（3）：1090-1097.

［16］ Song CR，Cheng P，Cheng JL，et al. Differential diagnosis of nasopharyngeal carcinoma and nasopharyngeal lymphoma based on DCE-MRI and RESOLVE-DWI. Eur Radiol，2020，30（1）：110-118.

［17］ Chen C，Lin Z，Xiao Y，et al. Role of diffusion-weighted imaging in the discrimination of benign and metastatic parotid area lymph nodes in patients with nasopharyngeal carcinoma. Sci Rep，2018，8（1）：281.

［18］ Hiyama T，Kuno H，Sekiya K，et al. Bone subtraction iodine imaging using area detector CT for evaluation of skull base invasion by nasopharyngeal carcinoma. AJNR Am J Neuroradiol，2019，40（1）：135-141.

［19］ Guo RJ，Zhang XL，Niu CX，et al. Primary central nervous system small lymphocytic lymphoma in the bilateral ventricles：two case reports. BMC Neurol，2019，19（1）：200.

［20］ Chen PH，Yang Y，O'Malley DP，et al. Clinicopathologic characteristics and novel biomarkers of aggressive B-cell lymphomas in the nasopharynx. Ann Diagn Pathol，2019，41：129-135.

［21］ Ravikanth R，Kamalasekar K. Primary nasopharyngeal non-Hodgkin lymphoma. Int J Clinicopathol Correl，2019，3：39.

［22］ Rupa V，Mani SE，Backianathan S，et al. Management and outcome in patients with advanced juvenile nasopharyngeal angiofibroma. J Neurol Surg B Skull Base，2018，79（4）：353-360.

［23］ Janakiram TN，Sharma SB，Samavedam UC，et al. Imaging in juvenile nasopharyngeal angiofibroma：clinical significance of ramharan and chopstick sign. Indian J Otolaryngol Head Neck Surg，2017，69（1）：81-87.

［24］ Rodriguez DP，Orscheln ES，Koch BL. Masses of the nose，nasal cavity，and nasopharynx in children. Radiographics，2017，37（6）：1704-1730.

［25］ Szymańska A，Szymański M，Czekajska-Chehab E，et al. Invasive growth patterns of juvenile nasopharyngeal angiofibroma：radiological imaging and clinical implications. Acta Radiol，2014，55（6）：725-731.

［26］ Simard RD，Socransky S，Chenkin J. Transoral point-of-care ultrasound in the diagnosis of parapharyngeal space abscess. J Emerg Med，2019，56（1）：70-73.

［27］ Lee KH，Li YL，Yu ML. Parapharyngeal abscess presenting as masticatory otorrhoea-persistent foramen tympanicum as a route of drainage：a case report. Hong Kong Med J，2019，25（3）：246-247.

［28］罗京伟,罗德红.头颈部放射治疗解剖图谱.北京:人民卫生出版社,2017.

［29］鲜军舫,王振常,罗德红,等.头颈部影像诊断必读.北京:人民军医出版社,2018.

［30］Gooi Z,Richmon J,Agrawal N,et al. Principles of treatment for nasopharyngeal cancer:a review of the national comprehensive cancer network guidelines. Head Neck,2017,39(2):201-205.

［31］Winzer R,Hoberück S,Zöphel K,et al. Diffusion-weighted MRI for initial staging in Hodgkin's lymphoma:comparison with FDG PET. Eur J Radiol,2019,123:108775.

［32］Regacini R,Puchnick A,Luisi FAV,et al. Can diffusion-weighted whole-body MRI replace contrast-enhanced CT for initial staging of Hodgkin lymphoma in children and adolescents? Pediatr Radiol,2018,48(5):638-647.

［33］King AD,Law BK,Tang WK,et al. MRI of diffuse large B-cell non-Hodgkin's lymphoma of the head and neck:comparison of Waldeyer's ring and sinonasal lymphoma. Eur Arch Otorhinolaryngol,2017,274(2):1079-1087.

［34］Hagtvedt T,Seierstad T,Lund KV,et al. Diffusion-weighted MRI compared to FDG PET/CT for assessment of early treatment response in lymphoma. Acta Radiologica,2015,56(2):152-158.

病例 ① 无明显诱因声嘶 2 个月

【简要病史及影像】 男,70 岁,无明显诱因声嘶 2 个月余(图 5-1-1)。

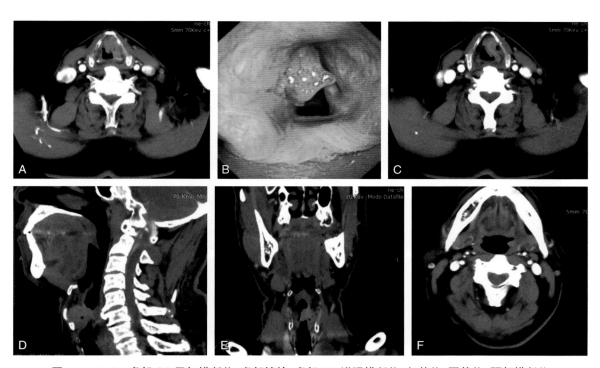

图 5-1-1A~F　喉部 CT 平扫横断位、喉部镜检、喉部 CT 增强横断位、矢状位、冠状位、颈部横断位

【问题与选项】 患者喉癌的 T 和 N 分期是(　　　　)

A. T2N1。

B. T1N1。

C. T1N0。

D. T3N1。

E. T2N0。

【答案】C. T1N0。

【影像诊断及分析思路】诊断:声门上型喉癌 T1N0。

1. 影像表现　左侧室带不规则增厚,形成软组织肿物,突向左侧喉室,增强扫描明显均匀强化。

定位诊断:病变主体位于左侧室带,故定位为声门上区。

T 分期:主要位于左侧室带,突向左侧喉室。

N 分期:双侧颈部未见明确肿大淋巴结。

综上所述,病变局限于声门上区左侧室带(T1),突向喉室(未侵及),声带未受累,周围组织未见明显受侵;无区域淋巴结转移(N0),故影像分期为声门上型喉癌 T1N0。

2. 术后病理　声门上型中 - 低分化鳞状细胞癌,肿物主要位于左室带,呈乳头状外生性生长。淋巴结未见转移癌。病理分期 T1N0。

【鉴别诊断及要点】对于声门上型喉癌,室带和声带的过渡区有时较难区分是否受侵,可能造成漏诊或误诊,对于 T1 期喉癌,需要结合喉镜检查进一步明确病变侵犯范围。

(李 琳　包 丹)

病例 ❷ 声音嘶哑 1 年余

【简要病史及影像】男,65 岁,声音嘶哑 1 年余(图 5-2-1)。

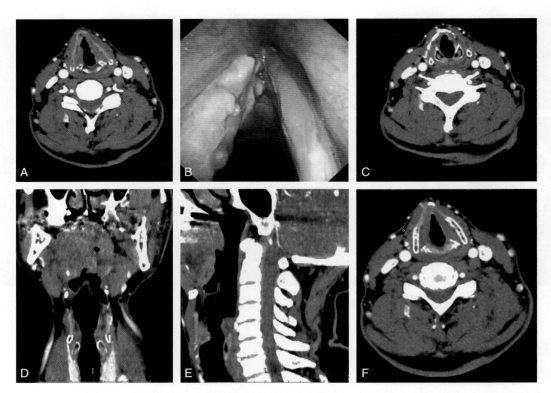

图 5-2-1A~F　喉部 CT 增强横断位、喉部镜检、喉部 CT 增强横断位、冠状位、矢状位、颈部 CT 增强横断位

【问题与选项】患者喉癌的 T 和 N 分期是( )

A. T_XN0。

B. T2N0。

C. T0N0。

D. T1N0。

E. T1N1。

【答案】D. T1N0。

【影像诊断及分析思路】诊断:声门型喉癌 T1N0。

1. 影像表现 左侧声带不均匀增厚,见多发微小结节状强化,可疑累及前联合。

定位诊断:病变主体位于左侧声带,故定位为声门区。

T 分期:病变位于左侧声带,可疑侵犯前联合,未跨声门侵犯周围组织。

N 分期:双侧颈部未见明确肿大淋巴结。

综上所述,病变局限于声门区左侧声带(T1),周围组织未见明显受侵;无区域淋巴结转移(N0)。是否侵犯前联合并不影响 T 分期,因病变局限于一侧声带,故影像分期为声门型喉癌 T1aN0。

2. 术后病理 左声带中分化鳞状细胞癌,侵及黏膜固有层,未侵及声带肌及甲状软骨,累及前联合,未累及左喉室及左室带。淋巴结未见转移性癌。病理分期 T1N0。

【鉴别诊断及要点】本例病变位于左侧声带,侵犯前联合,不改变 T 分期,但对手术方式的选择有影响。对于 T1 期喉癌,部分病变较表浅,需要结合喉镜检查进一步明确病变侵犯范围。

(李 琳 包 丹)

病例 ③ 声音嘶哑 2 个月

【简要病史及影像】女,60 岁,声音嘶哑 2 个月(图 5-3-1)。

【问题与选项】患者喉癌的 T 和 N 分期是( )

A. T3N1。

B. T2N0。

C. T4N1。

D. T3N0。

E. T2N1。

【答案】B. T2N0。

【影像诊断及分析思路】诊断:声门上型喉癌 T2N0。

1. 影像表现 会厌喉面、双侧室带不均匀增厚,增强扫描明显强化,双侧杓会厌皱襞受累,双侧声带显示尚可,会厌前间隙及声门旁间隙显示可。

定位诊断:病变主体位于会厌喉面,故定位为声门上区。

T 分期:侵犯会厌、双侧室带、双侧杓会厌皱襞。

N 分期:双侧颈部未见明确肿大淋巴结。

综上所述,病变位于声门上区,主体位于会厌根部,累及双侧室带及双侧杓会厌皱襞(T2);无区域淋

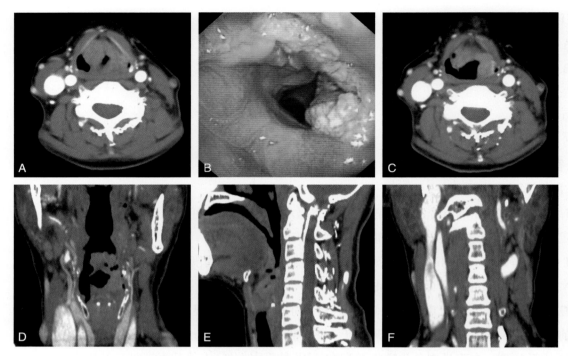

图 5-3-1A~F　喉部 CT 增强横断位、喉部镜检、喉部 CT 增强横断位、冠状位、矢状位、颈部 CT 增强冠状位

巴结转移(N0),故影像分期为声门上型喉癌 T2N0。

2. 术后病理　喉声门上型中分化鳞状细胞癌,侵及固有层,累及双侧室带及双侧杓会厌皱襞,未累及会厌前间隙及甲状软骨板。淋巴结未见转移。病理分期为 T2N0。

【鉴别诊断及要点】部分病例出现声门旁脂肪间隙、会厌前脂肪间隙消失,难以鉴别为受压或肿瘤侵犯,可能造成假阳性。

(李 琳　包 丹)

病例❹　声音嘶哑 1 个月

【简要病史及影像】男,57 岁,声音嘶哑 1 个月(图 5-4-1)。

【问题与选项】患者喉癌的 T 和 N 分期是(　　　　)

A. T2N1。

B. T3N1。

C. T2N0。

D. T1N0。

E. T3N0。

【答案】C. T2N0。

【影像诊断及分析思路】诊断:声门上型喉癌 T2N0。

1. 影像表现　肿物主要位于右侧室带,累及前联合、右侧声带及左侧声、室带。

定位诊断:病变主体位于右侧室带,故定位为声门上区。

T 分期:肿瘤侵犯右侧室带、前联合、右侧声带及左侧声、室带。

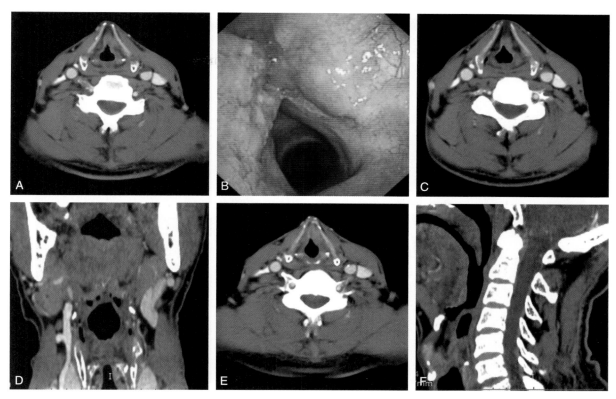

图 5-4-1A~F 喉部 CT 增强横断位、喉部镜检、喉部 CT 增强横断位、冠状位、横断位、矢状位

N 分期:双侧颈部未见明确肿大淋巴结。

综上所述,病变位于右侧室带,累及前联合、右侧声带及左侧声、室带(T2);无区域淋巴结转移(N0),故影像分期为声门上型喉癌 T2N0。

2. 术后病理 喉声门上型中 - 低分化鳞状细胞癌,肿瘤位于右侧室带,累及前联合、右侧喉室、声带;累及左侧声、室带及喉室。肿瘤累及黏膜固有层,未累及甲状软骨板。淋巴结未见转移癌。病理分期为 T2N0。

【鉴别诊断及要点】 部分病例难以鉴别声门旁间隙消失为受压还是肿瘤侵犯,可能造成假阳性。

(李 琳 包 丹)

病例 ❺ 吞咽困难 1 年,声嘶 3 周

【简要病史及影像】 女,74 岁,吞咽困难 1 年,声嘶 3 周(图 5-5-1)。

【问题与选项】 患者喉癌的 T 和 N 分期是( )

A. T2N1。

B. T3N1。

C. T2N0。

D. T4N0。

E. T3N0。

【答案】 E. T3N0。

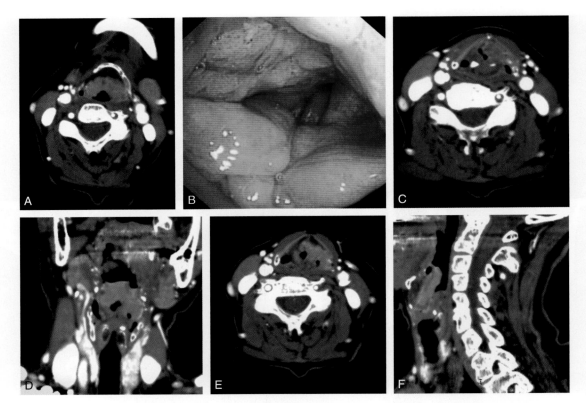

图 5-5-1A~F　喉部 CT 增强横断位、喉部镜检、喉部 CT 增强横断位、冠状位、横断位、矢状位

【影像诊断及分析思路】 诊断：声门上型喉癌 T3N0。

1. 影像表现　会厌喉面不规则软组织肿物，增强扫描不均匀强化，侵及左侧室带及左侧杓会厌皱襞，侵透会厌软骨至会厌前间隙，侵及左侧声门旁间隙及左侧梨状窝。

定位诊断：病变主体位于会厌及左侧室带，故定位为声门上区。

T 分期：肿物侵犯左侧会厌、左侧室带、左侧杓会厌皱襞，侵透会厌软骨至会厌前间隙，侵犯左侧声门旁间隙及左侧梨状窝。

N 分期：双侧颈部未见明确肿大淋巴结。

综上所述，病变主体位于会厌喉面，侵犯左侧室带、左侧披裂皱襞、左侧梨状窝，侵犯会厌前间隙及声门旁间隙（T3）；无区域淋巴结转移（N0）。故影像分期为声门上型喉癌 T3N0。

2. 术后病理　会厌中 - 低分化鳞状细胞癌，侵透会厌软骨，侵及会厌前间隙。肿瘤未累及舌骨、甲状软骨板及横纹肌组织，未见明确神经侵犯及脉管瘤栓。淋巴结未见转移癌。病理分期为 T3N0。

【鉴别诊断及要点】 部分病例难以鉴别声门旁间隙或会厌前间隙消失为受压还是肿瘤侵犯，可能造成漏诊或误诊。

（李　琳　包　丹）

病例⑥　声音嘶哑、吞咽不适 5 个月

【简要病史及影像】 男，50 岁，声音嘶哑、吞咽不适 5 个月（图 5-6-1）。

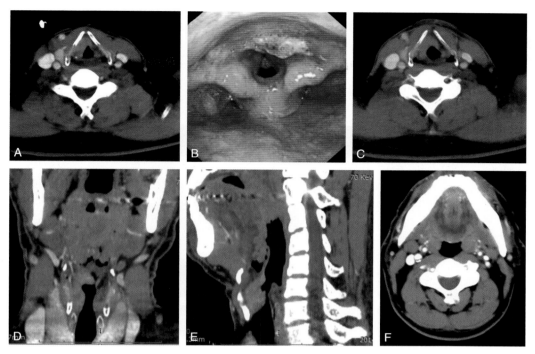

图 5-6-1A~F 喉部 CT 增强横断位、喉部镜检、喉部 CT 增强横断位、冠状位、矢状位、颈部 CT 增强横断位

【问题与选项】患者喉癌的 T 和 N 分期是(   )

A. T2N0。

B. T3N1。

C. T2N1。

D. T1N0。

E. T3N0。

【答案】E. T3N0。

【影像诊断及分析思路】诊断:声门上型喉癌 T3N0。

1. 影像表现 右侧室带、右侧杓会厌皱襞、会厌软组织增厚,增强扫描呈中度强化,肿物跨过中线累及对侧,会厌前间隙受累。右侧声带、甲状软骨未见明显受累。

定位诊断:肿瘤主体位于会厌及右侧室带,故定位为声门上区。

T 分期:侵犯右侧室带、右侧杓会厌皱襞、会厌、右侧会厌前间隙。

N 分期:右颈Ⅱ区见短径 >1cm 的淋巴结,但强化较均匀,呈轻、中度强化。

综上所述,病变位于声门上区,主体位于右侧室带、右侧杓会厌皱襞、会厌,累及右侧会厌前间隙(T3);无区域淋巴结转移(N0)。故影像分期为声门上型喉癌 T3N0。

2. 术后病理 喉声门上型中分化鳞状细胞癌,肿瘤主要位于会厌喉面右侧,并侵犯部分会厌喉面左侧,侵犯会厌前间隙;未累及会厌软骨及甲状软骨;未累及右室带及右杓状软骨。淋巴结未见转移。病理分期为 T3N0。

【鉴别诊断及要点】部分病例难以鉴别声门旁间隙或会厌前间隙消失为受压还是肿瘤侵犯,可能造成漏诊或误诊。

(李 琳 包 丹)

病例 ❼ 声音嘶哑 2 个月

【简要病史及影像】男,49 岁,声音嘶哑 2 个月(图 5-7-1)。

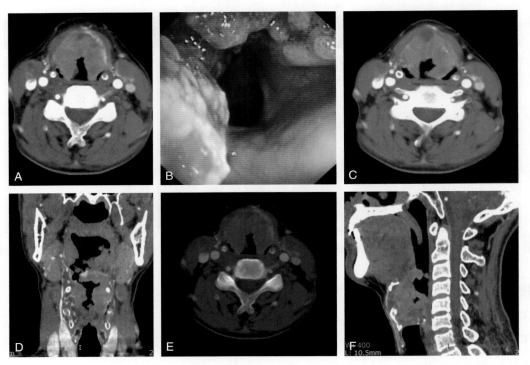

图 5-7-1A~F 喉部 CT 增强横断位、喉部镜检、喉部 CT 增强横断位、冠状位、横断位、矢状位

【问题与选项】患者喉癌的 T 和 N 分期是(   )

A. T2N1。

B. T4aN2c。

C. T3N2。

D. T4bN2。

E. T3N3。

【答案】B. T4aN2c。

【影像诊断及分析思路】诊断:声门上型喉癌 T4aN2c。

1. 影像表现 声门上区不规则肿物,边界不清楚,增强扫描呈不均匀明显强化,肿物侵犯会厌谷、会厌、双侧杓会厌皱襞,累及会厌前间隙、双侧梨状窝,与双侧声带、前联合、舌骨、双侧声门旁间隙关系密切。可疑侵犯甲状软骨。

定位诊断:肿瘤主体位于会厌、杓劈裂皱襞和室带,故定位为声门上区。

T 分期:侵犯会厌、会厌谷、双侧杓会厌皱襞、双侧室带,累及会厌前间隙、双侧梨状窝,与双侧声带、前联合、双侧声门旁间隙关系密切。可疑侵犯甲状软骨。

N 分期:双颈Ⅱ区短径 >1cm 的淋巴结,增强扫描明显不均匀强化,边缘环形强化为主。

综上所述,病变位于声门上区,主体位于会厌部,侵犯会厌谷、双侧杓会厌皱襞、室带,累及会厌前间隙、双侧梨状窝,与双侧声带、前联合、双侧声门旁间隙关系密切,可疑侵犯甲状软骨(T4a);双颈Ⅱ区短径>1cm 的转移淋巴结(双侧 N2c),故影像分期为声门上型喉癌 T4aN2c。

2. 术后病理　喉声门上型高 - 中分化鳞状细胞癌,侵及舌根横纹肌组织,累及双侧梨状窝、会厌前间隙、双侧室带、左侧声带肌及左侧声门旁间隙,未累及右侧声带、前联合、甲状软骨板、左侧甲状腺组织、舌骨。右颈Ⅱ区淋巴结 2/12,左颈Ⅱ区淋巴结 1/8。病变侵及舌根横纹肌组织,故病理分期为 T4aN2。

【鉴别诊断及要点】 部分病变与甲状软骨关系密切,或甲状软骨不连续骨化易诊断为肿瘤侵犯,本例手术证实未侵犯甲状软骨,但侵犯舌根横纹肌组织,故 T 分期为 T4a。

(李　琳　包　丹)

病例 8 声嘶 3 年,憋气 1 个月

【简要病史及影像】 男,57 岁,声嘶 3 年,憋气 1 个月(图 5-8-1)。

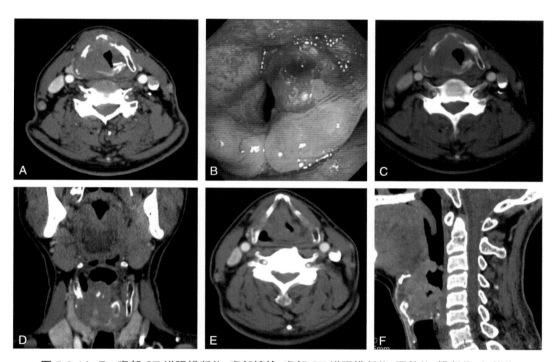

图 5-8-1A~F　喉部 CT 增强横断位、喉部镜检、喉部 CT 增强横断位、冠状位、横断位、矢状位

【问题与选项】 患者喉癌的 T 和 N 分期是(　　　　)

A. T4aN0。

B. T3N1。

C. T2N0。

D. T4aN1。

E. T3N0。

【答案】 A. T4aN0。

【影像诊断及分析思路】 诊断:声门型喉癌 T4aN0。

1. 影像表现　右侧声带肿物,增强扫描呈不均匀明显强化,边界不清楚,肿物向前及右外侧侵透甲状软骨及环状软骨累及前方软组织,与甲状腺右侧叶关系密切,双侧声门旁间隙消失,累及前联合、右侧杓会厌皱襞、右侧室带、左侧声带,左侧室带可疑受侵,向下侵犯声门下。

定位诊断:肿瘤主体位于右侧声带,故定位为声门区。

T 分期:右侧声带、甲状软骨、环状软骨及前方软组织、甲状腺、双侧声门旁间隙、前联合、右侧杓会厌皱襞、右侧室带、左侧声带、声门下区(T4a)。

N 分期:双侧颈部未见明确肿大淋巴结(N0)。

综上所述,病变主体位于右侧声带,累及范围较广,侵犯甲状软骨、环状软骨及前方软组织;无区域淋巴结转移。故影像分期为 T4aN0。

2. 术后病理　喉声门型低分化鳞状细胞癌,伴大量坏死;肿瘤主要位于右侧声、室带(结合临床所见符合右侧声带固定),累及右声门下、右侧杓会厌皱襞、前联合及左侧声带,侵透环状软骨及甲状软骨板达周围软组织及横纹肌组织;未累及会厌软骨、左室带及舌骨;可见脉管瘤栓,未见明确神经侵犯。淋巴结未见转移性癌。病理分期为 T4N0。

【鉴别诊断及要点】 此病变范围广泛,外侵明显,甲状软骨明显破坏,诊断较容易。

【疾病简介】

1. 定义与发病情况　喉癌是头颈部常见原发恶性肿瘤,约 60.0% 的患者在诊断时已为晚期(Ⅲ或Ⅳ期),在过去 40 年中其 5 年生存率不升反降,从 66.0% 降至 63.0%。喉部分为三个解剖分区:声门上区(舌骨上会厌、舌骨下会厌、杓会厌襞喉面、杓肌和室带)、声门区(声带、前、后连合)和声门下区(声门区下缘延伸至环状软骨下缘)。其中声门上区和声门区喉癌较多,声门下区喉癌发病率低,仅约 2.0%。

2. 临床表现　喉癌的症状取决于病灶位置。持续声音嘶哑可能是声门型喉癌的初始症状,后期症状包括吞咽困难、牵涉性耳痛、慢性咳嗽、咯血和喘鸣。声门上型喉癌往往发现得较晚,可能表现为气道梗阻或触及淋巴结转移灶。原发性声门下型肿瘤罕见,患者通常表现出喘鸣或者活动时呼吸困难。

3. 诊断　一旦怀疑喉癌,应尽快行活检病理证实。

4. 强调早期治疗　早期诊断、及时治疗是提高喉癌治愈率的关键,凡年逾 40 岁,有声嘶或其他喉部不适超过 2 周以上者都需仔细检查喉部,有时需要多次检查。

5. 分型与分期　准确了解喉癌病变的分型、分期及侵及范围,对于患者治疗方案的选择有关键意义。

【喉癌分期】

1. 原发肿瘤分期　见表 5-8-1。

表 5-8-1　美国癌症联合会(AJCC)第八版原发喉癌分期

原发肿瘤(T)	分期标准	原发肿瘤(T)	分期标准	原发肿瘤(T)	分期标准
Tx	原发肿瘤不能评估	T0	无原发肿瘤证据	Tis	原位癌

2. 声门上型 T 分期　见表 5-8-2。声门上型喉癌侵袭性比声门型喉癌更强,声门上型喉癌患者通常表现为晚期疾病。

表 5-8-2　美国癌症联合会（AJCC）第八版喉癌声门上型 T 分期

T 分期	分期标准
T1	肿瘤局限在声门上的 1 个亚区,声带活动正常
T2	肿瘤侵犯声门上 1 个以上相邻亚区,侵犯声门区或声门上区以外(如舌根、会厌谷、梨状窝内侧壁的黏膜),无声带固定
T3	肿瘤局限在喉内,有声带固定和 / 或侵犯任何下述部位:环状软骨后区、会厌前间隙、声门旁间隙和 / 或甲状软骨内板
T4	中等晚期或非常晚期
T4a	中等晚期局部疾病,肿瘤侵犯穿透甲状软骨和 / 或侵犯喉外组织,如气管、包括深部舌外肌在内的颈部软组织、带状肌、甲状腺或食管
T4b	非常晚期局部疾病,肿瘤侵犯椎前筋膜,包绕颈动脉或侵犯纵隔结构

3. 声门型 T 分期　见表 5-8-3。大部分声门型喉癌发生于声带的前 2/3,部分会侵犯前连合。

表 5-8-3　美国癌症联合会（AJCC）第八版喉癌声门型 T 分期

T 分期	分期标准
T1	肿瘤局限于声带(可侵犯前联合或后联合),声带活动正常
T1a	肿瘤局限在一侧声带
T1b	肿瘤侵犯双侧声带
T2	肿瘤侵犯至声门上和 / 或声门下区、和 / 或声带活动受侵
T3	肿瘤局限在喉内,伴有声带固定和 / 或侵犯声门旁间隙、和 / 或甲状软骨内板
T4	中等晚期或非常晚期
T4a	中等晚期局部疾病,肿瘤侵犯穿过甲状软骨和 / 或侵犯喉外组织,如气管、包括深部舌外肌在内的颈部软组织、带状肌、甲状腺或食管
T4b	非常晚期局部疾病,肿瘤侵犯椎前筋膜,包绕颈动脉或侵犯纵隔结构

4. 声门下型 T 分期　见表 5-8-4。原发性声门下型肿瘤较少见,早期通常无明显症状。

表 5-8-4　美国癌症联合会（AJCC）第八版喉癌声门下型 T 分期

T 分期	分期标准
T1	肿瘤局限在声门下区
T2	肿瘤侵犯至声带,声带活动正常或受限
T3	肿瘤局限在喉内,伴有声带固定
T4	中等晚期或非常晚期
T4a	中等晚期局部疾病,肿瘤侵犯环状软骨或甲状软骨和 / 或侵犯喉外组织,如气管、包括深部舌外肌在内的颈部软组织、带状肌、甲状腺或食管
T4b	非常晚期局部病变,肿瘤侵犯椎前筋膜,包绕颈动脉或侵犯纵隔结构

5. N 分期　见表 5-8-5。因为声门的淋巴引流很少,小的声门型肿瘤很少有淋巴结转移。声门上和声门下区有更丰富的淋巴管,当声门肿瘤扩散到声门上和声门下结构时,淋巴结受累的风险增加。声门上区和声门下区的肿瘤,不论其大小,发生淋巴结受累的风险均很高。

表 5-8-5   美国癌症联合会（AJCC）第八版喉癌区域淋巴结（N）分期

N 分期	分期标准
NX	区域淋巴结不能评估
N0	无区域淋巴结转移
N1	同侧单个淋巴结转移，最大径≤3cm
N2	同侧单个淋巴结转移，3cm< 最大径≤6cm，或同侧多个淋巴结转移，最大径≤6cm，或双侧或对侧淋巴结转移，无最大径 >6cm
N2a	同侧单个淋巴结转移，3cm< 最大径≤6cm
N2b	同侧多个淋巴结转移，最大径≤6cm
N2c	双侧或对侧淋巴结转移，无最大径≤6cm
N3	转移淋巴结最大径 >6cm

6. M 分期   见表 5-8-6。

表 5-8-6   美国癌症联合会（AJCC）第八版喉癌远处转移（M）分期

M 分期	分期标准	M 分期	分期标准
M0	无远处转移	M1	有远处转移

7. 解剖分期、预后分期   见表 5-8-7。

表 5-8-7   美国癌症联合会（AJCC）第八版喉癌解剖、预后分期

分期	TNM
0	TisN0M0
I	T1N0M0
II	T2N0M0
III	T3N0M0、T1N1M0、T2N1M0、T3N1M0
IVA	T4aN0M0、T4aN1M0、T1N2M0、T2N2M0、T3N2M0、T4aN2M0
IVB	T4b 任何 N M0、任何 T N3M0
IVC	任何 T 任何 N M1

【喉癌分期要点】明确喉癌的病变定位和TNM 分期，对患者治疗方式的选择具有直接且重要的意义。

1. 喉癌定位，根据病变主体部位确定，喉癌属于声门上型、声门型还是声门下型。

2. 是否跨声门侵犯，判断声门下区是否受累需仔细观察冠状面增强图像。

3. 会厌前间隙或声门旁间隙是否受侵；肿瘤是否侵犯前连合或后连合；是否侵犯喉软骨及喉外结构。

4. 喉癌是否侵犯椎前间隙，是否包绕侵犯颈内动脉。

5. 明确颈部淋巴结转移情况，包括隐匿性转移病变。

6. 早期喉癌为 I 期或 II 期肿瘤，且无甲状软骨受侵或淋巴结转移的证据，早期病变较浅表时需要结合喉镜观察。

【治疗原则】

1. 早期喉癌（I 和 II期）   治疗早期喉癌患者时应尽量保存喉这一器官。喉有三种重要功能：保持气

道开放、吞咽经过咽时遮挡气道和产生声音。最佳的治疗方案应最大程度地保留喉的这些功能和保证患者的生存。采用单一治疗（手术或非手术）方案，最佳治疗方案应使生存结局和功能结局最大化，放射治疗和保喉手术均可治愈大部分早期喉癌患者。在选择手术或非手术方案进行初始治疗时，应考虑多个方面，包括肿瘤的大小、范围和位置，患者的肺功能和吞咽功能，健康状况和个人偏好等。

2. 晚期喉癌（Ⅲ和Ⅳ期） 治疗前，所有晚期（Ⅲ和Ⅳ期）喉癌患者均应由治疗经验丰富的外科、放疗科、内科、影像科多学科小组会诊。治疗方法的选择需考虑肿瘤的范围和部位、患者个人因素（如年龄、身体状态、保喉意愿）等方面。对大多数体能状态良好的局部晚期（Ⅲ或Ⅳ期）喉癌患者，推荐进行功能性器官保留治疗策略，而非手术切除，包括同步放化疗、诱导化疗后单纯放疗，以及序贯治疗均被用作功能性器官保留治疗方法。经过仔细选择的患者，特别是颈部病变较广泛而原发肿瘤相对小的患者，可选择喉部分切除术和微创手术，这些患者通常需要术后放疗。对于不适合采用功能性器官保留方法的患者，可选择全喉切除术；对于不适合化疗的喉癌患者，可采用单纯根治性放疗作为功能性器官保留方法，但复发风险较高，可能需要行挽救性喉切除术。

【临床关注点与影像学价值】

1. 肿瘤分期是治疗方案选择的依据，影像学对于喉癌的 TNM 分期是必不可少的。
2. 喉癌病变的定位，评估病变侵犯范围如何，决定治疗方案。
3. 明确颈部淋巴结转移情况，包括隐匿性转移病变。
4. 评价甲状软骨是否受侵、软骨的骨化不全，可选择双能 CT 或能谱 CT。
5. 评估软组织侵犯范围及淋巴结转移状态，可采用能谱 CT、MRI 或 PET-CT。

【关键点】

1. 熟悉喉部解剖结构及异常表现。
2. 结合喉镜进行诊断。
3. 鉴别深部间隙受侵或受压。
4. 正确判断骨质改变。
5. 明确淋巴结转移情况。

（李 琳 包 丹）

参 考 文 献

[1] Siegel RL, Miller KD, Jemal A. Cancer statistics, 2016. CA Cancer J Clin, 2016, 66(1): 7-30.

[2] Steuer CE, El-Deiry M, Parks JR, et al. An update on larynx cancer. CA Cancer J Clin, 2017, 67(1): 31-50.

[3] Forastiere AA, Goepfert H, Maor M, et al. Concurrent chemotherapy and radiotherapy for organ preservation in advanced laryngeal cancer. N Engl J Med, 2003, 349(22): 2091-2098.

[4] American Society of Clinical Oncology, Pfister DG, Laurie SA, et al. Clinical practice guideline for the use of larynx-preservation strategies in the treatment of laryngeal cancer. J Clin Oncol, 2006, 24(22): 3693-3704.

[5] Tamaki A, Miles BA, Lango M, et al. Do you know your guidelines. Review of current knowledge on laryngeal cancer. Head Neck, 2017, 40(12): 170-181.

[6] Huang BY, Solle M, Weissler MC. Larynx anatomic imaging for diagnosis and management. Otolaryngol Clin N Am, 2012, 45(6): 1325-1361.

第六章　颈部淋巴结

病例 ① 声嘶伴颈部淋巴结肿大

【简要病史及影像】男,62 岁,痰中带血、声音嘶哑伴颈部淋巴结肿大(图 6-1-1)。

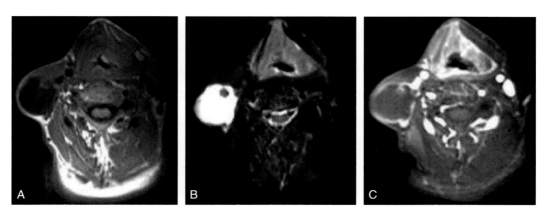

图 6-1-1A~C　颅底横断面 T$_1$WI、T$_2$WI 和脂肪抑制增强后 T$_1$WI

【问题与选项】患者可能的诊断是(　　　　　)

A. 淋巴瘤。

B. 卡斯尔曼(Castleman)病。

C. 淋巴结结核。

D. 喉癌转移。

E. 神经源性肿瘤。

【答案】D. 喉癌转移。

【建议补充的影像检查及其他重要材料】喉部原发病灶图像(图 6-1-2,图 6-1-3)。

【影像诊断及分析思路】诊断:喉癌伴双侧颈部淋巴结转移。

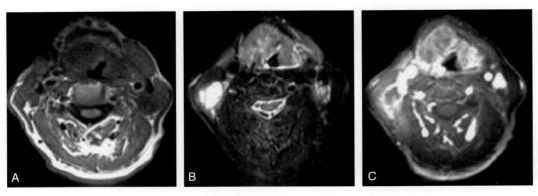

图 6-1-2A~C   喉咽部横断面 T_1WI、T_2WI 和脂肪抑制增强后 T_1WI

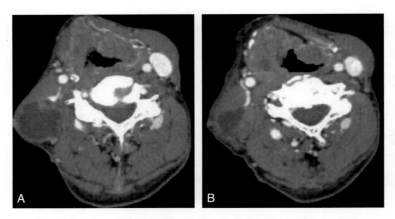

图 6-1-3A、B   淋巴结增强 CT 图像和喉癌原发灶增强 CT 图像

1. 双侧颈动脉鞘、颈后三角淋巴结明显增多、增大,增强扫描后明显不均匀强化。

2. 引起上述改变的常见病变主要包括卡斯尔曼病(Castleman disease)、喉癌转移、淋巴瘤、神经源性肿瘤和淋巴结结核等,首先明确有无喉癌,需要重点观察或补充喉部影像。

3. 颈部 MRI 显示喉部可见稍长 T_1、稍长 T_2 信号软组织肿块影,增强扫描后不均匀强化,边界不清,与甲状软骨、环状软骨、舌骨右后缘分界不清,肿块形态不规则,致喉腔明显狭窄变形,向上累及会厌、杓会厌皱襞,致喉咽腔变窄,病变累及喉旁间隙及会厌前间隙,并与邻近肌肉软组织分界不清。双侧颈动脉鞘及颈后三角区广泛淋巴结肿大,高度提示喉癌伴双侧颈部淋巴结转移。

4. 颈部软组织活检病理结果为喉癌(鳞状细胞癌)。

【鉴别诊断及要点】

1. 神经源性肿瘤   ①多位于颈动脉间隙和椎旁间隙;②边缘呈低密度,内部呈混杂密度,增强扫描后不均匀强化。

2. 卡斯尔曼病(Castleman disease)   ①多为单发肿大淋巴结,边缘光整;②CT 平扫密度均匀,增强扫描后呈明显均匀强化;③MRI 表现为 T_1WI 均匀低信号,T_2WI 均匀中高信号。

3. 颈部淋巴结结核   ①肿块呈混杂密度,边界不清,可相互融合,增强扫描后呈环形强化;②常伴有结核等全身症状。

4. 淋巴瘤   ①淋巴瘤也可累及颈部淋巴结,主要累及部位为咽后组、颈静脉链周围及颈后三角区淋巴结;②病变常为膨胀性生长,一般不累及骨髓腔;③肿瘤密度均匀,边界清楚,CT 增强扫描后轻度强化。

【疾病简介】

1. 定义与发病情况　喉癌分原发性和继发性两种。原发性喉癌指原发部位在喉部的肿瘤,以鳞状细胞癌最为常见。继发性喉癌指来自其他部位的恶性肿瘤转移至喉部,较为少见。喉癌症状主要为声嘶、呼吸困难、咳嗽、吞咽困难、颈部淋巴结转移等。

2. 临床表现　①痰中带血:由于肿瘤组织生长迅速,血供丰富,血管受到侵蚀,初期常有咳痰时带血丝的症状,晚期肿瘤溃疡坏死,也可能发生大出血。血痰症状在声门上区或声门下区癌多见;②声音嘶哑:如果癌肿长在声带上,很早就会出现发声嘶哑,并逐步加重、长期难愈,在肿瘤增大还不明显或向深部浸润时,检查声带看不到典型的菜花样新生物;③颈部肿块:声带癌由于解剖上的原因很少早期发生颈部淋巴结转移,但声门上、下区的喉癌可能以同侧或双侧颈部侧出现肿大的转移性淋巴结引起患者或医师的注意。这种肿块的特点是多长在喉体两旁,无痛性,实质性,逐步增大,早期一般尚可活动。

3. 诊断　一旦怀疑喉癌,尽快行 MRI 增强检查并做病理活检证实。

4. 喉癌病理分型和分期　按病理形态大体分为菜花型、结节型、浸润型、溃疡型等四种,按解剖部位分为声门上、声门、声门下、声门旁四型。

5. 治疗原则　①手术治疗:在组织胚胎学上,喉的左、右两侧独立发育,声门上、声门及声门下是来自不同的原基;左右淋巴引流互不相通,声门上、声门和声门下淋巴引流各自独立,为喉的手术治疗尤其是部分切除术提供了依据。根据癌肿部位的不同,可采用不同的术式。②放疗:^{60}Co 和线性加速器是目前放射治疗的主要手段。对于早期喉癌,放疗治愈率的 5 年生存率与手术治疗效果相当。缺点是治疗周期长,可能出现味觉、嗅觉丧失及口干等症状。③手术与放疗联合疗法:指手术加术前或术后的放射治疗,可将手术治疗的 5 年生存率提高 10.0%~20.0%。④化疗:按作用分为诱导化疗、辅助化疗、姑息性化疗等。诱导化疗即手术或放疗前给药,此时肿瘤血供丰富,有利于药物发挥作用。辅助化疗指手术或放疗后加用化疗,以杀灭可能残存的肿瘤细胞。姑息性化疗指复发或全身转移的患者,无法手术,采用姑息性的治疗。

【临床关注点与影像学价值】

1. 颅底骨髓腔是否受累　本病例岩骨骨髓腔未见受累,平扫和脂肪抑制增强后 T_1WI 可清楚显示。

2. 病变是局限性病变还是喉癌侵犯　喉癌在中国发病率较高,需要先明确上述问题,仔细观察或补充喉部影像资料非常关键,影像学对于此类病变的诊断至关重要,如果没有明确的诊断思路,常容易误诊为局限性病变。

3. 肿瘤分级和分期　是治疗方案选择的依据,影像学对于喉癌的 TNM 分期或采用其他分期方法进行分期具有重要价值,必不可少,平扫和脂肪抑制增强后 T_1WI 可明确病变范围以及淋巴结转移情况,远处转移可采用 PET-CT,如果没有 PET-CT,可用其他影像检查方法替代。

4. 喉癌伴颈部淋巴结转移特点　喉癌淋巴结转移可为单侧或双侧发生,常见于颈静脉链周围淋巴结转移。本病例淋巴结转移至双侧颈动脉鞘和颈后三角区(Ⅱ、Ⅴ区)。

5. 病变范围的精准显示　是确定放疗范围的依据,平扫和脂肪抑制增强后 T_1WI 显示最佳。

6. 治疗后改变还是复发的评估　采用 MRI 最佳。

【关键点】

1. 患者声音嘶哑伴颈部淋巴结肿大时,需要考虑喉部病变,在影像上重点观察或补充影像学检查明确喉部有无病变;如有痰中带血,喉癌的可能性更大。

　　2. 痰中带血、声音嘶哑常由喉癌引起,平扫和脂肪抑制增强后 T_1WI 可清楚显示病变大小及范围,并能准确分期。

(月　强　唐　静)

病例❷　右侧耳闷 6 个月余,颈部包块 2 个月余

【简要病史及影像】男,26 岁,右侧耳闷 6 个月余,右侧颈部包块 2 个月余(图 6-2-1)。

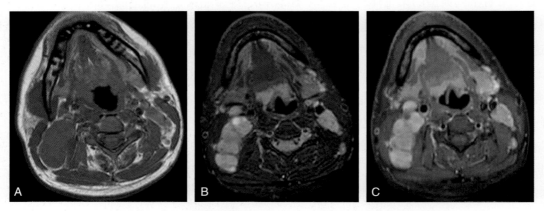

图 6-2-1A~C　颅底横断面 T_1WI、T_2WI 和脂肪抑制增强后 T_1WI

【问题与选项】患者可能的诊断是(　　　　　)

A. 淋巴结结核。

B. 卡斯尔曼病(Castleman disease)。

C. 神经源性肿瘤。

D. 淋巴瘤。

E. 鼻咽癌转移。

【答案】E. 鼻咽癌转移。

【建议补充的影像检查及其他重要材料】鼻咽癌原发灶图像及颈部淋巴结转移 MRI 图像见图 6-2-2,图 6-2-3。

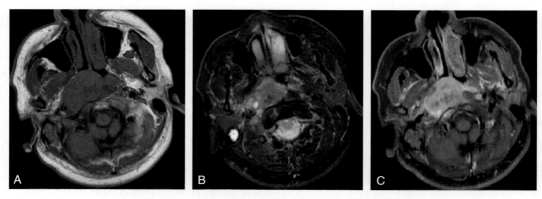

图 6-2-2A~C　鼻咽部横断面 T_1WI、T_2WI 和增强后 T_1WI 图像

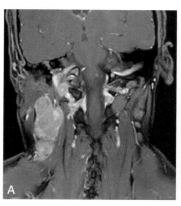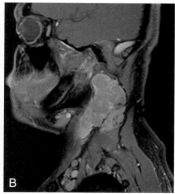

图 6-2-3A、B　淋巴结冠状位和矢状位增强 T$_1$WI

【影像诊断及分析思路】 诊断：右侧鼻咽癌并颈部淋巴结转移。

1. 双侧颈动脉间隙及颈后三角区淋巴结增大、融合，增强扫描后明显不均匀强化。

2. 引起上述改变的常见病变主要包括鼻咽癌转移、淋巴瘤、神经源性肿瘤、淋巴结结核和卡斯尔曼病（Castleman disease）等，首先明确有无鼻咽癌，需要重点观察或补充鼻咽部影像资料。

3. 鼻咽部 MRI 显示鼻咽右侧壁及顶后壁肿块，增强扫描后呈不均匀强化，右侧侧隐窝消失，右侧咽隐窝及双咽鼓管开口变浅，向前累及悬雍垂肌，向后累及头长肌、颈长肌、斜坡、右侧岩尖及双侧蝶骨翼，增强扫描后呈不均匀强化。双侧颈动脉间隙、颈后三角区淋巴结增大、融合，高度提示鼻咽癌并双侧颈部淋巴结转移。

4. 鼻咽部软组织活检病理结果为鼻咽癌（非角化性鳞状细胞癌）。

【鉴别诊断及要点】

1. 神经源性肿瘤　①多位于颈动脉间隙和椎旁间隙；②边缘呈低密度，内部呈混杂密度，增强扫描后无明显强化。

2. 卡斯尔曼病（Castleman disease）　①多为单发肿大淋巴结，边缘光整；②CT 平扫密度均匀，增强扫描后呈明显均匀强化；③MRI 表现为 T$_1$WI 均匀低信号，T$_2$WI 均匀中、高信号。

3. 颈部淋巴结结核　①肿块呈混杂密度，边界不清，可相互融合，增强扫描后呈环形强化；②常伴有结核等全身症状。

4. 淋巴瘤　①淋巴瘤也可累及颈部淋巴结，主要累及部位为咽后组、颈静脉链周围及颈后三角区淋巴结；②病变常为膨胀性生长，一般不累及骨髓腔；③肿瘤密度均匀，边界清楚，CT 增强扫描后轻度强化。

【疾病简介】

1. 定义与发病情况　是指发生于鼻咽腔顶部和侧壁的恶性肿瘤。鼻咽癌是我国高发恶性肿瘤之一，发病率为耳、鼻、咽、喉恶性肿瘤之首。尤其是在中国广东省等南方地区，鼻咽癌发病率更高。

2. 临床表现　①右侧耳闷 6 个月余，考虑阻塞性中耳乳突炎引起传导性听力下降，阻塞性中耳乳突炎由鼻咽癌阻塞或浸润咽鼓管导致；②颈部肿大考虑颈部淋巴结转移形成颈部肿块；③当累及脑神经时，可表现为相应的脑神经麻痹症状。

3. 诊断　一旦怀疑鼻咽癌，尽快行活检病理证实。

4. 鼻咽癌病理分型　①角化性鳞状细胞癌：有高分化、中等分化和低分化三种亚型；②非角化性癌：包括有分化型和未分化型；③基底样鳞状细胞癌。

5. 治疗原则　①Ⅰ期患者通常采用单纯放疗;②Ⅱ期、Ⅲ期和Ⅳ期患者采用放、化疗综合治疗;③对于存在远处转移的患者,采用多个疗程的全身化疗,并视情况对原发灶及转移灶进行放疗。

【临床关注点与影像学价值】

1. 颅底骨髓腔是否受累　本病例岩骨骨髓腔未受累,平扫和脂肪抑制增强后 T_1WI 可清楚显示。

2. 病变是颅底和海绵窦局限性病变还是鼻咽癌侵犯　鼻咽癌在中国发病率高,需要先明确上述问题,仔细观察或补充鼻咽部影像资料非常关键,影像学对于此类病变的诊断至关重要,如果没有明确的诊断思路,常容易误诊为局限性病变。

3. 肿瘤分期　是治疗方案选择的依据,影像学对于鼻咽癌的 TNM 分期或采用其他分期方法进行分期具有重要价值,平扫和脂肪抑制增强后 T_1WI 可明确颅底、颅内、脑神经侵犯以及淋巴结转移,远处转移可采用 PET-CT,如果没有 PET-CT,可用其他影像检查方法替代。

4. 鼻咽癌淋巴结转移情况　鼻咽腔的淋巴管非常丰富,故颈部淋巴结是鼻咽癌最主要的转移途径和部位。鼻咽癌伴颈部淋巴结转移多为双侧发生,常见于咽后组和颈后三角区淋巴结。本病例转移至双侧颈动脉间隙和颈后三角区(Ⅴ区)。

5. 病变范围的精准显示　是确定放疗范围的依据,平扫和脂肪抑制增强后 T_1WI 显示最佳。

6. 治疗后改变还是复发的评估　采用 PET-CT 最佳。

【关键点】

1. 患者右侧耳闷是由阻塞性中耳乳突炎引起,需要考虑鼻咽部病变,在影像上重点观察或补充影像学检查明确鼻咽部有无病变;如伴有血涕,鼻咽癌的可能性更大。

2. 海绵窦和颅底骨质破坏性病变常由鼻咽癌引起,是鼻咽癌的晚期表现,平扫和脂肪抑制增强后 T_1WI 可清楚显示颅底、颅内和脑神经病变及范围,并能准确分期。

(月　强　唐　静)

病例❸　双侧颈部无痛性包块

【简要病史及影像】男,31 岁,双侧颈部无痛性包块(图 6-3-1)。

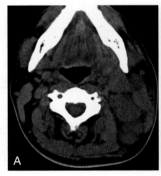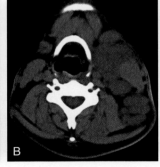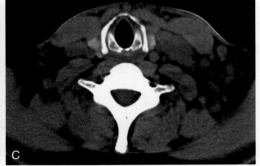

图 6-3-1A~C　颈部 CT 平扫横断位

【问题与选项】患者可能的诊断是（　　　　　）

A. 转移瘤。

B. 神经源性肿瘤。

C. Castleman 病。

D. 淋巴瘤。

E. 淋巴结结核。

【答案】C. Castleman 病。

【建议补充的影像检查及其他重要材料】增大颈部淋巴结的 CT 增强图像见图 6-3-2。

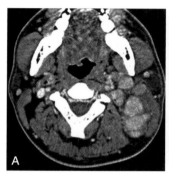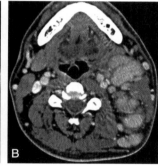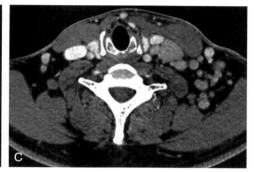

图 6-3-2A~C　颈部 CT 增强图像

【影像诊断及分析思路】诊断：双侧颈部淋巴结肿大，考虑肿瘤性病变。

1. 双侧颈部淋巴结增多、肿大，边界清楚。

2. 引起上述改变的常见病变主要包括头颈癌转移、淋巴瘤和颈部淋巴结结核等。

3. 颈部 CT 显示左侧颈动脉间隙、颈后间隙、锁骨上区、颌下间隙、颈部皮下及肌肉间隙内见较多结节样影，边界清楚，增强扫描后呈明显均匀强化，考虑肿瘤性病变。

4. 颈部软组织活检病理结果为巨大淋巴结增生症（Castleman 病）。

【鉴别诊断及要点】

1. 淋巴瘤　①淋巴瘤也可累及颈部淋巴结，主要累及部位为咽后组、颈静脉链周围及颈后三角区淋巴结；②病变常为膨胀性生长，一般不累及骨髓腔；③肿瘤密度均匀，边界清楚，CT 增强扫描后轻度强化。

2. 转移瘤　①常有原发肿瘤病史，肿瘤可转移至颈部淋巴结；②淋巴结信号可与原发灶一致，也可出现坏死灶，增强扫描后明显强化。

3. 神经源性肿瘤　①多位于颈动脉间隙和椎旁间隙；②边缘呈低密度，内部呈混杂密度，增强扫描后无明显强化。

4. 颈部淋巴结结核　①肿块呈混杂密度，边界不清，可相互融合，增强扫描后呈环形强化；②常伴有结核等全身症状。

【疾病简介】

1. 定义与发病情况　属原因未明的反应性淋巴结病之一，临床较为少见。其病理特征为明显的淋巴滤泡、血管及浆细胞呈不同程度的增生，临床上以深部或浅表淋巴结显著肿大为特点，部分病例可伴全身症状和 / 或多系统损害。

2. 临床表现   ①局灶型：青年人多见，发病的中位年龄为 20 岁。90.0% 病理上为透明血管型。患者为单个淋巴结无痛性肿大，生长缓慢形成巨大肿块，直径自数厘米至 20cm 左右，可发生于任何部位的淋巴组织，但以纵隔淋巴结最为多见，其次为颈、腋及腹部淋巴结，偶见于结外组织，如喉、外阴、心包、颅内皮下肌肉、肺、眼眶等均有个例报道。大部分无全身症状，肿块切除后可长期存活，即呈良性病程。10.0% 病理为浆细胞型，腹腔淋巴结受累多见，常伴全身症状，如长期低热或高热乏力、消瘦、贫血等，手术切除后症状可全部消退，且不复发。②多中心型：较局灶型少见，发病年龄靠后，中位年龄为 57 岁。患者有多部位淋巴结肿大，易波及浅表淋巴结。伴全身症状（如发热）及肝脾肿大，常有多系统受累的表现，如肾病综合征、淀粉样变、重症肌无力、周围神经病变、颞动脉炎、舍格伦综合征（干燥综合征）、血栓性血小板减少性紫癜及口腔、角膜炎性反应，20.0%~30.0% 的患者在病程中可并发卡波西肉瘤或 B 细胞淋巴瘤。少数患者若同时出现多发性神经病变、器官肿大（肝、脾）、内分泌病变、血清单株免疫球蛋白和皮肤病变，则构成 POEMS 综合征的临床征象。此外，多中心型临床常呈侵袭性病程，易伴发感染。

3. 诊断   凡淋巴结明显肿大，应穿刺活检以确诊，必须有病理学依据才可确诊。

4. Castleman 病的病理   ①透明血管型：占 80.0%~90.0%。淋巴结直径为 3~7cm，大者可达 25cm，重量达 700g。显微镜见淋巴结内许多增大的淋巴滤泡样结构，呈散在分布。有数根小血管穿入滤泡，血管内皮明显肿胀，管壁增厚，后期呈玻璃样改变。血管周围有数量不一的嗜酸性或透明状物质分布。滤泡周围由多层环心排列的淋巴细胞，形成特殊的洋葱皮样结构或帽状带，滤泡间有较多管壁增厚的毛细血管及淋巴细胞、浆细胞、免疫母细胞，淋巴窦消失或呈纤维化。有些病例增生的淋巴滤泡主要由小淋巴细胞组成，只有少数滤泡内有小生发中心，称为淋巴细胞型。这种类型最容易与滤泡性淋巴瘤混淆。②浆细胞型：占 10.0%~20.0%。患者常伴有全身症状，如发热、乏力、体重减轻、贫血、红细胞沉降率升高、血液丙种球蛋白增高和低白蛋白血症。淋巴结切除后症状可消失。显微镜可见淋巴结内显示滤泡性增生，但小血管穿入及滤泡周围的淋巴细胞增生远不及透明血管型明显，一般无典型的洋葱皮样结构；本型的主要特征为滤泡间各级浆细胞成片增生，可见拉塞尔（Russell）小体，同时仍有少量淋巴细胞及免疫母细胞；有人称本型为透明血管型的活动期，可有 *TCRβ* 或 *IgH* 基因重排。有报道少数浆细胞型患者可并发卡波西肉瘤，以艾滋病伴发 Castleman 病者多见。

5. 治疗原则   ①局灶型 Castleman 病均应手术切除，绝大多数患者可长期存活，复发者少。病理上为浆细胞型的局灶性 Castleman 病，如伴发全身症状，在病变的淋巴结切除后也可迅速消失。②多中心型 Castleman 病，如病变仅侵及少数几个部位者，也可手术切除，术后加用化疗或放疗，病变广泛的多中心型 Castleman 病只能选择化疗，或主要病变部位再加局部放疗，大多仅能获部分缓解。化疗通常选用治疗恶性淋巴瘤的联合化疗方案。自体造血干细胞移植也是一种治疗选择。

【临床关注点与影像学价值】

1. 淋巴结是否融合   平扫和脂肪抑制增强后 T_1WI 可清楚显示。

2. 病变是局限性病变还是转移瘤侵犯   原发肿瘤会转移至颈部淋巴结，需要先明确上述问题，仔细观察或补充鼻咽部及颈部影像资料非常关键，影像学对于此类病变的诊断至关重要，如果没有明确的诊断思路，常容易误诊为局限性病变。

3. 分期   是治疗方案选择的依据，影像学对于 Castleman 病的分期或采用其他分期方法进行分期必不可少，平扫和脂肪抑制增强后 T_1WI 可明确显示。

4. Castleman 病淋巴结特点　Castleman 病可累及全身任何部位的淋巴组织。本病例累及左侧颈动脉间隙、颈后间隙、锁骨上区、颌下间隙、颈部皮下及肌肉间隙（ⅠB、ⅡA、ⅡB、Ⅲ、ⅣB、Ⅴ、Ⅵ区）。

5. 病变范围的精准显示　是确定治疗范围的依据，平扫和脂肪抑制增强后 T_1WI 显示最佳。

6. 治疗后改变还是复发的评估　采用 MRI 最佳。

【关键点】

1. 患者的双侧颈部淋巴结肿大时，需要考虑有无原发病灶，在影像上重点观察或补充影像学检查以明确鼻咽部、颅内有无病变。

2. 颈部淋巴结肿大可由 Castleman 病引起，平扫和脂肪抑制增强后 T_1WI 可清楚显示病变及其范围，并能准确分期。

（月　强　唐　静）

病例 ❹　颈部肿大伴反复不规则发热

【简要病史及影像】女，31 岁，颈部肿大伴反复不规则发热（图 6-4-1）。

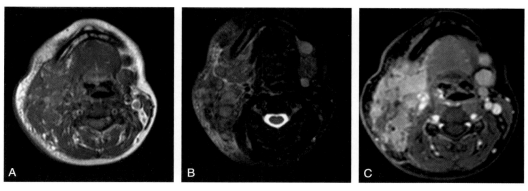

图 6-4-1A~C　颅底横断面 T_1WI、T_2WI 和脂肪抑制增强后 T_1WI

【问题与选项】患者可能的诊断是（　　　　）

A. 淋巴结炎。

B. 转移瘤。

C. 淋巴结结核。

D. 淋巴瘤。

E. 朗格汉斯（Langerhans）细胞组织细胞增生症。

【答案】D. 淋巴瘤。

【建议补充的影像检查及其他重要材料】增大颈部淋巴结的 MRI 冠矢状位增强图像见图 6-4-2。

【影像诊断及分析思路】诊断：淋巴瘤。

1. 颏下区、双侧颌下、颈动脉间隙、锁骨上下区、颈后三角区、右侧腮腺区多发沿间隙生长的肿大淋巴结，部分融合，右侧颈内静脉受压狭窄，增强扫描后明显强化。

2. 引起上述改变的常见病变主要包括转移瘤、Langerhans 细胞组织细胞增生症、淋巴结结核和淋巴结炎等。

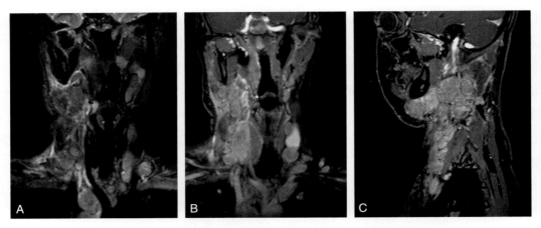

图 6-4-2A~C　颈部冠状位 T$_2$WI、冠状面 T$_1$WI 增强及矢状位增强后 T$_1$WI

3. 颈部 MRI 显示颏下区、双侧颌下、颈动脉鞘旁、锁骨上下区、颈后三角区、右侧腮腺区多发肿大淋巴结,部分融合,增强扫描后明显强化,与双侧下颌下腺、右侧腮腺、胸锁乳突肌及大血管分界模糊,右侧颈内静脉受压狭窄,考虑淋巴瘤伴颈部淋巴结转移。

4. 颈部软组织活检病理结果为经典型霍奇金淋巴瘤。

【鉴别诊断及要点】

1. 淋巴结炎　①皮肤局部温度升高,伴红、肿、热、痛等全身表现;②病灶边界不清楚;③MRI 呈混杂信号,CT 扫描呈混杂密度,部分可见液化坏死;④增强后呈不均匀强化。

2. Langerhans 细胞组织细胞增生症　①Langerhans 细胞组织细胞增生症可表现为淋巴结显著肿大为特征,且伴有不规则发热等全身症状;②如有此表现,关键点是行病理组织学检查以明确诊断。

3. 颈部淋巴结结核　①肿块呈混杂密度,边界不清,可相互融合,增强扫描后呈环形强化;②常伴有结核等全身症状。

4. 转移瘤　①常有原发肿瘤病史,肿瘤可转移至颈部淋巴结;②淋巴结信号可与原发灶一致,也可出现坏死灶,增强扫描后明显强化。

【疾病简介】

1. 定义与发病情况　淋巴瘤是起源于淋巴造血系统的恶性肿瘤,颈部淋巴结是常见的发病部位,主要表现为无痛性淋巴结肿大,肝脾肿大,全身各组织器官均可受累,伴发热、盗汗、消瘦、瘙痒等全身症状。

2. 临床表现　①全身症状:恶性淋巴瘤在发现淋巴结肿大前或同时可出现发热、瘙痒、盗汗及消瘦等全身症状;②免疫、血液系统表现:恶性淋巴瘤诊断时 10.0%~20.0% 可有贫血,部分患者可有白细胞计数、血小板增多,血沉增快,个别患者可有类白血病反应,中性粒细胞明显增多;乳酸脱氢酶的升高与肿瘤负荷有关;部分患者,尤其晚期患者表现为免疫功能异常,在 B 细胞非霍奇金淋巴瘤中,部分患者的血清中可以检测到多少不等的单克隆免疫球蛋白;③皮肤病变:恶性淋巴瘤患者可有一系列非特异性皮肤表现,皮肤损害呈多形性,红斑、水疱、糜烂等,晚期恶性淋巴瘤患者免疫状况低下,皮肤感染常经久破溃、渗液,形成全身性散在的皮肤增厚、脱屑。

3. 诊断　一旦怀疑淋巴瘤,尽快行活检病理证实。

4. 淋巴瘤的病理分型和分期　根据瘤细胞分为非霍奇金淋巴瘤和霍奇金淋巴瘤两类。霍奇金淋巴瘤为瘤组织内含有淋巴细胞、嗜酸性粒细胞、浆细胞和特异性的里 - 斯(Reed-Steinberg)细胞,霍奇金淋巴瘤按照病理类型分为结节性富含淋巴细胞型和经典型,后者包括淋巴细胞为主型、结节硬化型、混合细胞型和淋巴细胞消减型。非霍奇金淋巴瘤发病率远高于霍奇金淋巴瘤,是具有明显异质性的一组独立疾病的总和,病理上主要是分化程度不同的淋巴细胞、组织细胞或网状细胞,根据非霍奇金淋巴瘤的自然病程,可以归为三大临床类型,即高度侵袭性、侵袭性和惰性淋巴瘤。根据不同的淋巴细胞起源,可以分为 B 细胞、T 细胞和 NK 细胞型淋巴瘤。

5. 治疗原则 ①放疗:某些类型的淋巴瘤早期可以单纯放疗。放疗还可用于化疗后巩固治疗及移植时辅助治疗;②化疗:淋巴瘤化疗多采用联合化疗,可以结合靶向治疗药物和生物制剂。③骨髓移植:对 60 岁以下患者,能耐受大剂量化疗的中高危患者,可考虑进行自体造血干细胞移植。部分复发或骨髓侵犯的年轻患者还可考虑异基因造血干细胞移植。④手术治疗:仅限于活组织检查或并发症处理;合并脾功能亢进而无禁忌证,有切脾指征者可以切脾,以提高血象,为以后化疗创造有利条件。

【临床关注点与影像学价值】

1. 颅内组织是否受累 平扫和脂肪抑制增强后 T_1WI 可清楚显示。

2. 病变是局限性还是有转移:要明确有无原发肿瘤。

3. 肿瘤分期 是治疗方案选择的依据,影像学对于淋巴瘤的分期或采用其他分期方法进行分期具有重要价值,平扫和脂肪抑制增强后 T_1WI 可明确颅底、颅内、脑神经侵犯及淋巴结转移,远处转移可采用 PET-CT,如果没有 PET-CT,可用其他影像检查方法替代。

4. 颈部淋巴瘤的特点 主要表现为咽后组、颈静脉链周围及颈后三角区淋巴结肿大,有时可侵及颌下及腮腺内淋巴结,常为双侧侵犯。本病例侵及颏下区、双侧颌下、颈动脉鞘旁、锁骨上下区、颈后三角区和右侧腮腺区(ⅠA、ⅠB、ⅣB、Ⅴ、Ⅷ区)。

5. 病变范围的精准显示 是确定放疗范围的依据,平扫和脂肪抑制增强后 T_1WI 显示最佳。

6. 治疗后改变还是复发的评估 采用 MRI 最佳。

【关键点】

1. 患者的颈部无痛性肿大时,需要考虑淋巴瘤的可能,除了颈部淋巴结的典型征象以外,在影像上重点观察或补充影像学检查,明确其他部位有无病变;如伴有全身症状,淋巴瘤的可能性更大。

2. 一旦怀疑淋巴瘤,应立即行病理组织学检查。

(月 强 唐 静)

病例⑤ 双侧颈部包块伴低热、乏力、消瘦

【简要病史及影像】 男,23 岁,双侧颈部包块伴低热、乏力、消瘦(图 6-5-1)。

【问题与选项】 患者可能的诊断是( )

A. 淋巴结结核。

B. 转移瘤。

C. 淋巴结炎。

D. 淋巴瘤。

E. 神经源性肿瘤。

【答案】 A. 淋巴结结核。

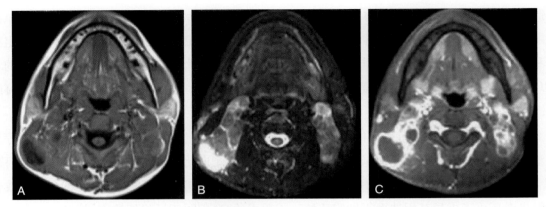

图 6-5-1A~C　颅底横断面 T$_1$WI、T$_2$WI 和脂肪抑制增强后 T$_1$WI

【建议补充的影像检查及其他重要材料】颈部淋巴结的 MRI 增强图像见图 6-5-2。

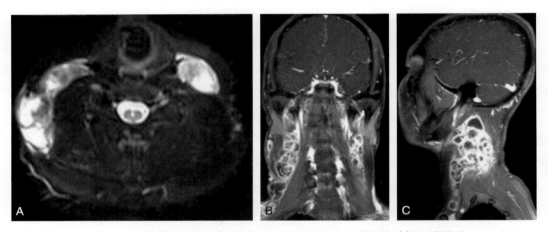

图 6-5-2A~C　颈部横断面脂肪抑制后 T$_2$WI 及冠状面和矢状面脂肪抑制增强后 T$_1$WI

【影像诊断及分析思路】诊断：双侧颈部淋巴结结核。

1. 双侧颈动脉间隙、颈后三角区及颈根部可见多发肿大淋巴结，增强扫描后可见环形强化。

2. 引起上述改变的常见病变主要包括颈部淋巴结炎、转移瘤、神经源性肿瘤、淋巴瘤等，首先明确有无原发疾病。

3. 颈部 MRI 显示双侧颈动脉间隙、颈后三角区及颈根部可见多发肿大淋巴结，增强扫描后可见环形强化，考虑颈部淋巴结结核。

4. 颈部软组织活检病理结果显示淋巴组织中见肉芽肿性炎伴坏死，抗酸染色检查见阳性杆菌，定量聚合酶链反应（qPCR）检测见结核分枝杆菌 DNA 片段，支持结核。

【鉴别诊断及要点】

1. 神经源性肿瘤　①多位于颈动脉间隙和椎旁间隙；②边缘呈低密度，内部呈混杂密度，增强扫描后无明显强化。

2. 转移瘤　①常有原发肿瘤病史，肿瘤可转移至颈部淋巴结；②淋巴结信号可与原发灶一致，也可出现坏死灶，增强扫描后明显强化。

3. 淋巴结炎　①皮肤局部温度升高，伴红、肿、热、痛等全身表现；②病灶边界不清楚；③MRI 显示混杂信号,CT 扫描呈混杂密度,部分可见液化坏死;④增强后呈不均匀强化。

4. 淋巴瘤　①淋巴瘤也可累及颈部淋巴结,主要累及部位为咽后组、颈静脉链周围及颈后三角区淋巴结;②病变常为膨胀性生长,一般不累及骨髓腔;③肿瘤密度均匀,边界清楚,CT 增强扫描后轻度强化。

【疾病简介】

1. 定义与发病情况　多见于青少年及原有结核病者,好发于颈部、耳后,也有的缠绕颈项,延及锁骨上窝、胸部和腋下。相当于现代医学的淋巴结核,多是由于结核分枝杆菌侵入颈部所引起的特异性感染,严重时可溃破流脓。此病早期并无明显症状,病情发展后可有全身症状,如疲乏、食欲不振、消瘦、低热等,还有病变器官的局部症状。

2. 临床表现　①初期:颈部肿块如黄豆大小,一个或数个,可同时出现或相继发生,皮色不变,质稍硬,表面光滑,不热不痛,推之能活动;②中期:肿块渐增大,与表皮粘连,有时数个肿块互相融合成大的肿块,推之不能活动,疼痛。当进一步化脓时,则表面皮肤转成暗红色,微热,按之有轻微波动感;③后期:已化脓的肿块经切开或自行破溃后,流出清稀脓水,夹有败絮状物质,疮口呈潜行性管腔(表面皮肤较薄,皮下有向周围延伸的空腔),疮口肉色灰白,四周皮肤紫黯,并可以形成窦道。如果脓水转稠,肉芽变成鲜红色,表示即将愈合。

3. 诊断　发现颈部淋巴结肿大伴全身症状时,应尽快行病理活检证实。

4. 分型分期　颈部淋巴结结核病理分型和分期详见本例"临床关注点",不再重复叙述。

5. 治疗原则　①全身治疗:适当注意营养和休息。口服异烟肼 1~2 年;伴有全身毒性症状或身体他处有结核病变者,加服对氨基水杨酸钠、利福平或加用链霉素肌内注射。②局部治疗:A. 少数局限的、较大的、能推动的淋巴结,可考虑手术切除;B. 已形成寒性脓肿而尚未穿破者,可行穿刺抽脓;C. 寒性脓肿破溃形成溃疡或窦道者,如伴发感染不明显,可行刮除术,将结核病变组织全部刮除;D. 寒性脓肿继发化脓性感染者,需先行切开引流,待感染控制后,必要时再行刮除术。

【临床关注点与影像学价值】

1. 淋巴结特点　本病例为双侧颈部淋巴结肿大,部分融合,增强扫描后呈环形强化,平扫和脂肪抑制增强后 T_1WI 可清楚显示,可与其他相关疾病相鉴别。

2. 病变是局限性病变还是转移瘤　结核在中国发病率高,需要先明确上述问题,仔细观察或补充肺部影像资料非常关键,影像学对于此类病变的诊断至关重要,如果没有明确的诊断思路,常容易误诊为局限性病变。

3. 淋巴结结核病理分型及分期　①Ⅰ型为结节型或肉芽肿型,表现为单一或散在的密度均匀的软组织结节,与周围组织分界清晰;②Ⅱ型为淋巴结干酪样坏死,淋巴结包膜未坏死,与周围尚无粘连;③Ⅲ型为浸润型,有明显的淋巴结周围炎,与周围组织有粘连,移动受限;④Ⅳ型为脓肿型,肿大的淋巴结中心软化,病变相互融合成较大的低密度区,边缘厚且呈不规则环形强化,周围脂肪间隙消失。

4. 颈部淋巴结结核特点　好发于颈静脉链及颈后三角区淋巴结,以颈下深组及颈后三角下区最为多见。本病例累及双侧颈动脉鞘、颈后三角区及颈根部(ⅠA、ⅠB、ⅣB 和Ⅴ区)。

5. 病变范围的精准显示　是确定放疗范围的依据,平扫和脂肪抑制增强后 T_1WI 显示最佳。

6. 治疗后改变还是复发的评估　采用 MRI 最佳。

【关键点】

1. 患者的双侧颈部淋巴结肿大时,需要考虑颈部淋巴结结核,在影像上重点观察病变的强化类型;如有结核的症状,颈部淋巴结结核的可能性更大。

2. 平扫和脂肪抑制增强后 T_1WI 可清楚显示病变范围,并能准确分期。

(月　强　唐　静)

病例❻　发热、左侧颈部淋巴结肿大伴疼痛

【简要病史及影像】女,43 岁,发热、左侧颈部淋巴结肿大伴疼痛,局部皮温升高,压痛明显(图 6-6-1)。

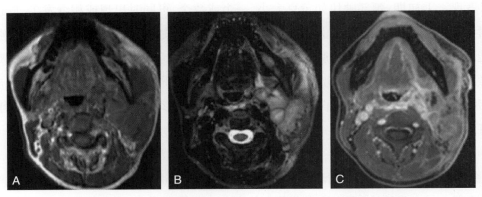

图 6-6-1A~C　颅底横断面 T_1WI、T_2WI 和脂肪抑制增强后 T_1WI

【问题与选项】患者可能的诊断是(　　　　)

A. 淋巴瘤。

B. Langerhans 细胞组织细胞增生症。

C. 淋巴结炎。

D. 淋巴结结核。

E. 转移瘤。

【答案】C. 淋巴结炎。

【建议补充的影像检查及其他重要材料】颈部淋巴结的冠状位 MRI 增强图像见图 6-6-2。

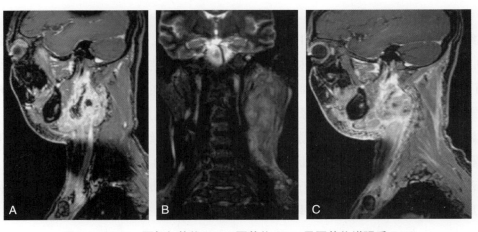

图 6-6-2A~C　颈部矢状位 T_1WI、冠状位 T_2WI 及冠状位增强后 T_1WI

【影像诊断及分析思路】 诊断：左侧颌下及邻近区多发淋巴结炎。

1. 左侧颌下及邻近区可见多发边界不清的混杂信号结节，增强后不均匀强化。

2. 引起上述改变的常见病变主要包括转移瘤、淋巴瘤、淋巴结结核及 Langerhans 细胞组织细胞增生症等，首先明确有无原发病灶。

3. 颈部 MRI 显示左侧颌下及邻近区可见多数边界不清的混杂信号结节，增强后呈不均匀强化，结节邻近的口底、颌下间隙、双侧颈阔肌及邻近皮下脂肪肿胀，可见强化的斑片影。

4. 左颈部软组织活检病理结果为查见较多中性粒细胞及坏死物，抗酸染色阴性，TB-qPCR 未查见结核分枝杆菌 DNA 片段，结核基本排除。

【鉴别诊断及要点】

1. 淋巴瘤　①淋巴瘤也可累及颈部淋巴结，主要累及部位为咽后组、颈静脉链周围及颈后三角区淋巴结；②病变常为膨胀性生长，一般不累及骨髓腔；③肿瘤密度均匀，边界清楚，CT 增强扫描后轻度强化。

2. 转移瘤　①肿瘤可转移至颈部淋巴结；②关键点是明确有无原发肿瘤，首先详细询问患者全身有无原发肿瘤，如没有明确肿瘤病史，成人重点要检查其他部位以明确有无其他原发肿瘤。

3. 淋巴结结核　①肿块呈混杂密度，边界不清，可相互融合，增强扫描后呈环形强化；②常伴有结核等全身症状。

4. Langerhans 细胞组织细胞增生症　①Langerhans 细胞组织细胞增生症可表现为淋巴结显著肿大，且伴有不规则发热等全身症状；②如有此表现，关键点是行病理组织学检查以明确诊断。

【疾病简介】

1. 定义与发病情况　淋巴结炎是由淋巴结所属引流区域的急、慢性炎症累及淋巴结所引起的非特异性炎症。根据起病缓急、病程长短，淋巴结炎可分为急性和慢性淋巴结炎。

2. 临床表现　①急性淋巴结炎具有局部红、肿、热、痛等急性炎症特点；②起病急，常伴发热，肿大的淋巴结柔软、有压痛，表面光滑，无粘连，肿大至一定程度即停止；③通过及时抗感染治疗后红肿可消退；④病情加重时也可发展成脓肿，伴有全身感染症状；⑤慢性淋巴结炎病程长，症状轻，淋巴结较硬，可活动，压痛不明显，最终淋巴结可缩小或消退。

3. 诊断　根据患者临床表现、体征和辅助检查结果通常可明确诊断，尤其是存在原发感染病灶时。注意除外其他引起淋巴结肿大的疾病，必要时可行淋巴结病理活检帮助确诊。

4. 治疗原则　①急性淋巴结炎：主要是针对原发病灶的及时处理，应用抗生素，注意休息，局部形成脓肿时应切开引流；②慢性淋巴结炎：通常无需特殊治疗。

【临床关注点与影像学价值】

1. 淋巴结表面有无红、肿、热、痛，并结合临床病史。

2. 病变边缘不清，增强扫描呈明显不均匀强化，邻近肌肉及脂肪肿胀。

3. 淋巴结炎常累及颌下淋巴结；本病例累及颌下淋巴结（ⅠB 区）。

【关键点】

1. 患者颈部淋巴结肿大，伴红、肿、热、痛，应考虑颈部淋巴结炎可能。

2. 诊断颈部淋巴结炎需结合临床表现及影像学表现以确诊，平扫和脂肪抑制增强后 T_1WI 可清楚显示肿大淋巴结的范围和性质，并能准确定性。

（月　强　唐　静）

病例 ⑦　胸闷、咯血伴颈部淋巴结肿大

【简要病史及影像】男,72 岁,胸闷、咯血伴颈部淋巴结肿大(图 6-7-1)。

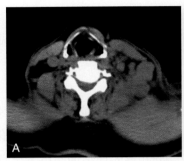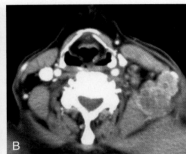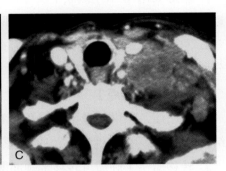

图 6-7-1A~C　颈部淋巴结 CT 平扫及增强图像

【问题与选项】患者可能的诊断是(　　　)

A. 肺癌转移。

B. 淋巴瘤。

C. Castleman 病。

D. 淋巴结结核。

E. 神经源性肿瘤。

【答案】A. 肺癌转移。

【建议补充的影像检查及其他重要材料】肺癌原发灶图像(图 6-7-2)。

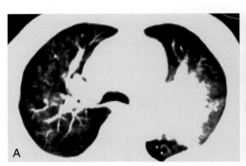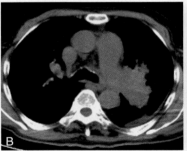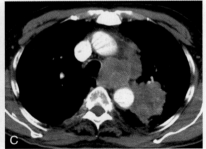

图 6-7-2A~C　CT 肺窗平扫、纵隔窗平扫和纵隔窗增强图像

【影像诊断及分析思路】诊断:肺癌伴双侧颈部淋巴结转移。

1. 右侧咽旁间隙、左侧颈动脉鞘区、左侧下颈部间隙及左侧锁骨上下窝可见多发肿大淋巴结影,部分融合,增强扫描后可见中度环形强化,部分呈中度均匀强化。

2. 引起上述改变的常见病变主要包括转移瘤、淋巴瘤、淋巴结结核和炎症等,首先明确有无原发疾病,需要重点补充头颈部及胸部图像。

3. 胸部 CT 显示左肺门部见软组织肿块影,呈分叶状,边界不清,增强后呈不均匀强化。肿块包绕左

肺上叶主支气管及尖后段支气管生长,尖后段支气管明显狭窄。颈部软组织未见肿胀,右侧咽旁间隙、左侧颈动脉鞘区、左侧下颈部间隙及左侧锁骨上下窝可见多发肿大淋巴结影,部分融合,增强扫描后可见中度环形强化,部分中度均匀强化,考虑左肺中央型肺癌伴颈部淋巴结转移。

4. 胸部软组织活检病理结果为肺鳞癌(中央型)。

【鉴别诊断及要点】

1. 神经源性肿瘤　①多位于颈动脉间隙和椎旁间隙;②边缘呈低密度,内部呈混杂密度,增强扫描后无明显强化。

2. Castleman 病　①多为单发肿大淋巴结,边缘光整;②CT 平扫密度均匀,增强扫描后呈明显均匀强化;③MRI 表现为 T_1WI 均匀低信号,T_2WI 均匀中高信号。

3. 淋巴结结核　①肿块呈混杂密度,边界不清,可相互融合,增强扫描后呈环形强化;②常伴有结核等全身症状。

4. 淋巴瘤　①淋巴瘤也可累及颈部淋巴结,主要累及部位为咽后组、颈静脉链周围及颈后三角区淋巴结;②病变常为膨胀性生长,一般不累及骨髓腔;③肿瘤密度均匀,边界清楚,CT 增强扫描后轻度强化。

【疾病简介】

1. 定义与发病情况　肺癌是对人群健康和生命威胁最大的恶性肿瘤之一。近 50 年来许多国家都报道肺癌的发病率和死亡率均明显增高,男性肺癌发病率和死亡率均占所有恶性肿瘤的第一位;女性发病率占第二位,死亡率占第二位。肺癌的病因至今尚不完全明确,大量资料表明,长期大量吸烟与肺癌的发生有非常密切的关系。

2. 临床表现　①局部症状:咳嗽,痰中带血或咯血,胸痛,胸闷、气急,声音嘶哑;②全身症状:发热,消瘦和恶病质;③肺外症状:肺源性骨关节增生症,与肿瘤有关的异位激素分泌综合征等;④外侵和转移症状:淋巴结转移,胸膜受侵和转移,上腔静脉综合征,肾脏转移,消化道转移,骨转移,中枢神经系统症状,心脏受侵和转移,周围神经系统症状等。

3. 诊断　肺癌早期缺乏典型症状,对 40 岁以上人群,应定期进行胸部 X 线普查。出现肺癌原发症状或转移症状者及时做胸部 CT 检查,发现肺部有肿块阴影时,应首先考虑到肺癌的诊断,应做进一步检查,经过组织病理学检查明确诊断。

4. 肺癌病理分型和分期　①按肿瘤发生部位:中央型、周围型和弥漫型;②按肿瘤组织学分型:鳞癌、腺癌、腺鳞癌、未分化癌、类癌和支气管腺癌。

5. 治疗原则　①手术治疗:A. 适用于Ⅰ、Ⅱ期肺癌;B. Ⅲa 期非小细胞肺癌;C. 病变局限于一侧胸腔,能完全切除的部分Ⅲb 期非小细胞肺癌;D. Ⅲa 期及部分Ⅲb 期肺癌,经术前新辅助化疗后降期的患者;E. 伴有孤立性转移(即颅内、肾上腺或肝脏)的非小细胞肺癌,如果原发肿瘤和转移瘤均适合于外科治疗,又无外科手术禁忌证,并能达到原发肿瘤和转移瘤完全切除者;F. 诊断明确的非小细胞Ⅲb 期肺癌,肿瘤侵犯心包、大血管、膈肌、气管隆嵴,经各种检查排除了远处或 / 和微转移,病变局限,患者无生理性手术禁忌证,能够达到肿瘤受侵组织器官完全切除者。②化疗:化疗对小细胞肺癌的疗效无论早期或晚期均较肯定,甚至有约 1.0% 的早期小细胞肺癌通过化疗治愈;化疗也是治疗非小细胞肺癌的主要手段,化疗治疗非小细胞肺癌的肿瘤缓解率为 40.0%~50.0%;化疗一般不能治愈非小细胞肺癌,只能延长患者生存和改善生活质量。③放疗:放疗对小细胞肺癌疗效最佳,鳞状细胞癌次之,腺癌最差;肺癌放疗照射野应包括原发灶、淋巴结转移的纵隔区,同时要辅以药物治疗;鳞状细胞癌对射线有中度的敏感性,病变以局部侵犯为主,转移相对较慢,故多用根治治疗;腺癌对射线敏感性差,且容易血道转移,故较少采用单纯放射治疗;放疗是一种局部治疗,常常需要联合化疗,放疗与化疗的联合可以视患者的情况不同,采取同步放化疗或交替化放疗的方法。

【临床关注点与影像学价值】

1. 病变是局限性还是肿瘤侵犯　肺癌在中国发病率高,需要先明确上述问题,仔细观察或补充胸部影像资料非常关键,影像学对于此类病变的诊断至关重要,如果没有明确的诊断思路,常容易误诊为局限性病变。

2. 肿瘤分级和分期　是治疗方案选择的依据,影像学对于肺癌的 TNM 分期或采用其他分期方法进行分期具有重要价值,平扫和增强可明确病变范围以及淋巴结转移情况,远处转移可采用 PET-CT,如果没有 PET-CT,可用 CT 等方法替代。

3. 肺癌伴淋巴结转移特点　淋巴结转移是肺癌常见的转移途径。肺癌多转移至锁骨上窝淋巴结。本病例转移至右侧咽旁间隙、左侧颈动脉鞘区、左侧下颈部间隙及左侧锁骨上下窝淋巴结(ⅣA、ⅣB、V、ⅦA 区)。

4. 病变范围的精准显示　是确定放疗范围的依据,平扫和增强后显示最佳。

5. 治疗后改变还是复发的评估　采用 CT 最佳。

【关键点】

1. 患者胸闷、咯血伴颈部淋巴结肿大时,需要考虑胸部病变,在影像上重点观察或补充影像学检查明确胸部有无病变;如有痰中带血,肺癌的可能性更大。

2. 胸闷、咯血常由肺癌引起,平扫和增强图像可清楚显示病变大小及范围,并能准确分期。

(月　强　唐　静　刘小新)

病例 ⑧　胸闷、双侧颈部肿大伴 Horner 综合征

【简要病史及影像】男,61 岁,胸闷、双侧颈部肿大伴 Horner 综合征(图 6-8-1)。

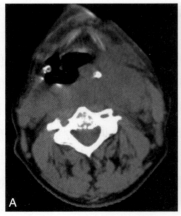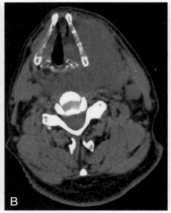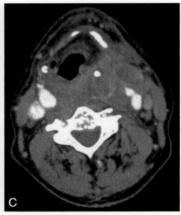

图 6-8-1A~C　颈部淋巴结平扫和增强后的 CT 图像

【问题与选项】患者可能的诊断是（　　　　　）

A. Castleman 病。

B. 淋巴结结核。

C. 甲状腺癌转移。

D. 淋巴瘤。

E. 神经源性肿瘤。

【答案】C. 甲状腺癌转移。

【建议补充的影像检查及其他重要材料】甲状腺癌原发灶图像（图 6-8-2）。

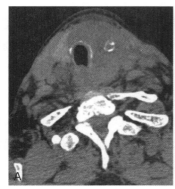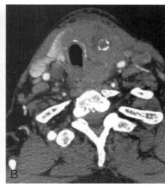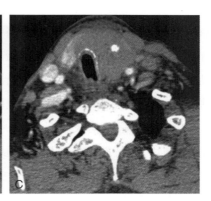

图 6-8-2A~C　甲状腺原发灶平扫和增强后的 CT 图像

【影像诊断及分析思路】诊断：甲状腺癌伴双侧颈部淋巴结转移。

1. 颈前三角区、颈后三角区、颌下及颏下淋巴结增多、增大，部分淋巴结见液化坏死，增强扫描后不均匀强化。

2. 引起上述改变的常见病变主要包括转移瘤、淋巴结结核、神经源性肿瘤、淋巴瘤和 Castleman 病等，首先明确有无原发肿瘤，需要重点观察或补充鼻咽部和颈部影像。

3. 颈部 CT 显示甲状腺峡部及左侧叶见较大低密度肿块，边界不清，病灶向上至口咽舌骨体水平，向下致胸廓入口处。肿块沿颈部左侧区域、咽喉部后方间隙生长，气管受压右偏，口咽腔左侧壁受压，口咽腔狭窄，邻近骨质结构未见破坏，颈部血管未见受侵，增强扫描后肿块呈明显不均匀强化，其内见斑片状未强化坏死液化区及圆形钙化灶。颈前三角区、颈后三角区、颌下及颏下淋巴结增多、增大，部分淋巴结见液化坏死，增强扫描后呈不均匀强化。高度提示甲状腺癌并双侧颈部淋巴结转移。

4. 颈部软组织活检病理结果为甲状腺浸润性癌。

【鉴别诊断及要点】

1. 神经源性肿瘤　①多位于颈动脉间隙和椎旁间隙；②边缘呈低密度，内部呈混杂密度，增强扫描后无明显强化。

2. Castleman 病　①多为单发肿大淋巴结，边缘光整；②CT 平扫密度均匀，增强扫描后呈明显均匀强化；③MRI 表现为 T_1WI 均匀低信号，T_2WI 均匀中高信号。

3. 颈部淋巴结结核　①肿块呈混杂密度，边界不清，可相互融合，增强扫描后呈环形强化；②常伴有结核等全身症状。

4. 淋巴瘤　①淋巴瘤也可累及颈部淋巴结，主要累及部位为咽后组、颈静脉链周围及颈后三角区淋巴结;②病变常为膨胀性生长,一般不累及骨髓腔;③肿瘤密度均匀,边界清楚,CT增强扫描后轻度强化。

【疾病简介】

1. 定义与发病情况　甲状腺癌(thyroid carcinoma)是最常见的甲状腺恶性肿瘤,约占全身恶性肿瘤的1.0%,包括乳头状癌、滤泡状癌、未分化癌和髓样癌四种病理类型。以恶性度较低、预后较好的乳头状癌最常见,除髓样癌外,绝大部分甲状腺癌起源于滤泡上皮细胞。发病率与地区、种族、性别有一定关系。女性发病较多,男女发病比例为1:2~1:4。任何年龄均可发病,但以青壮年多见。绝大多数甲状腺癌发生于一侧甲状腺腺叶,常为单个肿瘤。

2. 临床表现　①早期多无明显症状和体征,通常在体检时通过甲状腺触诊和颈部超声检查而发现甲状腺小肿块。②典型的临床表现为甲状腺内发现肿块,质地硬而固定、表面不平是各型癌的共同表现。腺体在吞咽时上下移动性小。未分化癌可在短期内出现上述症状,除肿块增长明显外,还伴有侵犯周围组织的特性。③晚期可产生声音嘶哑、呼吸吞咽困难和交感神经受压引起Horner综合征及侵犯颈丛出现耳、枕、肩等处疼痛和局部淋巴结及远处器官转移等表现。颈淋巴结转移在未分化癌发生较早。④髓样癌由于肿瘤本身可产生降钙素和5-羟色胺,从而引起腹泻、心悸、面色潮红等症状。

3. 诊断　主要根据临床表现,若甲状腺肿块质硬、固定,颈淋巴结肿大,或有压迫症状者,或存在多年的甲状腺肿块,在短期内迅速增大者,均应怀疑为甲状腺癌。结合B超、针吸细胞学检查等,确定肿物性质。

4. 甲状腺癌病理分型和分期　乳头状癌、滤泡状癌、髓样癌、未分化癌、原发性鳞状细胞癌、原发性黏液腺癌和甲状腺间质恶性肿瘤。

5. 治疗原则　①手术治疗:甲状腺癌的手术治疗是其主要治疗方法,包括甲状腺本身的手术,以及颈淋巴结清扫。不论病理类型如何,只要有手术指征就应尽可能手术切除。②内分泌治疗:甲状腺癌作次全或全切除者应终身服用甲状腺素片,以预防甲状腺功能减退及抑制TSH。乳头状腺癌和滤泡状腺癌均有TSH受体,TSH通过其受体能影响甲状腺癌的生长。③放射性核素治疗:对乳头状腺癌、滤泡状腺癌,术后应用^{131}I放射治疗,适合于45岁以上患者、多发性癌灶、局部侵袭性肿瘤及存在远处转移者。④放射外照射治疗:除未分化性甲状腺癌外,其余类型甲状腺癌对放疗敏感性较差,故外放射治疗是未分化癌的主要治疗方法。

【临床关注点与影像学价值】

1. 病变是局限性病变还是转移　甲状腺癌在中国发病率高,需要先明确上述问题,仔细观察或补充甲状腺部影像资料非常关键,影像学对于此类病变的诊断至关重要,如果没有明确的诊断思路,常容易误诊为局限性病变。

2. 肿瘤分期　是治疗方案选择的依据,影像学对于甲状腺癌的TNM分期或采用其他分期方法进行分期具有重要价值,平扫和脂肪抑制增强后T_1WI可明确病变范围及淋巴结转移,远处转移可采用PET-CT,如果没有PET-CT,可用其他影像检查方法替代。

3. 甲状腺癌淋巴结转移特点　转移的淋巴结大多数都是在颈部静脉周围,同时也会沿着淋巴管向颈后部的三角区转移,有时会向纵隔淋巴结转移,但是很少出现向颌下区域转移的现象。本病例通过颈部淋巴结转移至颈前三角区、颈后三角区、颌下及颏下淋巴结(ⅠA、ⅠB、Ⅴ、Ⅵ区)。

4. 病变范围的精准显示　是确定放疗范围的依据,平扫和脂肪抑制增强后T_1WI显示最佳。

5. 治疗后改变还是复发的评估　采用MRI最佳。

【关键点】

1. 患者颈部淋巴结肿大伴呼吸困难时,需要考虑甲状腺部病变,在影像上重点观察或补充影像学检查以明确甲状腺部有无病变;如伴有甲状腺激素异常,甲状腺癌的可能性更大。

2. 颈部淋巴结肿大可由甲状腺癌转移引起,是甲状腺癌的晚期表现,平扫和脂肪抑制增强后 T_1WI 可清楚显示病变及范围,并能准确分期。

(月 强 唐 静)

病例 ⑨ 颈部无痛性包块

【简要病史及影像】男,50 岁,双侧颈部无痛性包块(图 6-9-1)。

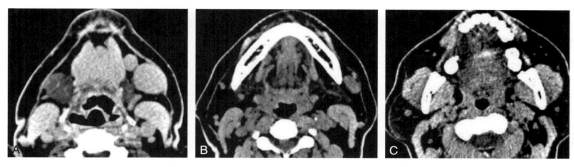

图 6-9-1A~C 颅底横断面淋巴结 CT 平扫图像

【问题与选项】患者可能的诊断是( )

A. 转移瘤。

B. IgG4 相关性疾病。

C. 淋巴结结核。

D. 淋巴瘤。

E. Castleman 病。

【答案】B. IgG4 相关性疾病。

【建议补充的影像检查及其他重要材料】颈部淋巴结 CT 增强图像及纵隔淋巴结 CT 平扫和增强图像见图 6-9-2,图 6-9-3。

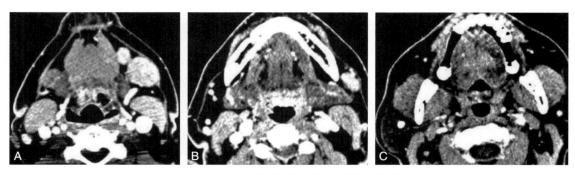

图 6-9-2A~C 横断面淋巴结 CT 增强后图像

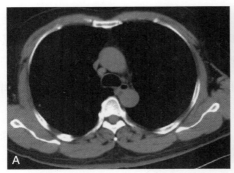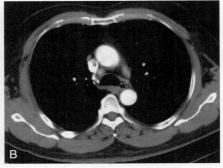

图 6-9-3A、B　纵隔窗淋巴结 CT 平扫和增强图像

【影像诊断及分析思路】 诊断:双侧颈部淋巴结肿大。

1. 双侧颌下、颈动脉鞘、颈后三角及颏下多发淋巴结显示,部分增大,增强扫描后明显均匀强化。

2. 引起上述改变的常见病变主要包括转移瘤、淋巴结结核、淋巴瘤和 Castleman 病等,首先明确有无原发肿瘤,需要重点观察或补充鼻咽部和颈部影像。

3. 颈部 CT 显示左侧颌下可见多发结节影,增强扫描呈明显均匀强化,左侧颌下腺受压。双侧颌下、颈动脉鞘、颈后三角及颏下多发淋巴结显示,部分增大,增强扫描后明显强化,考虑淋巴结病变。

4. 颈部软组织活检病理结果为 IgG4 相关性疾病淋巴结改变。

【鉴别诊断及要点】

1. Castleman 病　①多为单发肿大淋巴结,边缘光整;②CT 平扫密度均匀,增强扫描后呈明显均匀强化;③MRI 表现为 T_1WI 均匀低信号,T_2WI 均匀中高信号。

2. 转移瘤　①常有原发肿瘤病史,肿瘤可转移至颈部淋巴结;②淋巴结信号可与原发灶一致,也可出现坏死灶,增强扫描后明显强化。

3. 颈部淋巴结结核　①肿块呈混杂密度,边界不清,可相互融合,增强扫描后呈环形强化;②常伴有结核等全身症状。

4. 淋巴瘤　①淋巴瘤也可累及颈部淋巴结,主要累及部位为咽后组、颈静脉链周围及颈后三角区淋巴结;②病变常为膨胀性生长,一般不累及骨髓腔;③肿瘤密度均匀,边界清楚,CT 增强扫描后轻度强化。

【疾病简介】

1. 定义与发病情况　IgG4 相关性疾病(IgG4-RD),是一种慢性、进行性炎症伴纤维化的疾病,可累及多个脏器。本病好发于中老年男性。由于易于形成肿块性病变,常被误诊为恶性肿瘤。患者血清 IgG4 水平常升高,受累组织或器官中有 IgG4 阳性浆细胞浸润,病变部位出现硬化或纤维化,以及阻塞性静脉炎。

2. 临床表现　本病常可累及胰腺、胆管、泪腺、腮腺、眶周、中枢神经系统、甲状腺、肺、肾、腹膜后及动脉周围组织、皮肤及淋巴结等,患者的临床症状依受累脏器的不同而异。累及泪腺和涎腺时出现腺体肿大、硬结;累及眶周出现炎性假瘤及眼外肌增厚表现。病变累及其他部位,常出现组织或器官内肿物,可造成局部阻塞、压迫症状或器官萎缩。本病常合并淋巴结肿大,约 1/2 的患者有过敏相关病史。

3. 诊断　①一个或多个器官出现弥漫性或局限性肿胀或肿块;②血清 IgG4>1 350mg/L;③受累组织中浸润的 $IgG4^+/IgG^+$ 浆细胞比例 >40.0%,且每高倍镜视野下 $IgG4^+$ 浆细胞高于 10 个。满足①、②、③三条者可以确诊;满足①和③两条者为拟诊;满足①和②两条者为可疑。

4. IgG4 相关性疾病病理　病变组织内可见大量淋巴细胞浸润,可形成淋巴滤泡。密集的 IgG4 阳性的浆细胞浸润,伴组织纤维化和硬化。轻度至中度嗜酸性粒细胞浸润。炎症细胞浸润被胶原纤维包裹,可形成席纹状纤维化,伴闭塞性静脉炎。

5. 治疗原则　以药物治疗为主。糖皮质激素是治疗本病的一线药物,可控制异常免疫炎症反应。一般使用中等剂量,症状严重者可以加大剂量,病情控制后逐渐减量,以小剂量长期维持。传统免疫抑制剂联合治疗有助于糖皮质激素减量及维持疾病的稳定。对糖皮质激素禁忌或无效的患者可给予利妥昔单抗。

【临床关注点与影像学价值】

1. 颅底骨髓腔是否受累　本病例岩骨骨髓腔未受累,平扫和脂肪抑制增强后 T_1WI 可清楚显示。

2. 病变是局限性病变还是转移瘤侵犯　颈部淋巴管丰富,鼻咽癌等恶性肿瘤常转移至颈部淋巴结,所以需要先明确上述问题,仔细观察或补充鼻咽部和颈部影像资料非常关键,影像学对于此类病变的诊断至关重要,如果没有明确的诊断思路,常容易误诊为局限性病变。

3. IgG4 相关性疾病淋巴结特点　主要累及区域包括纵隔、腋窝、颈部和腹部。本病例累及双侧颌下、颈动脉鞘、颈后三角及颏下(ⅠA、ⅠB、Ⅴ区)。

4. 病变范围的精准显示　是确定放疗范围的依据,平扫和脂肪抑制增强后 T_1WI 显示最佳。

5. 治疗后改变还是复发的评估　采用 MRI 最佳。

【关键点】

1. 患者双侧颈部肿大伴疼痛时,需要考虑颈部病变,在影像上重点观察或补充影像学检查明确鼻咽部和甲状腺有无病变。

2. 发现患者双侧颈部包块时,应及时行病理组织学检查,以确定病变性质,并准确分期。

(月　强　唐　静)

病例 ⑩　发热伴双侧颈部肿大

【简要病史及影像】女,1 岁,发热伴双侧颈部肿大(图 6-10-1)。

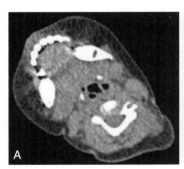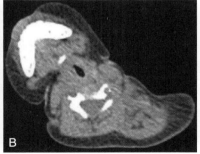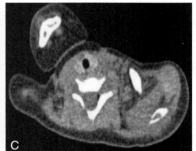

图 6-10-1A~C　颈部淋巴结横断面 CT 平扫

【问题与选项】患者可能的诊断是(　　　　　)

A. 淋巴瘤。

B. Castleman 病。

C. Langerhans 细胞组织细胞增生症。

D. 转移瘤。

E. 淋巴结结核。

【答案】C. Langerhans 细胞组织细胞增生症。

【建议补充的影像检查及其他重要材料】颈部淋巴结 CT 增强图像见图 6-10-2。

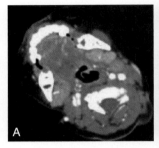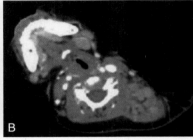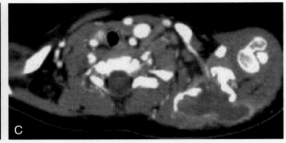

图 6-10-2A~C　颈部淋巴结 CT 增强后图像

【影像诊断及分析思路】诊断：双侧颈部多发软组织肿块，考虑肿瘤性病变。

1. 双侧颈后三角区、颈动脉间隙、颌下及左侧锁骨上窝淋巴结增多、增大，增强扫描后呈轻度均匀强化。

2. 引起上述改变的常见病变主要包括转移瘤、Castleman 病、淋巴瘤、Langerhans 细胞组织细胞增生症和颈部淋巴结结核等。

3. 颈部 CT 显示双侧颈后三角区、颈动脉间隙、颌下及左侧锁骨上窝淋巴结增多、增大，增强扫描后呈轻度均匀强化，考虑肿瘤性病变。

4. 颈部软组织活检病理结果为 Langerhans 细胞组织细胞增生症。

【鉴别诊断及要点】

1. 颈部淋巴结结核　①肿块呈混杂密度，边界不清，可相互融合，增强扫描后呈环形强化；②常伴有结核等全身症状。

2. 转移瘤　①常有原发肿瘤病史，肿瘤可转移至颈部淋巴结；②淋巴结信号可与原发灶一致，也可出现坏死灶，增强扫描后明显强化。

3. Castleman 病　①多为单发肿大淋巴结，边缘光整；②CT 平扫密度均匀，增强扫描后呈明显均匀强化；③MRI 表现为 T_1WI 均匀低信号，T_2WI 均匀中高信号。

4. 淋巴瘤　①淋巴瘤也可累及颈部淋巴结，主要累及部位为咽后组、颈静脉链周围及颈后三角区淋巴结；②病变常为膨胀性生长，一般不累及骨髓腔；③肿瘤密度均匀，边界清楚，CT 增强扫描后轻度强化。

【疾病简介】

1. 定义与发病情况　是一组由朗格汉斯细胞（Langerhans cell，LC）为主的组织细胞在单核巨噬细胞系统广泛增生浸润为基本病理特征的疾病。本病好发于骨、肺、肝、脾、骨髓、淋巴结和皮肤等部位。

2. 临床表现　①发热：热型不规则，可为持续性高热或间断高热。一般用抗生素无效。②皮疹：皮肤可因朗格汉斯细胞浸润出现特异性皮疹,皮疹为多形性,皮疹多在胸背部和头皮、发际和耳后,起初为针尖到粟粒大小红色斑丘疹,以后类似于湿疹或脂溢性皮炎,多为出血性,然后结痂、脱屑,残留色素白斑。各期皮疹同时存在或成批出现。③肝脾淋巴结肿大:肝脾可中度至重度肿大,脾大较肝大显著。可见全身淋巴结轻度肿大,少数患婴可伴有胸腺肿大。发热、皮疹和肝脾肿大有伴随关系,发热、出疹时,肝脾增大;疹消、热退,肝脾缩小。④骨质损害:骨缺损系由于朗格汉斯细胞在骨质内增生浸润所致。骨缺损局部如颅骨的头皮呈包块状突起,可有轻压痛,当病变侵蚀骨外板时,肿块变软而有波动,常可触及颅骨缺损的边缘;X 线摄片的特征表现是溶骨性骨质破坏。⑤肺部浸润:多见,年龄越小越容易受累,常有咳嗽、气促,重者有发绀;极易发生肺炎或肺泡破裂,可形成大小不等的肺泡囊肿或出现气胸、皮下气肿,严重者可发生呼吸衰竭而死亡。⑥耳:表现为外耳道溢脓、耳后肿胀和传导性耳聋;⑦骨髓:骨髓中可出现朗格汉斯细胞,侵犯骨髓者常有贫血、粒细胞减少和血小板减少。⑧中枢神经系统:最常受累的部位是丘脑 - 垂体后区,常见症状有尿崩症,还可有共济失调、构音障碍、眼球震颤等神经系统等症状。

3. 诊断　凡淋巴结明显肿大,应穿刺活检以确诊,必须有病理学依据才可确诊。

4. Langerhans 细胞组织细胞增生症病理　①光镜:病变部位(皮肤、淋巴结、骨髓等)见到特征性的分化较好的朗格汉斯细胞增多可以确诊,朗格汉斯细胞特征为细胞核单个或多个,核折叠,有核仁;②免疫组化:病变细胞的免疫组化 CD1a 单抗染色阳性为诊断的重要依据,免疫组化染色 S-100 神经蛋白(neuroprotein)阳性、α-D- 甘露糖苷酶阳性,可与花生凝集素结合;③电镜:病变细胞内找到有伯贝克(Birbeck)颗粒的朗格汉斯细胞。

5. 治疗原则　①化疗:对Ⅰ级、Ⅱ级者选用 VP 方案(长春新碱 VCR+ 泼尼松 Pred)化疗 6~8 周,然后选用巯基嘌呤(6-MP)和氨甲蝶呤(MTX)或单药交替应用,疗程 1~2 年。对Ⅲ级、Ⅳ级者选用 VCP(VP+ 环磷酰胺)或 VEP(VP+ 依托泊苷)方案治疗 8~12 周,病情好转后改用 6-MP 和 MTX 与之交替,疗程 2~3 年。②免疫治疗:因本病与 T 细胞的免疫功能异常有关,对Ⅲ级、Ⅳ级病变者可于化疗同时应用胸腺素(thymosin),每日 4mg,每日或隔日肌内注射,连用 1 个月后,病情稳定或好转后,可改为每周 2~3 次,连用6 个月。亦可使用 α- 干扰素治疗。③局部治疗:适用Ⅰ级、Ⅱ级病变,包括手术刮除病灶和放射治疗;对初治的单一局部骨病变可单用病灶刮除术,对局部病变严重或持重负荷大的骨病变、复发病灶或多部位骨病变伴软组织受累者、肺嗜酸细胞肉芽肿等,可联合化疗;病程在半年内的尿崩症亦可局部放疗,总剂量600cGy,分次照射;对不宜作刮除术的骨骼病灶,也可用甲泼尼龙(methylprednisolone)作局部病灶内注射,每次 75~150mg。

【临床关注点与影像学价值】

1. 淋巴结特点　本病例为双侧颈部淋巴结肿大,增强扫描后呈轻度均匀强化,可与其他相关疾病相鉴别。

2. 是局限性病变还是转移瘤　Langerhans 细胞组织细胞增生症发病率低,应观察其他部位有无累及。

3. Langerhans 细胞组织细胞增生症淋巴结特点　可发生于任何部位淋巴结。本病例累及双侧颈后三角区、颈动脉鞘旁、颌下及左侧锁骨上窝淋巴结(ⅠB、ⅣB、Ⅴ区)。

4. 病变范围的精准显示　是确定放疗范围的依据,平扫和脂肪抑制增强后 T_1WI 显示最佳。

5. 治疗后改变还是复发的评估　观察临床表现。

【关键点】

1. 患者发热伴双侧颈部肿大时,需要考虑颈部病变,在影像上重点观察或补充影像学检查,明确有无原发病变。

2. 颈部淋巴结肿大可由多种原因引起,一旦怀疑肿瘤应立即行病理组织学检查以确诊。

（月　强　唐　静　刘小新）

病例 ⑪　右侧颈部肿物 1 个月余

【简要病史及影像】女,33 岁,发现右侧颈部肿物 1 个月余,近 1 周有增大趋势,病程中无低热、盗汗、消瘦等(图 6-11-1)。

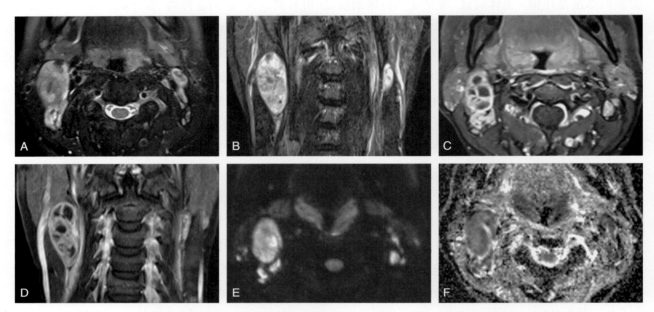

图 6-11-1A~F　颈部横断面和冠状面脂肪抑制 T₂WI、增强后 T₁WI、颈部横断面 DWI 和 ADC 图

【问题与选项 1】哪些颈部淋巴结疾病可出现环形强化(　　　　)(多选)

A. 化脓性淋巴结炎。

B. 淋巴瘤。

C. 巨大淋巴结增生症(Castleman 病)。

D. 转移性淋巴结。

E. 结核性淋巴结炎。

F. 组织细胞坏死性淋巴结炎[菊池(Kikuchi)病]。

【答案】A、D、E、F。

【问题与选项 2】此病例最可能的诊断为下列哪一项(　　　　)

A. 化脓性淋巴结炎。

B. 转移性淋巴结。

C. 结核性淋巴结炎。

D. 组织细胞坏死性淋巴结炎。

【答案】C. 结核性淋巴结炎。

【影像诊断及分析思路】诊断:右侧颈部结核性淋巴结炎。

1. 右侧颈血管间隙软组织团块影,内伴坏死,周围未见明显渗出,受累及的淋巴结有肿大融合。

2. 常见的颈部淋巴结疾病主要包括化脓性淋巴结炎、转移性淋巴结、结核性淋巴结炎、组织细胞坏死性淋巴结炎、淋巴瘤、Castleman 病等。

3. 脂肪抑制增强后 T_1WI 显示受累及的淋巴结增强后边缘环形强化,DWI 示弥散轻度受限,内部坏死区域弥散受限不明显,提示最可能为结核性淋巴结炎。

4. 右颈部肿物活检病理结果为增生的淋巴组织内见成团的上皮样细胞伴坏死形成。

【鉴别诊断及要点】

1. 化脓性淋巴结炎 ①肿大淋巴结,伴内部脓液形成,DWI 示弥散受限可帮助判断脓肿形成;②外周炎症渗出样改变,边界不清;③增强有助于判断炎症范围;④寻找感染原发灶,咽炎、口腔感染、涎腺感染等。

2. 转移性淋巴结 ①淋巴结增大,通常 >1cm,类圆形最常见;②通常多个淋巴结成簇,甚至融合;③坏死常见,增强后实性成分明显强化;④淋巴结周围软组织浸润;⑤不同部位原发灶的淋巴结转移常符合淋巴引流特点。

3. 组织细胞坏死性淋巴结炎 ①多见于亚洲青年女性,常伴有低热;②多为单侧,颈后三角区(Ⅴ区)多见;③轻度肿大淋巴结,血供丰富,增强后多为均匀强化,偶可见环形强化。

4. 淋巴瘤 ①多个、多区和多部位的淋巴结肿大,常融合成团块状,病灶大小不一,边界相对较清楚,淋巴结包膜外侵犯少见;②密度或信号多数均匀,少数可有中心性坏死;③细胞密实,DWI 示弥散明显受限,ADC 值明显降低。

5. Castleman 病 ①头颈部多为单中心(>90.0%);②肿大淋巴结,大小一般短径 5~10cm;③增强后中度到明显均匀强化,延迟扫描持续强化;④灶内、灶周可见粗细不等血管影。

【疾病简介】

1. 定义与发病情况 结核感染引起的淋巴结炎,多出现在免疫力低下患者;儿童及青少年好发,女性相对多发;颈部淋巴结是结核性淋巴结炎肺外最易累及区域,常见于颈血管间隙(Ⅱ~Ⅳ区)及颈后三角区(Ⅴ区)。

2. 临床表现 颈部单发或多发无痛性肿大淋巴结,常累及单侧淋巴结,质地较硬,常可移动;较少出现低热、盗汗、消瘦等全身中毒表现。

3. 病程分期 ①肉芽肿;②干酪样坏死;③包膜坏死;④冷脓肿。

4. 诊断 一旦怀疑结核性淋巴结炎,应尽快详细了解临床病史,完善胸部影像学检查、结核菌素试验等,诊断困难时应行淋巴结活检,病理证实。

5. 治疗原则 ①全身治疗:包括营养支持及抗结核治疗,大多数病灶可治愈;②局部治疗:少数较大的、没有液化的、尚可移动的病变淋巴结,可予以手术切除;已液化的淋巴结,如表面的皮肤尚完整,可行穿刺抽脓,10.0% 链霉素或 5.0% 异烟肼脓腔内冲洗治疗;如淋巴结已破溃形成窦道或溃疡,可试行刮除病变组织,予链霉素或异烟肼换药。

【临床关注点与影像学价值】

1. 病变范围和成分   病变范围的精准显示、内部成分的准确判断是了解病程分期、确定治疗方案的依据,脂肪抑制增强后 T_1WI 及 DWI 提示意义最大,可帮助明确病灶范围及判断内部肉芽肿、液化坏死、纤维化等成分。

2. 治疗后疗效的评估   常规脂肪抑制 T_2WI 即可帮助判断。

3. 结外受累情况评估   采用 CT 最适宜。

【关键点】

1. 患者年轻女性,主要表现为单侧颈部渐进性增大肿物,病程中无其他不适,首先需要考虑颈部淋巴结疾病,在影像上重点观察明确颈部淋巴结分布区有无病变。

2. 病灶淋巴结肿大融合,周围清晰,内伴坏死,内部弥散受限不明显,增强后呈环形强化,高度提示为颈部结核性淋巴结炎,尤其脂肪抑制增强后 T_1WI 及 DWI 可帮助判断病灶中央的干酪样坏死及周围的肉芽肿成分。

(吴飞云)

病例 ⑫ 面部多处肿物 20 年余

【简要病史及影像】 男,30 岁,发现面部多处肿物 20 年余(图 6-12-1)。

【问题与选项 1】 本病例具体累及哪些结构(   )(多选)

A. 两侧颈部 I~V 区及耳后、枕淋巴结。

B. 两侧腮腺。

C. 两侧颌下腺。

D. 两侧泪腺。

E. 两侧眼睑。

F. 右侧颊面部及耳周皮下。

【答案】 A、B、D、E、F。

【问题与选项 2】 根据以上临床资料与影像表现,本病例最可能的诊断为下列哪一项(   )

A. IgG4 相关性疾病。

B. 淋巴瘤。

C. 木村病(Kimura disease,KD)。

D. 菊池(Kikuchi)病。

【答案】 C. 木村病。

【建议补充的影像检查及其他重要材料】 患者头颈部多发腺体、皮下及淋巴结等结构受累,高度怀疑木村病,需进一步行相关实验室检查。

嗜酸性粒细胞计数,$19.20 \times 10^9/L$ [参考值$(0.02~0.52) \times 10^9/L$];嗜酸性粒细胞百分比,73.9%(参考值 0.4%~8.0%);尿蛋白 ++(参考值 −);IgE 为 1 338 000IU/L(参考值 ≤200 000IU/L);IgG4 为 0.566g/L(参考值 0.049~1.985g/L);补体 C4 为 0.10g/L(参考值 0.16~0.38g/L)。

【影像诊断及分析思路】 诊断:木村病,又称嗜酸性粒细胞增生性淋巴肉芽肿。

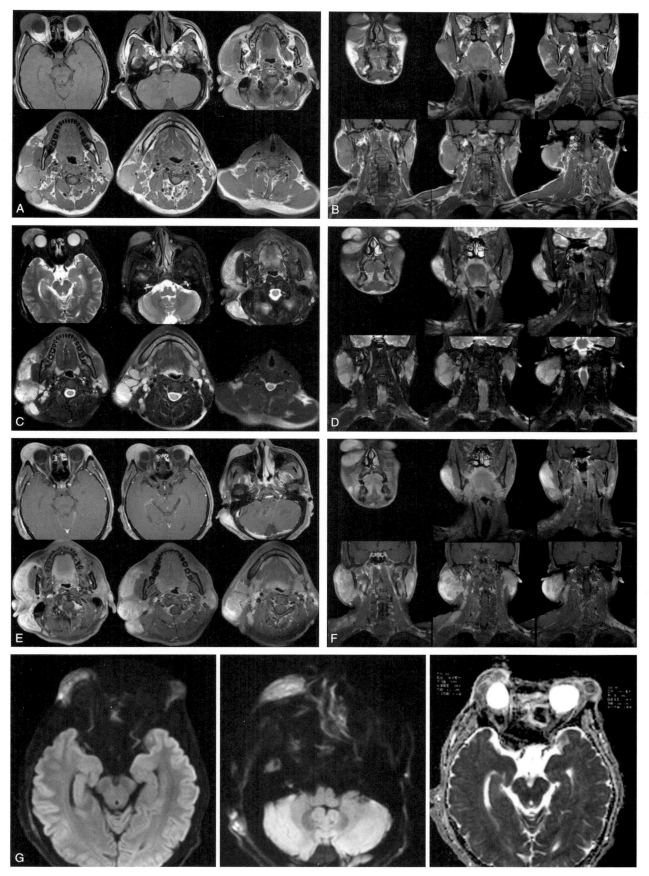

图 6-12-1A~G　头颈部横断面和冠状面 T₁WI,脂肪抑制 T₂WI,增强后 T₁WI 和横断面 DWI 与 ADC 图

1. 青年男性,病史较长。病变分布特点:双侧眼睑、双侧泪腺、双侧腮腺、右侧颊面部及耳周皮下多发结节肿块,双侧颈部及耳后、枕多发肿大淋巴结。病灶信号特点:结节肿块呈等 T_1、等长 T_2 信号,T_2WI 内见流空信号,弥散轻度受限,增强扫描呈不均匀明显强化;肿大淋巴结呈等 T_1、长 T_2 信号,边界清晰,增强扫描中度强化。

2. 与本病例病变分布特点相似的疾病包括 IgG4 相关性疾病、淋巴瘤、菊池病。

3. 实验室检查示外周血嗜酸性粒细胞及血清 IgE 升高,尿蛋白阳性。

4. 手术病理证实为木村病。

【鉴别诊断及要点】

1. IgG4 相关性疾病　①为自身免疫性疾病,多见于老年男性;②泪腺最常累及,表现为双侧腺体弥漫对称性肿大,但保持原有形态;③沿神经播散是特征性影像表现之一,主要累及三叉神经分支,如额神经和眶下神经;④血清 IgG4 水平提高(浓度 >13 500mg/L)是重要诊断依据。

2. 淋巴瘤　①多个、多区和多部位的淋巴结肿大,病灶大小不一,边界较清;②局部多发的淋巴结常融合成团;③密度或信号多数均匀;④细胞密实,DWI 高信号,ADC 值明显减低。

3. 菊池病　①又称组织细胞坏死性淋巴结炎,亚急性病程,多见于亚洲青年女性;②局限性颈部淋巴结肿大,通常伴有低热及盗汗;③多为单侧,后颈链多见;④血供丰富,增强后多为均匀明显强化,少数可见中心坏死。

【疾病简介】

1. 定义与发病情况　又称嗜酸性粒细胞增生性淋巴肉芽肿,为良性、慢性进行性免疫炎性疾病,累及头颈部浅表淋巴结及软组织;好发于亚洲中青年男性,20~40 岁占 80.0%,男女之比约 4∶1~7∶1。起病缓慢,病程多较长;病因不明,可能与 I 型超敏反应有关。

2. 临床表现　头颈部皮下或唾液腺内多发无痛性结节肿块,伴多发区域性淋巴结肿大,腮腺及颌下腺常受累;外周血嗜酸性粒细胞及血清 IgE 升高(特征性);肾脏受损,尿蛋白阳性。

3. 诊断　活检或手术病理证实。

4. 治疗原则　目前治疗方法尚未统一,包括放射治疗、局部手术切除、糖皮质激素治疗、环孢素,手术和激素治疗易复发。

【临床关注点与影像学价值】

1. 良、恶性的鉴别　患者病程长,淋巴结边界清晰,DWI 示腺体及皮下病灶弥散无明显受限,提示良性病变可能大。

2. 病变范围的精准显示　磁共振 T_2WI 脂肪抑制、T_1WI、T_1WI 增强序列相结合可清楚显示病灶范围。

3. 治疗疗效评估　临床可采用 MRI 平扫 + 增强检查对患者进行随访以评估疗效。

【关键点】

1. 本病变的分布特点为头颈部外分泌腺及皮下多发结节肿块,颈部多发肿大淋巴结,边界清晰。当中青年男性出现这些表现并具有相应影像学特征时应想到该诊断。

2. 外周血嗜酸性粒细胞及血清 IgE 为特征性实验室指标,升高可进一步明确诊断;经活检或手术病理可确诊。

(吴飞云)

病例 13 颌下腺肿物 1 周

【简要病史及影像】男,12 岁,颌下腺肿物 1 周(图 6-13-1)。

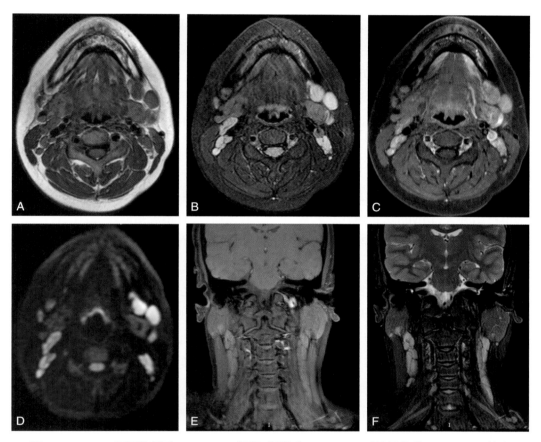

图 6-13-1A~F 颈部横断面 T$_1$WI、T$_2$WI 抑脂、增强后 T$_1$WI、DWI 以及冠状位 T$_1$WI、T$_2$WI 抑脂

【问题与选项 1】病变的影像学表现正确的是（　　　　）

A. T$_1$WI 呈低信号,T$_2$WI 呈略高信号,坏死、囊变或钙化多见。

B. 有融合趋势,但边界清晰,大多无坏死灶,增强扫描呈轻、中度强化。

C. 病变边界欠清,信号不均匀,内见钙化及囊变。

D. ⅠB 区最常见,Ⅱ~Ⅳ区也可出现,短径多 <1.5cm。

【答案】D. ⅠB 区最常见,Ⅱ~Ⅳ区也可出现,短径多 <1.5cm。

【问题与选项 2】根据病变的表现,病变诊断为（　　　　）

A. 颈部淋巴结结核。

B. 颈部淋巴瘤。

C. 颈部反应性增生性淋巴结炎。

D. 颈部肉芽肿。

【答案】C. 颈部反应性增生性淋巴结炎。

【建议补充的影像检查及其他重要材料】 反应性增生性淋巴结炎是临床较常见的一种疾病,尤其是儿童发病率更高。临床怀疑颈部淋巴结炎,需观察颈部有无肿大淋巴结,常见于颌下及颏下,有时也发生在耳后,面部和颈侧。并注意近期有无感染病史:上呼吸道感染,如扁桃体炎、咽炎、鼻炎、鼻窦炎等;口腔感染,如牙龈炎、牙周炎、口腔溃疡、冠周炎等;皮肤损伤与感染,如头面部皮肤化脓性伤口、湿疹感染、疖肿等。实验室检查包括白细胞计数、C 反应蛋白含量等。影像学检查包括颈部超声、颈部 CT 平扫及增强检查、颈部 MRI 平扫及增强检查;许多特征性的超声声像图可有助于区分反应性淋巴结和恶性淋巴结。

【影像诊断及分析思路】 诊断:左侧腮腺、颌下腺炎症;颈部反应性增生性淋巴结炎。

1. ⅠB 区最常见,Ⅱ~Ⅳ区也可出现,短径多 <1.5cm。

2. 多呈蚕豆形,边缘光整,密度均匀。

3. T_1WI 与周围正常肌肉信号接近,T_2WI 呈略高信号,在 STIR 序列呈明显高信号。

4. 增强无强化或轻度强化,无坏死、囊变或钙化。

【鉴别诊断及要点】

1. 淋巴结核   ①最常见的是儿童和年轻人(11~30 岁),可能有轻微的女性倾向;②临床表现多为单侧多个颈部淋巴结肿大,初期肿大的淋巴结较硬、可推动、无痛,可有不规则低热、盗汗、食欲缺乏、体重下降等结核中毒表现;③多融合成团,呈花环状,边缘强化,淋巴结内有斑点状钙化;④部分患者影像学检查合并有肺结核。

2. 猫抓病性淋巴结炎   青少年多见,多有猫等宠物抓伤或与之密切接触的病史;被猫抓、咬伤部位单个(多见)或多个引流区域淋巴结肿大,单发或多发淋巴结肿大,质坚实,有轻压痛,多在相应部位皮肤外伤后 1~2 周或数月内发生,病程长短不一,多数无明显的全身症状,就诊时局部皮肤无明显伤痕。CT 可见多个肿大淋巴结融合成团簇状,部分肿大淋巴结中央可见低密度坏死区,肿大淋巴结周围脂肪间隙内见索条状高密度炎性浸润影,增强扫描多呈中、轻度强化。

3. 神经源性肿瘤   肿块较大,信号常不均,部分研究者认为肿瘤位于屈肌的区域或伴有肌肉萎缩强烈提示神经源性肿瘤。

【疾病简介】

1. 定义与发病情况   淋巴结反应性增生是指受多种因素包括毒物、细菌、病毒、代谢产物、变性的组织成分及异物等刺激引起的淋巴结(主要是淋巴细胞、组织细胞、树突细胞和指突状树突细胞)增生。

2. 临床表现   颈部多发轻度痛性的淋巴结肿大,可伴发热,早期淋巴结肿大,活动度可,伴轻度疼痛和压痛;后期往往多个淋巴结粘连成硬块,不易推动,此时表现皮肤常红、肿,压痛明显,并合有畏寒、发热、头痛、乏力等全身症状,如得不到及时控制,可形成脓肿。

3. 诊断   反应性增生性淋巴结炎根据典型的影像学表现并结合临床表现、病史等可以明确诊断。

4. 治疗原则   ①及时治疗原发病源;②局部热敷,理疗;③形成脓肿时,及时切开引流;④有全身症状者,可给以抗生素(第三代头孢抗生素)。⑤影响美容部位的脓肿,可选穿刺吸脓。

【临床关注点与影像学价值】

1. 实验室检查   包括血常规(白细胞及中性粒细胞比例)。

2. 影像学检查   包括颈部超声检查、CT 平扫及增强检查、颈部 MRI 平扫及增强检查。

3. 预后   预后良好。

【关键点】 患者出现颈部多发轻度痛性的淋巴结肿大,活动度可,伴轻度疼痛和压痛,若患者伴有发热体征,且近期有感染病史,要考虑反应性增生性淋巴结炎。

(张水兴　陈思敏　莫笑开)

病例 ⑭　左颌下肿大 5 个月余

【**简要病史及影像**】男,77 岁,左颌下肿大 5 个月余(图 6-14-1)。

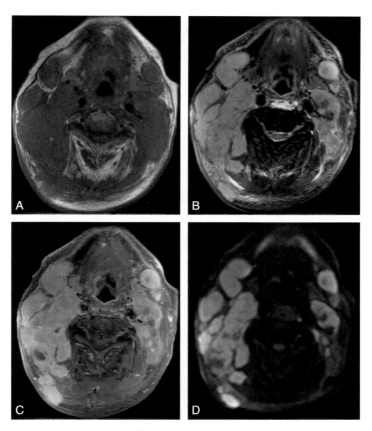

图 6-14-1A~D　颈部横断面 T_1WI、T_2WI 抑脂、T_1WI 增强、DWI

【**问题与选项 1**】病变的影像学表现正确的是(　　　　)

A. 该疾病在颈部恶性肿瘤中占第 1 位。

B. 增强病变呈轻、中度均匀强化,有融合趋势。

C. 病变边界欠清,信号不均匀,内见钙化及囊变。

D. 该疾病好发于双侧颈部 Ⅰ~Ⅴ区。

【**答案**】B. 增强病变呈轻、中度均匀强化,有融合趋势。

【**问题与选项 2**】根据病变的表现,病变诊断为(　　　　)

A. 颈部淋巴结结核。

B. 颈部淋巴瘤。

C. 颈部反应性增生性淋巴炎。

D. 颈部化脓性淋巴结炎。

【答案】 B. 颈部淋巴瘤。

【建议补充的影像检查及其他重要材料】 临床怀疑颈部淋巴瘤,需观察颈部有无肿大淋巴结,如果颈部肿大淋巴结范围广泛,则支持淋巴瘤诊断,颈部淋巴结活检为最好的确诊方式。当淋巴瘤诊断明确,影像学检查包括颈部 CT 平扫及增强检查、颈部 MRI 平扫及增强检查(评估病变累及的范围)。PET-CT 进行全身检查,以明确病变的分期。

【影像诊断及分析思路】 诊断:双侧颈部 NK/T 细胞淋巴瘤。

1. 颈部淋巴瘤可侵犯颈部各区淋巴结,病变形态以弥漫肿胀和结节肿块多见。

2. CT 显示肿大淋巴结大小不等,边界较清,密度均匀,无钙化、囊变等。

3. MRI 呈稍长 T_1、稍长 T_2 信号,病变内部信号均匀,很少发生坏死。

4. 有融合趋势,但边界清晰,淋巴结薄膜外侵犯少见,少数可有中心坏死。

5. 增强扫描显示病变呈轻到中度强化。

6. 溃疡坏死型较少见,病变组织肿胀不明显,以局部溃疡、坏死为主。

7. 颈部肿块活检病理结果为淋巴瘤。

8. 颈部淋巴瘤需要行全身 PET-CT 检查,以明确病变的分期。

【鉴别诊断及要点】 转移性淋巴结:①好发于中、老年人,男性多见;②有原发肿瘤病史,常继发于头颈部鳞癌、甲状腺癌;③病变累及的淋巴结部位以Ⅱ~Ⅴ区淋巴结为主;④继发于鳞癌的病变表现为环形强化,可有包膜外侵犯;继发于甲状腺癌的病变表现为钙化、囊变、明显强化的壁结节。

【疾病简介】

1. 定义与发病情况　颈部淋巴瘤根据病理特点可分为霍奇金淋巴瘤(HL)和非霍奇金淋巴瘤(NHL)两大类,前者为经典的霍奇金淋巴瘤,后者包括 B 细胞淋巴瘤和 NK/T 细胞淋巴瘤,不同于 HL 的是,NHL 的肿瘤细胞单一,大多属于结外型,淋巴瘤亚型多样,好发于颈部。颈部淋巴结是淋巴瘤第二大好发部位。颈部淋巴瘤可侵犯颈部各区淋巴结,多数为多发,少数为单发。临床表现:早期症状主要是颈部触及无痛性肿物,晚期若淋巴瘤侵犯骨髓,则可能产生脸色苍白、发热、不正常出血等症状,还有些患者会表现为体重消瘦、盗汗、不明原因的发热。体格检查:多个、多区和多部位的淋巴结肿大,分布无特征。

2. 诊断　淋巴瘤根据典型的影像学表现可以明确诊断,但是最后还是依赖于活检;对于不易外科切除活检的患者可行穿刺细胞活检术(FNA)进行细胞形态学的分析。有研究表明,FNA 对淋巴瘤的灵敏度为 80.6%,特异度为 100%,并且通过细胞转移的方法联合细胞形态学和免疫细胞化学,可进一步提高穿刺诊断的准确性,有可能对弥漫大 B 细胞淋巴瘤,Burkitt 淋巴瘤 NK/T 细胞的 HL 或 NHL 做出明确诊断。

3. 淋巴瘤的分期　Ann Arbor 系统虽然最初为霍奇金淋巴瘤设计,但也常规应用于非霍奇金淋巴瘤的临床分期。对 NHL 来说,临床分期不像霍奇金淋巴瘤那样重要,特别是进展型或高度进展型 NHL,即使临床分期比较局限,仍应视为全身性疾患,着重给予系统治疗。

Ann Arbor 分期系统:Ⅰ期,侵犯单个淋巴结区域(Ⅰ)或单个结外部位(IE);Ⅱ期,侵犯 2 个或 2 个以上淋巴结区域,但均在膈肌的同侧(Ⅱ),可伴有同侧的局限性结外器官侵犯(ⅡE);Ⅲ期,膈肌上下淋巴结区域均有侵犯(Ⅲ),可伴有局限性结外器官侵犯(ⅢE)或脾侵犯(ⅢS)或两者均侵犯(ⅢES);Ⅳ期,在淋巴结、脾脏和咽淋巴环之外,一个或多个结外器官或组织受广泛侵犯,伴有或不伴有淋巴结肿大等。

各期患者按有无 B 症状分为 A、B 两类。B 症状包括:6 个月内不明原因的体重下降 >10%,原因不明的发热(38℃以上)、盗汗。

4. 治疗原则 Ⅰ期、Ⅱ期的淋巴瘤的可采用放疗加化疗,进展期淋巴瘤以化疗为主。病变的预后主要依赖于病变的分期,Ⅰ期、Ⅱ期、Ⅲ~Ⅳ期病变的18个月生存期分别为100%、55.0%和25.0%。5年生存期为83.0%(Ⅰ~Ⅱ期)和52.0%(Ⅲ~Ⅳ期)。

【临床关注点与影像学价值】

1. 颈部淋巴瘤常以颈部肿物就诊,需要观察颈部肿物的位置,是否无痛性。淋巴瘤的淋巴结增大为无痛性,常位于后颈部,而且范围比较广,弥漫生长。淋巴结的质地较硬,可呈橡胶状,随时间可以消退或者生长。

2. 由于淋巴瘤生长局限,所以病变与邻近结构的关系常常是推压,而不是侵犯。CT及MRI根据病变累及的范围,均可以明确诊断。头颈部淋巴瘤常位于鼻咽、口咽。颈部淋巴结增大常位于Ⅱ~Ⅴ区。病变包绕血管而不是侵犯血管。

3. 实验室检查包括全血细胞计数,血离子检查(血钙、血磷和尿酸等),HIV等检查。

4. 需注意随着HIV的发病率越来越高,HIV合并淋巴瘤的发生率也非常高,但淋巴瘤密度不均匀,影像学表现不典型时,需要排除HIV合并淋巴瘤的可能。

5. 影像学检查 包括除了颈部发现淋巴瘤外,还需要胸腹部CT或者全身PET-CT检查,当怀疑中枢神经受累及,需要进行MRI检查。目前原发性中枢神经淋巴瘤的发生率也比较高,MRI DWI序列具有特征性,呈显著高信号。颈部的DWI检查也对淋巴瘤的诊断提供了重要的信息。

6. 肿瘤分期及预后 分期是治疗方案选择的依据。淋巴瘤的预后可根据从进展性NHL发展而来的国际预后指数(international prognosis index,IPI)判断,在所有各种临床类型的淋巴瘤均适用,现在可以作为对治疗反应、复发和生存情况的一个预后评估因子。以下每一个特点可以得1分:年龄>60岁,Ⅲ、Ⅳ期,≥2个结外病变,全身状态评分≥2分,血清LDH水平升高;根据得分可以将患者分为四个不同危险程度的组群。年龄相关的IPI评分系统也逐渐建立起来。IPI评分:0~1、2、3、4~5对应的5年总体生存率分别为73.0%、51.0%、43.0%、26.0%。

7. 治疗后改变还是复发的评估,DWI及PET-CT都可以显示病变放疗后反应还是病变复发。尤其随着MRI技术的进步,高分辨DWI可以评估肿瘤有无残存。

【关键点】

1. 患者出现颈部无痛性淋巴结肿大,要高度怀疑淋巴瘤。颈部CT或者MRI都可用来排除头颈部淋巴瘤。影像上重点观察颈部有无病变;颈部淋巴结肿大的分布,如果病变广泛分布于Ⅱ~Ⅴ区淋巴结,而且增大的淋巴结包绕但不侵犯颈部大血管,淋巴瘤诊断明确。需要进行颈部淋巴结活检。

2. DWI可以显示病变明显扩散受限。

3. 怀疑头颈部淋巴瘤,需要进行全身检查,明确病变的分期,同时需要进行一些实验室检查及询问患者的临床症状,评估患者的预后。

(张水兴 陈思敏 莫笑开)

病例 ⑮ 左颈部肿物 1 个月余

【简要病史及影像】男,49岁,发现左颈部肿物1个月余(图6-15-1)。

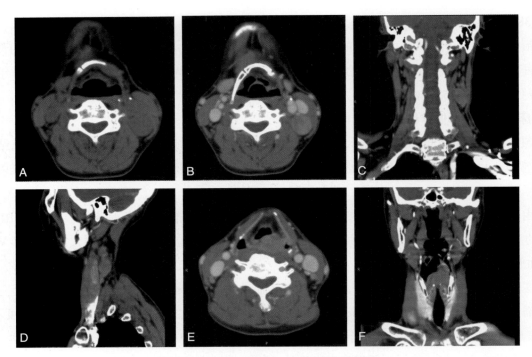

图 6-15-1A~F　颈部 CT 平扫及增强图像

【问题与选项 1】病变的影像学表现不正确的是（　　　　）

A. 左侧杓会厌皱襞明显增厚。

B. 声门下喉癌。

C. 双侧梨状窝结构存在。

D. 左侧颈部多发肿大淋巴结，左侧Ⅱ区淋巴结明显肿大。

E. 增强检查示左侧颈部淋巴结呈均匀强化。

【答案】B. 声门下喉癌。

【问题与选项 2】患者可能的诊断是（　　　　）

A. 淋巴瘤。

B. 巨大淋巴结增生症。

C. 淋巴结结核。

D. 反应性增生淋巴结炎。

E. 转移性淋巴结（声门上喉癌）。

【答案】E. 转移性淋巴结（声门上喉癌）。

【建议补充的影像检查及其他重要材料】引起颈部多发淋巴结肿大原因包括三方面：①感染因素；②肿瘤因素；③其他因素。当临床出现颈部多发淋巴结肿大，结合病史，应完善头颈部 CT 增强扫描或 MRI 增强扫描，明确淋巴结肿大原因。

临床怀疑喉癌，首先进行喉镜检查，观察喉腔黏膜的完整性。当诊断喉癌明确，应进行影像学检查，CT 平扫及增强检查可以评价病变范围及骨质侵犯，MRI 平扫及增强检查可以评估病变侵犯的范围。建议检查范围包括咽喉、颅底以及颈部（主要评估颈部淋巴结）。同时可完善全身检查，以明确肿瘤的分期。

【影像诊断及分析思路】诊断：声门上喉癌并颈部多发淋巴结转移。

1. CT 显示左侧杓会厌皱襞明显增厚并可见结节状隆起,突向喉腔,喉室变窄,增强扫描明显强化,病灶基底部边界不清。

2. 左侧颈动脉间隙内见一肿大淋巴结,双侧颈部见多发稍大淋巴结影。

3. 转移性淋巴结具体分期详见表 6-15-1。

4. 喉组织活检病理结果为喉癌(中低分化鳞状细胞癌),浸润黏膜固有层,脉管内可见癌栓;声门未见癌累及;左侧Ⅱ区 +Ⅲ区淋巴结见癌转移。

表 6-15-1 美国癌症联合会(AJCC)2010 年头颈部肿瘤局部淋巴结转移的 N 分期

分期	分期标准	分期	分期标准
N1 期	转移位于同侧单一淋巴结,直径≤3cm	N2c 期	转移位于两侧或对侧淋巴结,直径≤6cm
N2a 期	转移位于同侧单一淋巴结,直径 3~6cm	N3 期	转移性淋巴结直径 >6cm
N2b 期	转移位于同侧多个淋巴结,直径≤6cm		

【鉴别诊断及要点】

1. 淋巴瘤 ①淋巴瘤在颈部恶性肿瘤中占第二位,以非霍奇金病常见;②病灶大小不一,边界较清,密度均匀,无钙化、囊变等;③分布无特征,多个、多区和多部位的淋巴结肿大;④增强后呈轻、中度均匀强化;⑤有融合趋势,但边界清晰,淋巴结包膜外侵犯少见,少数可有中心性坏死;⑥MRI 检查,淋巴瘤 ADC 值低于淋巴结转移。

2. 颈部淋巴结转移 转移淋巴结发生部位和原发肿瘤的淋巴结引流区域相关(淋巴结分区见表 6-15-2 及图 6-15-2)。①口底癌、舌、扁桃体肿瘤易转移至Ⅰ、Ⅱ区;②口咽癌、下咽癌和喉癌主要发生Ⅱ、Ⅲ区,口咽癌以Ⅱ区最为多见;③鼻咽癌转移淋巴结多为双侧发生,除常见Ⅱ、Ⅲ、Ⅳ区外,咽后组、颈后三角区为鼻咽癌淋巴结转移的特征性部位;④甲状腺癌转移淋巴结多为单侧发生,常见于Ⅱ、Ⅲ、Ⅳ区,尤其气管食管沟(Ⅵ区)及上纵隔淋巴结(Ⅶ区)转移具有特征,主要表现为淋巴结微小钙化、囊变、坏死、明显强化;⑤不规则环形强化伴中央低密度区为上呼吸道、消化道鳞癌转移淋巴结的 CT 特征性表现。

3. 颈部淋巴结炎 ①常有感染症状;②增大淋巴结常有疼痛;③较大的淋巴结可出现中心坏死腔。

表 6-15-2 美国癌症联合会(AJCC)依据淋巴结水平的分区

分区	分区标准
Ⅰ区	从颅骨至舌骨水平,下颌舌骨肌尾侧、颌下腺后缘前方
Ⅱ区	从颅底至舌骨水平,颌下腺后缘的后方、胸锁乳突肌后缘前方
Ⅲ区	从舌骨至环状软骨下缘水平,胸锁乳突肌后缘前方
Ⅳ区	环状软骨下缘至锁骨水平,胸锁乳突肌后缘和前斜角肌后外侧缘之间连线的前方
Ⅴ区	从颅底至锁骨水平,胸锁乳突肌后缘和前斜角肌后外侧缘之间连线的后方。
Ⅵ区	舌骨下缘至胸骨柄水平,颈总动脉内侧
Ⅶ区	胸骨柄上缘以下,颈总动脉内侧

【疾病简介】

1. 定义与发病情况 颈部淋巴结转移原发肿瘤多位于头颈部。大多数转移的淋巴结来源于鳞状细胞癌。未分化癌淋巴结转移率较分化癌更高。转移淋巴结发生部位和原发肿瘤的淋巴结引流区域密切相关。

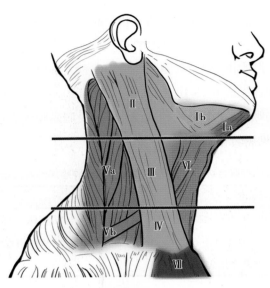

图 6-15-2   依据淋巴结水平的 AJCC 分区

2. 临床表现   ①颈部无痛性肿物,质硬;②部分转移性淋巴结直径 <1cm,表现为隐匿性;③较深部淋巴结常难触及;④常伴头颈部原发肿瘤症状。

3. 诊断   一旦怀疑颈部淋巴结转移,尽快行活检病理证实。

4. 治疗原则   手术切除原发肿瘤和颈部淋巴结清扫。①根治性颈清扫术:切除Ⅰ~Ⅴ区淋巴结组,包括胸锁乳突肌、颈内静脉和副神经;②改良根治清扫术:切除Ⅰ~Ⅴ区淋巴结组,保留胸锁乳突肌、颈内静脉和副神经;③选择性颈清扫术:切除Ⅰ~Ⅴ区淋巴结中的一组或多组。

【临床关注点与影像学价值】

1. 颈部淋巴结转移的诊断必须关注临床表现特征及淋巴结转移区域特点。

2. 肿瘤分期是治疗方案选择的依据,采用分期方法进行肿瘤分期影像学必不可少。全身多处淋巴结转移可采用 PET-CT,如果没有 PET-CT,可用其他影像检查方法替代。

3. 术前评估,病变范围的精准显示是确定治疗手段的依据之一。

4. 治疗预后评估,转移性淋巴结的数目及大小对评价治疗效果必不可少。

【关键点】

常因颈部无痛性肿物就诊,患者可合并头颈部原发肿瘤症状,部分患者也可较长时间无原发肿瘤临床症状,仅因颈部淋巴结肿大就诊。转移淋巴结发生部位和原发肿瘤的淋巴结引流区域密切相关。故诊断颈部多发淋巴结肿大相关疾病时,必须注意患者临床症状、有无头颈部其他肿瘤及肿大淋巴结分布区域特征。

(张水兴   郭圆舒   莫笑开)

病例 ⑯   左颈部肿物

【简要病史及影像】女,25 岁,发现左颈部肿物 1 个月余(图 6-16-1)。

【问题与选项 1】患者可能的诊断是(   )

A. 淋巴瘤。

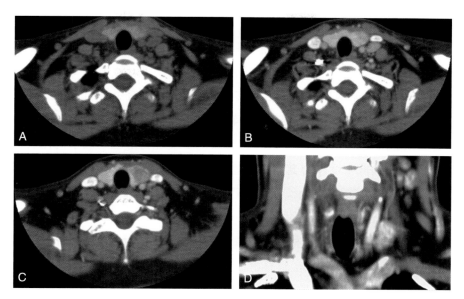

图 6-16-1A~D　颈部 CT 平扫、增强图像

B. 巨大淋巴结增生症。

C. 转移性淋巴结（甲状腺癌）。

D. 反应性增生淋巴结炎。

E. 淋巴结结核。

【答案】C. 转移性淋巴结（甲状腺癌）。

【问题与选项 2】关于转移性淋巴结与淋巴瘤鉴别不正确的是（　　　　　）

A. ADC 值可以区分转移性淋巴结与淋巴瘤。

B. 颈部淋巴瘤受累多呈融合趋势。

C. 颈部淋巴瘤者淋巴结中心常出现坏死。

D. 转移性淋巴结发生部位与原发肿瘤引流区域相关。

E. 转移性淋巴结分布有特征,淋巴瘤分布无特征。

【答案】C. 颈部淋巴瘤者淋巴结中心常出现坏死。

【建议补充的影像检查及其他重要材料】引起颈部多发淋巴结肿大原因包括三方面:①感染因素;②肿瘤因素;③其他因素。当临床出现颈部多发淋巴结肿大,应完善头颈部 CT 增强扫描或 MRI 增强扫描,明确淋巴结肿大原因。

【影像诊断及分析思路】诊断:甲状腺癌并多发淋巴结转移。

1. CT 显示左侧甲状腺体积明显增大,其内可见类圆形异常低密度影,增强后结节灶明显不均匀强化,病灶突破包膜向外生长;左侧颈部淋巴结肿大。

2. 淋巴结转移具体分期详见表 6-15-1。

3. 术后活检病理结果为甲状腺乳头状癌并左侧Ⅱ、Ⅲ、Ⅳ区淋巴结癌转移。

【鉴别诊断及要点】

1. 淋巴瘤　①淋巴瘤在颈部恶性肿瘤中占第二位,以非霍奇金病常见;②病灶大小不一,边界较清,密度均匀,无钙化、囊变等;③分布无特征,多个、多区和多部位的淋巴结肿大;④增强后呈轻、中度均匀强化;⑤有融合趋势,但边界清晰,淋巴结包膜外侵犯少见,少数可有中心性坏死;⑥MRI 检查淋巴瘤 ADC

值低于淋巴结转移。

2. 颈部淋巴结转移　转移淋巴结发生部位和原发肿瘤的淋巴结引流区域相关(淋巴结分区见表6-15-2及图6-15-2)。①口底癌、舌、扁桃体肿瘤易转移至Ⅰ、Ⅱ区;②口咽癌、下咽癌和喉癌主要发生Ⅱ、Ⅲ区,口咽癌以Ⅱ区最为多见;③鼻咽癌转移淋巴结多为双侧发生,除常见Ⅱ、Ⅲ、Ⅳ区外,咽后组、颈后三角区为鼻咽癌淋巴结转移的特征性部位;④甲状腺癌转移淋巴结多为单侧发生,常见于Ⅱ、Ⅲ、Ⅳ区,尤其气管食管沟(Ⅵ区)及上纵隔淋巴结(Ⅶ区)转移具有特征,主要表现为淋巴结微小钙化、囊变、坏死、明显强化;⑤不规则环形强化伴中央低密度区为上呼吸道、消化道鳞癌转移淋巴结的CT特征性表现。

3. 颈部淋巴结炎　①常有感染症状;②增大淋巴结常有疼痛;③较大的淋巴结可出现中心坏死腔。

【疾病简介】

1. 定义与发病情况　颈部淋巴结转移原发肿瘤多位于头颈部。大多数转移的淋巴结来源于鳞状细胞癌。未分化癌淋巴结转移率较分化癌高。转移淋巴结发生部位和原发肿瘤的淋巴结引流区域密切相关。

2. 临床表现　①颈部无痛性肿物,质硬;②部分转移性淋巴结直径<1cm,表现为隐匿性;③较深部淋巴结常难触及;④常伴头颈部原发肿瘤症状。

3. 诊断　一旦怀疑颈部淋巴结转移,应尽快行活检病理证实。

4. 治疗原则　手术切除原发肿瘤和颈部淋巴结清扫。①根治性颈清扫术:切除Ⅰ~Ⅴ区淋巴结组,包括胸锁乳突肌、颈内静脉和副神经;②改良根治清扫术:切除Ⅰ~Ⅴ区淋巴结组,保留胸锁乳突肌、颈内静脉和副神经;③选择性颈清扫术:切除Ⅰ~Ⅴ区淋巴结中的一组或多组。

【临床关注点与影像学价值】

1. 颈部淋巴结转移的诊断必须关注临床表现特征及转移性淋巴结分布区域特点。

2. 肿瘤分期是治疗方案选择的依据,影像学对于肿瘤分期具有重要价值,必不可少。全身多处淋巴结转移可采用PET-CT,如果没有PET-CT,可用其他影像检查方法替代。

3. 术前评估,对病变范围的精准显示是确定治疗手段的依据之一。

4. 治疗预后评估,转移性淋巴结的数目及大小是评价治疗效果必不可少的。

【关键点】 常因颈部无痛性肿物就诊,患者可合并头颈部原发肿瘤症状,部分患者也可较长时间无原发肿瘤临床症状,仅因颈部淋巴结肿大就诊。转移淋巴结发生部位和原发肿瘤的淋巴结引流区域密切相关。故诊断颈部多发淋巴结肿大相关疾病时,必须注意患者临床症状、有无头颈部其他肿瘤及肿大淋巴结分布区域特征。

(张水兴　郭圆舒　莫笑开)

病例 ⑰　右颈部肿物伴疼痛发热8日

【简要病史及影像】 女,36岁,发现右颈部肿物伴疼痛发热8日(图6-17-1)。

【问题与选项】 根据病变的表现,病变诊断为(　　　　)

A. 淋巴结结核。

B. 转移性淋巴结。

C. 淋巴瘤。

D. 化脓性淋巴结炎。

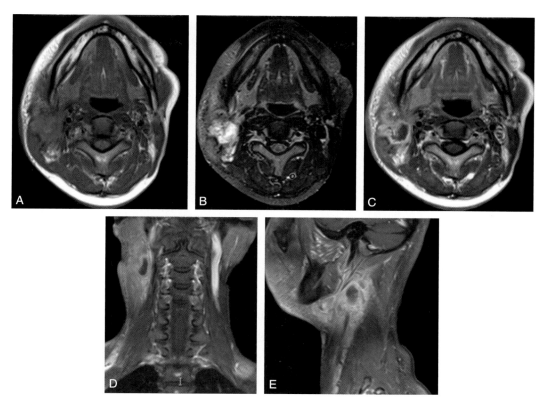

图 6-17-1A~E　分别为横断位 T_1WI、T_2 抑脂、T_1WI 增强、T_1WI 增强冠状位及 T_1WI 增强矢状位

【答案】 D. 化脓性淋巴结炎。

【建议补充的影像检查及其他重要材料】 需要结合临床症状及实验室检查,有无发热,淋巴结触痛等病史,实验室有无白细胞计数、比例、血沉、CRP 升高等。

【影像诊断及分析思路】 诊断:化脓性淋巴结炎。

1. MRI 显示右颈部Ⅱ区可见类圆形厚壁异常信号影,T_1WI 低信号,T_2WI 高信号,中间坏死区域明显弥散受限,增强扫描呈环形明显强化,肿块内壁光滑,肿块周围脂肪间隙模糊。

2. 结合患者的临床症状及实验室检查,发热,淋巴结肿大,白细胞计数明显升高等,需要考虑化脓性淋巴结炎。

【鉴别诊断及要点】

1. 淋巴结结核　①单侧颈部多发淋巴结肿大,部分融合;②T_1WI 呈等低信号,T_2WI 高信号,DWI 等或稍高信号,增强扫描呈环状、分隔状强化;③临床症状比较轻,一般无高热、淋巴结触痛等病史,实验室检查白细胞一般未见明显增高。

2. 转移性淋巴结　①多为中老年发病,有原发肿瘤病史;②MRI 典型表现为 T_1WI 呈低或稍低信号,T_2WI 呈不均匀高信号,DWI 明显高信号,增强扫描呈不规则强化或薄环形强化;③转移性淋巴结部位与原发肿瘤类型相关,甲状腺癌的转移性淋巴结常发生坏死,甲状腺癌淋巴结转移常见于颈侧下部Ⅲ、Ⅳ区;鼻咽癌转移淋巴结多为双侧发生,常见于颈部Ⅱ、Ⅲ、Ⅳ区,咽后组、颈后三角区为鼻咽癌淋巴结转移的特征性部位;口咽癌、喉癌及甲状腺癌淋巴结转移以单侧较多见;而腮腺癌仅表现为单侧转移。

【疾病简介】

1. 定义与发病情况　颈部化脓性淋巴结炎常见于儿童,多由上呼吸道感染、扁桃体炎、龋齿、咽炎、外耳道炎等炎症引起,通过淋巴引流途径引起颈部淋巴结感染,颈前三角淋巴结是最常见的累及部位。

2. 临床表现 近期有上呼吸道感染病史,咽喉痛、耳痛;受累淋巴结疼痛,表面皮肤可有明显红肿、发热。

3. 诊断 实验室检查白细胞总数、C反应蛋白升高。MRI可显示脓肿形成,DWI扩散受限。颈部浅表淋巴结可行脓肿穿刺检查,抽出脓液即可确诊。

4. 治疗原则 早期应用抗生素治疗;当脓肿形成而患者年龄较小或深部脓肿病程较长时需要切开引流。

【临床关注点与影像学价值】

1. MRI检查可明确病变的性质及病变是否形成脓肿,对于治疗方法的选择很重要。①常为单发厚壁,环状均匀强化,内壁较光滑;②坏死区DWI呈高信号,ADC图呈低信号;③病灶周围脂肪间隙模糊。

2. MRI检查可明确病变有无脓肿形成,病变的脓肿壁完整,增强扫描呈环形强化,DWI显示扩散受限,提示脓肿的形成。

3. 临床上需要与颈部淋巴结结核、转移性淋巴结进行鉴别,尤其是淋巴结结核,后者多发淋巴结肿大,部分融合,增强扫描呈环形或间隔状强化,临床症状也可进行鉴别。

【关键点】 影像学检查首先需要明确是否为炎症,其次明确病灶范围、是否伴有脓肿形成。需要根据临床及实验室检查,加上MRI上环形强化及DWI弥散受限,可以诊断脓肿形成。

(张水兴 陈宇炼 莫笑开)

病例 18 右颈部肿物2个月

【简要病史及影像】 男,35岁,2个月前无明显诱因下发现右颈部肿物(图6-18-1)。

【问题与选项1】 病变的影像学表现不正确的是( )

A. 多个病灶,壁厚,内壁毛糙。

B. 病变位于右侧下颌下区、颈动脉鞘外后方。

C. 增强扫描呈环形强化,其内可见大片无强化区。

D. 病灶边界尚清晰,相互间未见明确融合。

【答案】 D. 病灶边界尚清晰,相互间未见明确融合。

【问题与选项2】 根据病变的表现,病变诊断为( )

A. 化脓性淋巴结炎。

B. 转移性淋巴结。

C. 淋巴结结核。

D. 反应性增生淋巴结炎。

【答案】 C. 淋巴结结核。

【建议补充的影像检查及其他重要材料】 需要结合临床症状及实验室检查,有无低热、盗汗等全身结核中毒症状,既往病史和结核接触病史,肺部情况,胸部X线检查、胸部CT,实验室有无血沉、CRP升高、结核菌素试验等。

【影像诊断及分析思路】 诊断:淋巴结结核。

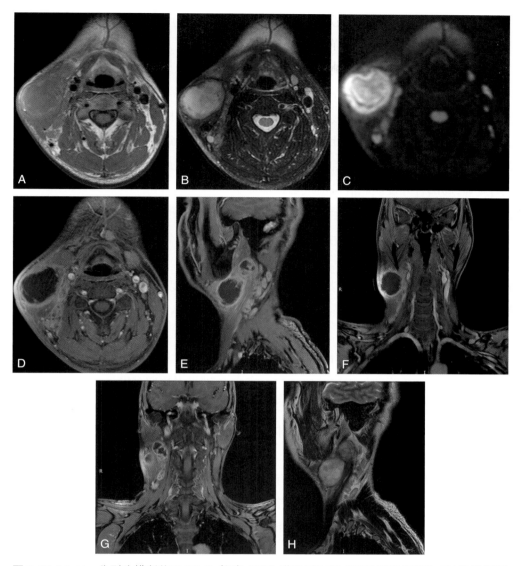

图 6-18-1A~H　分别为横断位 T_1WI、T_2 抑脂、DWI、增强后T_1WI、T_1WI 增强矢状位、T_1WI 增强冠状位、T_1WI 增强冠状位、T_2WI 矢状位

1. MRI 显示右侧下颌下区、颈动脉鞘外后方多个肿大淋巴结影,部分融合,T_1WI 呈等低信号,T_2WI 抑脂呈混杂高信号,其内可见片状稍低信号影,DWI 呈等或稍高信号。

2. 增强扫描周边及间隔明显强化,其内可见大片无强化区,边界欠清。

3. 右颈部肿物活检病理结果为淋巴结结核。

4. 淋巴结结核需完善其他部位 CT 或 MRI 检查,明确有无其他病灶。

【鉴别诊断及要点】

1. 化脓性淋巴结炎　①常为单发厚壁,环状均匀强化,内壁较光滑;②坏死区 DWI 呈高信号,ADC 图呈低信号;③病灶周围脂肪间隙模糊。

2. 转移性淋巴结　①多为中老年发病,有原发肿瘤病史;②MRI 典型表现为 T_1WI 呈低或稍低信号,T_2WI 呈不均匀高信号,DWI 明显高信号,增强扫描不规则强化或薄环形强化;③转移性淋巴结部位与原发肿瘤类型相关,鼻咽癌转移淋巴结多为双侧发生,常见于颈部Ⅱ、Ⅲ、Ⅳ区,咽后组、颈后三角区为鼻咽癌淋巴结转移的特征性部位;口咽癌、喉癌及甲状腺癌淋巴结转移以单侧较多见;甲状腺癌淋巴结转移常见于颈侧下部Ⅲ、Ⅳ区;而腮腺癌仅表现为单侧转移。

【疾病简介】

1. 定义与发病情况　颈部淋巴结结核是由结核分枝杆菌感染累及颈部淋巴结所致,为最常见肺外结核之一。颈部淋巴结结核主要见于青壮年及儿童。颈部淋巴结结核多由扁桃体及鼻咽区等处结核分枝杆菌侵入引起,而下颈及锁骨上的结核灶多由肺部结核病变侵入所致。

2. 临床表现　以颈部肿块或结节就诊,肿块触痛不常见,少数患者合并结核中毒症状,如午后低热、盗汗、纳差、消瘦等;局部合并皮肤脓肿破溃或窦道形成。

3. 诊断　典型结核中毒症状,实验室检查血沉增快、C反应蛋白轻度升高、结核菌素纯蛋白衍化物(PPD试验)阳性等,结核分枝杆菌培养,淋巴结穿刺抽脓液找结核分枝杆菌,切除活检;MRI显示单侧颈部多发淋巴结肿大,部分融合。

4. 治疗原则　临床上对于Ⅰ期及Ⅱ期的颈淋巴结结核病变处以抗结核药物治疗为主,Ⅲ期及Ⅳ期脓肿形成多需外科手术治疗。

【临床关注点与影像学价值】

1. CT及MRI检查　可明确病变的性质及病变所处阶段,这对于治疗方法的选择很重要。临床上对于Ⅰ期及Ⅱ期的颈淋巴结结核病变处以抗结核药物治疗为主,Ⅲ期及Ⅳ期多需外科手术治疗。

2. CT增强检查及MRI检查　可明确病变有所处阶段,从而帮助临床选择合适的治疗手段。

3. 临床上需要与化脓性淋巴结炎及转移性淋巴结进行鉴别,MRI及临床症状可以进行鉴别。

4. 根据颈部淋巴结结核MRI表现分为四期　Ⅰ期,肿大淋巴结与周围组织分界清晰,呈均匀明显强化;Ⅱ期,较典型,淋巴结环状强化,环壁略厚,没有壁结节,无周围侵犯;Ⅲ期,环状强化的淋巴结相互融合呈多房样改变;Ⅳ期,淋巴结破溃、侵犯周围组织并形成窦道及冷脓肿。

【关键点】影像学检查首先需要明确是否为淋巴结结核,其次明确病变所处阶段。根据病灶MRI信号及强化特点可以判断。

(张水兴　陈宇炼　莫笑开)

病例⑲　右颈部肿物10个月余

【简要病史及影像】女,27岁,扪及右侧颈部肿物10个月余,近期增大(图6-19-1)。

【问题与选项】根据病变的表现,病变诊断为(　　　　)

A. 转移性淋巴结。

B. 淋巴瘤。

C. 巨大淋巴结增生症。

D. 木村病。

【答案】C. 巨大淋巴结增生症。

【建议补充的影像检查及其他重要材料】需要结合临床症状及实验室检查,有无发热、体重减轻等病史,实验室检查有无贫血、血沉加快等。

【影像诊断及分析思路】诊断:巨大淋巴结增生症。

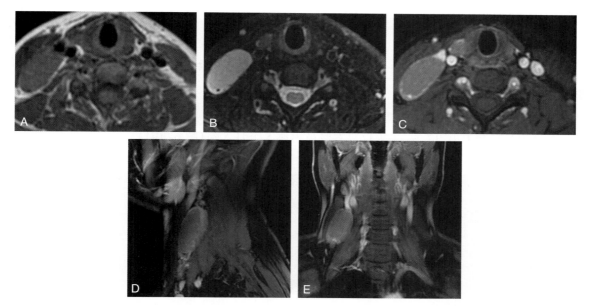

图 6-19-1A~E　颈部横断面 T₁WI 平扫、横断面 T₂WI 抑脂、横断面 T₁WI 增强、矢状面 T₁WI 增强、冠状面 T₁WI 增强

1. MRI 显示右侧颈部Ⅲ区见一巨大淋巴结影,边界较清,周围脂肪间隙清晰,内可见较多粗大迂曲供血血管及边缘多发小血管影,T₁WI 呈等信号,T₂WI 呈高信号,增强扫描病灶明显较均匀强化。

2. 结合患者并无红、肿、热、痛等特殊表现,亦无原发肿瘤病史,需要考虑巨大淋巴结增生症。

【鉴别诊断及要点】

1. 转移性淋巴结　①单侧或双侧多发肿大淋巴结;②边界清晰,边缘光滑;早期常无融合,晚期可融合成团伴中央坏死;③多伴原发肿瘤病史;④MRI 显示多发肿大淋巴结,信号均匀或不均匀,T₁WI 以等信号为主,T₂WI 稍高信号或伴中心更高信号坏死区;增强扫描呈均匀或不均匀强化。

2. 淋巴瘤　①双侧淋巴结受累居多;②边界清晰,大小不一;③MRI 显示多发肿大淋巴结,信号均匀,T₁WI 呈等信号,T₂WI 稍高信号,增强扫描均匀强化。

【疾病简介】

1. 定义与发病情况　巨大淋巴结增生症[又称卡斯尔曼病(Castleman disease)],是一种罕见的淋巴组织增生性疾病,可以发生在身体的各个部位。常见的病理分型为透明血管型和浆细胞型;临床上分为单中心型和多中心型。

2. 临床表现　单中心型通常无症状,可偶然发现无痛性淋巴结肿大;多中心型可由于全身炎症而产生多种多样的临床表现,发热、疲倦和体重减轻等,以及全身淋巴结肿大甚至肝脾肿大等症状。

3. 诊断　巨大淋巴结增生症作为一种排除性诊断,临床症状及实验室检查多无特异性,主要通过影像学检查及病理学检查进行定性。

4. 治疗原则　单中心型可以选择外科治疗,预后良好。多中心型以全身综合治疗为主,如手术、化疗和泼尼松龙等联合治疗。

【临床关注点与影像学价值】

1. 强化程度与病理分型相关,一般情况下透明血管型会出现明显强化,浆细胞型强化程度较前者低。

2. 临床上需要与转移性淋巴结、淋巴瘤等淋巴结病变进行鉴别,临床症状也可以进行鉴别。

【关键点】影像学检查显示颈部单发或多发巨大淋巴结,信号均匀、边界清晰,周围无浸润,部分病灶内可见增粗、迂曲供血血管,增强扫描见较明显强化。

（张水兴　陈　律　莫笑开）

病例 ⑳　反复右侧鼻出血 5 个月

【简要病史及影像】男,17 岁,主因反复右侧鼻出血 5 个月入院(图 6-20-1)。

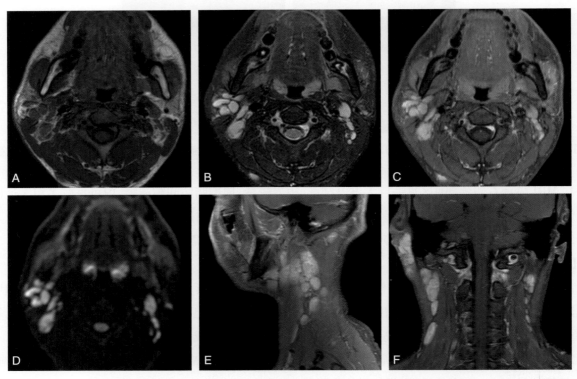

图 6-20-1A~F　颈部横断面 T_1WI 平扫、横断面 T_2WI 抑脂、横断面 T_1WI 增强、横断面 DWI、矢状面 T_1WI 增强、冠状面 T_1WI 增强

【问题与选项】根据病变的表现,病变诊断为(　　　　　)

A. 淋巴结结核。

B. 转移性淋巴结。

C. 淋巴瘤。

D. 木村病。

【答案】D. 木村病。

【建议补充的影像检查及其他重要材料】需要结合临床症状及实验室检查,有无皮肤瘙痒、色素沉着等病史,实验室有无嗜酸性粒细胞、IgE 升高等。

【影像诊断及分析思路】诊断:木村病。

1. MRI 显示双侧颈部有多发皮下结节伴大小不等淋巴结影,边界较清,周围脂肪间隙清晰,T_1WI 呈等信号,T_2WI 呈高信号,增强扫描病灶明显均匀强化。

2. 头颈部多发淋巴结无痛性肿大,右侧腮腺亦见受累,需要考虑木村病。

【鉴别诊断及要点】

1. 淋巴结结核　①单侧多发肿大淋巴结;②边界清晰,融合多见,常伴钙化;③MRI 常见单侧多发淋巴结肿大,信号均匀或不均匀,T_1WI 等信号为主,T_2WI 稍高信号伴中心更高信号坏死区,增强扫描呈环形强化。

2. 转移性淋巴结　①单侧或双侧多发肿大淋巴结;②边界清晰,边缘光滑,早期常无融合,晚期可融合成团见中央坏死;③多伴原发肿瘤病史;④MRI 可见多发肿大淋巴结,信号均匀或不均匀,T_1WI 等信号为主,T_2WI 稍高信号或伴中心更高信号坏死区;增强扫描均匀或不均匀强化。

【疾病简介】

1. 定义与发病情况　木村病(又称嗜酸性粒细胞增生性淋巴肉芽肿),是一种罕见的良性炎症性疾病,多发生于亚洲。

2. 临床表现　表现为皮下肿块和头颈部淋巴结肿大,涎腺(特别是腮腺和颌下腺)受累。

3. 诊断　实验室检查特点为外周血嗜酸性粒细胞增多,血清 IgE 升高。正确诊断本病的关键在于影像学表现与临床病史及实验室检查充分结合。

4. 治疗原则　木村病是良性的,没有明确的治疗方案;包括保守治疗、放射治疗、外科手术等,其中放射治疗较为常用。

【临床关注点与影像学价值】

1. 影像学检查可以明确累及范围及评估病变程度,需结合临床症状及实验室检查作出诊断。

2. 临床上需要与淋巴结结核、转移性淋巴结等淋巴结病变进行鉴别,临床症状也可帮助鉴别。

【关键点】影像学检查显示双侧颈部单发或多发皮下结节伴引流区大小不等淋巴结,边界清,增强扫描见明显强化,涎腺多受累。

（张水兴　陈　律　莫笑开）

病例㉑　右侧面部肿块伴压痛

【简要病史及影像】女,41 岁,右侧面部肿块伴压痛(图 6-21-1)。

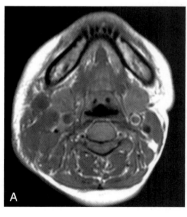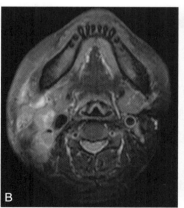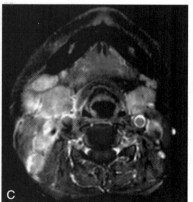

图 6-21-1A~C　颈部横断面 T_1WI、T_2WI 和脂肪抑制后增强 T_1 图像

【问题与选项】患者可能的诊断是（   ）

A. 淋巴结炎。

B. 淋巴瘤。

C. 腮腺癌转移。

D. 淋巴结结核。

E. 神经源性肿瘤。

【答案】C. 腮腺癌转移。

【建议补充的影像检查及其他重要材料】腮腺癌原发灶及颈部淋巴结转移瘤 MRI 平扫和增强图像见图 6-21-2、图 6-21-3。

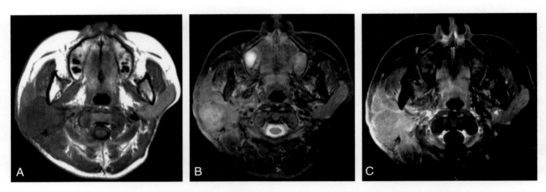

图 6-21-2A~C　腮腺原发灶横断面 T_1WI、T_2WI 及脂肪抑制后增强 T_1 图像

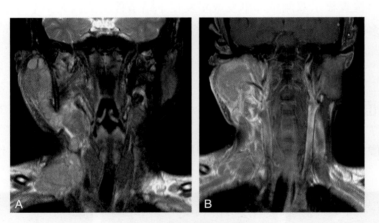

图 6-21-3A、B　颈部冠状位平扫和脂肪抑制后增强 T_1 图像

【影像诊断及分析思路】诊断：右侧腮腺癌侵及邻近胸锁乳突肌、咬肌，伴颈部淋巴结转移。

1. 咬肌、胸锁乳突肌边界不清，右侧咽旁间隙、颈动脉鞘旁、颈后三角区及颈部下间隙淋巴结增多、增大。

2. 引起上述改变的常见病变主要包括转移瘤、淋巴结炎、淋巴瘤、淋巴结结核及神经源性肿瘤等，首先明确有无原发肿瘤灶。

3. 颈部 MRI 显示右侧腮腺内不均匀强化的软组织肿块，邻近咬肌、胸锁乳突肌边界不清，颞下窝内见片状强化灶，右侧咽旁间隙、颈动脉鞘旁、颈后三角区及颈部下间隙淋巴结增多、增大，强化较均匀，高度提示腮腺癌并周围侵犯及淋巴结转移。

4. 腮腺软组织活检病理结果为腮腺癌。

【鉴别诊断及要点】

1. 神经源性肿瘤　①多位于颈动脉间隙和椎旁间隙;②边缘呈低密度,内部呈混杂密度,增强扫描后实性部分明显强化。

2. 淋巴结炎　①皮肤局部温度升高,伴红、肿、热、痛等全身表现;②病灶边界不清楚;③MRI 扫描呈混杂信号,CT 扫描呈混杂密度,部分可见液化坏死;④增强后呈不均匀强化。

3. 颈部淋巴结结核　①肿块呈混杂密度,边界不清,可相互融合,增强扫描后呈环形强化;②常伴有结核全身中毒症状。

4. 淋巴瘤　①淋巴瘤也可累及腮腺;②病变常为膨胀性生长,边界清楚;③T_1WI 呈中等信号,T_2WI 高信号,信号均匀,ADC 值较低;④增强扫描后 T_1WI 病变中央部均匀增强,周围增强较中央部更为明显。

【疾病简介】

1. 定义与发病情况　腮腺癌是发生于腮腺的恶性肿瘤,好发于 30~50 岁,无明显性别差异。

2. 临床表现　①多于无意中或体检时发现,以耳垂为中心的下方或后方有生长缓慢的无痛性肿块;②局部酸胀感;③颈部淋巴结转移形成颈部肿块;④当累及面神经时,可表现为相应的面神经麻痹症状;⑤浸润皮肤可溃破,创口不愈,分泌物恶臭。

3. 诊断　一旦怀疑腮腺肿瘤,应尽快行活检病理证实。

4. 腮腺癌病理　腮腺恶性肿瘤以恶性混合瘤为多,腮腺癌较少见。

5. 治疗原则　①外科手术切除为主,术后 5 年生存率在 95.0% 左右;②当患者的恶性肿瘤已侵犯周围组织,术后边缘遗留有残存癌时,则应考虑辅加放射治疗。

【临床关注点与影像学价值】

1. 确定肿块是否来源于腮腺　这对于肿瘤性质的确定具有重要价值。

2. 面神经是否受到侵犯　肿瘤与面神经的关系及面神经是否受到侵犯,对手术方案的制订非常有意义。

3. 肿瘤分期　是治疗方案选择的依据,影像学对于腮腺癌的 TNM 分期必不可少,平扫和脂肪抑制增强后 T_1WI 可明确颅底、脑神经侵犯以及淋巴结转移,远处转移可采用 PET-CT,如果没有 PET-CT,可用其他影像检查方法替代。

4. 病变范围的精准显示　是确定放疗范围的依据,平扫和脂肪抑制增强后 T_1WI 显示最佳。

5. 治疗后改变还是复发的评估　采用 MRI 最佳。

【关键点】

1. 患者发现耳后肿块时,需要考虑腮腺病变,要在影像上重点观察或补充影像学检查以明确诊断。

2. 颈部淋巴结转移及远处转移,是腮腺癌的晚期表现,平扫和脂肪抑制增强后 T_1WI 可清楚显示病变局部侵犯范围及远处淋巴结转移情况,并能准确分期。

（月　强　唐　静）

病例22 张口困难伴疼痛

【简要病史及影像】男,74 岁,张口困难伴疼痛(图 6-22-1)。

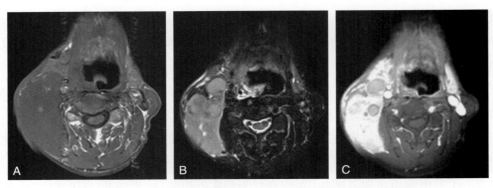

图 6-22-1A~C 口底淋巴结横断面 T₁WI、T₂WI 和脂肪抑制增强后 T₁WI

【问题与选项】患者可能的诊断是( )

A. 淋巴结结核。

B. 淋巴结炎。

C. 口腔癌转移。

D. 淋巴瘤。

E. 神经源性肿瘤。

【答案】C. 口腔癌转移。

【建议补充的影像检查及其他重要材料】口腔原发灶及颈部淋巴结转移瘤 MRI 平扫、增强图像及 CT 增强图像见图 6-22-2,图 6-22-3。

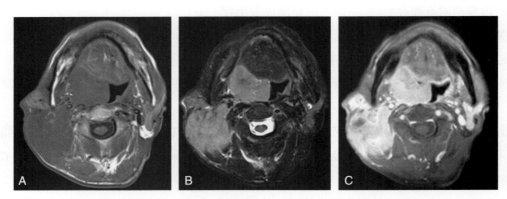

图 6-22-2A~C 颈部原发灶横断面 T₁WI、T₂WI 和脂肪抑制增强后 T₁WI

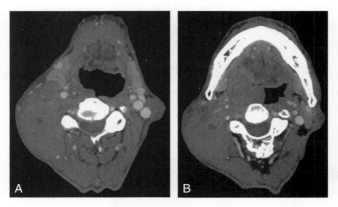

图 6-22-3A、B 淋巴结和原发灶的横断面增强 CT 图像

【影像诊断及分析思路】诊断：口腔（右侧舌根）鳞癌。

1. 右侧咽旁间隙及右侧颈部可见多发肿大淋巴结并融合成团，增强扫描后可见强化。

2. 引起上述改变的常见病变主要包括颈部淋巴结炎、转移瘤、神经源性肿瘤、淋巴瘤等，首先明确有无原发肿瘤伴淋巴结转移。

3. 颈部 MRI 显示右侧舌根为中心肿块，上至右侧咽隐窝，咽鼓管消失，向下接近会厌软骨水平，增强扫描后明显强化。右侧咽旁间隙淋巴结增大。右侧颈部见巨大稍长 T_1、稍长 T_2 信号肿块，其内信号欠均匀，增强扫描后明显不均匀强化，内可见多个弱强化结节，与颈总动脉分界清楚。考虑口腔右壁癌伴颈部淋巴结转移。

4. 病理结果为口腔鳞癌。

【鉴别诊断及要点】

1. 神经源性肿瘤　①多位于颈动脉间隙和椎旁间隙；②边缘呈低密度，内部呈混杂密度，增强扫描后实性部分明显强化。

2. 淋巴结结核　①肿块呈混杂密度，边界不清，可相互融合，增强扫描后呈环形强化；②常伴有结核全身中毒症状。

3. 淋巴结炎　①皮肤局部温度升高，伴红、肿、热、痛等表现；②病灶边界不清楚；③MRI 扫描呈混杂信号，CT 扫描呈混杂密度，部分可见液化坏死；④增强后呈不均匀强化。

4. 淋巴瘤　①淋巴瘤也可累及颈部淋巴结，主要累及部位为咽后组、颈静脉链周围及颈后三角区淋巴结；②病变常为膨胀性生长，一般不累及邻近骨质结构；③肿瘤密度均匀，边界清楚，CT 增强扫描后呈不同程度强化。

【疾病简介】

1. 定义与发病情况　口腔癌是发生在口腔的恶性肿瘤之总称，大部分属于鳞状上皮细胞癌，即黏膜发生癌变。在临床实践中口腔癌包括牙龈癌、舌癌、软硬腭癌、颌骨癌、口底癌、口咽癌、涎腺癌、唇癌和上颌窦癌，以及发生于颜面部皮肤黏膜的癌症等。口腔癌是头颈部较常见的恶性肿瘤之一。

2. 临床表现　①有肿块、结节出现；②出现白色、平滑式鳞状斑块；③有红色斑块、溃疡等症状而且较长时间不能痊愈者；④口腔中无明显原因的反复出血；⑤口腔中无明显原因的麻木、灼热或干燥感；⑥说话或吞咽时发生困难或不正常。

3. 诊断　说话或吞咽困难，并发现口腔肿块时，应尽快行病理活检证实。

4. 治疗原则　主要包括手术切除、放射线治疗、化学治疗、中药治疗。早期口腔癌如未见颈部淋巴结转移，则单独使用手术或放射治疗均有较好的疗效。中晚期口腔癌，较适合使用外科手术与放射治疗。

【临床关注点与影像学价值】

1. 淋巴结特点　本病例为右侧颈部淋巴结肿大，部分融合，增强扫描后呈环形强化，平扫和脂肪抑制增强后 T_1WI 可清楚显示。

2. 局限性病变还是转移瘤　口腔癌在中国发病率逐年升高，需要先明确上述问题，仔细观察或补充口咽部影像资料非常关键，影像学对于此类病变的诊断至关重要，如果没有明确的诊断思路，常容易误诊为局限性病变。

3. 颈部淋巴结转移特点　好发于颈静脉链及颈后三角区淋巴结，以颈下深组及颈后三角下区最为多见。本病例累及右侧颈动脉鞘、颈后三角区及颈根部。

4. 病变范围的精准显示　是确定放疗范围的依据,平扫和脂肪抑制增强后 T_1WI 显示最佳。

5. 治疗后评估　采用 MRI 最佳。

【关键点】

1. 患者有口腔症状伴颈部淋巴结肿大时,需要排除口腔癌,在影像上应重点观察病变的原发病灶。

2. 平扫和脂肪抑制增强后 T_1WI 可清楚显示病变范围及淋巴结转移情况,并能准确分期。

（月　强　唐　静）

病例㉓　声音嘶哑伴说话困难

【简要病史及影像】男,54 岁,声音嘶哑伴说话困难(图 6-23-1)。

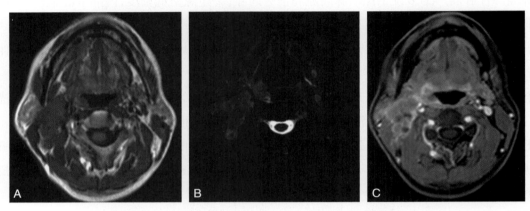

图 6-23-1A~C　口咽横断面 T_1WI、T_2WI 和脂肪抑制后增强 T_1WI

【问题与选项】患者可能的诊断是(　　　　　)

A. 淋巴瘤。

B. 扁桃体癌转移。

C. 神经源性肿瘤。

D. 淋巴结结核。

E. 巨大淋巴结增生症(Castleman 病)。

【答案】B. 扁桃体癌转移。

【建议补充的影像检查及其他重要材料】扁桃体癌原发灶及颈部淋巴结转移瘤的 MRI 平扫和增强图像见图 6-23-2,图 6-23-3。

【影像诊断及分析思路】诊断:右侧扁桃体癌伴颈部淋巴结转移。

1. 右侧咽旁间隙、颈动脉间隙及颈后三角区淋巴结增多、增大。

2. 引起上述改变的常见病变主要包括转移瘤(远处原发肿瘤)、神经源性肿瘤、淋巴瘤及淋巴结结核等,首先明确有无原发肿瘤灶。

3. 颈部 MRI 显示右侧扁桃体占位,增强扫描后边缘明显强化,内部轻度强化不均,并越过腭舌沟向口底延伸。右侧颈部多发肿大淋巴结,融合成团。考虑右侧扁桃体癌伴颈部淋巴结转移。

4. 病理活检结果为右侧扁桃体癌(鳞状细胞癌)。

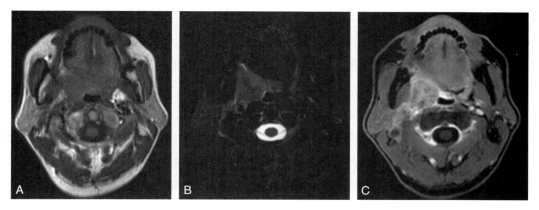

图 6-23-2A~C 口咽横断面 T$_1$WI、T$_2$WI 和脂肪抑制后增强 T$_1$WI

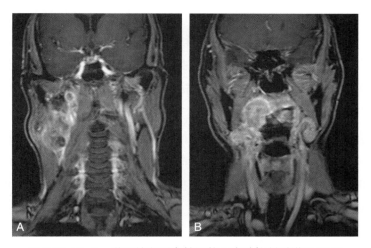

图 6-23-3A、B 淋巴结和原发灶冠状面脂肪抑制后增强 T$_1$WI

【鉴别诊断及要点】

1. 神经源性肿瘤 ①多位于颈动脉间隙和椎旁间隙;②边缘呈低密度,内部呈混杂密度,增强扫描后实性部分明显强化。

2. 颈部淋巴结结核 ①肿块呈混杂密度,边界不清,可相互融合,增强扫描后呈环形强化;②常伴有结核全身中毒症状。

3. Castleman 病 ①多为单发肿大淋巴结,边缘光整;②CT 平扫密度均匀,增强扫描后呈明显均匀强化;③MRI 表现为 T$_1$WI 均匀低信号,T$_2$WI 均匀中高信号。

4. 淋巴瘤 ①淋巴瘤也可累及颈部淋巴结,主要累及部位为咽后组、颈静脉链周围及颈后三角区淋巴结;②病变常为膨胀性生长,一般不累及邻近骨质结构;③肿瘤密度均匀,边界清楚,CT 增强扫描后呈不同程度强化。

【疾病简介】

1. 定义与发病情况 扁桃体癌是指起源于口咽两侧壁扁桃体窝内的恶性肿瘤,占全身肿瘤的 0.5%。好发于 40 岁以上男性,发病高峰年龄为 40~60 岁,男女比例为 2:1~3:1。

2. 临床表现 早期无任何症状,随病情进展可表现为咽部异物感和咽下疼痛,晚期可明显咽痛,吞咽时加剧,并可放射到同侧耳或面部。常有口臭、出血及张口困难。侵犯周围组织,可出现吞咽困难、呼吸困难及颈部淋巴结肿大。查体见一侧扁桃体呈结节状、菜花状肿大或有溃疡,易出血,质硬,可侵及周围组织。癌组织常向前后咽柱及软腭、舌根等处扩展,易向上颈部淋巴结转移,发生率60.0%~70.0%。亦可有远处器官转移。最常见的远处转移器官是肺,其次分别为骨、肝、纵隔。

3. 诊断　一旦怀疑扁桃体癌,尽快行活检病理证实。

4. 扁桃体癌病理类型主要包括鳞癌、淋巴上皮癌、腺癌及未分化癌等,其中以鳞癌最多见。

5. 治疗原则　①T1、T2期扁桃体鳞癌治疗,无论单纯根治性放射治疗还是单纯手术治疗,都能取得较好效果,5年生存率75.0%~90.0%;②T3、T4期扁桃体鳞癌治疗原则倾向于以放疗为主的综合治疗方法,可在保证治愈率的前提下更好的保留患者的生活质量;③扁桃体腺癌、腺样囊性癌对放疗不敏感,宜优先手术,术后补充放疗。

【临床关注点与影像学价值】

1. 局限性病变还是转移瘤　应结合临床症状,仔细观察淋巴结引流区域是否存在原发肿瘤。影像学对于此类病变的诊断至关重要,如果没有明确的诊断思路,常容易误诊为局限性病变。

2. 肿瘤分期　是治疗方案选择的依据,影像学对于扁桃体癌的TNM分期是必不可少的,平扫和脂肪抑制增强后T_1WI可明确肿瘤侵犯范围以及淋巴结转移,远处转移可采用PET-CT,如果没有PET-CT,可用其他影像检查方法替代。

3. 扁桃体癌淋巴结转移特点　扁桃体癌转移的淋巴结大多数都是在颈部静脉周围,同时也会沿着淋巴管向颈后部的三角区转移。本病例转移至右侧颈前三角区及颈后三角区(Ⅴ区)。

4. 病变范围的精准显示　是确定放疗范围的依据,平扫和脂肪抑制增强后T_1WI显示最佳。

5. 治疗后评估　采用MRI最佳。

【关键点】

1. 患者出现口咽部症状伴颈部淋巴结肿大时,需要注意排查扁桃体病变,在影像上重点观察或补充影像学检查,明确扁桃体部有无病变。

2. 颈部淋巴结转移及远处转移是扁桃体癌的晚期表现,平扫和脂肪抑制增强后T_1WI可清楚显示病变及范围,并能准确分期。

(月　强　唐　静)

参 考 文 献

[1] 杨智云,许达生.五官及颈面部肿瘤临床CT诊断.广州:广东世界图书出版社,2004.

[2] 田勇泉.耳鼻咽喉:头颈外科学.6版.北京:人民卫生出版社,2005.

[3] 王正敏,陆书昌.现代耳鼻咽喉科学.北京:人民军医出版社,2001.

[4] 杨本涛,王振常,于振坤,等.翼腭窝原发肿瘤的CT和MRI诊断.中华放射学杂志,2003,37(10):922-926.

[5] 兰宝森.中华影像医学头颈部卷.北京:人民卫生出版社,2002.

[6] 李文华,王振常,刘亚群,等.头颈部疾病影像鉴别诊断.北京:化学工业出版社医学出版分社,2007.

[7] 汤普森.头颈部病理学.刘红刚,译.北京:北京大学医学出版社.2008.

[8] 罗德红,石木兰,李复.甲状腺癌淋巴结转移的CT表现.中华放射学杂志,2002,36:36-39.

[9] 苏丹柯,谢东.甲状腺病变的CT诊断(附30例分析).中华放射学杂志,1996,30:620-624.

[10] 樊艳青,谭正,黄枫,等.颈部淋巴结核的MRI和CT影像特征与病理学对照分析.放射学实践,2013,28(6):628-631.

[11] Moon WK,Han MH,Chang KH,et al. CT and MR imaging of head and neck tuberculosis. Radiographics,1997,17(2):391-

402.

［12］McKenna C, Whitfield T, Patel N, et al. TB or not to be? Kikuchi-Fu-jimoto disease: a rare but important differential for TB. BMJ Case Rep, 2017, 2017: 123-125.

［13］Jha BC, Dass A, Nagarkar NM, et al. Cervical tuberculous lymphadenopathy: changing clinical pattern and concepts in management. Postgrad Med J, 2001, 77 (905): 185-187.

［14］Kuno H, Garg N, Qureshi MM, et al. CT texture analysis of cervical lymph nodes on contrast-enhanced ［^{18}F］FDG-PET/CT images to differentiate nodal metastases from reactive lymphadenopathy in HIV-positive patients with head and neck squamous cell carcinoma. AJNR Am J Neuroradiol, 2019, 40 (3): 543-550.

［15］Swerdlow SH, Campo E, Harris NL, et al. WHO classification of tumours of haematopoietic and lymphoid tissues. 4th ed. Lyon: Iarc Press, 2008.

［16］Bussu F, Hohaus S, Bastanza G, et al. Clinical and prognostic features of lymphomas arising in the head and neck region: our experience of preferential association of different histotypes with various sites of origin in ninety patients. Clin Otolaryngol, 2013, 38 (3): 248-253.

［17］Ansell SM. Non-Hodgkin lymphoma: diagnosis and treatment. Mayo Clin Proc, 2015, 90 (8): 1152-1163.

［18］Oh EJ, Hong SW, Jeong HJ, et al. The diagnostic approach to fine-needle aspiration of malignant lymphoma: using cytomorphology and immunocytochemistry with cell transfer method. Diagn Cytopathol, 2014, 42 (8): 671-679.

［19］Sigal R, Vogl T, Casselman J, et al. Lymph node metastases from head and neck squamous cell carcinoma: MR imaging with ultrasmall superparamagnetic iron oxide particles (sinerem MR): results of a phase-Ⅲ multicenter clinical trial. Eur Radiol, 2002, 12 (5): 1104-1113.

［20］Som MP, Curtin DH, Mancuso AA, et al. Imaging-based Nodal classification for evaluation of neck metastatic adenopathy. AJR Am J Roentgenol, 2000, 174 (3): 837-844.

［21］Buch K, Reinshagen KL, Juliano AF. MR imaging evaluation of pediatric neck masses: review and update. Magn Reson Imag Clin North Am, 2019, 27 (2): 173-199.

［22］Kato H, Kanematsu M, Kato Z, et al. Necrotic cervical nodes: usefulness of diffusion-weighted MR imaging in the differentiation of suppurative lymphadenitis from malignancy. Eur J Radiol, 2013, 82 (1): e28-e35.

［23］Kwon M, Seo JH, Cho KJ, et al. Suggested protocol for managing acute suppurative cervical lymphadenitis in children to reduce unnecessary surgical interventions. Ann Otol Rhinol Laryngol, 2016, 125 (12): 953-958.

［24］Qian X, Albers AE, Nguyen DT, et al. Head and neck tuberculosis: literature review and meta-analysis. Tuberculosis, 2019, 116: S78-S88.

［25］Shin JH, Lee HK, Kim SY, et al. Castleman's disease in the retropharyngeal space: CT and MR imaging findings. AJNR Am J Neuroradiol, 2000, 21 (7): 1337-1339.

［26］Ko SF, Hsieh MJ, Ng SH, et al. Imaging spectrum of Castleman's disease. AJR Am J Roentgenol, 2004, 182 (3): 769-775.

［27］Herrada J, Cabanillas F, Rice L, et al. The clinical behavior of localized and multicentric Castleman disease. Ann Intern Med, 1998, 128 (8): 657-662.

［28］Enomoto K, Nakamichi I, Hamada K, et al. Unicentric and multicentric Castleman's disease. Br J Radiol, 2007, 80 (949): e24-e26.

［29］Soumerai JD, Sohani AR, Abramson JS. Diagnosis and management of Castleman disease. Cancer Control, 2015, 21 (4): 266-278.

［30］李国, 王振平, 袁利, 等. 木村病的影像表现及文献复习. 实用放射学杂志, 2017, 33 (4): 510-512.

［31］Zhang R, Ban XH, Mo YX, et al. Kimura's disease: the CT and MRI characteristics in fifteen cases. Eur J Radiol, 2011, 80 (2): 489-497.

［32］Takahashi S, Ueda J, Furukawa T, et al. Kimura disease: CT and MR findings. AJNR Am J Neuroradiol, 1996, 17 (2): 382-385.

［33］Ahuja A, Ying M, Mok JS, et al. Gray scale and power Doppler sonography in cases of Kimura disease. AJNR Am J Neuroradiol, 2001, 22 (3): 513-517.

［34］Hiwatashi A, Hasuo K, Shiina T, et al. Kimura's disease with bilateral auricular masses. AJNR Am J Neuroradiol, 1999, 20 (10): 1976-1978.

［35］Ioachim HL, Medeiros LJ. Ioachim's lymph node pathology. 4th ed. Philadelphia: Lippincott Williams & Wilkins, 2008.

［36］Briggs PL. Kimura disease is not angiolymphoid hyperplasia with eosinophilia: clinical and pathological correlation with literature review and definition of diagnostic criteria (Portuguese). Bras Dermatol, 2006, 81 (2): 167-173.

［37］Choi JA, Lee GK, Kong KY, et al. Imaging findings of Kimura's disease in the soft tissue of the upper extremity. AJR Am J Roentgenol, 2005, 184(1):193-199.

［38］马绪臣. 口腔颌面医学影像诊断学. 5版. 北京:人民卫生出版社,2008.

［39］余强,王平仲. 颌面颈部肿瘤影像诊断学. 上海:世界图书出版上海有限公司,2009.

［40］张志愿. 口腔颌面肿瘤学. 济南:山东科学技术出版社,2004.

第七章　颞　骨

病例 ❶　右侧搏动性耳鸣 2 年

【简要病史及影像】女,45 岁,右侧搏动性耳鸣 2 年,耳镜检查阴性(图 7-1-1)。

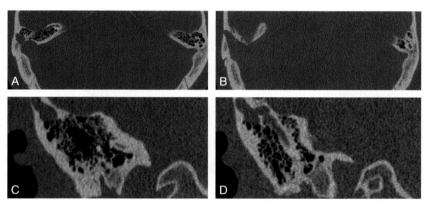

图 7-1-1A~D　A、B 为颞骨 CT 横断面,C、D 为颞骨 CT 冠状面

【问题与选项】患者可能的诊断是(　　　　)

A. 乙状窦憩室。

B. 骨巨细胞瘤。

C. 巨细胞修复性肉芽肿。

【答案】A. 乙状窦憩室。

【建议补充的影像检查及其他重要材料】需要明确病变与乙状窦的关系,需要补充颅脑 CTA、CTV 检查的图像(图 7-1-2)。

【影像诊断及分析思路】诊断:右侧乙状窦憩室形成。

CTV 双能量减影图像形象地显示出右侧乙状窦局部指状凸起,颞骨 HRCT 图像显示病变突入邻近颞

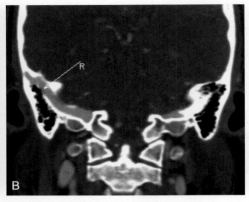

图 7-1-2A、B　CTV 静脉窦双能量减影图像、乙状窦冠状位图像

骨乳突部骨质内,且与乳突间骨质变薄。

【鉴别诊断及要点】

1. 骨巨细胞瘤　①颅骨的骨巨细胞瘤发病率较低,常见于颞骨、蝶骨、额骨及枕骨,肿瘤位于硬膜外,无包膜;②膨胀性、溶骨性骨质破坏区见混杂密度肿块,其内见高密度残留骨质;③增强扫描有明显强化,坏死区无强化。

2. 巨细胞修复性肉芽肿　①膨胀性溶骨性骨质破坏,可见软组织密度肿块,其内密度混杂,内见出血、囊变、坏死;②病变与正常骨交界面有骨质硬化;③病灶内伴有残留沙砾样散在骨密度影,考虑为残留碎骨片。

【疾病简介】

1. 定义与发病情况　搏动性耳鸣是指由头颈部器官、心血管或其他结构产生异常声音,通过骨结构、血管或血流传导到内耳,而使患者感受到的杂音,节律与心跳一致。女性发病率高,随着年龄增长发病率逐渐升高。根据不同的病因,搏动性耳鸣分为血管性耳鸣和非血管性耳鸣,根据血管类型,起源于血管的搏动性耳鸣又分为动脉性和静脉性。乙状窦憩室是搏动性耳鸣的一种静脉性原因。2000 年,Houdart 等首次提出乙状窦的硬脑膜血管瘤是一种新发现的引起搏动性耳鸣的原因。2002 年 Sanchez 等第一次将其命名为乙状窦憩室。近几年,成功治愈横窦 - 乙状窦憩室引起的搏动性耳鸣的文献报道逐渐增多,主要包括血管内介入治疗和外科手术治疗。

2. 临床表现　患者听到耳鸣声和心脏跳动节律一致,多影响正常的休息及工作,耳镜检查阴性。

3. 诊断　首选颞骨 HRCT+ 颅脑 CTA 或 / 和 CTV 检查,能一次检查排除引起搏动性耳鸣的动脉性、静脉性及颞骨、颅脑病变,此检查阴性者可行 DSA 检查。

4. 治疗原则　耳外科手术治疗或血管内介入治疗。

【临床关注点与影像学价值】

1. 憩室是否突破骨质达骨外,CT 能清楚显示乙状窦憩室的范围及边界、憩室与周围骨质的关系,有助于手术入路的选择,避免误伤乙状窦。

2. HRCT 颞骨图像评估憩室周围骨质密度、乳突气化程度,指导耳外科医师预测手术时打磨颞骨的力度与范围。

3. CT 测量憩室基底部、瘤体最大截面,预先评估手术时还纳憩室的程度。

【关键点】与心脏跳动节律一致的搏动性耳鸣患者,耳镜检查阴性,且颈部按压试验阳性,应行颞骨

HRCT+ 颅脑 CTA 或 / 和 CTV 检查,能一次检查排除引起搏动性耳鸣的动脉性、静脉性及颞骨、颅脑病变。CTV 静脉窦双能量减影图像能形象、直观地显示乙状窦憩室,为临床成功治愈搏动性耳鸣提供重要的影像学依据。

(巩若箴)

病例 ❷　右耳进行性听力下降

【**简要病史及影像**】男,31 岁,右耳进行性听力下降 1 年,纯音听阈测定提示右侧中度传导性耳聋(图 7-2-1)。

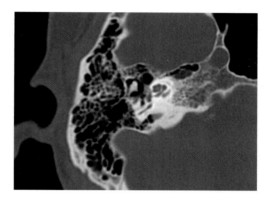

图 7-2-1　颞骨 CT 横轴位图像

【**问题与选项**】患者可能的诊断是(　　　　　)

A. 鼓室球瘤。

B. 耳硬化症。

C. 骨纤维结构不良(骨纤维异常增殖症)。

D. 面神经肿瘤。

E. 迷路炎。

【**答案**】B. 耳硬化症。

【**影像诊断及分析思路**】诊断:右侧耳硬化症。

右侧卵圆窗前方及耳蜗周围见局灶性密度减低区,边界模糊,患者为传导性耳聋,符合耳硬化症表现。

【**鉴别诊断及要点**】

1. 先天性镫骨固定　①患者自幼即有耳聋,无缓慢进行性听力下降;②CT 检查通常无异常。

2. 听骨畸形或中断　①多为单侧性;②HRCT 可发现听小骨畸形或关节脱位。

3. 鼓室球瘤　①发生于舌咽神经鼓室支(Jacobson 神经)的球体,位于鼓岬部;②CT 上表现为溶骨性骨质破坏;③MRI 检查可见胡椒盐征;④增强后呈明显强化。

4. 骨纤维结构不良　①范围较广;②骨体积增大,典型者呈磨玻璃样改变。

5. 面神经肿瘤　①面神经来源的肿瘤常沿面神经生长;②面神经管扩大,周围骨质为压迫性改变,边界清楚;③MRI 增强扫描呈明显强化。

【疾病简介】

1. 定义与发病情况　耳硬化症又称耳海绵症,基本病理特征是骨迷路的发育不良,被含有丰富血管和结缔组织的海绵样物质溶解、吸收,并且逐渐骨化。多为遗传性,女性多见,一般在20~40岁之间出现症状。

2. 临床表现　①耳聋:进行性听力下降,多为双侧,早期表现为传导性耳聋,由于镫骨前庭僵硬所致,晚期表现为混合型聋;②耳鸣:多为低频音,耳聋进行性加重;③威利斯(Willis)误听:在嘈杂的环境中较在安静的环境中感觉听力好。

3. 诊断　临床表现+典型CT表现即可确诊。

4. 耳硬化症病理变化　分为三个时期,充血期、溶解期和硬化期。影像学表现主要显示溶解期和硬化期,充血期不能显示,实际病变溶解期、硬化期可并存,或者三者交替进行。

5. 治疗原则　耳硬化症的治疗首选手术治疗,手术方式现主要采用人工镫骨植入术。有手术禁忌证或拒绝手术治疗者,可配戴助听器或采用氟化钠药物治疗。

【临床关注点与影像学价值】

1. 排除其他原因引起的传导性听力下降。

2. 确定病变范围,本病例前庭窗及耳蜗周围骨质均受累,观察镫骨底板有无增厚。

3. 确定病变分期,注意迷路是否有硬化。

【关键点】

1. 前庭窗前区局灶性骨质密度减低和/或耳蜗周围骨迷路小片状或条形骨质密度减低,需考虑耳硬化症。

2. 前庭窗前区病变注意与正常解剖结构(鼓膜张肌)鉴别。

3. HRCT检查阴性不能完全排除耳硬化症。

(巩若箴)

病例❸　左耳反复流脓伴听力下降40余年

【简要病史及影像】 男,55岁,左耳反复流脓伴听力下降40余年(图7-3-1)。

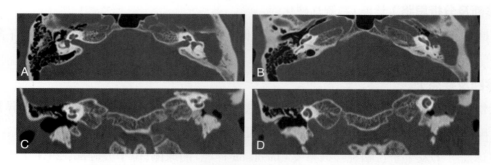

图7-3-1A~D　A、B为颞骨CT横断面,C、D为颞骨CT冠状面

【问题与选项】 患者可能的诊断是(　　　　)

A. 颞骨胆脂瘤。

B. 慢性中耳炎。

C. 中耳癌。

D. 颞骨胆固醇肉芽肿。

E. Langerhans 细胞组织细胞增生症。

【答案】A. 颞骨胆脂瘤。

【建议补充的影像检查及其他重要材料】中耳病变进一步明确病变性质及范围,重点补充颞骨 MRI 增强影像(图 7-3-2)。

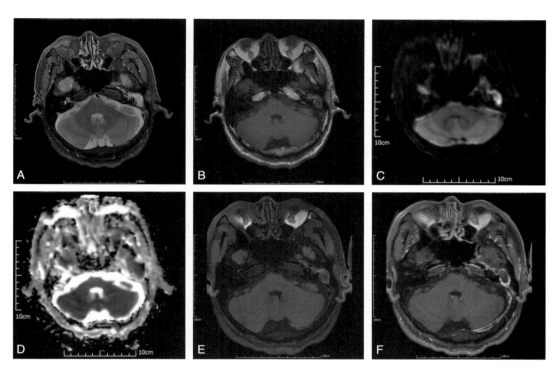

图 7-3-2A~F 分别为颞骨横断面 T₂WI、T₁WI、DWI、ADC 图、平扫及脂肪抑制增强后 T₁WI

【影像诊断及分析思路】诊断:左侧中耳胆脂瘤。

1. 左侧中耳鼓室、鼓窦内不规则病变,听小骨、鼓室壁、盾板部分骨质破坏,边缘硬化;左侧乳突腔阻塞性炎症。

2. 引起上述改变的常见病变主要包括慢性中耳炎、中耳癌、颞骨胆固醇肉芽肿等,不同病变 MRI 信号特点及强化方式不同,需要补充颞骨 MRI 增强影像。

3. 颞骨 MRI 显示左侧中耳鼓室、鼓窦内不规则长 T_1、长 T_2 异常信号,DWI 及 ADC 图示扩散受限,病灶内部无强化,边缘见线样强化,提示胆脂瘤。

【鉴别诊断及要点】

1. 慢性中耳炎 ①鼓室无明显膨大;②可有骨质吸收,边缘较模糊。

2. 中耳癌 ①中耳不规则肿块伴溶骨性骨破坏;②增强后病灶有强化。

3. 颞骨胆固醇肉芽肿 ①中耳肿块伴听小骨骨质破坏;②T₁WI 呈高信号;③耳镜表现为蓝色鼓膜。

4. Langerhans 细胞组织细胞增生症 ①乳突部受累最常见;②表现为边界清楚的溶骨性病变,伴有不均匀强化的软组织肿块;③以婴幼儿多见,发病高峰年龄为 1~4 岁。

5. 鼓室球瘤 ①紧邻耳蜗岬的肿块;②T₁WI 增强扫描呈明显强化;③常无骨质破坏;④临床表现为

鼓膜后血管性肿块,伴或不伴搏动性耳鸣。

6. 脑膜或 / 和脑膨出　①MRI 表现为颅内容物疝出;②CT 示颞骨骨质缺损,常为鼓室盖缺损。

【疾病简介】

1. 定义与发病情况　胆脂瘤是由位于鼓室和 / 或乳突腔内角化的鳞状上皮细胞、上皮下的结缔组织以及不断堆集的角化碎片形成的团块,周围伴或不伴炎症反应。

2. 临床表现　①先天性中耳胆脂瘤早期一般无明显临床症状,以后随着胆脂瘤的增长,表现与获得性胆脂瘤相似;②获得性胆脂瘤患者多有较长的慢性中耳炎病史,表现为耳部流脓(有臭味)、耳痛、耳聋;③中耳胆脂瘤具有侵袭性生长的生物学特性,可以造成周围骨质吸收破坏,从而导致迷路炎及迷路瘘、脑膜炎、脑脓肿、面神经炎、静脉窦血栓、颈部脓肿等严重的颅内外并发症,产生相应的临床症状。

3. 诊断　CT 结合 MRI 表现可进行影像学诊断;耳内镜活检病理证实。

4. 胆脂瘤的分类和分期　分为先天性、后天性和未划分性三类,其中后天性胆脂瘤分为内陷袋性胆脂瘤和非内陷袋性胆脂瘤,内陷袋性胆脂瘤进一步分为松弛部胆脂瘤(上鼓室胆脂瘤)、紧张部胆脂瘤、松弛部和紧张部皆有的胆脂瘤;非内陷袋性胆脂瘤进一步分为继发于鼓膜穿孔的胆脂瘤(后天继发性胆脂瘤)、继发于创伤或者耳科手术的胆脂瘤。EAONO/JOS 分期系统:Ⅰ期,胆脂瘤局限于原发部位;①松弛部胆脂瘤位于上鼓室(A);②紧张部胆脂瘤、先天性胆脂瘤、继发于紧张部穿孔的胆脂瘤位于鼓室腔(T);Ⅱ期,包括 2 个或者 2 个以上区域;Ⅲ期,胆脂瘤伴有颅外并发症或者病理状态,包括面神经麻痹、迷路瘘(具有膜迷路损伤的风险状态)、迷路炎、耳郭后脓肿或者瘘、颞骨脓肿、颈部脓肿、耳道壁破坏(超过骨性外耳道长度的 1/2)、天盖破坏(缺损需要手术修复)、粘连性中耳炎(鼓膜紧张部完全粘连);Ⅳ期,胆脂瘤伴有颅内并发症,化脓性脑膜炎、硬脑膜外脓肿、硬脑膜下脓肿、脑脓肿、乙状窦血栓和进入乳突的脑疝。此分期系统不能应用于岩骨的胆脂瘤。

5. 治疗原则　胆脂瘤一经确诊就应尽早行手术治疗,在清除病灶的同时尽量保留听力相关结构,预防并发症。

【临床关注点与影像学价值】

1. 手术难以进入的区域是否受累　包括咽鼓管上隐窝、鼓室窦、面神经隐窝、圆窗龛及镫骨前后弓之间;本病例鼓室窦、面神经隐窝、圆窗龛及听骨链均受累,颞骨 HRCT 可清楚显示。

2. 病变是否有颅内外侵犯　胆脂瘤易侵犯面神经、迷路、脑膜及乙状窦等结构,需要明确侵及范围,颞骨 MRI 增强图像资料非常关键,影像学对于胆脂瘤的诊断及确定治疗方案至关重要。

3. 肿瘤分期　对于手术的范围及预后有重要影响,颞骨 HRCT 可明确听骨链、面神经管、鼓室壁、内耳等骨质完整性,平扫和脂肪抑制增强后 T_1WI 可明确面神经、脑膜侵犯以及周围软组织侵犯。

4. 病变范围的精准显示　需结合颞骨 HRCT、平扫和脂肪抑制增强后 T_1WI。

5. 治疗后改变还是复发的评估　采用 MRI 增强扫描最佳。

【关键点】

1. 中耳占位性病变伴有骨质破坏、耳部流脓(有臭味)、耳痛及听力下降时,需要考虑胆脂瘤,需补充 MRI 增强检查,进一步鉴别诊断。

2. 中耳胆脂瘤为颞骨常见病变,颞骨 HRCT 结合平扫和脂肪抑制增强后 T_1WI 可清楚显示病变特点及颅内外累及范围,并能准确分期。

(巩若箴)

病例 ④　右耳流脓、耳闷、听力下降伴耳内少量出血

【**简要病史及影像**】女,49岁,患者10年前无明显诱因出现右耳流脓,黄色脓液,量少,无臭味,伴听力下降,无耳鸣,无耳痛,无头晕、头痛,医院诊断为中耳炎,予青霉素等药物治疗后干耳。后流脓反复发作约1年,抗炎治疗后未再复发。20日前无诱因出现右耳闷,间断性疼痛,疼痛轻,听力下降加重,伴耳内少量出血。耳镜检查:右侧鼓膜松弛部内陷,有血痂附着(图7-4-1)。

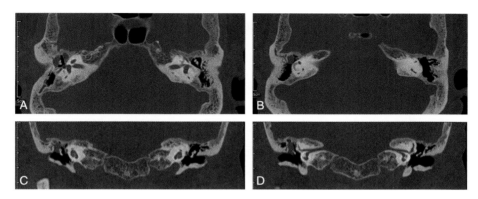

图 7-4-1A~D　A、B 为颞骨 CT 横断面,C、D 为颞骨 CT 冠状面

【**问题与选项**】患者可能的诊断是(　　　　　)

A. 胆脂瘤。

B. 慢性中耳炎。

C. 中耳癌。

D. 颞骨胆固醇肉芽肿。

E. Langerhans 细胞组织细胞增生症。

【**答案**】A. 胆脂瘤。

【**影像诊断及分析思路**】诊断:胆脂瘤。

1. 右侧鼓室内见软组织密度肿块,盾板变钝,锤骨头、砧骨短脚见骨质吸收破坏,鼓室盖破坏不明显,锤骨受压轻度内移,Prussak 腔(蒲氏间隙、鼓膜上隐窝)增宽,高度提示来源于上鼓室的胆脂瘤,并且病变累及鼓膜,耳镜检查提示鼓膜内陷,血痂附着。

2. 类似的影像表现还有慢性中耳炎及中耳癌,但是慢性中耳乳突炎病变一般比较弥漫,中耳鼓室及乳突内见高密度,一般不伴有听小骨及盾板骨质破坏;中耳癌单纯局限于上鼓室的少,多由外耳道鳞癌蔓延到中耳,患者典型症状为较重的耳痛及血性溢液。

【**鉴别诊断及要点**】

1. 慢性中耳炎　①少有盾板破坏、变钝;②少有锤骨受压、内移,蒲氏间隙一般不会增宽;③可有骨质吸收,边缘较模糊。

2. 中耳癌　①中耳不规则肿块伴溶骨性骨破坏;②T_1 低信号,T_2 略高信号,明显强化,弥散受限。

3. 颞骨胆固醇肉芽肿　①中耳肿块伴听小骨骨质破坏;②T_1WI 呈高信号;③耳镜表现为蓝色鼓膜。

4. Langerhans 细胞组织细胞增生症　①乳突部受累最常见;②表现为边界清楚的溶骨性破坏,伴有

不均匀强化的软组织肿块;③以婴幼儿多见,发病高峰年龄为 1~4 岁。

5. 鼓室球瘤 ①紧邻耳蜗岬的肿块;②T_1WI 增强扫描明显强化,DSA 肿瘤染色;③肿块周围骨质常为浸润性骨质破坏;④临床耳镜检查为蓝色或暗红色,肿瘤可有搏动。

6. 脑膜或 / 和脑膨出 ①MRI 表现为颅内容物疝出;②CT 示颞骨骨质缺损,常为鼓室盖缺损。

【疾病简介】

1. 定义与发病情况 胆脂瘤是由位于鼓室和 / 或乳突腔内角化的鳞状上皮细胞、上皮下的结缔组织以及不断堆集的角化碎片形成的团块,周围伴或不伴炎症反应。胆脂瘤分为先天性、后天性和未划分性三类。

2. 临床表现 ①先天性中耳胆脂瘤为胚胎期的外胚层组织遗留于颅骨中发展而成,可在颞骨内长期发展不被察觉,首发症状多为面瘫,听力下降,耳蜗及前庭功能受损。位于中耳的先天性胆脂瘤罕见,主要表现为:鼓膜后方出现白色团块影,鼓膜完整、正常,无内陷袋及穿孔瘢痕。②获得性胆脂瘤患者多有较长的慢性中耳炎病史,表现为耳部流脓(有臭味)、耳痛、耳聋。③中耳胆脂瘤具有侵袭性生长的生物学特性,可以造成周围骨质的吸收破坏,从而导致迷路炎及迷路瘘、脑膜炎、脑脓肿、面神经炎、静脉窦血栓、颈部脓肿等严重的颅内外并发症,产生相应的临床症状。

3. 诊断 CT 结合 MRI 表现可进行影像学诊断,病理证实。

4. 胆脂瘤的分类和分期 分为先天性、后天性和未划分性三类,其中后天性胆脂瘤分为内陷袋性胆脂瘤和非内陷袋性胆脂瘤,内陷袋性胆脂瘤进一步分为松弛部胆脂瘤(上鼓室胆脂瘤)、紧张部胆脂瘤、松弛部和紧张部皆有的胆脂瘤;非内陷袋性胆脂瘤进一步分为继发于鼓膜穿孔的胆脂瘤(后天继发性胆脂瘤)、继发于创伤或者耳科手术的胆脂瘤。EAONO/JOS 分期系统:Ⅰ期,胆脂瘤局限于原发部位;①松弛部胆脂瘤位于上鼓室(A);②紧张部胆脂瘤、先天性胆脂瘤、继发于紧张部穿孔的胆脂瘤位于鼓室腔(T)。Ⅱ期,包括 2 个或者 2 个以上区域。Ⅲ期,胆脂瘤伴有颅外并发症或者病理状态,包括:面神经麻痹、迷路瘘(具有膜迷路损伤的风险状态)、迷路炎、耳郭后脓肿或者瘘、颧骨脓肿、颈部脓肿、耳道壁破坏(超过骨性外耳道长度的 1/2)、天盖破坏(缺损需要手术修复)、粘连性中耳炎(鼓膜紧张部的完全粘连)。Ⅳ期,胆脂瘤伴有颅内并发症:化脓性脑膜炎、硬脑膜外脓肿、硬脑膜下脓肿、脑脓肿、乙状窦血栓和进入乳突的脑疝。此分期系统不能应用于岩骨的胆脂瘤。

5. 治疗原则 胆脂瘤一经确诊就应尽早行手术治疗,在清除病灶的同时尽量保留听力相关结构,预防并发症。

【临床关注点与影像学价值】

1. CT 显示听骨链的破坏情况,尤其是镫骨情况,决定手术方案及人工听骨链重建。

2. CT 有助于观察手术难以进入的区域是否受累,包括咽鼓管上隐窝、鼓室窦、面神经隐窝、前庭窗、圆窗龛及镫骨前后弓之间有无受累。

3. 面神经骨管是否完整,走行是否正常,CT 观察面神经骨管壁有无破坏,MRI 增强 T_1WI 显示是否并发面神经炎。

4. 迷路有无瘘,CT 观察骨迷路是否完整,FS-T_2WI-FLAIR 序列显示有无迷路炎。

5. 乙状窦有无前置;颈静脉球有无高位,有无突入下鼓室;颈内动脉管情况。

6. 颅中窝脑膜有无低垂。

7. 病变是否有颅内外侵犯,胆脂瘤易侵犯脑膜、脑实质及乙状窦等结构,需要明确侵及范围,颞骨

MRI 增强图像非常关键,影像学对于胆脂瘤的诊断及确定治疗方案至关重要。

8. 临床分期,对于手术的范围及预后至关重要,颞骨 HRCT 可明确听骨链、面神经管、鼓室壁、内耳等骨质完整性,平扫和脂肪抑制增强后 T_1WI 可明确面神经、脑膜侵犯以及周围软组织侵犯。

【关键点】

1. 中耳占位性病变伴有骨质破坏、耳部流脓(有臭味)及听力下降时,或急性起病,上鼓室肿块,盾板变钝,锤骨受压轻度内移,Prussak 腔(蒲氏间隙、鼓膜上隐窝)增宽,听小骨骨质破坏,高度提示来源于上鼓室的胆脂瘤。

2. 中耳胆脂瘤为颞骨常见病变,颞骨 HRCT 结合平扫、DWI 序列、脂肪抑制增强后 T_1WI 可清楚显示病变特点及颅内外累及范围,更好的指导手术方案的制定。

(巩若箴)

病例❺　咽痛 2 年,听力下降

【简要病史及影像】男,8 岁,咽痛 2 年,听力下降,感冒时加重(图 7-5-1)。

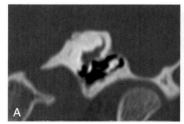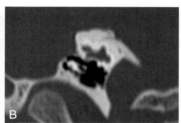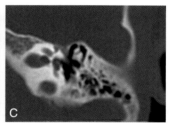

图 7-5-1A~C　颞骨冠状位、锤砧关节功能位、颞骨轴位

【问题与选项】患者可能的诊断是(　　　　　)

A. 鼓室硬化。

B. 未见异常。

C. 锤骨上韧带骨化。

D. 耳硬化症。

E. 锤砧关节脱位。

【答案】C. 锤骨上韧带骨化。

【影像诊断及分析思路】诊断:锤骨上韧带骨化。

1. 外耳、中耳及内耳未见异常密度充填,听骨链形态、位置未见异常。

2. 正常锤骨上韧带在 CT 图像上显示为点状、不连续的软组织密度,边缘模糊,患者锤骨上韧带显示清楚,呈骨性密度。

3. 听力测试显示为传导性听力下降。

【鉴别诊断及要点】

1. 鼓室硬化症　①常有慢性中耳炎病史;②鼓室内见不规则骨性结构;③可以伴有听小骨韧带骨化。

2. 耳硬化症　①耳蜗周围骨质或卵圆窗前方骨质密度减低;②听力下降可为传导性耳聋、神经性耳聋或混合性耳聋。

【疾病简介】

1. 定义与发病情况　原发听小骨韧带骨化原因不明确,鼓室硬化可以伴有听小骨韧带骨化,是传导性耳聋的原因之一。

2. 临床表现　①渐进性听力下降;②鼓室硬化患者常有耳流脓史、长期慢性中耳炎病史。

3. 诊断:HRCT 检查可确诊。

4. 治疗原则　①原发性锤骨上韧带骨化,可行保守治疗,佩戴助听器;②鼓室硬化患者,在治疗原发病的基础上,手术切除硬化、骨化病变组织,重建听骨链。

【临床关注点与影像学价值】

1. 鼓室硬化症患者,术前评估听小骨结构是否完整,镫骨是否存在,有无骨质破坏,镫骨前后弓间是否有病变,常常是手术方式选择的关键信息。

2. 传导性耳聋患者影像学检查是临床选择治疗方式的重要依据。

3. 对于锤骨上韧带骨化患者,HRCT 检查是确诊的关键。

【关键点】

1. 对颞骨断层解剖和 CT 断层解剖的熟练掌握是正确诊断的基础。

2. 掌握传导性耳聋的病因和对听小骨韧带骨化的认识是正确诊断的关键。

(巩若箴)

病例⑥　右耳闷堵感 2 年,搏动性耳鸣 1 年余

【简要病史及影像】女性,56 岁,右耳闷堵感 2 年,搏动性耳鸣 1 年余(图 7-6-1)。

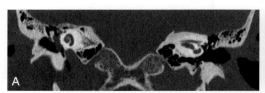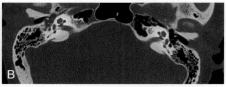

图 7-6-1A、B　分别为 CT 冠状位、CT 轴位

【问题与选项】患者可能的诊断是(　　　　)

A. 中耳炎。

B. 中耳胆固醇肉芽肿。

C. 中耳癌。

D. 鼓室球瘤。

E. 颈静脉窝骨质缺损。

【答案】D. 鼓室球瘤。

【建议补充的影像检查及其他重要材料】中耳病变进一步明确病变性质及范围,重点补充颞骨 MRI 增强影像(图 7-6-2)。

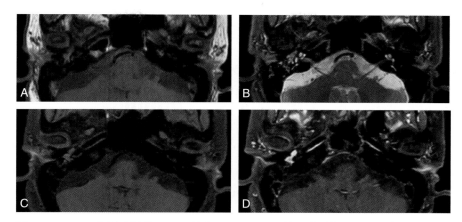

图 7-6-2A~D 分别为轴位 T_1WI、轴位 Cube T_2WI、轴位脂肪抑制 T_1WI、轴位脂肪抑制增强后 T_1WI

【影像诊断及分析思路】 诊断：鼓室球瘤。

1. CT 表现为发生于耳蜗岬外侧下鼓室的小肿块，病变包绕听小骨，周围骨质未见明显破坏。

2. 引起上述改变的常见病变主要包括中耳炎、中耳胆固醇肉芽肿、中耳癌、鼓室球瘤、颈静脉窝骨质缺损等，需要补充颞骨 MRI 增强影像。

3. 耳蜗岬外侧下鼓室内肿块在 T_1WI 呈等信号，T_2WI 呈高信号，乳突蜂房内可见长 T_1、长 T_2 信号，增强后 T_1WI 示鼓室内肿块明显强化。

【鉴别诊断及要点】

1. 中耳炎 尤其是 Ⅰ、Ⅱ 型鼓室球瘤常误诊为中耳炎，颈静脉球瘤有明显的强化，而中耳炎仅有黏膜强化。

2. 中耳胆固醇肉芽肿 平扫 T_1WI 及 T_2WI 均呈高信号，增强后病灶无强化。

3. 中耳癌 中耳区软组织肿物，伴周围结构明显骨质破坏。

4. 颈静脉窝骨质缺损 部分乙状窦板缺损，颈静脉从颈静脉窝外上方突入中耳腔，耳镜检查，可见鼓膜后下象限蓝色肿块。

5. 中耳胆脂瘤 完整鼓膜后的白色肿块，增强后 T_1WI 示肿块无强化。

【疾病简介】

1. 定义与发病情况 Guild 首次把位于颈静脉球部的外膜、舌咽神经的鼓室支沿途、中耳底的类似颈动脉体的结构，统称为颈静脉球，其实围绕邻近颞骨区还分散着同类细胞灶，包括沿迷走神经的耳支、迷走神经的颈静脉神经节和颞骨外侧部等处。这些细胞群的结构类同颈动脉体，起源于这一群体的化学感受器瘤或统称为颈静脉球瘤，或把中耳组称鼓室球瘤。

鼓室球瘤（glomus tympanicum）是耳蜗岬部的神经节细胞瘤，来源于雅各布森[Jacobson（第Ⅸ脑神经的鼓室支）]和阿诺德[Arnold（第Ⅹ脑神经的耳支）]神经形成的神经丛。文献上鼓室球瘤好发于女性，男女比例为 1 : 4~1 : 6。鼓室球瘤更易发生于右耳，这可能与右侧颈静脉裂比左侧高且大有关。多由颈外动脉分支供血，尤其是咽升动脉，因此术前栓塞容易。

2. 临床表现 典型临床症状为搏动性耳鸣伴或不伴听力下降，但也可出现其他症状耳聋及面神经麻痹，鼓室球瘤表现为鼓膜后红色肿块。

3. 诊断 结合搏动性耳鸣与听力下降的病史，查体鼓膜呈樱桃红色，鼓室球瘤的颞骨 CT 可以发现鼓室内鼓岬表面的软组织密度,MRI增强扫描可以发现鼓室内鼓岬旁明显强化肿块,对于此病可以做到术前明确诊断。

4. 根据肿瘤的位置和侵犯范围Jackson将其分为四期　Ⅰ期,鼓室副神经节瘤通常较小,为局限在中下鼓室内,表现为鼓岬边缘呈扇形改变的中等密度软组织肿块,较均匀,增强扫描可见中度均匀强化;听小骨受推压移位,鼓室各壁尚完整。Ⅱ期,鼓室副神经节瘤表现为软组织肿块充满鼓室,引起鼓膜隆鼓,可引起听小骨破坏,移位,并可有鼓室底板破坏。Ⅲ期,肿瘤充满鼓室和乳突,骨质破坏不明显。Ⅳ期,表现为颞骨岩部、乳突部不规则溶骨性骨质破坏,边界不清;肿瘤向外耳道发展,表现为外耳道内软组织肿块影;向前、向上累及颅中窝、颈动脉岩内段、海绵窦段;向内前通过咽鼓管蔓延,表现为鼻咽部肿块;向后累及面神经、前庭窝神经,通过颈静脉孔进入颅后窝等;向下累及腮腺等结构。

5. 治疗原则　鼓室球瘤在手术之前禁止活检,会导致不可控制的出血。治疗以手术治疗为主,目前文献报道认为仅仅对于复发的病例可以考虑放射治疗。

【临床关注点与影像学价值】

1. 当肿瘤未抵及鼓膜时,耳镜检查无法直接看清肿瘤,易被误诊。

2. 由于肿瘤富含血管并且生长在狭小的中耳腔,毗邻听骨链、面神经、耳蜗等重要结构。影像检查显示病变与周围结构毗邻关系。

3. 手术进路依据肿瘤分期而定,对于Ⅰ型鼓室球瘤,可以采用耳内切口耳道进路。对于Ⅱ型鼓室球瘤,可以采用耳后切口耳道进路,对于Ⅲ型和Ⅳ型可以采用乳突进路。

【关键点】

1. CT和MRI检查在鼓室副神经节瘤的术前诊断起重要作用,CT可以了解肿瘤的骨质破坏情况、病变范围等。MRI具有高的软组织分辨率,有利于观察细微病变,提高病变的检查率。

2. Ⅲ、Ⅳ期鼓室副神经节瘤MRI信号特点与颈静脉球瘤、颈动脉体瘤一样,肿瘤为实性,分叶状,T_1WI呈等信号,T_2WI呈等或稍高信号,T_1WI及T_2WI均可见肿瘤内点状、条状流空血管影,呈胡椒盐征,增强扫描肿瘤明显强化。Ⅰ、Ⅱ期的肿瘤较小,T_1WI及T_2WI均呈均匀等信号,增强扫描呈显著强化。

(巩若箴)

病例 7　左面部肿胀3年,听力下降1年

【简要病史及影像】男,33岁,发现左面部肿胀3年,听力下降1年(图7-7-1)。

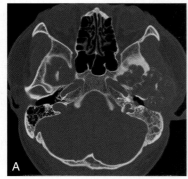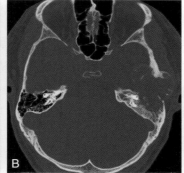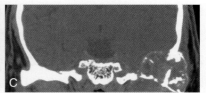

图7-7-1A~C　颞骨HRCT骨窗横轴位、横轴位、冠状位

【问题与选项】患者可能的诊断是(　　　　)

　A. 骨巨细胞瘤。

　B. 胆固醇肉芽肿。

　C. 棕色瘤。

　D. 巨细胞修复性肉芽肿。

　E. 动脉瘤样骨囊肿。

【答案】D. 巨细胞修复性肉芽肿。

【建议补充的影像检查及其他重要材料】为明确肿块性质及范围,建议补充颞骨增强 MRI(图 7-7-2)。

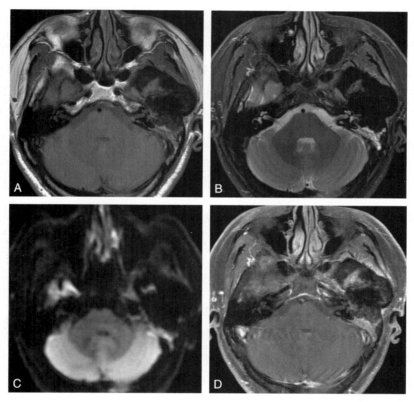

图 7-7-2A~D　颞骨横断位 T_1WI、T_2WI、DWI(b=600)、FS-T_1WI 增强图像

【影像诊断及分析思路】诊断:左侧颞骨巨细胞修复性肉芽肿并中耳乳突炎。

　1. 左侧颞骨鳞部不规则形病变,呈膨胀性骨质破坏,其内密度不均,颞骨鳞部近蝶鳞缝区骨质呈宽带状增生硬化。左侧中耳乳突阻塞性积液。

　2. 病变定位在颞骨鳞部,首先考虑骨源性病变,CT 示病变呈膨胀性生长,邻近骨质增生硬化,提示病变偏良性,疾病的鉴别诊断需要补充 MRI 图像,观察病变的信号特点。

　3. 病变 MRI 为"三低信号"表现,即病灶在 T_1WI、T_2WI 及 DWI 上均呈低信号,增强扫描呈不均匀强化。高度提示巨细胞修复性肉芽肿。

　4. 本病例手术后病理为巨细胞修复性肉芽肿。

【鉴别诊断及要点】

　1. 骨巨细胞瘤　①20~40 岁成人,好发于长骨干骺端,少数发生于蝶骨、颞骨;②CT 平扫显示广泛的膨胀性、偏心性、溶骨样骨质破坏,无硬化边;③MRI T_2WI 显示病灶周边低信号是本病的特征性影像学表现;合并出血、坏死、囊变时病变信号多变。

2. 动脉瘤样骨囊肿 ①30 岁以下的青少年,好发于颌骨、颞骨等部位;②特征性影像表现为病灶内见液 - 液平面;③CT 可见边界清楚的多房囊性的膨胀性骨质破坏灶,周围可见硬化边。④MRI 显示病灶内信号不均,T_2WI 呈高信号,有低信号硬化边,边界较清晰。

3. 棕色瘤 ①由甲状旁腺功能亢进引起,好发于成年女性,多骨受累(主要为长管状骨);②实验室检查示血甲状旁腺激素升高,钙磷代谢异常(血钙升高、血磷降低及碱性磷酸酶升高);③CT 上可见膨胀性生长和囊性变,伴有软组织密度;④棕色瘤的 MRI 表现存在差异,病变一般在 T_1WI、T_2WI 上都表现为低、中等信号;液 - 液平面可能存在,提示病变的出血特点和继发的动脉瘤样骨囊肿的形成;增强 T_1WI 显示病变实性成分明显强化。

4. 胆固醇性肉芽肿 ①是一种含有胆固醇结晶和异物巨细胞的肉芽组织,常见于颞骨;②CT 上多呈边缘光滑的软组织肿块,与脑组织密度接近,增强扫描未见明显强化或环形强化;③MRI 为特征性"三高信号"表现,即病灶在 T_1WI、W_2WI 及抑脂图像上均呈高信号。

【疾病简介】

1. 定义与发病情况 巨细胞修复性肉芽肿(giant cell reparative granuloma,GCRG)是一种少见的良性骨病变,具有局部侵袭性。最常发生于颅面骨,尤其是上、下颌骨,手足骨次之,发生于颞骨者少见,主要见于儿童和年轻成人。此病病因不详,可能与创伤后骨内出血诱发的炎症反应和过度增殖修复相关,但很多患者并没有确切的外伤史,其确切的发病机制尚不明确。

2. 临床表现 局部膨胀,伴有疼痛或触痛,如累及外耳道,可出现耳闷、听力下降。复发率低,无恶变转移。

3. 诊断 好发在颞骨鳞部,呈膨胀性骨质破坏,邻近骨质增生硬化,T_1WI、T_2WI 及 DWI 上表现为"三低信号",可进行影像学诊断,最终诊断需要依靠病理结果。

4. 治疗原则 ①刮除术或刮除术配合化学药物;②放疗,当 GCRG 累及颅底等较复杂结构,难以彻底切除病变时,才考虑术后放疗;③手术切除术,只要有可能,完全性骨切除术是最佳方案;手术时应尽量保留听力相关结构,预防并发症。

【临床关注点与影像学价值】

1. 病变对听骨链破坏情况,未完全破坏时可尝试保留患者听力。

2. 病变是否累及面神经管及内耳结构,如累及可造成患者眩晕、恶心、呕吐及面瘫。

3. 病变是否累及颞颌关节,对术前的手术方案制定及术后颞颌关节功能的影响有重要意义。

4. 病变是否累及乳突、外耳道,需要扩大手术范围。

5. 观察病变与三叉神经的关系,手术时注意避免损伤神经。

6. 观察颈内动脉管是否破坏。

【关键点】

1. 颞骨鳞部不规则性病灶,CT 表现为膨胀性骨质破坏,沿病灶边缘见骨样组织增生,即邻近骨质宽带状增生硬化,提示病灶修复过程存在。

2. MRI 为特征性"三低信号"表现,即病灶在 T_1WI、T_2WI 及 DWI 上均呈低信号,增强扫描呈不均匀强化,高度提示此病。

3. 伴有听力下降的患者要注意内耳、中耳、外耳道受累情况,面瘫患者要注意面神经管是否受累,眩晕患者要注意内耳结构是否破坏。

(巩若箴)

病例❽　左耳突发听力下降 13 日

【简要病史及影像】男,35 岁,左耳突发听力下降 13 日(图 7-8-1)。

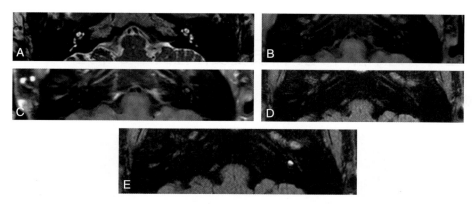

图 7-8-1A~E　颞骨横断面 T_2WI、脂肪抑制 T_1WI、脂肪抑制增强 T_1WI、T_2-FLAIR、增强后 T_2-FLAIR

【问题与选项】患者可能的诊断是(　　　　)

A. 迷路神经鞘瘤。

B. 迷路脑膜瘤。

C. 迷路炎。

D. 迷路出血。

E. 内淋巴积水。

【答案】C. 迷路炎。

【影像诊断及分析思路】诊断:左侧耳蜗等 T_1、等 T_2 信号,脂肪抑制 T_1WI 增强呈轻度强化,符合迷路炎表现。

【鉴别诊断及要点】

1. 迷路内出血　①T_1WI 呈高信号;②常有凝血功能障碍。

2. 迷路神经鞘瘤　①较迷路炎局限;②T_2WI 表现迷路内低信号充盈缺损;③增强 T_1WI 可见局限性软组织肿块,强化程度较迷路炎明显。

3. 迷路脑膜瘤　很少见,影像表现类似迷路神经鞘瘤。

【疾病简介】

1. 定义与发病情况　迷路炎为累及内耳特别是膜迷路的感染性疾病,病毒感染最常见,常见于30~60 岁成年人,细菌感染多见于儿童。

2. 临床表现　最常见的症状为眩晕、恶心、呕吐、平衡失调、耳聋。

3. 诊断　影像表现即可诊断。

4. 分类　迷路炎分为局限性迷路炎、浆液性迷路炎、化脓性迷路炎、骨化性迷路炎,按照感染的传播途径分为鼓室源性、脑膜源性、血源性、外伤源性、免疫源性迷路炎。

5. 治疗原则　①静脉点滴抗生素;②纠正水电解质紊乱;③如伴有颅内并发症,可行乳突凿开术。

【临床关注点与影像学价值】

1. 迷路炎病变范围、强化程度,有无邻近结构异常,如脑膜炎、中耳乳突炎。

2. MRI 对迷路炎的诊断更有价值,病变晚期 CT 可帮助明确迷路内骨化及邻近骨质破坏情况。

【关键点】MRI 增强 T_1WI 扫描显示内耳迷路腔轻到中度强化。

(巩若箴)

病例 ⑨　左耳听力下降 10 余年,反复发作性头晕 3 个月

【简要病史及影像】女,50 岁,左耳听力下降 10 余年,反复发作性头晕 3 个月(图 7-9-1)。

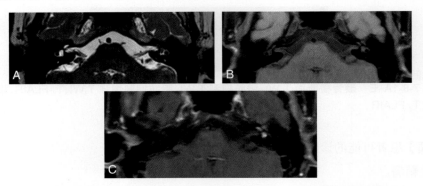

图 7-9-1A~C　颅底横断面 T_2WI、脂肪抑制 T_1WI、脂肪抑制增强后 T_1WI

【问题与选项】患者可能的诊断是(　　　　)

A. 迷路炎。

B. 迷路神经鞘瘤。

C. 迷路脑膜瘤。

D. 迷路出血。

E. 表皮样囊肿。

【答案】B. 迷路神经鞘瘤。

【影像诊断及分析思路】诊断:左侧耳蜗、前庭神经源性肿瘤。

1. T_2WI 示左侧耳蜗及前庭内低信号充盈缺损,脂肪抑制 T_1WI 增强呈明显强化,边界清楚,提示肿瘤性病变。

2. 手术病理结果为左内耳神经鞘瘤。

【鉴别诊断及要点】

1. 迷路出血　①T_1WI 呈高信号,强化不明显;②常有凝血功能障碍。

2. 迷路炎　①T_2WI 信号无改变或略减低,增强 T_1WI 显示内耳迷路腔轻到中度强化,强化程度较神经鞘瘤弱;②骨化性迷路炎在 T_2WI 表现为迷路信号缺失,CT 表现为密度增高。

3. 迷路脑膜瘤 ①位于迷路者少见;②影像表现与神经鞘瘤相似,脑膜尾征有利于鉴别。

4. 面神经鞘瘤 沿面神经分布,可累及面神经迷路段,一般不累及迷路。

【疾病简介】

1. 定义与发病情况 听神经鞘瘤是发生于第Ⅷ对脑神经鞘膜的肿瘤,多发生于其前庭支。多见于中年人,男女无显著差异。

2. 临床表现 ①单侧耳鸣、缓慢进行性感音神经性耳聋,少部分表现为突发耳聋;②肿瘤较大还表现为第Ⅴ、Ⅶ对脑神经症状和小脑功能障碍、脑干症状及桥小脑角综合征,以及脑积水及颅内高压;③双侧发生者占4.0%,多为神经纤维瘤病。

3. 诊断 影像学即可诊断,需手术病理证实。

4. 治疗原则 ①肿瘤较小且听力没有完全丧失时,可随访观察;②肿瘤较大且症状明显者手术切除,根据肿瘤大小、位置可有不同的手术入路,肿瘤较大手术全切较困难。

【临床关注点与影像学价值】

1. 肿瘤的位置、范围。

2. MRI可清晰显示肿瘤的位置、范围及周围结构异常,为临床诊断提供影像依据,也为手术入路选择和精准定位提供解剖学信息。

3. 病变范围的精准显示,以薄层重 T$_2$WI 及增强 MRI 最佳。

4. 术后影像学(MRI)随访。

【关键点】

1. 患者听力下降及头晕是由耳蜗及前庭病变引起的,T$_2$WI 示迷路内充盈缺损,增强 T$_1$WI 明显强化,边界清,强烈提示神经源性肿瘤。

2. 内听道内及桥小脑角区的肿瘤常伴内听道扩大,增强呈不均匀强化,当肿块无强化时,可考虑排除听神经瘤,但需要除外听神经瘤完全囊性变。

(巩若箴)

病例 ⑩ 反复头晕2年,伴左耳鸣

【简要病史及影像】 男,47岁,反复头晕2年,伴左耳鸣(图7-10-1)。

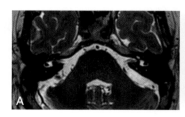 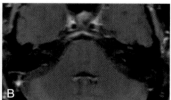 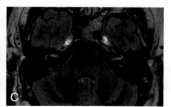

图7-10-1A~C 颞骨横断面 T$_2$WI、脂肪抑制增强 T$_1$WI、增强后延迟 3D T$_2$-FLAIR

【问题与选项】 患者可能的诊断是( )

A. 内淋巴积水。

B. 迷路炎。

C. 迷路肿瘤。

D. 未见异常。

【答案】A. 内淋巴积水。

【影像诊断及分析思路】诊断:左侧轻度内淋巴积水。

1. 与右侧比较,左侧前庭内淋巴间隙(椭圆囊、球囊)扩大积水,外淋巴间隙变窄、减小。

2. 患者头晕伴左侧耳鸣,临床诊断为梅尼埃病。

【鉴别诊断及要点】

1. 迷路炎　①T_2WI 信号无改变或略减低,MRI 增强 T_1WI 显示内耳迷路腔轻到中度强化,强化程度较神经鞘瘤弱;②骨化性迷路炎在 T_2WI 表现为迷路信号缺失,CT 表现为密度增高。

2. 迷路神经鞘瘤　①较迷路炎局限;②T_2WI 表现迷路内低信号充盈缺损;③增强 T_1WI 可见局限性软组织肿块,强化程度较迷路炎明显。

3. 迷路出血　①T_1WI 呈高信号;②常有凝血功能障碍。

【疾病简介】

1. 定义与发病情况　梅尼埃病以特发性内淋巴积水为主要病理特征,多单侧发病,主要发生于30~40 岁,男女比例1.3∶1。

2. 临床表现　①特发性眩晕:突发短暂眩晕;②波动性感觉神经性听力下降;③耳鸣:低频率吹风样耳鸣;④耳胀。

3. 诊断　结合典型临床症状即可确诊,影像检查为临床诊断提供客观依据。

4. 内淋巴积水分级　①正常:前庭低信号区范围小于前庭总面积的 1/3;②轻度积水:前庭低信号区范围占前庭总面积的 1/3~1/2;③重度积水:前庭低信号区范围大于前庭总面积的 1/2。

5. 治疗原则　药物治疗,主要是控制眩晕,促进前庭康复。

【临床关注点与影像学价值】

1. 内淋巴积水范围及程度。

2. 注意观察是否合并迷路其他病变,如迷路内小肿瘤、迷路炎等,有无内耳畸形。

3. 磁共振 3D T_2-FLAIR 序列(静脉注射钆剂延迟扫描内耳钆造影)可清晰显示内淋巴积水程度及范围,可以精确测量积水范围,还可以将图像进行融合,更直观地显示积水范围。

【关键点】磁共振 3D T_2-FLAIR 序列显示内淋巴间隙低信号区扩大,可诊断为内淋巴积水,当患者有眩晕或临床怀疑梅尼埃病者,可行钆造影 MRI 检查,明确有无内淋巴积水。

(巩若箴)

病例 ⑪　耳痛2年伴耳鸣、听力下降

【简要病史及影像】女,59 岁,2 年前无明显诱因出现左耳痛,伴耳闷,无流脓,无耳鸣,抗炎治疗耳痛稍缓解。近 2 个月耳痛加重,伴流脓水,有臭味,左侧头痛,近 1 个月耳痛剧烈,伴耳鸣(嗡嗡声),听力下降(图 7-11-1)。

【问题与选项】患者可能的诊断是(　　　　)

A. 中耳炎。

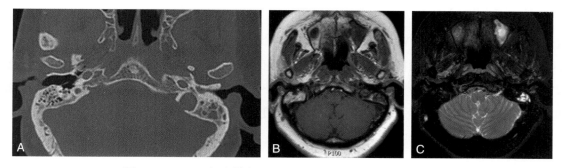

图 7-11-1A~C 颅底横断面 CT 平扫、T₁WI、和脂肪抑制 T₂WI

B. 肿瘤。

C. 中耳炎 + 肿瘤。

D. 以上都不是。

【答案】C. 中耳炎 + 肿瘤。

【建议补充的影像检查及其他重要材料】 CT 三维断面观察或冠状断面 MRI 图像(图 7-11-2),并提供专科检查结果。专科检查:左外耳道后壁见肿物,触痛明显,稍硬。

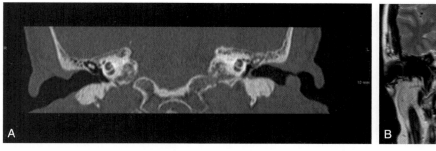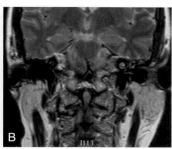

图 7-11-2A、B 耳部 CT 冠状断面重建和冠状断面 T₂WI

【影像诊断及分析思路】 诊断:左侧中耳乳突炎、外耳道肿瘤。

1. 左侧中耳鼓室乳突蜂房内见软组织密度影,T₁WI 为等信号,T₂WI 明显高信号,符合常见病中耳乳突炎表现。左侧外耳道后壁 CT 见突出软组织影,T₂WI 上似乎较对侧信号稍高,但正常情况下耳屏可呈现极为类似表现,故需其他角度方向确认。冠状断面对称性观察,发现左侧外耳道肿物确实存在。

2. 近 2 个月临床表现符合中耳乳突炎,耳科专科检查发现外耳道肿物。

3. 颞骨次全切除术,连同鼓膜切除外耳道皮肤及部分耳甲腔皮肤,去除砧骨及锤骨,向上达天盖,向前磨出外耳道前壁达下颌关节及腮腺,向后达乙状窦骨板,向下磨出部分颞骨鼓部,切除乳突尖,向内达镫骨及面神经管,鼓室内肉芽样肿物,切除后术中送冰冻病检,汇报为"炎性肉芽组织,内见少量异型腺体",外耳道肿物术后病理:外耳道癌,汗腺来源。

【鉴别诊断及要点】

1. 漏诊外耳道肿物视其为耳屏 ①耳屏为正常组织,位于外耳门外,一般两侧对称,如扫描平面难以完全对称不能肯定肿物时,可运用耳部 CT 螺旋采集数据,进行多平面重建成,调整成各种对称断面比较观察,容易发现病变;②重视临床资料,特别是专科检查结果,耳科医师一般不会漏诊外耳道病变。

2. 慢性化脓性中耳炎伴随外耳道肉芽肿或胆脂瘤　①除中耳炎表现外，可见与中耳相互融合病灶，增强后无明显强化；胆脂瘤在 DWI 呈明显高信号；②耳镜检查提示肿物外观不同。

3. 恶性外耳道炎　免疫功能低下患者铜绿假单胞菌外耳道感染，常见于老年严重糖尿病患者，外耳道骨破坏和周围软组织感染，因为难治，故称恶性外耳道炎。影像上与外耳恶性肿瘤广泛侵犯时骨破坏和软组织侵犯易混淆，但恶性外耳道炎软组织病变在组织间隙中弥漫性蔓延方式与肿瘤浸润生长不同。

【疾病简介】

1. 定义与发病情况　外耳道恶性肿瘤少见，占所有头颈部癌症的 0.2% 以下；以低度恶性腺样囊性癌最为常见，鳞状细胞癌、基底细胞癌以及耵聍腺癌，黑色素瘤、血管肉瘤、淋巴瘤等少见。

2. 临床表现　无痛性外耳道少量出血或者挖耳易出血，有时耳部有疼痛。侵犯周围组织结构，引起相应症状，如侵犯颞颌关节引起张口困难。颈部淋巴结转移形成颈部肿块。

3. 诊断　耳镜检查容易发现肿瘤。仅局限于外耳道的外耳癌症只有 4.0%，侵犯中耳、颞骨的重要结构治疗难度大；所以，早期诊断甚为重要。外耳道侵犯周围组织时，骨破坏明显，周围组织结构受侵，肿瘤呈形状不规整的大团块，可并淋巴结转移（图 7-11-3）。

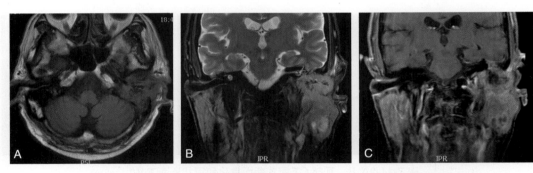

图 7-11-3A~C　颞骨 T_1WI 水平断面像、T_2WI 与 T_1WI 脂肪抑制增强冠状断面像
左侧外耳道鳞癌破坏岩骨，侵犯鼓室及腮腺，并可见环状强化转移淋巴结

4. 外耳道癌临床分期　详见匹兹堡外耳道癌症分类。

5. 治疗原则　根治手术为主，可辅以放疗等综合措施，常常需要扩大性根治性手术。

【临床关注点与影像学价值】

1. 临床最为关注的是肿瘤侵犯范围。恶性外耳道肿瘤分级诊断通常使用匹兹堡外耳道癌症分类。T1 期，肿瘤限于外耳道，无骨性侵蚀或软组织受累；T2 期，外耳道骨侵蚀未达全厚度或软组织受累范围 <0.5cm；T3 期，外耳道骨侵蚀全厚度并软组织受累范围 <0.5cm 或肿瘤累及中耳、乳突；T4 期，肿瘤侵蚀耳蜗、岩尖、中耳内壁、颈内动脉管、颈静脉孔或硬脑膜，或软组织受累范围 >0.5cm，或有面瘫。尽管导航和术中面神经监测等新技术改善了肿瘤的治疗效果，但 T2~T4 期预后仍然不理想。

2. 外耳道腺样囊性癌、鳞状细胞癌和基底细胞癌有沿面神经扩散的倾向，影像诊断时要注意茎乳孔等面神经走行区域有无异常。

3. 在病变范围诊断上，高分辨 CT 利于骨破坏显示，适于中内耳骨结构、颅底神经孔道显示；MRI 利于观察颈部器官和间隙受侵、颅内脑膜侵犯和颈部淋巴结转移，T_2WI 和 T_1WI 增强扫描最好使用脂肪抑制序列。

【关键点】

1. 耳部 CT 检查是耳部疾病最常使用的影像学检查手段,甚至大部分耳部疾病首选 CT 检查。慢性化脓性中耳炎是临床最常见疾病,几乎所有患者都要做 CT 检查。因此,头颈部影像诊断医师对中耳乳突炎司空见惯。另一方面,耳部肿瘤常常伴随中耳乳突炎症存在。这一方面是因为中耳乳突炎是高发病,与肿瘤并存;另一方面,耳部肿瘤常常造成鼓室两侧气压调节功能丧失和 / 或耳部自洁能力下降,会继发炎症出现。由于炎症表现影像容易发现,而一些比较隐匿的肿瘤就容易漏诊。

2. 临床医师一般不会漏诊外耳道肿瘤,耳镜检查能够直接发现肿瘤。影像医师最重要的任务是确定肿瘤范围和组织受侵情况,为临床医师治疗方案的确定提供帮助。三维重建多角度观察、磁共振信号区分肿瘤与炎症,增强扫描提供血流血供信息等,都是重要手段。

(李松柏)

病例 ⑫ 左耳闷胀伴耳鸣、流脓、听力下降

【简要病史及影像】 女,35 岁,3 年前无明显诱因出现左耳闷胀感,伴耳鸣,与血管搏动音一致,反复流脓,无臭味,左耳听力下降;于某院行激光治疗,无明显效果。听力逐渐下降,近半月觉耳鸣声出现变化,呈"嗡嗡""吱吱"混合音,非搏动性,偶尔耳后刺痛、头晕、眩晕,无面瘫。专科查体:左外耳道息肉样肿物,鼓膜窥不见(图 7-12-1,图 7-12-2)。

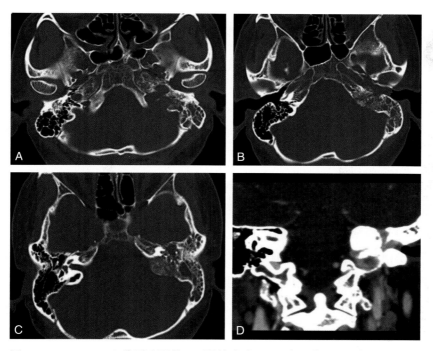

图 7-12-1A~D A~C 分别为颞骨 CT 颈静脉孔层面、外耳道层面和鼓室层面,D 为头颈 CTA 原始图像经左侧鼓室冠状断面重建图像

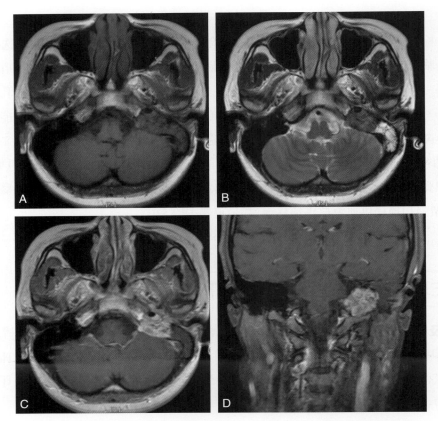

图 7-12-2A~D　分别为颞骨 T_1WI、T_2WI 和 T_1WI 增强扫描水平及冠状断面像

【问题与选项】患者可能的诊断是（　　　　）

A. 中耳胆脂瘤。

B. 中耳乳突炎 + 胆脂瘤。

C. 鼓室球瘤。

D. 颈静脉球瘤。

E. 鼓室球瘤 + 颈静脉球瘤。

【答案】E. 鼓室球瘤 + 颈静脉球瘤。

【影像诊断及分析思路】诊断：鼓室球瘤 + 颈静脉球瘤。

1. CT 检查见左侧颈静脉窝溶骨性破坏、扩大，岩骨岩尖部呈筛孔状破坏，鼓室、乳突蜂房、外耳道见软组织密度影充填；增强扫描见颈静脉窝明显不均匀强化、鼓室内见明显强化影；MRI 见颈静脉窝、岩骨尖、鼓室及部分外耳道内 T_1WI、T_2WI 稍低信号，不甚均匀，增强扫描明显强化；颈静脉窝鼓室内见肿物，明显强化，邻近岩骨破坏，信号、强化程度与骨破坏方式符合副神经节瘤；左侧乳突蜂房明显 T_2WI 信号增高，为阻塞性炎症改变（图 7-12-3）。

2. 鼓室球瘤与颈静脉球瘤病理上均属副神经节瘤，鼓室球瘤首先起自鼓室岬部，局部鼓岬破坏为其特征性表现，明显强化可除外鼓室内胆脂瘤、肉芽肿等其他病变。

3. 鼓室球瘤与颈静脉瘤可同时存在，一般为一处病变向另一处蔓延导致，两处病变程度差不多时，先发病变不易判定。

4. 左颞骨肿物（鼓室球瘤）切除术，乳突及鼓室内见充满粉红色及灰白色肿物，质硬、血运丰富，肿物

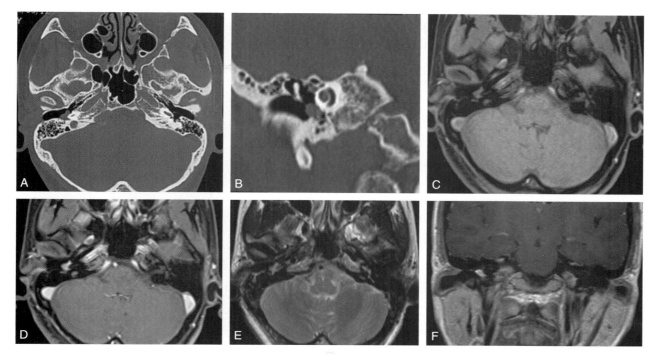

图 7-12-3A~F　A、B 分别为颞骨 CT 水平和冠状断面像,显示右侧鼓岬小肿瘤,局部骨破坏;C、D 分别为颞骨脂肪抑制 T_1WI 平扫和增强;E 为 T_2WI 水平断面像;F 为冠状断面增强检查,显示右侧鼓室内小肿物 T_1WI 等信号、T_2WI 高信号,增强扫描明显强化

向前与颈内动脉垂直段紧密粘连,向上达咽鼓管上隐窝与天盖硬膜相贴,向后与乙状窦及颅后窝硬膜粘连,向内达面神经垂直段深面,侵袭破坏耳蜗,镫骨缺失。自膝状神经节至茎乳孔开放面神经骨管,将面神经向前方移位,切除乳突尖,彻底切除肿物。

5. 术后病理检查,结合组化及临床,符合颈静脉球鼓室副神经节瘤。

【鉴别诊断及要点】

1. 慢性中耳炎　①间断或连续性溢液;②骨破坏与骨硬化;③T_2WI 呈高信号;④增强后无强化。

2. 胆脂瘤　①先天性胆脂瘤 T_1WI 呈等信号,T_2WI 等或稍高信号,增强扫描无强化,DWI 呈高信号;②胆脂瘤型中耳炎,影像同先天性胆脂瘤,同时往往并存慢性中耳炎表现。

3. 岩骨恶性肿瘤　①骨破坏明显;②周围侵犯造成相应组织器官功能损害,如面神经受损造成面瘫;③肿瘤信号 T_1WI 呈稍低或等信号,T_2WI 等或稍高信号,强化程度不及副神经节瘤。

【疾病简介】

1. 定义与发病情况　鼓室球瘤是中耳最常见的肿瘤,发病高峰年龄在 50~70 岁,男女比例为 1∶3。

2. 临床表现　搏动性耳鸣是最重要也是最常见的临床症状,如果肿瘤巨大,可以出现传导性听力下降,内耳受累可引起感觉神经性听力下降和眩晕。

3. 诊断　耳镜可见鼓膜后蓝色肿块;鼓室球瘤起自下鼓室岬部,病变可以延伸充满中耳腔,伴分泌性乳突炎;影像检查可明确手术范围,诊断靠手术病理。

4. 鼓室球瘤分型和分期　鼓室球瘤来自鼓岬上的球体,颈静脉球瘤来自颈静脉球拱部的球体,两者均起源于副神经节,故又称副神经节瘤;两者可以互相蔓延(图 7-12-4)。

5. 治疗原则　手术摘除。

【临床关注点与影像学价值】

1. 颈静脉球高位、憩室,搏动性耳鸣,如鼓室内隆起部分壁缺失,耳镜易误诊为颈静脉球瘤;CT 可见边缘光滑,注射对比剂后显示血管密度,区别于颈静脉球瘤。

2. 手术治疗需了解病变范围,避免神经、血管损伤,尽量保护听觉功能。MRI T₂WI 可区分肿瘤与乳突阻塞性炎症,增强扫描反映血供情况,CT 可观察骨质破坏、听骨链受累、面神经管走行、病变与血管的关系。

【关键点】

1. 临床上有搏动性耳鸣、耳闷感,鼓室球瘤耳镜透过鼓膜可见鼓岬表面红色或蓝色肿物。

2. 在影像上肿瘤部位特殊,鼓室球瘤较小时起自鼓岬,在鼓室内生长,颈静脉球瘤造成颈静脉窝扩大;肿瘤增大时两者可以互相蔓延;CT 上骨破坏呈筛孔状、边界毛糙,肿瘤 T_2WI 信号不高,不均匀,呈胡椒盐征,增强扫描明显强化是其影像学特点。

(李松柏)

图 7-12-4　CT 增强扫描冠状重建像,见颈静脉球瘤蔓延至鼓室内

病例 ⑬　左侧面瘫伴听力下降

【简要病史及影像】女,31 岁。6 年前感冒后出现左侧面瘫,针灸 2 个月后部分恢复,4 年前再次因感冒出现左侧面瘫症状,针灸治疗 2 个月左右,1 年前分娩后再次出现面瘫症状,并伴有听力下降,针灸治疗 2 个月左右,无好转。近 10 日听力下降加重,左耳痛、眩晕、头痛,伴耳鸣。专科查体:双侧外耳道畅通,鼓膜完整;电测听:左耳传导性耳聋(图 7-13-1)。

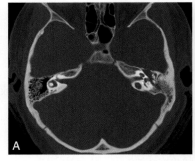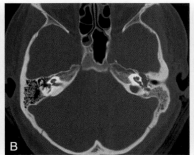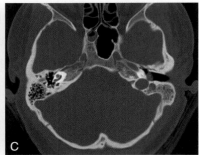

图 7-13-1A~C　耳部 CT 左侧膝状神经节平面、鼓室和下鼓室平面

【问题与选项】患者可能的诊断是(　　　　)

A. 面神经瘤。

B. 胆脂瘤。

C. 中耳胆脂瘤面神经管受侵。

D. 颈静脉球瘤。

【答案】A. 面神经瘤。

【建议补充的影像检查及其他重要材料】面神经管扩大,为便于观察,补充面神经管曲面重建图像(图 7-13-2)。

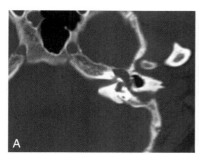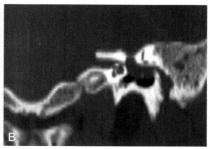

图 7-13-2A、B 左侧面神经管水平方向和冠状方向断面像

【影像诊断及分析思路】诊断:左侧面神经瘤。

1. 患者反复面瘫 6 年,发展到后来治疗无效,听力下降逐渐加重,提示面神经肿瘤可能。起初,感冒后面瘫症状缓解,可能是感冒后面神经或面神经周围伴随的肿胀有所减轻。

2. CT 表现左侧面神经管扩大,各段扩大程度不同,鼓室段神经管骨壁破坏,可见软组织肿物长入鼓室内,部分听小骨破坏。影像表现完全可以解释临床表现。因此,对有面瘫症状的患者,对面神经走行路径的检查非常必要。

3. 左侧面神经肿瘤切除术,磨开乳突及上鼓室,见面神经水平段、膝状神经节、茎乳孔区面神经结构消失,为光滑粉红色新生物,面神经垂直段肿胀粗大,砧骨长脚及镫骨足板上部结构消失。术后病理:瘤细胞呈束状、栅栏状密集排列,核深染,局部排列疏松,为神经肿瘤。

【鉴别诊断及要点】

1. 慢性中耳炎 ①临床耳溢液病史;②骨破坏与骨硬化;③面神经管骨壁破坏只在鼓室段。

2. 中耳胆脂瘤 ①一般有鼓膜穿孔;②软组织肿物破坏面神经管骨壁在鼓室段;③胆脂瘤在 MRI DWI 序列呈高信号。

3. 中耳恶性肿瘤 ①耳道出血、耳痛,除面瘫外,还可有其他周围结构受侵症状;耳镜可见外耳道或中耳新生物;②中耳腔、乳突不规则肿块,骨破坏明显,边缘无骨硬化,病变累及范围广。

【疾病简介】

1. 定义与发病情况 面神经瘤通常是神经鞘瘤,可以出现在从桥小脑角到腮腺的面神经走行的任何部分,其中,迷路段到茎乳孔发生较多。

2. 临床表现 面神经鞘瘤的临床表现取决于肿瘤的位置及范围,内听道和迷路段肿瘤通常表现为感觉神经性听力下降和耳鸣;鼓室段、乳突段肿瘤患者经常出现进行性面部轻瘫和传导性听力下降。

3. 诊断 术前影像学检查甚为重要,发现沿面神经走行路径上的肿瘤或面神经管扩大是诊断面神经肿瘤的特征性表现,确诊需要手术病理证实。

4. 病理分型和分期 有待进一步研究。

5. 治疗原则 颞骨内面神经瘤的治疗取决于临床表现、肿瘤大小、术前面瘫和听力功能情况。一般无症状的小肿瘤保守治疗;肿瘤较小、症状轻可选择立体定向放疗;肿瘤较大或患者出现面瘫,应进行手术切除;如果不能保留面神经,最好行神经移植全切除术。

【临床关注点与影像学价值】

1. 面瘫、听力下降患者,需要影像检查确定可能性诊断。耳部 CT 显示左侧面神经管扩大,可提示面神经肿瘤诊断。MRI 能清楚显示沿面神经走行分布的软组织肿瘤。

2. 肿瘤在鼓室段破坏骨壁,突入鼓室、破坏部分听骨。提示手术医师在切除肿瘤同时,还要考虑听骨重建问题;肿瘤范围较长,且相对大,不能部分保留面神经,在有条件情况下,应考虑神经移植术。

【关键点】患者面瘫症状出现 6 年,听力下降出现 1 年,并且症状逐渐加重,应行颞骨影像检查明确面神经病变;CT 显示面神经管扩大是提示面神经瘤的特征性表现,MRI 能帮助明确诊断。

(李松柏)

病例 ⑭ 右耳听力下降伴耳鸣、右侧面瘫

【简要病史及影像】男,48 岁,5 年前无明显诱因右耳听力下降,并伴有间断性耳鸣,无流脓,无耳道流血,未系统治疗。近 2 年来出现右侧面瘫,自行药物治疗无缓解,近 6 个月来右耳听力下降进行性加重,出现持续性耳鸣,并伴有右侧头痛,偶有眩晕。专科查体:右鼓膜完整,紧张部后方暗红;电测听右耳混合性聋(图 7-14-1)。

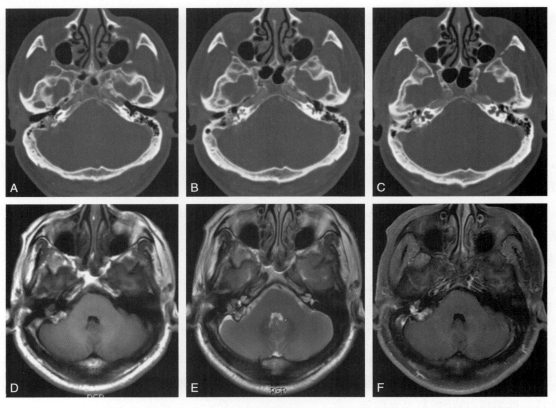

图 7-14-1A~F A~C 分别为颅底增强 CT 骨窗不同横断面,D~F 分别为岩骨 T_1WI、T_2WI 和脂肪抑制增强 T_1WI

【问题与选项】患者可能的诊断是( )

A. 胆固醇肉芽肿。

B. 桥小脑角脑膜瘤。

C. 桥小脑角神经瘤。

D. 内淋巴囊肿瘤。

E. 海绵状血管瘤。

【答案】D. 内淋巴囊肿瘤。

【影像诊断及分析思路】诊断:右颞骨病变介入栓塞术及右颞骨全切术,经导丝引导 5F 导管行颈外动脉造影,以 1.5mm×2.0cm、2.0mm×2.0cm、2.0mm×4.0cm 等数枚弹簧线圈栓塞脑膜中动脉、枕动脉,见颌内动脉、枕动脉肿瘤供血动脉栓塞满意,肿瘤不再显影。2 日后,耳后切口,磨开乳突,见肿物范围广泛,弥漫分布充满乳突气房,取部分肿物送病理,冰冻病理报告高分化腺癌。彻底切除乳突内肿物及全部气房,轮廓化乙状窦,彻底暴露窦脑膜角见肿物范围广泛,并与颅后窝硬脑膜粘连,向后达乙状窦,向前,后半规管受侵破坏缺失,面神经受肿瘤侵袭中断,肿瘤侵袭内耳,向前侵入鼓室内,向上达窦脑膜角及颅中窝骨壁鼓室天盖,向下达乳突尖。术后病理:内淋巴囊肿瘤(低级别腺癌)。

1. 于 5 年前开始右耳听力下降,逐渐加重;2 年前出现面瘫;半年前开始出现耳鸣。提示颞骨病变,符合低度恶性病变发展速度。

2. CT、MRI 发现病变位于岩骨后内侧,局部骨质破坏,MRI T_1WI 高信号为主,T_2WI 混杂信号,病变边缘有 T_2WI 低信号环绕,增强扫描可见病变岩骨内部分明显强化,符合内淋巴囊肿瘤典型表现。

3. 病变较大时,即使病变起源难以判断,也有影像特征性表现:CT 可见病变内针样残留骨碎片和扩张骨薄边;MRI 可见亚急性出血的 T_1WI 高信号、T_2 低信号,增强扫描明显强化(图 7-14-2)。

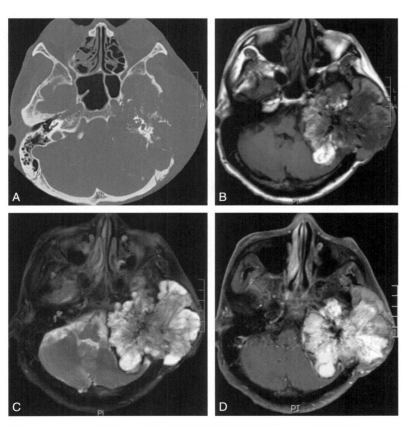

图 7-14-2A~D　耳部 CT 平扫经左侧内耳轴位断面像、MRI 轴位平扫 T_1WI、T_2WI 和脂肪抑制增强 T_1WI

【鉴别诊断及要点】

1. 胆固醇肉芽肿　MRI 信号有时类似,但骨破坏常发生于上鼓室、鼓窦口、岩尖部,增强扫描内部不强化。

2. 桥小脑角脑膜瘤　邻近岩骨一般无明显骨质破坏,可有骨质增生;MRI 表现为接近脑组织的较均匀信号,增强扫描可见脑膜尾征。

3. 桥小脑角区神经鞘瘤　囊实性肿瘤,位置与脑神经走行一致,一般造成神经通过的骨性孔道扩大而无骨溶解破坏。

4. 海绵状血管瘤　磁共振信号与内淋巴囊肿瘤可类似,但无骨破坏,增强扫描填充式延迟强化。

【疾病简介】

1. 定义与发病　内淋巴囊肿瘤是由内淋巴囊上皮产生的具有乳头状组织学结构的低度恶性腺瘤性肿瘤。发病年龄 20~80 岁,男女大致相当。

2. 临床表现　通常表现为单侧听力丧失和耳鸣,病史较长。

3. 诊断　CT、MRI 有特征性表现,一般诊断不难,确诊需病理证实。

4. 内淋巴囊肿瘤分型和分期　有 Bambakidis 和 Megerian 分级,参见参考文献。

5. 治疗原则　手术切除。

【临床关注点与影像学价值】

1. 明确内淋巴囊肿瘤诊断,本病血供丰富,术前可动脉造影找到供血血管进行栓塞,以减少术中出血;本病影像有特征性表现,绝大多数可确诊。

2. 确定病变范围,制定手术方案;CT 观察骨破坏范围,MRI 对内听道、内耳迷路使用三维水成像观察,可见细节。

【关键点】较长时间单耳听力下降进行性进展患者;影像检查特征:岩骨后内侧肿瘤病变;CT 可见骨破坏,内部可有残存骨片,边缘可见骨扩张的薄边;MRI 可见亚急性出血的 T_1WI 高信号、T_2WI 混杂低信号;血供丰富。

(李松柏)

病例 ⑮　右耳听力下降 1 年

【简要病史及影像】女,35 岁,右耳听力下降 1 年(图 7-15-1)。

【问题与选项】患者可能的诊断是(　　　　)

A. 慢性化脓性中耳炎伴颅内侵犯。

B. 骨巨细胞瘤。

C. 动脉瘤样骨囊肿。

D. 颞骨巨细胞修复性肉芽肿。

E. 转移瘤。

【答案】B. 骨巨细胞瘤。

【影像诊断及分析思路】诊断:右侧颞骨骨巨细胞瘤。

1. 右侧颞骨(颅中窝底)骨质破坏,见软组织密度(信号)肿块影,边缘可见断续骨壳影,增强后病灶

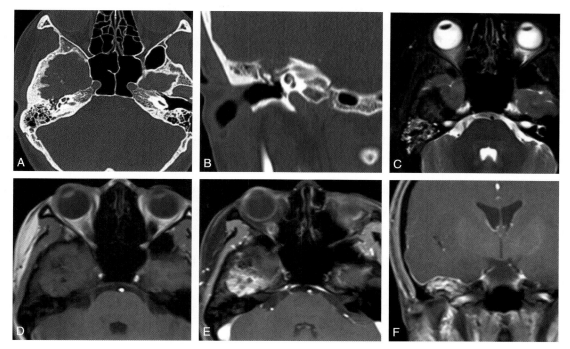

图 7-15-1　A、B 分别为颅中窝底 CT 横断面、听小骨水平 CT 冠状面,C~F 分别为颅中窝底横断面 T$_2$WI 抑脂、T$_1$WI、T$_1$WI 抑脂增强、冠状面 T$_1$WI 增强

呈不均匀明显强化,邻近脑膜增厚,颞叶未见异常信号。

2. 引起上述改变的病变主要包括骨巨细胞瘤、慢性化脓性中耳炎(肉芽肿型)、中耳胆脂瘤、中耳癌和颞骨巨细胞修复性肉芽肿等。

3. 本病例特征性表现为病灶边缘弧形高密度影为断续残存骨壳,病灶边缘可见骨嵴。手术病理结果为骨巨细胞瘤。

【鉴别诊断及要点】

1. 慢性化脓性中耳炎(肉芽肿型)　①病灶主体常以鼓室为中心,常呈多中心、多灶性分布;②病灶多呈条状、片网状或散在分布的软组织影;③骨质破坏范围较局限或程度较轻。

2. 动脉瘤样骨囊肿　①20 岁以下发病多见;②实性成分少,多为含液囊腔,液 - 液平面常见。

3. 颞骨巨细胞修复性肉芽肿　①以 T$_2$WI 低信号为主的混杂信号影,其内可见长 T$_1$、长 T$_2$ 囊变坏死及短 T$_1$ 的出血信号及长 T$_1$、短 T$_2$ 的含铁血红素沉积;DWI 扩散不受限;②部分伴有邻近骨质硬化,破坏边缘可见残留沙砾样散在骨密度影;③两者在影像学上有相似之处,鉴别诊断较为困难。

4. 转移瘤　①明确有无原发病变;②溶骨性骨质破坏,浸润性生长。

【疾病简介】

1. 定义与发病情况　骨巨细胞瘤又称破骨细胞瘤,目前认为其来源于骨髓内非成骨性结缔组织的间胚叶细胞,好发于长骨的骨骺端,尤其是股骨的下端和胫骨的上端,发生于头颈部的骨巨细胞瘤很少见,约占骨巨细胞瘤总数的 2.0%,主要发生在蝶骨与颞骨。

2. 临床表现　肿瘤多生长缓慢,病史较长,起初症状不典型,当肿瘤体积较大,压迫或累及周围结构,如累及内耳、中耳时会有耳鸣、听力下降及眩晕等症状,当肿瘤累及脑神经时则会产生受累神经功能障碍的表现,如视力减退、眼睑下垂、面瘫、面部麻木、三叉神经痛等症状。若病变向外发展可出现耳周局部隆起变形。

3. 诊断　术前的 CT 和 MRI 检查十分必要,且缺一不可。CT 在显示肿瘤范围及颅底骨质破坏程度上优于 MRI,而 MRI 可以帮助判断肿瘤性质、轮廓以及血管、神经、脑膜等周围组织与肿瘤的关系。确诊以病理学诊断为准。

4. 分级　临床较常使用的是 Campanacci 分级。①Ⅰ级几乎无临床症状,病灶边界清楚,四周环绕硬化带,基本没有皮质骨的累及;②Ⅱ级临床症状明显,病灶有明显的边界,没有骨硬化,骨皮质变薄与膨胀;③Ⅲ级病变发展快,肿瘤边界不清,有皮质骨穿破、软组织侵犯,多有病理性骨折。

5. 治疗原则　①手术彻底切除病灶;②若病灶与重要大血管或 / 和神经粘连,可次全切后辅以放射治疗。本病例因未明显侵犯脑内及周围大血管、神经,故应采取手术全切除病灶治疗。

【临床关注点与影像学价值】

1. 病变累及范围　本病主要为颞骨受累,脂肪抑制增强后 T_1WI 可显示邻近脑膜增厚,但颅内脑实质未受累。

2. 肿瘤分级　既可指导手术方式及术后是否需要放射治疗,又可评价预后。

3. 肿瘤治疗后改变还是复发的评估　采用 MRI 最佳。

【关键点】

1. CT 可清楚显示骨质破坏情况,病灶边缘骨壳及骨嵴改变较具特征性,部分可见皂泡样改变;MRI 检查可显示病变累及的范围,对临床手术入路有指导作用。

2. 明确肿瘤分级,有助于临床治疗方案选择及评价预后。

(黄显龙)

病例 ⑯　左耳流脓伴听力下降 5 年

【简要病史及影像】女,49 岁,反复左耳流脓伴听力下降 5 年,口角歪斜 4 日(图 7-16-1)。

【问题与选项】患者可能的诊断是(　　　　)

A. 慢性化脓性中耳炎伴颅内侵犯。

B. 中耳癌伴颅内侵犯。

C. 中耳胆脂瘤伴颅内侵犯。

D. 转移瘤。

E. 坏死性外耳道炎。

【答案】B. 中耳癌伴颅内侵犯。

【影像诊断及分析思路】诊断:左侧中耳癌,累及外耳道,脑膜及颞叶受侵,乙状窦癌栓(可能)。

1. 左侧中耳乳突区不规则软组织肿块,不均匀强化,累及外耳道,周围虫蚀样骨质破坏,听小骨缺失,邻近脑膜明显不规则增厚并强化,左侧颞叶水肿信号,左侧乙状窦内可见充盈缺损改变。

2. 引起上述改变的常见病变主要包括慢性化脓性中耳炎伴颅内侵犯、中耳癌伴颅内侵犯、中耳胆脂瘤伴颅内侵犯、转移瘤、坏死性外耳道炎。

3. 手术病理结果为高分化鳞癌。

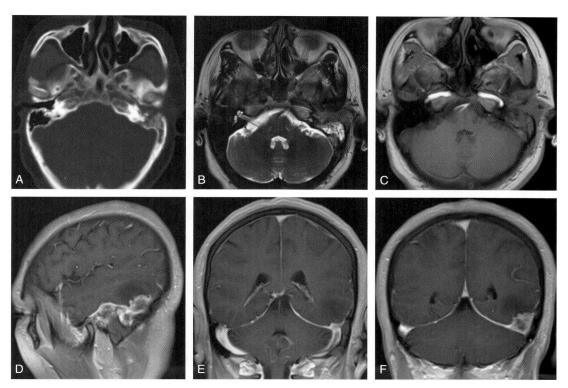

图 7-16-1A~F　颞骨 CT 横断面、横断面 T_2WI、T_1WI、矢状面 T_1WI 增强、乙状窦冠状面 T_1WI 增强、大脑大静脉冠状面 T_1WI 增强

【鉴别诊断及要点】

1. 慢性化脓性中耳炎　①病灶主体常以鼓室为中心,常呈多中心、多灶性分布;②病灶多呈条状、片网状或散在分布的软组织影;③骨质破坏范围较局限或程度较轻。

2. 中耳胆脂瘤伴颅内侵犯　①胆脂瘤增强无强化;②累及颅内时一般病灶边缘较光整;③DWI 序列示胆脂瘤扩散受限,周围炎症无扩散受限;④可有骨质破坏,边缘光滑清楚,有骨质增生硬化表现。

3. 转移瘤　①明确有无原发病变;②溶骨性骨质破坏,浸润性生长。

4. 坏死性外耳道炎　①多见于老年糖尿病患者或有免疫缺陷的患者;②炎症起始于外耳道,逐渐侵犯中耳、颞骨和颅底,面神经麻痹常见;弥漫软组织影,软组织肿块征象不明显;③广泛性侵蚀性骨质破坏。

【疾病简介】

1. 定义及发病情况　中耳癌发病病因尚不清,但大多有慢性化脓性中耳炎史(80.0% 以上),故炎症可能是诱因之一。因此早期积极治疗中耳炎可降低发病率。病理检查是确诊本病的"金标准"。

2. 临床表现　①耳流脓(血性或脓血性)并伴有听力减退、耳聋;②侵犯颅内引发头痛或其他神经系统症状;③面神经受侵可引起面瘫;④晚期腮腺或淋巴结转移形成颌面部、颈部肿块;⑤侵犯咀嚼肌引起张口受限。

3. 诊断　经耳镜取活检明确诊断。

4. 参考 Clark 分期标准　T1 期,肿瘤局限于原发部位,无骨质破坏及面神经受累;T2 期,肿瘤超出原发部位,或影像学发现骨质破坏,有面神经麻痹;T3 期,肿瘤侵犯颅外组织,如腮腺、颞颌关节、皮肤等;T4 期,硬脑膜及颈内动、静脉或颅底其他结构受累。

5. 治疗原则 外科手术治疗是本病的主要措施,完整切除肿瘤是关键,术后辅以放疗或化疗。根据肿瘤分期采取不同的手术方式,有乳突根治术、扩大乳突根治术、颞骨部分切除术、颞骨次全切除术、颞骨全切除术。中耳癌病灶局限于中耳时,可行乳突根治术加术后放疗;病灶超出中耳较少时,可行术前放疗,然后行扩大乳突根治术或颞骨次全切除术;超出中耳范围较广泛时,可应用乳突开放术,然后行根治性放疗。对较晚期患者由于根治性手术治疗并发症较多,可采取放化疗或仅行乳突根治术后辅以放疗。若手术可达到切除可见肿瘤、通畅引流目的,有助于感染引流及放疗后坏死肿瘤组织排出,可因减少瘤负荷而增高放射治疗的敏感性,提高疗效。本病例中,患者分期考虑为T4期,采用放化疗＋手术的综合治疗方案。

【临床关注点与影像学价值】

1. 影像学检查可明确中耳癌侵犯范围,对临床分期及术式有指导作用。

2. 高分辨率 CT 检查了解有无中耳、内耳解剖变异。

【关键点】

1. 长期慢性化脓中耳炎尤其中年以上患者出现如下情况须警惕中耳癌可能。①迅速生长或切除后迅速复发的外耳道深段或中耳肿物;②伴血性分泌物或耳深部疼痛或面瘫者;③影像学可发现超范围虫蚀样骨质破坏。

2. CT 可清楚显示骨质破坏情况,MRI 显示病变累及范围优于 CT。

3. 中耳癌侵犯颅内时,软组织肿块易沿颅内板下向颅内蔓延生长,邻近脑膜不规则增厚,局部可呈结节状改变。

（黄显龙）

病例 ⑰ 左耳流脓伴疼痛 5 个月

【简要病史及影像】 男,73 岁,左耳流脓伴疼痛 5 个月,有糖尿病史(图 7-17-1)。

【问题与选项】 患者最可能的诊断为( )

A. 中耳胆脂瘤及周围侵犯。

B. 慢性化脓性中耳乳突炎及周围侵犯。

C. 鼻咽癌广泛侵犯。

D. 中耳癌。

E. 外耳道癌。

F. 坏死性外耳道炎。

【答案】 B. 慢性化脓性中耳乳突炎及周围侵犯。

【建议补充的影像检查及其他重要材料】 半个月后复查 CT(图 7-17-2)。

【影像诊断及分析思路】 诊断:左侧慢性化脓性中耳乳突炎,周围广泛异常征象,多提示感染性病变。

1. 老年患者,有糖尿病史,左侧咽旁间隙、咀嚼肌间隙、中耳乳突区、颅中窝底部、下颌支、腮腺广泛异常改变并强化,无确切软组织肿块,MRI 检查示其内散在多个小环形强化灶;半个月后复查 CT 病灶变化,环形强化病变增多。

2. 引起上述改变的常见病变主要包括中耳胆脂瘤及周围侵犯、化脓性中耳炎及周围侵犯、鼻咽癌广泛侵犯、中耳癌、外耳道癌、坏死性外耳道炎。

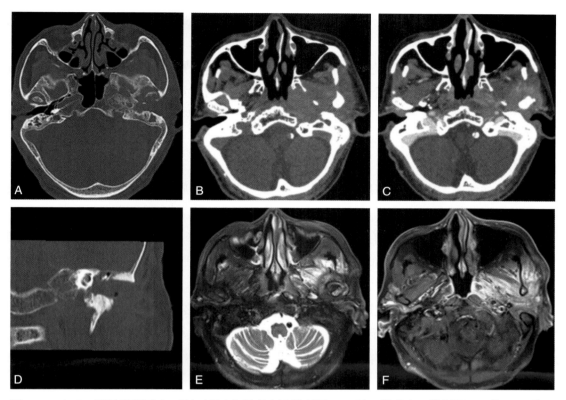

图 7-17-1A~F　颞骨横断面 CT 平扫(骨窗)、鼻咽水平横断面 CT 平扫、鼻咽水平横断面 CT 增强、颞骨冠状面 CT 成像(骨窗)、鼻咽水平横断面 T$_2$WI 抑脂、鼻咽水平横断面 T$_1$WI 抑脂增强

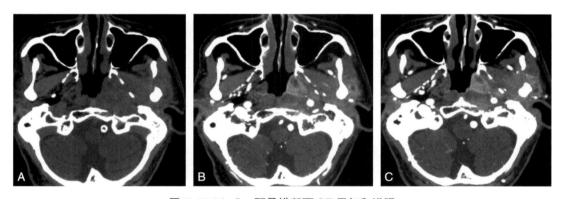

图 7-17-2A~C　颞骨横断面 CT 平扫和增强

3. 结合临床病史、体征及实验室检查,经抗炎治疗后有效,多可确诊。

【鉴别诊断及要点】

1. 中耳胆脂瘤　①常位于上鼓室;②增强无强化;③DWI 扩散受限;④可有骨质破坏,边缘光滑清楚,有骨质增生硬化表现。

2. 鼻咽癌侵犯　①典型临床症状为涕血;②鼻咽部软组织增厚或肿块形成,增强扫描明显强化,DWI 扩散受限,咽旁间隙受累时表现为脂肪间隙消失、结构不清;③可出现咽后组或颈部淋巴结转移。

3. 中耳癌　①好发于中老年;②鼓室内新生物可向外耳道浸润,触之易出血;③出现面瘫或其他神经受侵症状;④影像学检查常可见软组织肿块侵犯颅内,并向颅内板下蔓延生长,脑膜明显增厚甚至呈结节状强化;⑤常可见超范围骨质破坏。

4. 外耳道癌 ①外耳道软组织肿块伴骨质破坏,呈浸润性、弥漫性生长,可伴耳旁及腮腺淋巴结转移;②增强扫描肿瘤呈不均匀强化。

5. 坏死性外耳道炎 ①多见于老年糖尿病患者或有免疫缺陷的患者;②炎症起始于外耳道,逐渐侵犯中耳、颞骨和颅底,广泛性侵蚀性骨质破坏;③常有剧烈耳痛,对常规抗炎治疗无反应,常发现铜绿假单胞菌感染,与严重化脓性中耳乳突炎及周围侵犯鉴别困难时,仅能依据临床进行鉴别。本病例表现与坏死性外耳道炎非常相似,但细菌培养未见铜绿假单胞菌。

【疾病简介】

1. 定义及发病情况 化脓性中耳炎是中耳黏膜、骨膜或深达骨质的化脓性炎症,重者炎症深达乳突骨质。本病较为常见,临床上以耳内长期间歇或持续流脓、鼓膜穿孔及听力下降为特点,慢性化脓性中耳炎容易引起并发症。致病因素可能有以下几点:①局部抵抗力下降,如红热、麻疹、肺结核等传染病,营养不良,全身慢性疾病等患者;②鼻部和咽部的慢性病变,如腺样体肥大、慢性扁桃体炎、慢性鼻窦炎等;③乳突气化不良。

2. 临床表现 ①耳溢液,耳内流脓可为间歇性或持续性,脓量多少不等;②听力下降,患耳可有不同程度的传导性或混合性听力损失。听力下降的程度与鼓膜穿孔的大小、位置、听骨链是否受损,以及迷路正常与否等有关;③耳鸣,部分患者有耳鸣,多与内耳受损有关。由鼓膜穿孔引起的耳鸣,将穿孔贴补后耳鸣可消失。

3. 诊断 应根据病史、实验室检查、临床治疗效果评价、结合颞部影像学检查综合分析,判断病变性质及范围。

4. 治疗原则 控制感染,通畅引流,清除病灶。恢复听力,消除病因。①病因治疗,积极治疗上呼吸道的病灶性疾病,如慢性鼻窦炎,慢性扁桃体炎等;②局部治疗,包括药物治疗和手术治疗。本病例中,患者治疗应以规律使用抗生素、严格控制血糖为主,如药物治疗效果不佳,在血糖控制良好的情况下,可选用乳突开放术清理病灶,充分引流。

【临床关注点与影像学价值】

1. 影像学检查可以清晰地发现病变位置、范围,MRI 对于软组织炎性水肿带的识别优于 CT,对疾病的早期诊断具有重要价值;MRI 能较好显示感染是否侵犯颅内;MRI 及 CT 增强扫描对发现病变内脓肿形成具有良好的显示效果。CT 对病变周围骨质破坏情况显示优于 MRI。

2. 对确诊或怀疑为化脓性中耳炎周围侵犯的患者,在治疗后行影像学检查,影像学报告应明确病灶变化情况,对临床下一步诊治方案的制定提供帮助。

【关键点】本病例主要应与恶性肿瘤周围侵犯相鉴别,一是患者临床症状以耳痛流脓为主,并有糖尿病史,是诊断疾病的重要病史;二是患者影像学表现变化快,病灶范围广泛、散在多发环形强化病灶,为小脓肿,通常恶性肿瘤坏死多发生在较大肿块,增强后坏死区无强化、边缘模糊。本病例表现与坏死性外耳道炎十分相似,影像学鉴别很难,但细菌培养未见铜绿假单胞菌,按常规抗炎治疗后病情好转,临床确诊为本病。

(黄显龙)

病例 ⑱ 左耳痒伴听力下降

【简要病史及影像】女,42 岁,左耳痒 5 年,疼痛伴听力下降 2 年(图 7-18-1)。

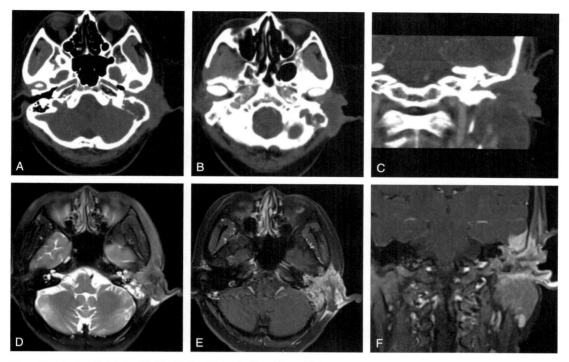

图 7-18-1A~F　颞骨 CT 横断面平扫、增强、冠状面增强,横断面 T_2WI 抑脂、脂肪抑制增强后 T_1WI、冠状面脂肪抑制增强后 T_1WI

【问题与选项】患者最可能的诊断为(　　　　　)

A. 外耳道癌。

B. 坏死性外耳道炎。

C. 外耳道胆脂瘤。

D. 化脓性外耳道炎。

E. 转移癌。

【答案】A. 外耳道癌。

【影像诊断及分析思路】诊断:左侧外耳道癌。

1. 左侧耳颞部软组织肿块,明显强化,累及左侧外耳道、中耳乳突区、耳郭周围并沿颞骨内外蔓延,颞骨骨质破坏,同侧腮腺与病变分界不清并可见边缘强化。

2. 引起上述变化的常见病变包括外耳道癌、坏死性外耳道炎、化脓性外耳道炎周围侵犯、外耳道胆脂瘤、转移癌。

3. 本病例手术病理结果为腺样囊性癌。

【鉴别诊断及要点】

1. 中耳癌　①好发中老年;②鼓室内新生物可向外耳道浸润,触之易出血;③出现面瘫或其他神经受侵症状;④CT 示溶骨性骨质破坏、无硬化边。

2. 化脓性外耳道炎周围侵犯　①局部症状明显;②常发生在有基础疾病或免疫力低下人群;③抗感染治疗有效。

3. 坏死性外耳道炎　①多见于老年糖尿病患者或有免疫缺陷的患者;②炎症起始于外耳道,逐渐侵犯中耳、颞骨和颅底,面神经麻痹常见;③广泛性侵蚀性骨质破坏。

4. 转移瘤 ①明确有无原发病变;②溶骨性骨质破坏,浸润性生长。

【疾病简介】

1. 定义及发病情况 外耳道腺样囊性癌(ACC)是一种少见的耳部原发的恶性肿瘤,占全部外耳道恶性肿瘤的 5.0%,其组织来源多为耵聍腺,亦可由腮腺衍变而来;发病年龄以 40~60 岁多见,女性多于男性;临床特征是进展缓慢,复发率高,可致死亡,极易被误诊。

2. 临床表现 早期症状不典型,可仅有耳痒、耳痛;病情进展以耳部疼痛为主,还可出现耳鸣、耳道流液、耳堵塞感及听力下降等。

3. 诊断 确诊依靠病理。影像学无特异性,有以下表现高度警惕为本病的可能:①耳痛严重,而局部无感染表现或久治不愈者;②外耳道肿块伴有严重耳痛者,局部无明显炎性反应,或经抗炎治疗无效者;③外耳道壁隆起并有血性分泌物,经治疗无效者;④外耳道肉芽样组织治疗后不消退者。CT 在显示骨质破坏程度方面优于 MRI,多表现为外耳道软骨部肿块影,伴不同程度相邻骨质破坏,以虫蚀样骨质破坏多见,少数早期患者仅表现为外耳道壁软骨部局部隆起或软组织稍厚,而无明显骨质破坏。

4. 分期 目前尚无外耳道 ACC 的国际 TNM 分期,有文献参考匹兹堡大学外耳道癌 TNM 临床分期标准:T1,肿瘤局限于外耳道,无明显骨质或软组织受侵;T2,肿瘤对外耳道骨壁有侵蚀,但未达全层,或有局限的软组织侵犯(<0.5cm);T3,肿瘤突破外耳道骨壁全层并伴有局限的软组织侵及(<0.5cm),或累及中耳乳突腔;T4,肿瘤侵犯耳蜗、岩尖、硬脑膜、腮腺、颈动脉管、颈静脉孔区、面神经及周围结构如颞颌关节等。

5. 治疗原则 ①手术治疗为主,尽可能完整、彻底地切除肿瘤;术后可辅以放化疗。②本病例分期为T4,采用手术治疗,术后辅以放化疗。

【临床关注点与影像学价值】

1. 腮腺是否受累 本病例腮腺受累,MRI 可显示病变与腮腺间脂肪间隙消失,增强后脂肪抑制 T_1WI可见腮腺边缘条带状强化。

2. 病变范围的精准显示 是确定手术方式、切除范围及评估预期疗效的重要依据,MRI 显示软组织及颅内侵犯效果优于 CT,CT 对骨质破坏情况显示良好。

3. 治疗后改变 MRI 检查为宜。

【关键点】腺样囊性癌生长缓慢,起病隐匿,患者常以反复、难治性耳痛而就诊,易被误诊为化脓性中耳炎或外耳道炎而延误治疗;因此,影像学检查有利于发现病变并明确病灶范围,对可疑患者可行病理活检确诊。

(黄显龙)

病例 ⑲ 双眼球内斜视

【简要病史及影像】女,出生 11 个月,双眼球内斜视(图 7-19-1)。

【问题与选项】患者可能的诊断是( )

A. 神经母细胞瘤转移。

B. 化脓性中耳乳突炎(肉芽肿型)。

C. 多发性骨髓瘤。

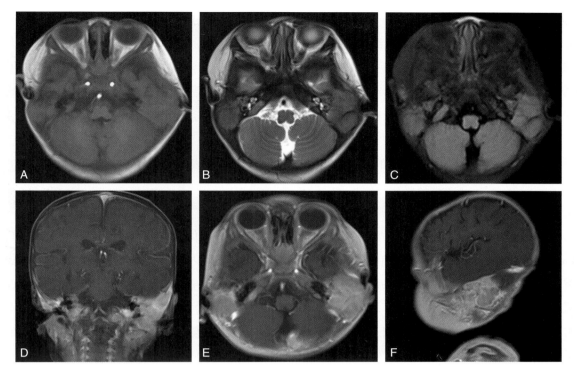

图 7-19-1A~F 颞骨横断位 T₁WI、T₂WI、T₂WI-FLAIR 和冠状位、横断位、矢状位 T₁WI 增强

D. 朗格汉斯细胞组织细胞增生症（LCH）。

【答案】D. 朗格汉斯细胞组织细胞增生症（LCH）。

【影像诊断及分析思路】诊断：朗格汉斯细胞组织细胞增生症。

1. 头颅 MRI 显示双侧颞骨（乳突部为著）、枕骨左侧、双侧桥小脑角区、蝶骨（蝶骨体及右侧蝶骨翼）、右侧眼眶上壁、下颌骨右侧、上颌骨左侧、双侧颈动脉间隙多发肿块及结节影，邻近骨质破坏，病灶呈等 T₁、稍长 T₂ 信号，T₂ FLAIR 呈稍高信号，增强后不均匀性强化。

2. 引起上述改变的常见病变主要包括神经母细胞瘤转移、化脓性中耳乳突炎（肉芽肿型）、多发性骨髓瘤及朗格汉斯细胞组织细胞增生症等。

3. 颞骨软组织病理活检结果为朗格汉斯细胞组织细胞增生症。

【鉴别诊断及要点】

1. 神经母细胞瘤（NB）转移 ①骨转移常常表现为边界不清楚的骨质破坏，破坏不彻底，仅表现为内外板变薄，可见垂直骨针样的骨膜反应；②病灶内可有钙化；③朗格汉斯细胞组织细胞增生症 DWI 扩散多不受限，神经母细胞瘤骨转移多表现为扩散受限。

2. 化脓性中耳乳突炎（肉芽肿型） ①病变范围局限；②发病年龄多见于成年人；③病灶周围骨质以吸收为主；④病灶实性成分较少。

3. 多发性骨髓瘤 ①多在骨质疏松的基础上发生，骨质破坏呈穿凿样、鼠咬状改变，边缘清楚或模糊；②临床表现为贫血、血沉增高、尿本周蛋白阳性等。

4. 横纹肌肉瘤 ①CT 平扫为等、稍低密度肿块，呈中度不均匀强化，病灶边界不清，周围可有广泛溶骨性骨质破坏；②T₁WI 呈等或稍低信号，T₂WI 为不均匀高信号，增强后显著强化，可发生坏死、出血。

【疾病简介】

1. 定义与发病情况　朗格汉斯细胞组织细胞增生症是一种以大量 CD1a$^+$/CD207$^+$ 树突状细胞在各种组织中异常积累为特征的罕见疾病。LCH 可见于任何年龄段,发病高峰年龄为 1~4 岁,儿童每年发病率为 $2/10^6$~$9/10^6$,且男性略多,*BRAFV600E* 和 *MAP2K1* 基因突变主要发生于未成年组。由于 LCH 的罕见性及异质性,其病因及发病机制尚未完全阐明,且疾病性质不明及复杂的临床表现严重阻碍有效治疗的展开。

2. 临床表现　轻者仅有自限性的单纯的骨、皮肤受累,重者可表现为致命性的全身多器官或多系统病变。

3. 诊断　病理活检。

4. 临床分类　早期分为:①孤立性嗜酸性肉芽肿,累及单一部位,如颅骨、椎骨、肺等;②汉 - 许 - 克病(Hand-Schüller-Christian disease),单系统多灶性病变,同一种系统内累及多个部位,多为骨组织;③莱特勒 - 西韦病(Letterer-Siwe disease),多系统多灶病变,可累及骨组织、皮肤、淋巴结、肝、脾等。现多直接分为单系统或多系统。

5. 治疗原则　①单系统受累:骨骼病灶采用局部刮除术,若累及脊柱、颅骨及负重骨等,一般附加全身治疗;皮肤受累,多密切随访,形成结节者,可采取切除;淋巴系统受累,也采用切除术,单一肺受累,根据临床症状,对症处理。②多系统受累:化疗(VP 方案)+ 糖皮质激素治疗。③靶向治疗:本病例为骨骼、淋巴系统受累,且多发生在颅骨,故考虑全身治疗,VP+ 类固醇。

【临床关注点与影像学价值】

1. 影像学检查能无创的显示骨质破坏及软组织肿块的范围、基本病变特点,可以为临床诊断及治疗方式选择提供重要的依据,在术前、术中可提供影像导航,避免损伤重要解剖结构。

2. 临床关注点,病变受累范围、病变与重要结构的关系、基因检测(决定是否应用靶向药物)。

【关键点】

1. 小儿颅骨占位性病变。

2. 病灶为边界清楚的骨质破坏伴软组织肿块,破坏彻底为其特征性表现,仅边缘可残留少许骨质。

3. 可伴有垂体柄、肝脾或皮肤异常。

(黄显龙)

病例 ⑳　听力下降伴耳闷塞感 2 个月余

【简要病史及影像】 女,29 岁,左耳听力下降伴耳闷塞感 2 个月余(图 7-20-1)。

【问题与选项】 患者可能的诊断是(　　　)

A. 慢性化脓性中耳炎伴骨硬化。

B. 骨化性纤维瘤。

C. 佩吉特病(Paget disease)。

D. 骨纤维异常增殖症(FDB)。

E. 成骨性骨转移瘤。

【答案】 D. 骨纤维异常增殖症(FDB)。

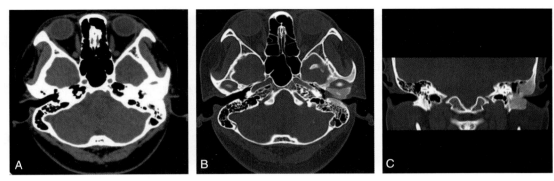

图 7-20-1A~C 颞部横断面 CT 软组织窗、骨窗、冠状位骨窗

【影像诊断及分析思路】 诊断:左侧颞骨骨纤维异常增殖症。

1. CT 示左侧外耳道骨部明显狭窄,周围骨质密度磨玻璃样增高,左侧乳突为气化型,鼓室、鼓窦、乳突窦及外耳道见大量密度增高影,增强后无明显强化。

2. 引起上述改变的常见病变主要包括慢性化脓性中耳炎骨硬化、骨化性纤维瘤、骨纤维异常增殖症及 Paget 病。

3. 左侧外耳道骨部活检病理结果为骨纤维异常增殖症。

【鉴别诊断及要点】

1. 骨化性纤维瘤(OF) ①OF 是属于骨组织起源的良性肿瘤,FDB 为骨间质发育异常引起的骨增生病变;②OF 多见于颌骨,其次为胫骨和颅骨;③OF 的边界清楚,有包膜,而 FDB 病变组织与周围骨相融合,没有确切边界。与骨纤维异常增殖症鉴别较难。

2. 慢性化脓性中耳炎骨硬化 ①临床表现;②外耳道不会发生骨性狭窄。

3. Paget 病 ①血清碱性磷酸酶升高;②常累及全部颅面骨;③溶骨破坏区又出现新生的骨化影。

4. 成骨性骨转移瘤 ①多见于中老年人,原发肿瘤大多数为前列腺癌,少数为肺癌、鼻咽癌;②往往累及多块颅骨,可有软组织肿块。

【疾病简介】

1. 定义与发病情况 FDB 是以纤维组织大量增殖并代替了正常骨组织为特征的疾病,是最常见的骨肿瘤样病变,若本病同时并发皮肤色素沉着、性早熟,则称为奥尔布赖特综合征(Albright syndrome)。

2. 临床表现 发病隐匿,进展缓慢,病变部位不同其临床表现不同,多为疼痛、病理性骨折或畸形,侵犯颅面骨表现为骨性狮面。

3. 诊断 一般情况、病史和临床表现以及影像学检查可行诊断,必要时可进行穿刺活检。

4. 临床分型 临床分为单骨型和多骨型,其中单骨型多发生在长骨,常见于股骨和胫骨;多骨型多发生在颅面骨、肋骨、骨盆和长骨。

5. 治疗原则 ①随访观察;②外科手术,保守手术或扩大手术或根治性手术切除术及重建术;③内科治疗,帕米磷酸二钠、降钙素、维生素 D 与钙剂。本病例采用定期随访观察。

【临床关注点与影像学价值】

1. 病变本身的诊断及病变累及的骨质。

2. 病变与临床症状有无明确的关系,为治疗方案(是随访观察还是手术治疗)的选择提供依据。

【关键点】

1. 影像学特征,磨玻璃样改变、囊状膨胀性改变、地图样(虫蚀样)改变、丝瓜瓤样改变;可引起自然腔道变形、变窄;MRI 增强可见骨质呈牛奶云絮样强化。

2. 骨纤维异常增殖症与骨化性纤维瘤鉴别较难,2020 版 WHO 骨肿瘤分类将二者称为骨纤维结构不良。

(黄显龙)

病例㉑ 右耳流脓伴听力下降 1 年余

【简要病史及影像】男,20 岁,反复右耳流脓伴听力下降 1 年余,加重 2 个月(图 7-21-1)。

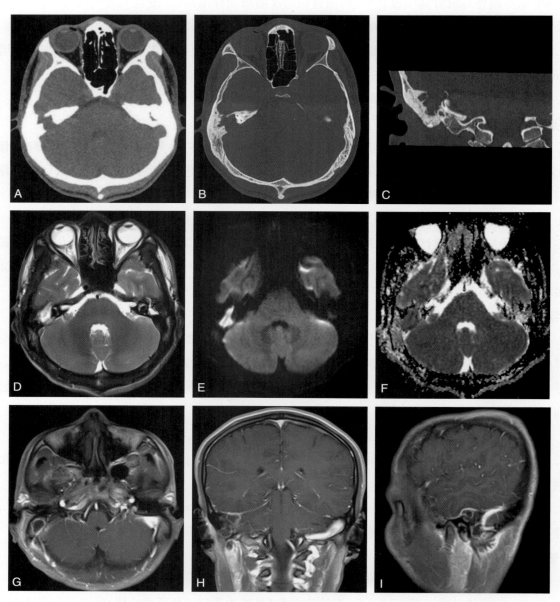

图 7-21-1A~I 颞骨 CT 横断面软组织窗、骨窗、冠状面骨窗,横断面 T₂WI、DWI、ADC 图、增强后 T₁WI、冠状面和矢状面增强后 T₁WI

【问题与选项】患者可能的诊断是（　　　　　）

A. 中耳癌。

B. 中耳胆脂瘤并脓肿形成,邻近脑膜受累。

C. 中耳胆固醇肉芽肿。

D. 慢性化脓性中耳乳突炎伴脓肿形成。

【答案】B. 中耳胆脂瘤并脓肿形成,邻近脑膜受累。

【影像诊断及分析思路】诊断:右侧中耳胆脂瘤并脓肿形成。

1. 右侧鼓室、乳突窦及乳突气房见增多软组织影,CT示颞骨乳突部广泛骨质破坏,周围可见硬化边,鼓室盖失连续,听小骨骨质吸收、形态失常;DWI扩散受限,增强呈环形或周边线状强化,邻近脑膜增厚并强化,耳郭周围软组织肿胀。

2. 引起上述变化的常见病变包括中耳癌、中耳胆固醇肉芽肿、中耳胆脂瘤、慢性化脓性中耳乳突炎。

3. 本病例手术病理结果为中耳胆脂瘤并脓肿形成。

【鉴别诊断及要点】

1. 中耳癌　①好发中老年;②鼓室内新生物可向外耳道浸润,触之易出血;③出现面瘫或其他神经受侵症状;④CT示溶骨性骨质破坏、无硬化边。

2. 中耳胆固醇肉芽肿　①常规序列难以鉴别,高清弥散及增强可鉴别,胆脂瘤表现为弥散受限,而胆固醇肉芽肿绝大部分不受限;②胆脂瘤增强扫描仅边缘线状强化,而胆固醇肉芽肿强化范围、程度较其显著。

3. 慢性化脓性中耳乳突炎伴脓肿形成　①慢性病程,急性起病;②局部症状明显;③病灶主体常以鼓室为中心,常呈多中心、多灶性分布;④病灶多呈条状、片网状或散在分布的软组织影,增强后仅脓肿壁环形强化;⑤骨质破坏范围较局限或程度较轻。

【疾病简介】

1. 定义及发病情况　①中耳胆脂瘤是中耳内产生角蛋白的鳞状上皮异常集聚、反复炎性刺激或先天原因导致细胞增殖形成的一种常见炎性疾病,具有侵袭性,可破坏骨质;②任何年龄均可发病,男女比例相当,高峰年龄均在40岁;多在成年后才出现症状,以20~50岁发病最多见,占70.0%以上。

2. 临床表现　早期无明显症状,可表现为耳痛、耳痒,病情进展缓慢;患者常因反复流脓、听力下降、耳堵塞感等症状就诊。

3. 诊断　①影像学可提供较高的诊断价值。胆脂瘤具有侵袭性,CT可观察骨质破坏情况,注意听小骨是否受累;MRI可明确病变范围,是否侵入颅内,病灶弥散受限及增强后边缘强化或无强化是其特征影像学表现;②确诊仍依靠病理。

4. 中耳和乳突腔区域划分　2016年欧洲耳科与神经耳科学会(EAONO)、日本耳科学会(JOS)中耳胆脂瘤分期系统对中耳空间进行划分(STAM系统),中耳和乳突腔被划分为四个区域:S区域包括S1(咽鼓管上隐窝,也叫上鼓室前隐窝)和S2(鼓室窦),鼓室腔(tympanic cavity,T),上鼓室(attic,A),乳突(mastoid,M)。

Ⅰ期:胆脂瘤局限于原发部位;①松弛部胆脂瘤位于上鼓室;②紧张部胆脂瘤、先天性胆脂瘤、继发于紧张部穿孔的胆脂瘤位于鼓室腔。Ⅱ期:包括2个或者2个以上划分区域。Ⅲ期:胆脂瘤伴有颅外并发症或者病理状态,包括面神经麻痹、迷路瘘管(具有膜迷路损伤的风险状态)、迷路炎、耳后骨膜下脓肿或瘘管、颧骨脓肿、颈部脓肿、外耳道壁破坏(超过骨性外耳道长度的 1/2)、天盖破坏(缺损需要手术修复)、粘连性中耳炎(鼓膜紧张部完全粘连)。Ⅳ期:胆脂瘤伴有颅内并发症,如化脓性脑膜炎、硬脑膜外脓肿、硬脑膜下脓肿、脑脓肿、乙状窦血栓和突入乳突的脑疝。

5. 治疗原则 ①手术治疗,手术方式取决于胆脂瘤的位置和大小,小胆脂瘤(病灶 <5mm)可行耳镜下上鼓室根治切除术,病灶较大,需行大范围暴露手术,完壁式乳突切开术暴露视野较小,病灶易在隐藏区域残留;②临床常用手术方式,改良鼓室乳突根治术、完壁式鼓室乳突根治术、保留骨桥的乳突根治术、重建外耳道的乳突根治术、内镜或内镜辅助下的中耳乳突手术;③本病例分期为Ⅳ期,采用开放式乳突根治术 + 鼓室成形术,同时积极处理并发症。

【临床关注点与影像学价值】

1. 听小骨是否受累 本病例听小骨受累,CT 骨窗显示听小骨骨质破坏。

2. 颅内是否受累 本病例脑实质未受累,MRI 冠状面增强 T_1WI 清楚显示邻近脑膜增厚并强化,提示脑膜受累;若病变侵入脑实质,可引起耳源性脑脓肿,导致患者病情加重。

3. 病变范围的精准显示 是确定手术方式、切除范围以及评估预期疗效的重要依据,CT 对骨质破坏情况显示效果佳,MRI 平扫和脂肪抑制增强后 T_1WI 显示病变范围最佳。

4. 治疗后改变还是复发的评估 采用 MRI 最佳,弥散加权成像和增强序列至关重要。

【关键点】

1. 当 CT 发现中耳乳突区增多软组织影时,应注重观察周围骨质改变,听骨链、鼓室盾板有无破坏。

2. 行 MRI 平扫、DWI 和增强检查与其他疾病鉴别具有较高诊断意义,明确病灶范围,助诊是否侵入颅内。

(黄显龙)

病例 22 右耳痛伴流脓 1 个月

【简要病史及影像】女,69 岁,右耳反复痛伴流脓 1 个月(图 7-22-1)。

【问题与选项】患者可能的诊断是( )

A. 慢性化脓性中耳炎。

B. 中耳胆脂瘤。

C. 外耳道胆脂瘤。

D. 中耳癌。

E. 坏死性外耳道炎。

【答案】B. 中耳胆脂瘤。

【影像诊断及分析思路】诊断:右侧中耳胆脂瘤。

1. 颞骨 CT 平扫示右侧中耳腔扩大,内充填密度增高影,部分凸向外耳道内段,听小骨未见确切显示,外耳道前壁、鼓室盖及乙状窦局部骨质破坏缺如,鼓室盾板消失。

2. 引起上述改变的常见病变主要包括中耳癌、慢性化脓性中耳炎、中耳胆脂瘤、坏死性外耳道炎。

3. 颞骨 MRI 右侧中耳乳突区见形态不规则斑片状稍短、长混杂 T_1 和长、短混杂 T_2 信号,DWI、ADC 序列提示病灶扩散受限,增强后病灶无明显强化。

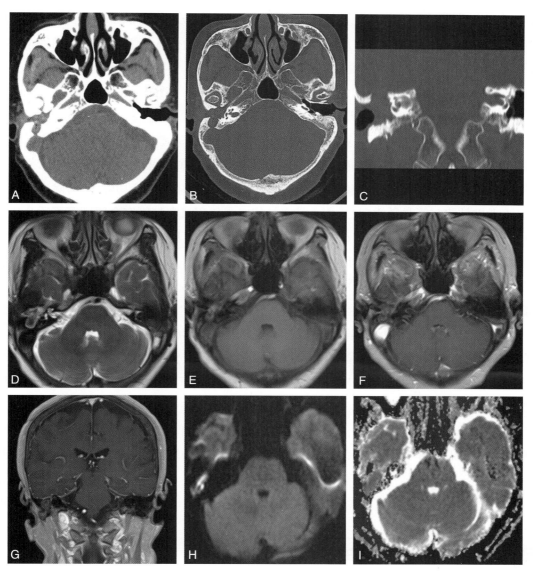

图 7-22-1A~I　颞骨横断面 CT 软组织窗、骨窗和冠状面骨窗,横断面 T_2WI、T_1WI 和脂肪抑制增强后横断、冠状面 T_1WI,DWI、ADC 图

4. 右侧中耳软组织活检病理结果为中耳胆脂瘤。

【鉴别诊断及要点】

1. 慢性化脓性中耳炎　①病灶主体常以鼓室为中心,呈多中心、多灶性分布;②病灶多呈散在分布、小斑状软组织影;③骨质破坏范围较局限或程度较轻。

2. 外耳道胆脂瘤　①单侧外耳道内不规则软组织肿块;②外耳道下壁、后壁常呈侵蚀性骨质破坏,破坏的边缘相对光滑;③增强后肿块中央不强化,边缘可环形强化。

3. 中耳癌　①骨质破坏以中耳腔为中心向周围发展;②骨质破坏边缘呈虫蚀样,病灶强化明显。

4. 坏死性外耳道炎　①多见于老年糖尿病患者或有免疫缺陷的患者;②炎症起始于外耳道,逐渐侵犯中耳、颞骨和颅底,软组织肿块征象不明显;③广泛侵蚀性骨质破坏。

【疾病简介】

1. 定义与发病情况　①中耳胆脂瘤是中耳内产生角蛋白的鳞状上皮异常集聚、反复炎性刺激或先天原因导致细胞增殖形成的一种常见炎性疾病,具有侵袭性,可破坏骨质,上鼓室是最常见的发病部位;②任何年龄均可发病,男女比例相当,高峰年龄均在 40 岁;③较为公认的学说有:A. 内陷袋学说;B. 上皮移行学说;C. 基底细胞层过度增生学说;D. 化生理论。

2. 临床表现　长期间断性耳流脓,脓液恶臭味,听力下降。

3. 诊断　HRCT+MRI+DWI+ 病理。

4. 分期　同本章病例 21,不再重复叙述。

5. 治疗原则　手术治疗:①鼓室成形术,特指中耳传音结构重建,该手术仅限于鼓室,鼓窦及乳突正常,手术不开放乳突,在清理鼓室病变的基础上听力功能重建;②中耳病变切除术,清除中耳乳突病变为主要目的,不考虑鼓膜与听骨链重建;适用于鼓室结构未受侵犯或咽鼓管完全闭锁等不适合成形手术的病例;③中耳病变切除 + 鼓室成形术,在彻底清理乳突鼓窦病变的基础上,同期或分期行鼓室成形术。本例患者鼓室、鼓窦、乳突见胆脂瘤及肉芽组织充填,听小骨破坏消失,术中见咽鼓管口开放可,镫骨头完整,行中耳病变切除术(右乳突根治术)+ 鼓室成形术。

【临床关注点与影像学价值】

1. 临床关注点　听骨链是否受累,是否通过颞骨侵犯颅内,形成脓肿。

2. 高分辨率 CT　①明确病变部位和周围范围,如面神经隐窝、面神经骨管、鼓室窦等隐匿结构,有助于根据范围选择手术术式及彻底切除病变;②准确显示听骨链破坏情况,以决定能否行听力重建;③是否存在引起手术风险的解剖发育变异。

3. 治疗后改变还是复发的评估　采用 MRI 最佳,扩散加权成像和增强序列至关重要。

【关键点】患者的传导性听力下降时需注意听小骨的改变;怀疑内耳及颅内侵犯应重视 MRI 多参数扫描。

(黄显龙)

病例 23　反复左耳流脓 2 年余

【简要病史及影像】男,44 岁,反复左耳流脓 2 年余,加重 1 个月余(图 7-23-1)。

【问题与选项】患者可能的诊断是(　　　　)

A. 胆固醇肉芽肿。

B. 中耳胆脂瘤。

C. 慢性化脓性中耳炎。

D. 中耳癌。

E. 鼓室球瘤。

【答案】A. 胆固醇肉芽肿。

【影像诊断及分析思路】诊断:右侧中耳胆固醇肉芽肿。

1. 右侧乳突板障型,右侧鼓室、邻近咽鼓管见密度增高影充填,局部类结节状改变,CT 值约 56HU,相应骨性外耳道下壁、颅中窝底、咽鼓管壁骨质破坏缺如,咽鼓管扩大;增强后无明显强化。

2. 引起上述改变的常见病变主要包括胆固醇肉芽肿、中耳胆脂瘤、中耳癌、慢性化脓性中耳炎。

3. 颞骨 MRI 示右侧鼓室 - 咽鼓管区有斑条状短 T_1、长 T_2 信号影,DWI 病灶扩散不受限,增强扫描无

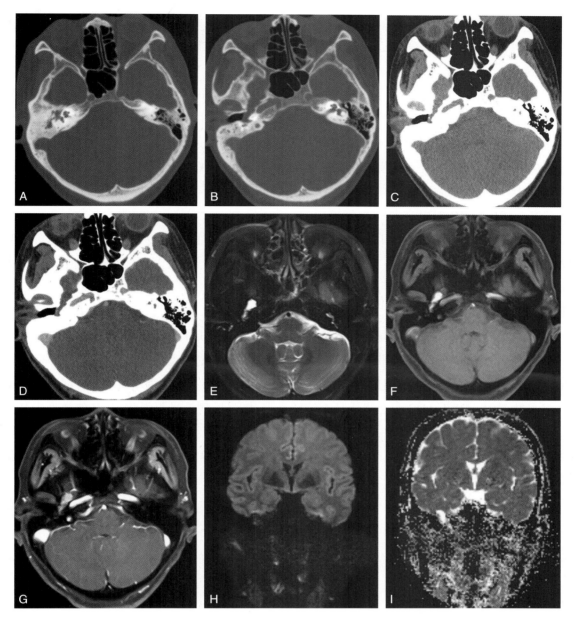

图 7-23-1A~I　鼓室横断面 CT 骨窗、颞骨横断面 CT 骨窗、软组织窗平扫和增强图像，颞骨横断面 T₂WI、T₁WI 和脂肪抑制增强后 T₁WI，颞骨 DWI、ADC 图

强化；鼓室内病灶部分突向颅中窝底部，相应颅底骨质不连续，邻近脑膜及脑实质未见异常信号及强化。

4. 右侧中耳软组织活检病理结果为胆固醇肉芽肿。

【鉴别诊断及要点】

1. 中耳胆脂瘤　①一般为 T₁WI 等或混杂等、稍短信号，T₂WI 不均匀稍高信号，DWI 病灶弥散受限；②增强扫描无强化。

2. 慢性化脓性中耳炎　①病灶主体常以鼓室为中心，常呈多中心、多灶性分布的软组织影；②骨质破坏范围较局限或程度较轻。

3. 中耳癌　①好发于中老年；②周围溶骨性骨质破坏明显，边缘不规则；③鼓室内新生物可向外耳道浸润，触之易出血；出现面瘫或其他神经受侵症状；④增强扫描明显强化。

4. 鼓室球瘤 ①T_1WI 呈等或稍高信号,T_2WI 呈高信号,增强后显著强化;②病灶较小时多位于下鼓室鼓岬处,无明显骨质破坏;③病灶超出中耳时,亦可引起邻近骨质破坏。

【疾病简介】

1. 定义与发病情况 中耳炎后遗疾病,为中耳乳突负压后,黏膜毛细血管扩张破坏,红细胞渗出,含铁血黄素自细胞内溢出并在鼓室乳突腔内积存,伴有肉芽组织增生。可导致听力损失及神经麻痹,并且与各类慢性中耳炎关系密切,多发生在中耳腔及颞骨岩部。

2. 临床表现 多有听力下降,持续性流脓,耳溢液为淡黄色或血性。鼓膜紧张部可有较大穿孔,鼓室内可见肉芽组织和黏稠的脓液。

3. 诊断 HRCT+MRI(DWI+ 增强)+ 病理。

4. 治疗原则 手术治疗,同中耳炎治疗原则。本例右侧鼓室、鼓窦、乳突广泛炎性病变,邻近咽鼓管内胆固醇肉芽肿,行中耳病变切除 + 鼓室成形术,术后放置鼓膜置管并行鼻内镜下右侧咽鼓管球囊扩张术,以改善咽鼓管功能。

【临床关注点与影像学价值】

1. 临床关注点 听骨链是否受累,病变是否侵及颅内,咽鼓管是否通畅。

2. 高分辨率 CT ①明确病变部位和范围,有助于彻底切除病变;②准确显示听骨链破坏情况,以决定能否行听力重建;③了解中耳周围重要结构破坏情况。④是否存在引起手术风险的解剖发育变异。

3. 多参数 MRI DWI、ADC 图上病灶是否扩散受限,增强后病灶是否强化,与其他类型中耳炎进行鉴别。

【关键点】 传导性听力下降重点观察中耳腔内有无病变;胆固醇肉芽肿具有特征性的 T_1WI 高信号和 T_2WI 高信号。

(黄显龙)

参 考 文 献

[1] Moody SA, Hirsch BE, Myers EN. Squamous cell carcinoma of the external auditory canal: an evaluation of a staging system. Am J Otol, 2000, 21(4): 582-588.

[2] Gidley PW, DeMonte F. Temporal bone malignancies. Neurosurg Clin N Am, 2013, 24(1): 97-110.

[3] Touska P, Juliano AF. Temporal bone tumors an imaging update. Neuroimaging Clin N Am, 2019, 29(1): 145-172.

[4] Nishijima H, Kondo K, Kagoya R, et al. Facial nerve paralysis associated with temporal bone masses. Auris Nasus Larynx, 2017, 44(5): 548-553.

[5] Carlson ML, Deep NL, Patel NS, et al. Facial nerve schwannomas: review of 80 cases over 25 years at mayo clinic. Mayo Clin Proc, 2016, 91(11): 1563-1576.

[6] Wick CC, Manzoor NF, Semaan MT, et al. Endolymphatic sac tumors. Otolaryngol Clin N Am, 2015, 48(2): 317-330.

[7] 曹连杰, 张秋航, 王振霖, 等. 颅底骨巨细胞瘤的诊断治疗. 中国耳鼻咽喉颅底外科杂志, 2018, 24(2): 97-102.

[8] 王琰, 姜海洋, 于何, 等. 颞骨巨细胞瘤的诊断及治疗. 中国医刊, 2011, 46(8): 91-92.

[9] Isaacson B, Berryhill W, Arts HA. Giant-cell tumors of the temporal bone: management strategies. Skull Base, 2009, 19(4): 291-301.

[10] 张帅, 徐美涛, 王嘉嘉, 等. 不同辅助灭活方式对初治 Campanacci Ⅰ级、Ⅱ级骨巨细胞瘤患者复发率的影响. 中国骨与关节杂志, 2013, 2(1): 14-19.

[11] 贾贤浩, 梁琴. 中耳癌的研究进展. 国际肿瘤学杂志, 2010, 37(12): 910-912.

[12] 安常明, 李正江, 徐震纲, 等. 外耳道及中耳鳞癌疗效分析. 中华耳科学杂志, 2012, 10(4): 416-420.

［13］王守玉．中耳癌的 CT 诊断价值（附 4 例报道）. 安徽医药，2011，15（2）：188-189.

［14］Clark LJ，Narula AA，Morgan DA，et al. Squamous carcinoma of the temporal bone：a revised staging. J Laryngol Otol，1991，105（5）：346-348.

［15］Matoba T，Hanai N，Suzuki H，et al. Treatment and outcomes of carcinoma of the external and middle ear：the validity of en bloc resection for advanced tumor. Neurol Med Chirurgica，2017，58（1）：32-38.

［16］邓智毅．87 例中耳炎耳源性颅内外并发症临床分析．遵义：遵义医科大学，2019.

［17］高燕，杨慧，陈飞，等．外耳道腺样囊性癌的临床诊治分析．临床耳鼻咽喉头颈外科杂志，2018，32（21）：1660-1664.

［18］王伊梦，姜宪，修世国．耳部腺样囊性癌误诊 3 例的临床分析．中国医学文摘耳鼻咽喉科学，2019，34（1）：84-87.

［19］王鹤翔，崔久法，郑迎梅，等．颅盖骨朗格汉斯组织细胞增生症的 CT 和 MRI 表现．放射学实践，2016，31（8）：778-780.

［20］Majumder A，Wick CC，Collins R，et al. Pediatric langerhans cell histiocytosis of the lateral skull base international. Int J Pediatr Otorhinolaryngol，2017，99（1）：135-140.

［21］Huang H，Lu T，Sun Y，et al. Association between clinicopathologic characteristics and BRAFV600E expression in Chinese patients with Langerhans cell histiocytosis. Thorac Cancer，2019，10（10）：1984-1992.

［22］Haupt R，Minkov M，Astigarraga I，et al. Langerhans cell histiocytosis（LCH）：guidelines for diagnosis，clinical work-up，and treatment for patients till the age of 18 years. Pediatr Blood Cancer，2013，60（2）：175-184.

［23］钟建秋，张金赫，尹吉林．骨纤维异常增殖症及其影像学诊断的研究进展．中国中西医结合影像学杂志，2017，15（2）：238-241.

［24］孙洪飞，常静静，胡祥华，等．颅面骨骨纤维异常增殖症的影像学表现．中国医药指南，2015，13（9）：10-11.

［25］邱爽．颅颌面骨纤维异常增殖症的研究进展．中国美容医学，2012，21（9）：1651-1655.

［26］Franz D，Wechselberger J，Rasper M，et al. Milk cloud appearance：a characteristic sign of fibrous dysplasia on contrast-enhanced MR imaging. Eur Radiol，2019，29（7）：3424-3430.

［27］樊晓雪，刘兆玉．弥散加权成像在中耳胆脂瘤中的应用．医学综述，2019，259（3）：588-592.

［28］陈秀英．CT 和 MRI 对中耳胆脂瘤的影像诊断价值．吉林：吉林大学，2018.

［29］Yung M，Tono T，Olszewska E，et al. EAONO/JOS joint consensus statements on the definitions，classification and staging of middle ear cholesteatoma. J Int Adv Otol，2017，13（1）：1-8.

［30］中华医学会耳鼻咽喉头颈外科学分会耳科学组，中华耳鼻咽喉头颈外科杂志编辑委员会耳科组．中耳炎临床分类和手术分型指南（2012）．中华耳鼻咽喉头颈外科杂志，2013，48（1）：5.

［31］丁娇娇．颞骨胆脂瘤的影像学诊断价值．郑州：郑州大学，2019.

［32］Osman NM，Rahman AA，Ali MT. The accuracy and sensitivity of diffusion-weighted magnetic resonance imaging with apparent diffusion coefficients in diagnosis of recurrent cholesteatoma. Eur J Radiol Open，2017，4：27-39.

［33］刘谦虚，张志钢，赵晓明，等．中耳胆固醇肉芽肿的个体化手术治疗．中国耳鼻咽喉颅底外科杂志，2015，21（3）：211-213.

［34］郭思荃，关兵，张俊中．中耳胆固醇肉芽肿病例分析及诊治．中国耳鼻咽喉头颈外科，2016，23（7）：402-405.

［35］黄文虎，沙炎，洪汝建．中下鼓室内结节的影像学研究．放射学实践，2010，25（5）：489-492.

第八章　颅 中 窝 底

病例 ① 高血压 5 年

【简要病史及影像】男,61 岁,高血压 5 年(图 8-1-1)。

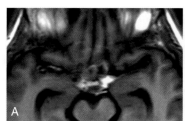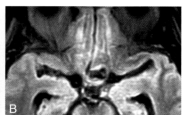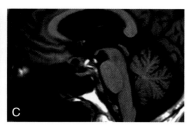

图 8-1-1A~C　颅中窝底横断面 T₁FLAIR、T₂FLAIR 和矢状面 T₁FLAIR 图像

【问题与选项】患者可能的诊断是(　　　　)

A. 垂体瘤卒中。

B. 颅咽管瘤。

C. 生殖细胞瘤。

D. 黑色素瘤。

E. 动脉瘤。

【答案】E. 动脉瘤。

【建议补充的影像检查及其他重要材料】鞍上血管走行区病变先除外危险性最高的动脉瘤,需要进行 CTA 检查(图 8-1-2),排除动脉瘤。另外,若为肿瘤性病变,可明确肿瘤与邻近大血管的关系。

【影像诊断及分析思路】诊断:左侧颈内动脉动脉瘤。

1. 鞍上区病变主要包括血管病变如动脉瘤和血管发育异常,以及肿瘤性病变,主要包括垂体瘤、颅咽管瘤、生殖细胞瘤等。可先观察是否存在正常垂体组织,若垂体完整,需要除外动脉瘤,在除外动脉瘤后,

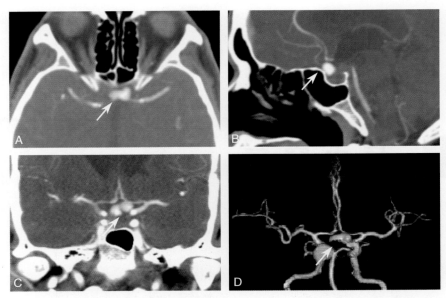

图 8-1-2A~D　横断面、矢状面、冠状面 CTA 图像及 VR 重建图像（箭头示动脉瘤）

再考虑其他病变。

2. MRI 显示病变内部血管流空信号,后方可见脑脊液搏动伪影,提示可能为动脉瘤。

3. CTA 显示病变与邻近左侧颈内动脉相沟通,病变与动脉强化一致,可确诊动脉瘤。

【鉴别诊断及要点】

1. 垂体瘤卒中　①蝶鞍扩大,正常垂体结构消失;②瘤内信号混杂,常可见不同时期形成的液-液平面。

2. 颅咽管瘤　①好发于 15 岁以下青少年及 50 岁老年患者,后者多见于三脑室;②多有囊变与厚壁钙化(蛋壳状钙化);③垂体完整,肿瘤多垂直鞍底向后倾斜生长,不易侵犯海绵窦及视交叉。

3. 生殖细胞瘤　①鞍区生殖细胞瘤多见于 25 岁以下女性;②由鞍区向鞍上生长,明显强化,可有囊变坏死;③结合实验室检查综合诊断,患者可有甲胎蛋白、人绒毛膜促性腺激素或癌胚抗原升高。

4. 黑色素瘤　①多位于脑膜或颞叶,颅内转移性病变较原发病变更为常见;②病变多囊变坏死,部分富色素的黑色素瘤 T_1WI 可见高信号。

【疾病简介】

1. 定义与发病情况　先天性或后天机械性因素导致血管壁受压膨胀形成动脉瘤。多见于有高血压病史的老年患者。

2. 临床表现　①大部分未破裂的动脉瘤无临床症状;②80.0%~90.0% 的非创伤性蛛网膜下腔出血是由动脉瘤破裂所致,颅内动脉瘤破裂可导致剧烈头痛。

3. 诊断　CTA 和 MRA 可用于高危人群筛查,DSA 用于明确诊断和栓塞治疗。

4. 治疗原则　血管内介入栓塞,相对风险低,住院时间短、恢复快;手术夹闭复发率低,但创伤大。

【临床关注点与影像学价值】

1. 鞍上区病变是否来源于垂体　垂体来源的肿瘤性病变造成垂体结构消失,蝶鞍扩大,鞍底下陷。对于鞍上区病变,尤其位于血管走行区的病变,应当考虑到或需要排除动脉瘤,以免将动脉瘤误、漏诊,导致严重后果。

2. CTA 是显示和诊断颅内动脉瘤首选的检查方法 重点观察病变位置,形态,大小,从而更好地评估颅内动脉瘤破裂风险。①>7mm,动脉瘤破裂风险较高;②未破裂的动脉瘤每年破裂风险增加 1.0%~2.0%;③动脉瘤破裂后再出血的风险提高;④形态,有分叶的动脉瘤破裂风险提高,墨菲(Murphy)点(靠近破裂处的突起)容易再发出血;⑤有高血压、吸烟的女性破裂风险提高。

(鲜军舫 李 铮)

病例❷ 糖尿病,持续头痛 20 日

【简要病史及影像】男,65 岁,糖尿病,持续头痛 20 日(图 8-2-1)。

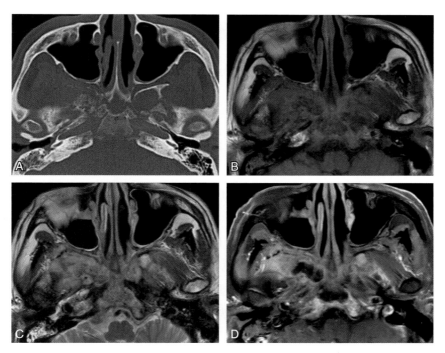

图 8-2-1A~D 颅底横断面 CT 骨窗、T_1WI、T_2WI 及脂肪抑制增强后 T_1WI

【问题与选项】患者可能的诊断是( )

A. 转移瘤。

B. 鼻咽癌侵犯。

C. 侵袭性真菌性鼻窦炎。

D. 鼻窦肿瘤。

E. 脊索瘤。

【答案】C. 侵袭性真菌性鼻窦炎。

【影像诊断及分析思路】诊断:蝶窦急性侵袭性真菌性鼻窦炎并侵袭颅底结构。

1. 糖尿病患者,急性病程。

2. CT 可见颅中窝骨质破坏,内部见游离骨片,有死骨。

3. 颅中窝弥漫性病变,广泛累及双侧咀嚼肌间隙、翼腭窝。增强后游离骨片无强化,明确死骨诊断。

4. 死骨的出现提示病变侵袭血管,造成供血中断,是无强化征在骨质中的特殊表现。

【鉴别诊断及要点】

1. 蝶窦恶性肿瘤　①病史较长,起病隐匿;②蝶窦内软组织肿块侵犯周围结构;③一般无死骨及软组织无强化的表现。

2. 转移瘤　①颅底骨质骨髓腔脂肪信号被软组织病变取代,骨质周围有软组织肿块影;②关键在于明确有无原发肿瘤,首先详细询问患者全身有无原发肿瘤,如没有明确肿瘤病史,成人重点要检查肺,CT明确有无肺癌以及其他检查明确有无其他原发肿瘤。

3. 鼻咽癌侵犯　①在影像上重点观察冠状位图像,明确鼻咽部有无病变;如伴有血涕,鼻咽癌的可能性更大;②观察是否伴有咽后组淋巴结转移,如发现咽后组淋巴结肿大、坏死,多提示鼻咽癌。

4. 蜂窝织炎　①多发生于儿童或免疫功能低下的成人;②多继发于鼻窦炎,常累及筛窦及上颌窦周围;③若发现脓腔形成或软组织肿胀、积气,提示为化脓菌感染。

【疾病简介】

1. 定义与发病情况　侵袭性真菌性鼻窦炎是指真菌菌丝侵入鼻腔、鼻窦的黏膜、黏膜下、血管、骨质、神经等组织引起的严重真菌感染。易发生于糖尿病患者和长期应用激素及骨髓移植等的免疫抑制人群。

2. 临床表现　侵袭性真菌性鼻窦炎的临床表现缺乏特异性,主要包括持续的头痛、鼻塞、颜面部及眼眶痛等。

3. 诊断　①鼻内镜检查通常可见黏膜表面苍白的缺血表现,或形成黑色干痂、鼻中隔穿孔等坏疽表现,血管侵袭的表现高度提示侵袭性真菌性鼻窦炎;②常规 HE 染色可以观察真菌侵袭组织的方式、引起炎性反应及组织损伤的特点,阳性率大约为 60.0%。PAS 染色(过碘酸希夫反应)、六胺银染色可进一步显示组织内真菌的形态及侵袭组织的特点,六胺银染色阳性率约为 95.0%,但用时较长。实验室抗原检测敏感度较低。影像检查对于评价眼眶及颅内侵犯至关重要。

4. 治疗原则　包括控制原发病、改善免疫抑制状态,手术清创并联合抗真菌药物治疗。

【临床关注点与影像学价值】

1. 病变是否侵犯眼眶及颅内　眼眶及颅内侵犯时常需要更大范围的清创手术,因此眶内结构、脑膜及脑实质侵犯是影像观察重点。

2. 是否出现强化缺失表现　若在增强后脂肪抑制序列出现组织强化缺失的表现提示病变侵犯血管,是导致预后不良的重要因素之一。

3. 与肿瘤性病变鉴别　急性侵袭性真菌性鼻窦炎病程较短,症状严重,常侵袭血管形成强化缺失表现,MRI 增强扫描显示病变周边或内部分隔样强化,可帮助与肿瘤性病变进行鉴别。

4. 术后复查　评估手术清创范围及是否损伤重要结构。

【关键点】

1. 结合患者免疫抑制状态及鼻窦和周围弥漫侵袭性病变的影像学表现可帮助诊断及鉴别诊断。

2. 眼眶及颅内侵犯、强化缺失征是影像评估重点。

3. 及时准确诊断对提高侵袭性真菌性鼻窦炎患者的疗效和生存率非常关键。

(鲜军舫　李　铮)

病例 ❸　左侧视力下降 3 个月

【简要病史及影像】女,64 岁,左侧视力下降 3 个月(图 8-3-1)。

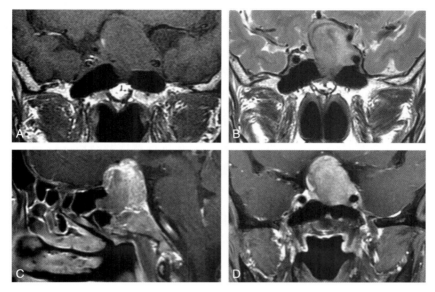

图 8-3-1A~D　垂体冠状面 T_1WI、冠状面 T_2WI、矢状面增强后 T_1WI 及冠状面脂肪抑制增强后 T_1WI

【问题与选项】患者可能的诊断是(　　　　　)

A. 软骨肉瘤。

B. 垂体瘤。

C. 脑膜瘤。

D. 血管瘤。

E. 脊索瘤。

【答案】B. 垂体瘤。

【影像诊断及分析思路】诊断:垂体腺瘤,Knosp 4 级。

1. 鞍区病变突入鞍上区,正常垂体形态未见显示,提示病变来源于垂体。

2. 病变完全包绕左侧颈内动脉海绵窦段,为 Knosp 分级 4 级表现。

【鉴别诊断及要点】

1. 脑膜瘤　①病变多位于鞍结节区,垂体及鞍膈完整;②等 T_1、等 T_2 信号,增强后基底部脑膜增厚强化。

2. 血管瘤　①多位于鞍旁海绵窦区;②T_2WI 呈高信号,动态增强扫描或增强后多序列扫描显示"渐进性强化"。

3. 脊索瘤　①多起源于蝶枕联合区,位于中线;②T_2WI 呈高信号,增强后病变多呈蜂窝状强化,动态增强曲线呈持续上升型。

4. 软骨肉瘤　①多位于鞍区中线旁;②CT 可见多发软骨钙化灶;③MRI 增强扫描显示筛孔样强化。

【疾病简介】

1. 定义与发病情况　垂体瘤是鞍区最常见的肿瘤性病变,占颅内肿瘤的 10.0%~15.0%。多见于 20~40 岁成年人,约 60.0% 为大腺瘤,催乳素分泌性腺瘤最常见。

2. 临床表现　①垂体引起的压迫症状,如果压迫到视神经,可引起视力、视野的障碍;如果压迫垂体周围的组织,会引起低血压、体温调节紊乱、水电解质紊乱及心脏呼吸节律紊乱等;如果压迫到脑干,可以引起瞳孔、肌张力和呼吸改变。②内分泌异常,可以导致乏力、性功能减退、精神异常、毛发脱落、骨质密度减低、向心性肥胖、容易感染等症状。

3. 诊断　临床症状结合实验室检查及影像检查综合考虑。

4. 分型　最常用的是 Knosp 垂体腺瘤五级分类法,采用测量海绵窦冠状位 MRI 上垂体腺瘤与颈内动脉海绵窦段(C4)及床突上段(C2)血管管径的连线,来判断垂体腺瘤与海绵窦的关系。0 级(正常型):海绵窦形态正常,有海绵窦静脉丛强化,肿瘤未超过 C2~C4 血管管径的内切线;1 级:肿瘤超过 C2~C4 血管管径的内切连线,但没有超过 C2~C4 血管管径的中心连线,海绵窦内侧部静脉丛消失;2 级:肿瘤超过 C2~C4 血管管径的中心连线,但没有超过 C2~C4 血管管径的外切连线,可致海绵窦上部或下部静脉丛消失;3 级:肿瘤超过 C2~C4 血管管径的外切连线,海绵窦内侧、上部和 / 或下部静脉丛消失,其外侧静脉丛也可消失;4 级:海绵窦段颈内动脉被完全包裹,导致内径狭窄,各部静脉丛消失,海绵窦的上壁和外壁呈球形向外扩展突出。

5. 治疗原则　①手术治疗:适用于视力、视野受损、脑神经受压、出现复视和眼球运动受限、肿瘤体积大、垂体卒中、颅内压增高、放疗后复发及诊断性探查等患者。②放射治疗:适用于肿瘤体积较小,视力、视野受影响,患者全身情况差,年老体弱,有其他疾病,不能耐受手术者及手术未能切除全部肿瘤的患者。③激素替代治疗:有腺垂体功能减退者,应补充外源性激素,纠正内分泌紊乱;需手术或放射治疗者,在施行这些治疗前先用药物纠正内分泌紊乱。④肿瘤体积较小且无症状,可随访观察。

【临床关注点与影像学价值】

1. 病变是否来源于垂体　在 CT 上常无法准确观察垂体结构,可通过鞍底移位情况判断病变来源,一般垂体病变多造成鞍底下陷,而蝶窦病变多造成鞍底上抬。在 MRI 矢状位显示垂体结构较好,垂体消失或肿瘤与垂体分界不清提示为垂体来源。

2. 病变范围的精准显示　根据 Knosp 分级判断垂体瘤与颈内动脉的关系,为手术方案制定提供重要参考依据。

【关键点】①鞍区病变应先考虑或排除垂体来源;②观察病变与颈内动脉和视神经等重要结构的关系。

(鲜军舫　李铮)

病例 ④　头疼 1 年

【简要病史及影像】女,54 岁,头疼 1 年(图 8-4-1)。

【问题与选项】患者可能的诊断是(　　　　)

A. 软骨肉瘤。

B. 垂体瘤。

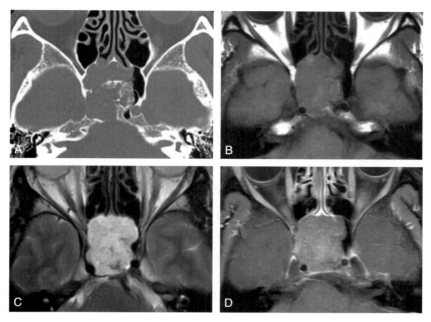

图 8-4-1A~D　颅底横断面 CT 骨窗、T$_1$WI、T$_2$WI 及脂肪抑制增强后 T$_1$WI

C. 脑膜瘤。

D. 血管瘤。

E. 脊索瘤。

【答案】E. 脊索瘤。

【建议补充的影像检查及其他重要材料】不能明确病变与垂体关系,需要补充较多断面、多参数的影像(图 8-4-2)。

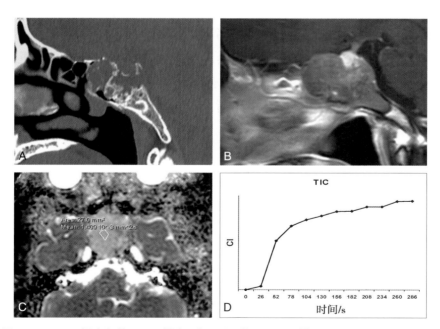

图 8-4-2A~D　颅底矢状面 CT 骨窗、增强后矢状面 T$_1$WI、横断面 ADC 图及 TIC 曲线

【影像诊断及分析思路】诊断:脊索瘤。

1. 中线病变,斜坡骨质破坏,正常垂体可见,鞍底无明显下陷。

2. 病变内见多发钙化,T_2WI 呈高信号,增强后可见蜂窝状强化,动态增强曲线呈持续上升型。

3. 脊索瘤与软骨肉瘤的影像学表现具有一定重叠,脊索瘤常位于中线,软骨肉瘤位于中线旁。

【鉴别诊断及要点】

1. 软骨肉瘤　①常位于鞍区中线旁;②圆形或椭圆形,边界较清楚,多有特征性软骨钙化;③T_2WI 呈高信号,增强后呈筛孔状强化。

2. 转移瘤　①多见于蝶骨大翼区,主体位于骨髓腔内,表现为骨髓腔脂肪信号被软组织病变取代,骨质周围有软组织肿块影;②明确有无原发肿瘤,详细询问患者全身有无原发肿瘤,如没有明确肿瘤病史,成人重点要检查肺 CT,明确有无肺癌,其他检查明确有无其他原发肿瘤。

3. 垂体瘤　①正常垂体形态消失,鞍底下陷;②突破鞍膈可见雪人征;③内分泌激素异常,视交叉压迫症状。

4. 脑膜瘤　①多为鞍结节及海绵窦旁;②等 T_1、等 T_2 信号,增强后可见脑膜尾征。

【疾病简介】

1. 定义与发病情况　脊索瘤是一种起源于胚胎残存脊索组织的中低度恶性肿瘤。颅内脊索瘤主要位于蝶枕联合区及鞍旁。颅内脊索瘤多见于 30~50 岁的成人,骶尾部脊索瘤主要见于儿童及青少年。

2. 临床表现　①缺乏特异性,主要表现为头痛及周围神经侵犯的症状,较大者可累及鼻腔、鼻窦,出现鼻塞等症状;②颅内脊索瘤转移发生率低,主要表现为直接侵犯。

3. 诊断　脊索瘤表现多样,病变位于中线,斜坡骨质破坏是诊断要点,确诊依靠病理学检查。

4. 病理分型　分为经典型、软骨瘤型和低分化型。

5. 治疗原则　①外科治疗:仍是脊索瘤的主要治疗方法,内镜经鼻入路是现在常用的治疗方法;②放疗:对于不能手术或手术无法完全切除的患者,粒子放疗也是选择之一;③化疗:脊索瘤完全切除较为困难,即使进行放疗,仍有 >50.0% 的患者会局部复发,化疗为预防复发的重要治疗方法,主要包括传统化疗方式及靶向药物治疗;④免疫治疗:有研究发现免疫治疗对一些难治性脊索瘤有良好疗效。

【临床关注点与影像学价值】

1. CT 和 MRI 显示病变位于中线,斜坡骨质破坏,可帮助明确诊断。

2. 病变范围的精准显示　是手术和确定放疗范围的依据,平扫和脂肪抑制增强后 T_1WI 显示最佳。

3. 治疗后改变还是复发的评估　采用 MRI 较好,需要在术后进行 MRI 检查作为判断是术后改变还是复发的基线资料。

【关键点】

1. 鞍区中线病变、斜坡骨质破坏是诊断的关键。

2. MRI 显示病变与周围重要结构的关系,为手术提供依据。

(鲜军舫　李　铮)

病例 ❺ 青光眼、眶尖占位

【简要病史及影像】男,49 岁,青光眼 MRI 检查发现眶尖占位(图 8-5-1)。

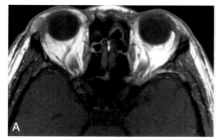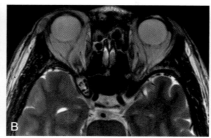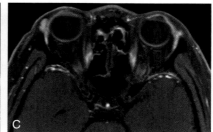

图 8-5-1A~C　颅底横断面 T$_1$WI、T$_2$WI 和脂肪抑制增强后 T$_1$WI

【问题与选项】患者可能的诊断是(　　　　　)

A. 转移瘤。

B. 神经鞘瘤。

C. 海绵窦炎。

D. 气化腔内炎症。

E. 骨纤维异常增殖症。

【答案】D. 气化腔内炎症。

【建议补充的影像检查及其他重要材料】当 MRI 发现病变位于骨质内或与骨质关系密切时,应当补充 CT 检查(图 8-5-2)。

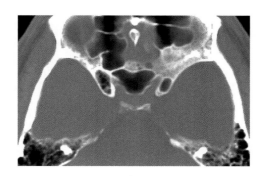

图 8-5-2　鼻窦 CT 骨窗

【影像诊断及分析思路】诊断:右侧前床突气化,气化腔炎。

1. 右侧眶尖区异常信号,CT 可见左侧前窗床气化,右侧前床突气化并见病变。

2. 病变表现为 T$_1$WI 低信号,T$_2$WI 高信号,增强后无强化,提示病变为积液。

【鉴别诊断及要点】

1. 转移瘤　骨质骨髓腔脂肪信号被软组织病变取代,骨质周围有软组织肿块影。

2. 骨纤维异常增殖症　①单骨或多骨磨玻璃样改变;②增强后病变区域不均匀强化。

3. 海绵窦炎　①多表现为痛性眼肌麻痹等症状;②海绵窦增宽,脂肪信号被替代,增强后强化减低。

4. 神经鞘瘤　①鞍旁神经鞘瘤多起源于三叉神经分支,表现为三叉神经走行区梭形或哑铃状肿块;②实性区域明显强化。

【疾病简介】

1. 定义与发病情况　为颅底骨质的解剖变异,发生率约 12.0% 左右。

2. 多无临床表现,在头颈部影像检查是偶然发现。部分炎症的化脓性气房炎症可导致邻近眶尖周围视神经及海绵窦炎症,出现视力下降、眼眶痛及眼肌麻痹等症状。

3. 前床突气化多由于蝶窦的过度气化,蝶窦向侧方气化程度的变化可以影响经翼突岩斜区和颅中窝底内镜手术入路的解剖参照结构,如果前床突气化较明显时多采用翼内板及翼外板作为手术解剖参照物。

【临床关注点与影像学价值】

1. 病变定位　病变准确定位及熟悉颅底解剖变异是诊断的关键。

2. 气化腔炎症是否引起并发症　前床突毗邻重要结构,在明确前床突气化腔病变的同时应关注是否合并其他并发症。部分严重的气化腔化脓性感染可导致邻近视神经炎、脑膜炎、海绵窦炎等。

【关键点】

1. 前床突气化腔炎无并发症时不需治疗,熟悉解剖变异是本例诊断的关键。

2. 前床突气化腔炎可出现颅内并发症,结合患者症状,重点观察视神经、颅底脑膜及海绵窦等。

(鲜军舫　李　铮)

病例⑥　外伤术后右眼球突出伴颅鸣

【简要病史及影像】 男,32 岁,外伤术后出现右眼球突出伴颅鸣(图 8-6-1)。

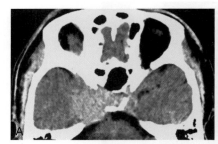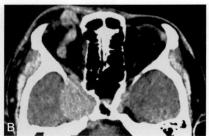

图 8-6-1A、B　眼眶 CT 两个连续层面的横断面图像

【问题与选项】 患者可能的诊断是(　　　　)

A. 垂体瘤。

B. 脊索瘤。

C. 颈内动脉海绵窦瘘。

D. IgG4 相关性疾病。

E. 动脉瘤。

【答案】 C. 颈内动脉海绵窦瘘。

【建议补充的影像检查及其他重要材料】外伤后颅鸣,眼眶 CT 平扫见右侧海绵窦及眼眶内病变,为除外血管性及肿瘤性病变,需要进行增强检查(图 8-6-2)。

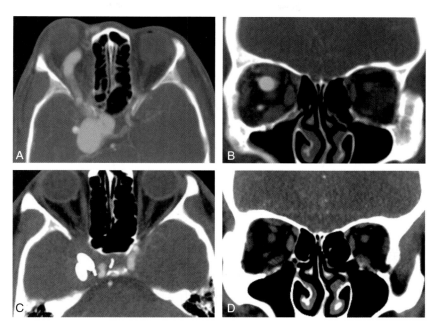

图 8-6-2A~D　颅底 CTA 横断面、冠状面图像及球囊栓塞后颅底 CTA 横断面及冠状面图像

【影像诊断及分析思路】诊断:右侧颈内动脉海绵窦瘘。

1. 患者有明确的外伤病史,并有外伤后出现颅鸣的典型症状。

2. 右侧海绵窦明显扩大,右侧眼上静脉增粗,可明确诊断为颈内动脉海绵窦瘘。

3. 球囊栓塞后复查显示右侧海绵窦减小,右侧眼上静脉增粗明显改善。

【鉴别诊断及要点】

1. 动脉瘤　①多发生于前交通动脉及基底动脉;②无异常的动静脉沟通,因此不会出现眼上静脉增粗及提前显影。

2. IgG4 相关性疾病　①容易沿三叉神经分布区蔓延,海绵窦及额上神经常受累,冠状位观察可明确眶内病变走行于眼上肌群上方;②强化程度低于血管强化;③无搏动性突眼。

3. 垂体瘤　①鞍区占位,正常垂体消失;②合并内分泌症状。

【疾病简介】

1. 定义与发病情况　指海绵窦段的颈内动脉自身或分支发生破裂,与海绵窦之间形成异常的动静脉沟通。

2. 临床表现　①与脉搏相一致的搏动性突眼;②眼结膜充血、水肿;③震颤、头痛及颅鸣;④眼运动障碍、视力下降;⑤脑出血及蛛网膜下腔出血。

3. 诊断　血管造影是诊断颈内动脉最可靠的方法,也称"金标准"。选择性动脉造影可显示动脉期海绵窦及眼上静脉显影,确定瘘口位置和大小,并为治疗提供依据。

4. 颈内动脉海绵窦瘘分型　按病因分类可分为外伤性、自发性和先天性。按疾病的严重程度分为高流量型及低流量型。

5. 治疗原则　封闭瘘口,保存视力,改善脑供血。低流量型大约有 1/2 可自愈,因此对于发病早期、症状较轻、瘘口流量小、没有巨大皮质引流静脉、病情发展缓慢和没有急剧视力下降的患者可先观察或采用颈动脉压迫法治疗。高流量型难以自愈,为保护视力、消除杂音、突眼回缩、防止脑缺血或出血应尽早采用介入球囊栓塞治疗。

【临床关注点与影像学价值】

1. 明确颈动脉海绵窦瘘诊断及瘘口的位置与大小及侧支循环。

2. CT 或 MRI 都能提示诊断,但明确诊断及显示瘘口的位置和大小仍需行 DSA 检查。

【关键点】

1. 眼上静脉增粗与海绵窦扩大是诊断的关键征象。

2. CT 必须行眼眶增强扫描或 CTA 才能明确诊断,否则易漏诊。

(鲜军舫　李　铮)

病例 ⑦　糖尿病,头痛伴视力下降 6 个月

【简要病史及影像】 女,59 岁,糖尿病患者,头痛伴视力下降 6 个月(图 8-7-1)。

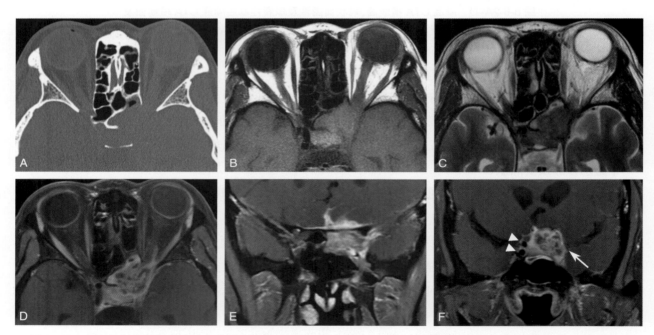

图 8-7-1A~F　颅中窝底横断面 CT 骨窗、横断面 T_1WI、横断面 T_2WI、脂肪抑制增强后横断面 T_1WI、脂肪抑制增强后蝶骨平台水平冠状面 T_1WI 及脂肪抑制增强后海绵窦水平冠状面 T_1WI

【问题与选项】 患者可能的诊断是(　　)

A. 软骨肉瘤。

B. 侵袭性垂体瘤。

C. 慢性侵袭性真菌性鼻窦炎。

D. 鼻窦肿瘤。

E. 转移瘤。

【答案】C. 慢性侵袭性真菌性鼻窦炎。

【影像诊断及分析思路】诊断:慢性侵袭性真菌性鼻窦炎。

1. 左侧蝶上筛房外壁骨质破坏伴软组织肿块,T_1WI 呈等信号,T_2WI 呈低信号。

2. 此种表现多见于侵袭性真菌性鼻窦炎、鳞癌及转移瘤。

3. 增强后病变呈分隔状不均匀强化,病变侵袭颅中窝脑膜及左侧海绵窦。

4. 术后病理结果为侵袭性真菌性鼻窦炎。

【鉴别诊断及要点】

1. 鼻窦恶性肿瘤 ①鼻窦骨质破坏伴软组织肿块;②增强后强化多不均匀,但无明显分隔样强化表现。

2. 转移瘤 ①颅底骨质骨髓腔脂肪信号被软组织病变取代,骨质周围有软组织肿块影;②如有此表现,关键点是明确有无原发肿瘤,首先详细询问患者全身有无原发肿瘤,如没有明确肿瘤病史,成人重点要检查肺,CT 明确有无肺癌,其他检查明确有无其他原发肿瘤。

3. 软骨肉瘤 ①常位于鞍旁岩枕裂区域;②圆形或椭圆形,边界较清楚;③T_2WI 呈高信号;④增强后呈筛孔状强化。

4. 侵袭性垂体瘤 ①正常垂体形态缺失;②鞍区肿物呈 T_1 等信号,T_2 等至略高信号,增强后明显强化;③向周围侵犯,多包绕邻近颈内动脉。

【疾病简介】

1. 定义与发病情况 侵袭性真菌性鼻窦炎是指真菌菌丝侵入鼻腔、鼻窦的黏膜、黏膜下、血管、骨质、神经等组织引起的严重真菌感染。慢性侵袭性真菌性鼻窦炎病程≥4 周,多发生于免疫力低下或免疫抑制人群,也可见于免疫正常人群。

2. 临床表现 多表现为头痛、面痛,累及视神经或眼眶后可出现视力下降、眶尖综合征、眼眶疼等症状。

3. 诊断 与急性侵袭性真菌性鼻窦炎相似,参考本章病例 2。

4. 分型 分为急性侵袭性真菌性鼻窦炎(<4 周)、慢性侵袭性真菌性鼻窦炎(≥4~12 周)及肉芽肿性侵袭性真菌性鼻窦炎。

5. 治疗原则 主要为控制原发病,手术清创加抗真菌药物治疗。

【临床关注点与影像学价值】

1. 眼眶及颅内是否受侵 眼眶及颅内受侵患者术中需要更大范围清创治疗,并且预后不良,平扫和脂肪抑制增强后 T_1WI 显示最佳。

2. 与肿瘤性病变鉴别 ①慢性侵袭性真菌性鼻窦炎患者多有糖尿病或引起免疫抑制的其他病因;②增强扫描呈周边强化或分隔状强化。

【关键点】

1. 眼眶及颅内侵犯提示患者预后不良,是影像评估的重点。

2. 结合患者免疫状态及影像学表现与鼻腔、鼻窦常见的恶性肿瘤进行鉴别。

(鲜军舫 李 铮)

病例 ❽ 复视伴左侧上眼睑下垂 30 日

【简要病史及影像】女,68 岁,复视伴左侧上眼睑下垂 30 日(图 8-8-1)。

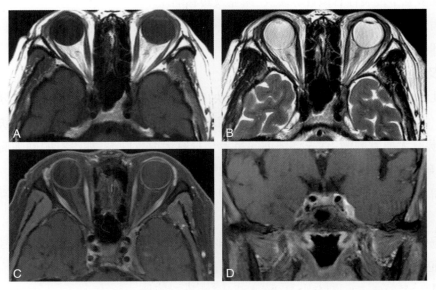

图 8-8-1A~D　颅底横断面 T_1WI、T_2WI、脂肪抑制增强后横断面及冠状面 T_1WI

【问题与选项】患者可能的诊断是(　　　　)

A. 海绵窦炎。

B. 淋巴瘤。

C. 鼻咽癌。

D. 脑膜瘤。

E. IgG4 相关性疾病。

【答案】A. 海绵窦炎。

【影像诊断及分析思路】诊断:左侧海绵窦炎。

1. 患者表现为眼肌麻痹。

2. 左侧海绵窦增宽,呈等 T_1、等 T_2 信号,增强后明显强化。

3. 鼻咽部无明显占位性病变,可排除鼻咽癌侵犯。

【鉴别诊断及要点】

1. 淋巴瘤　①鼻咽部淋巴瘤也可累及颅底和海绵窦;②病变常为膨胀性生长,一般不累及骨髓腔;③T_1WI 及 T_2WI 呈均匀等信号;④DWI 呈高信号,ADC 值较低。

2. 鼻咽癌　①鼻咽部不规则的软组织肿块;②向上多经过卵圆孔累及同侧海绵窦;③咽后组淋巴结肿大、坏死。

3. 脑膜瘤　①病变主体位于硬脑膜;②脑膜尾征。

4. IgG4 相关性疾病　①血清 IgG4 升高;②沿颅底孔道蔓延生长的不规则肿块;③容易累及额神经及翼腭窝区;④ADC 值高于淋巴瘤。

【疾病简介】

1. 定义与发病情况　原因不明的非特异性海绵窦炎症,是眼球运动神经麻痹的常见原因。

2. 临床表现　患者多有头痛、眼眶痛、眼肌麻痹及其他感染症状。可表现为眶尖综合征、眶上裂综合征及海绵窦综合征。

3. 诊断　诊断需要结合影像及临床相关检查,需要排除肿瘤或邻近鼻窦或其他部位炎症后才能诊断。

4. 分型　分为急性,病程在 4 周内;亚急性,4~12 周;慢性,大于 12 周。

5. 治疗原则　主要用糖皮质激素治疗,在规范治疗一个疗程后复查海绵窦 MRI。

【临床关注点与影像学价值】

1. 海绵窦病变是肿瘤还是炎症　鼻咽癌在中国发病率高,仔细观察或补充鼻咽部影像资料明确鼻咽部有无病变非常关键。

2. 海绵窦炎的病因　如果合并眼眶或鼻腔、鼻窦感染时,应考虑为感染性海绵窦炎。如果未发现邻近部位炎症,可考虑为非特异性炎症并试验性治疗。

【关键点】

1. 海绵窦病变应先除外鼻咽癌侵犯,仔细观察鼻咽部有无病变。

2. 排除其他病变后考虑为非特异性炎症,并进行试验性治疗后复查海绵窦 MRI 观察病变有无改变,帮助明确诊断。

(鲜军舫　李　铮)

病例 ❾　右眼突出伴视力下降 6 个月

【简要病史及影像】男,49 岁,右眼突出伴视力下降 6 个月(图 8-9-1)。

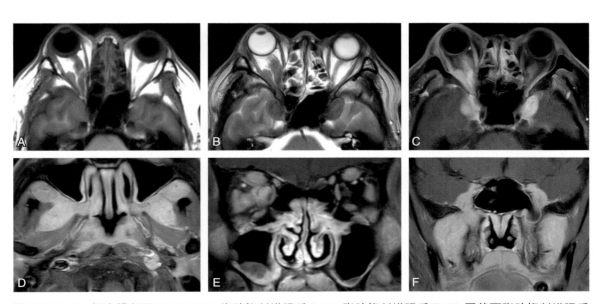

图 8-9-1A~F　颅底横断面 T$_1$WI、T$_2$WI、脂肪抑制增强后 T$_1$WI、脂肪抑制增强后 T$_1$WI、冠状面脂肪抑制增强后 T$_1$WI 及卵圆孔层面冠状面脂肪抑制增强后 T$_1$WI

【问题与选项】患者可能的诊断是(　　　　　)

A. 炎性假瘤。

B. 淋巴瘤。

C. 脑膜瘤。

D. 结节病。

E. IgG4 相关性疾病。

【答案】E. IgG4 相关性疾病。

【影像诊断及分析思路】诊断:IgG4 相关性疾病。

1. 双侧海绵窦、颅底孔道弥漫性肿块,双侧多条眼外肌增粗,提示肌肉、神经多系统受累。

2. 此种表现多见于淋巴增生性病变、炎性假瘤及 IgG4 相关性疾病,进一步需行血清学检查。

3. 患者血清 IgG4 水平提高,诊断为 IgG4 相关性疾病可能性大,活检病理结果为 IgG4 相关性疾病。

【鉴别诊断及要点】

1. 炎性假瘤　①血清 IgG4 阴性;②容易累及眼外肌,较少出现对称性泪腺肿大及眶上神经、眶下神经侵犯。

2. 淋巴瘤　①多位于眶隔前包绕眼球生长或位于鼻咽部;②病变常为膨胀性生长,一般不累及骨髓腔;③肿瘤信号均匀,ADC 值较低。

3. 脑膜瘤　①病变主体位于硬脑膜;②脑膜尾征。

4. 结节病　①多表现为双侧对称性眼外肌及泪腺肿大;②T_2WI 信号较低;③可合并肺部病灶。

【疾病简介】

1. 定义与发病情况　IgG4 相关性疾病是原因不明的多系统受累的慢性进行性自身免疫性疾病,病理上以淋巴细胞和 IgG4 阳性的浆细胞浸润为主的一种病因未明的纤维化导致的全身各器官或不同时发生的脏器肿大或结节性、增生性病变。多见于 50 岁以上中老年人。

2. 临床表现　IgG4 相关性疾病的临床表现主要取决于受累器官,眼眶 IgG4 相关性疾病一般表现为无明显诱因眼睑肿胀,眼球突出,眶周组织肿大,眼干,颜面部偶有麻木,视力障碍,一般无红、痛、发热症状。

3. 诊断　①双侧眼外肌、多组脑神经病变,T_1WI 和 T_2WI 呈等信号;②血清或组织 IgG4 阳性细胞的计数和 IgG4/IgG 比率增高;③皮质类固醇治疗后好转。

4. 治疗原则　①大部分 IgG4 相关性疾病对糖皮质激素治疗敏感;②对于糖皮质激素减量治疗期复发病变或出现激素治疗并发症的患者可应用抗 B 细胞单克隆抗体治疗;③纤维化严重的病例治疗效果较差。

【临床关注点与影像学价值】

1. 根据影像学表现考虑到 IgG4 相关性疾病,提示临床医师进行血清学检查,IgG4 相关性疾病多表现为多组织或器官受累,双侧对称。泪腺、眼外肌及颅底孔道易受累。

2. 与多种疾病鉴别困难,虽然 IgG4 相关性疾病在影像上具有一定的特征性,但是许多影像征象特异性较低,影像表现与淋巴增生性病变、IgG4 阴性炎性假瘤、结节病等疾病存在较多交叉。紧密结合临床及实验室检查是诊断关键。

【关键点】根据上述影像学特征,检查血清学 IgG4 水平是诊断的关键,并行试验性治疗和复查,帮助明确诊断。

(鲜军舫 李 铮)

病例 ⑩ 血涕伴听力下降 2 个月

【简要病史及影像】男,67 岁,血涕伴听力下降 2 个月(图 8-10-1)。

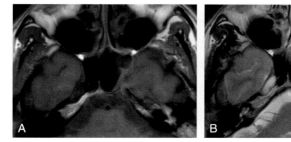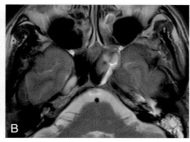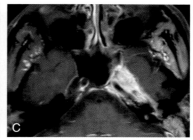

图 8-10-1A~C 颅底横断面 T_1WI、T_2WI 和脂肪抑制增强后 T_1WI

【问题与选项】患者可能的诊断是( )

A. 软骨肉瘤。

B. 鼻咽癌侵犯。

C. 脑膜瘤。

D. 淋巴瘤。

E. 海绵窦及岩锥炎。

【答案】B. 鼻咽癌侵犯。

【建议补充的影像检查及其他重要材料】海绵窦或颅中/后窝底病变建议先明确有无鼻咽癌,重点补充或观察鼻咽部图像(图 8-10-2)。

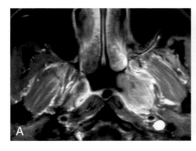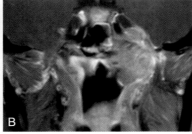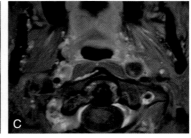

图 8-10-2A~C 鼻咽部横断面和冠状面及口咽部横断面脂肪抑制增强后 T_1WI

【影像诊断及分析思路】诊断:左侧鼻咽癌并侵犯左侧颅底及海绵窦和下颌神经(三叉神经第 3 支)。

1. 左侧海绵窦和岩尖等区域不规则病变,明显强化,并包绕左侧颈内动脉岩骨段;左侧中耳乳突腔阻塞性炎症。

2. 引起上述改变的常见病变主要包括鼻咽癌直接侵犯、转移瘤(远处原发肿瘤)、软骨肉瘤、脑膜瘤、淋巴瘤和炎症等,首先明确有无鼻咽癌,需要重点观察或补充鼻咽部影像。

3. 鼻咽部 MRI 显示左侧鼻咽部不均匀强化的软组织肿块,左侧海绵窦[梅克尔腔(Meckel cavity)]、下颌神经和颅底强化软组织影,双侧咽后淋巴结增大且中央有不强化的坏死区,高度提示鼻咽癌并周围侵犯。

4. 鼻咽部软组织活检病理结果为鼻咽癌(鳞状细胞癌)。

【鉴别诊断及要点】

1. 软骨肉瘤　①常位于岩枕裂区域;②圆形或椭圆形,边界较清楚;③T_2WI 呈高信号;④增强后呈筛孔状强化。

2. 转移瘤　①岩尖等颅底骨质骨髓腔脂肪信号被软组织病变取代,骨质周围有软组织肿块影;②如有此表现,关键点是明确有无原发肿瘤,首先详细询问患者全身有无原发肿瘤,如没有明确肿瘤病史,成人重点要检查肺 CT 明确有无肺癌以及其他检查明确有无其他原发肿瘤。

3. 神经源性肿瘤　①三叉神经来源的神经鞘瘤常沿三叉神经生长,长轴为前后方向;②周围骨质为压迫性改变,一般不会累及骨髓腔;③肿瘤内信号不均匀,T_2WI 有片状高信号影,不均匀强化。

4. 淋巴瘤　①鼻咽部淋巴瘤也可累及颅底和海绵窦;②病变常为膨胀性生长,一般不累及骨髓腔;③鼻咽部软组织肿块常位于中线,而鼻咽癌常位于咽隐窝;④肿瘤信号均匀,ADC 值较低。

5. 脑膜瘤　①病变主体位于硬脑膜;②脑膜尾征。

6. 海绵窦和岩骨炎　①中耳乳突区阻塞性炎症改变,未见化脓性、坏死性或其他特异性感染的炎性病变,排除了其引起的海绵窦和岩骨继发性炎性改变;②非特异性炎性病变的诊断常采用排除性诊断方法,在排除了肿瘤或特异性感染以后才诊断。

【疾病简介】

1. 定义与发病情况　鼻咽癌侵犯颅底和包括海绵窦在内的颅内结构较常见,尤其是在中国广东省等南方地区,由于鼻咽癌高发,其更常见。

2. 临床表现　①阻塞性中耳乳突炎引起传导性听力下降,阻塞性中耳乳突炎由鼻咽癌阻塞或浸润咽鼓管导致;②血涕或鼻出血;③颈部淋巴结转移形成颈部肿块;④当累及脑神经时,可表现为相应的脑神经麻痹症状。关于鼻咽癌的临床表现可详见鼻咽癌病例部分。

3. 诊断　一旦怀疑鼻咽癌,尽快行活检病理证实。

4. 鼻咽癌病理分型和分期　详见鼻咽癌病例部分,不再重复叙述。

5. 治疗原则　本例侵犯颅底和颅内,属于 T4 期。鼻咽癌的治疗原则可详见鼻咽癌病例部分。

【临床关注点与影像学价值】

1. 颅底骨髓腔是否受累　本病例岩骨骨髓腔受累,平扫和脂肪抑制增强后 T_1WI 可清楚显示。

2. 病变是颅底和海绵窦局限性病变还是鼻咽癌侵犯　鼻咽癌在中国发病率高,需要先明确上述问题,仔细观察或补充鼻咽部影像资料非常关键,影像学对于此类病变的诊断至关重要,如果没有明确的诊断思路,常容易误诊为局限性病变。

3. 肿瘤分期　是治疗方案选择的依据,影像学对于鼻咽癌的 TNM 分期或采用其他分期方法进行分期具有重要价,必不可少的,平扫和脂肪抑制增强后 T_1WI 可明确颅底、颅内、脑神经侵犯以及淋巴结转移,远处转移可采用 PET-CT,如果没有 PET-CT,可用其他影像检查方法替代。

4. 病变范围的精准显示　是确定放疗范围的依据,平扫和脂肪抑制增强后 T_1WI 显示最佳。

5. 治疗后改变还是复发的评估 采用 PET-CT 最佳。

【关键点】

1. 患者的传导性听力下降由阻塞性中耳乳突炎引起时,需要考虑鼻咽部病变,在影像上重点观察或补充影像学检查明确鼻咽部有无病变;如伴有血涕,鼻咽癌的可能性更大。

2. 海绵窦和颅底骨质破坏性病变常由鼻咽癌引起,是鼻咽癌的晚期表现,平扫和脂肪抑制增强后 T_1WI 可清楚显示颅底、颅内和脑神经病变及范围,并能准确分期。

(鲜军舫 李 铮)

病例 11 复视半个月

【简要病史及影像】女,37 岁,复视半个月(图 8-11-1)。

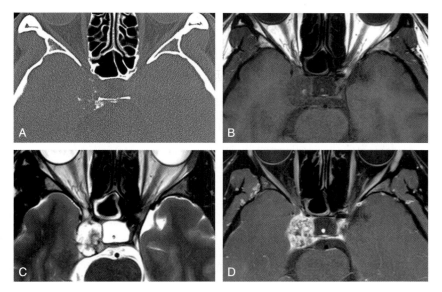

图 8-11-1A~D 颅底横断面 CT 骨窗、T_1WI、T_2WI 及脂肪抑制增强后 T_1WI

【问题与选项】患者可能的诊断是( )

A. 软骨肉瘤。

B. 鼻咽癌。

C. 脑膜瘤。

D. 血管瘤。

E. 海绵窦炎。

【答案】A. 软骨肉瘤。

【影像诊断及分析思路】诊断:右侧鞍旁软骨肉瘤。

1. 颅底中线旁钙化性病变,钙化形态不规则,提示病变可能为骨源性或软骨源性病变。

2. 病变边缘较清晰,有低信号包膜样结构,T_1WI 呈低信号,T_2WI 呈等高混杂信号,增强后呈筛孔样强化,高度提示病变为软骨源性病变。

3. 术后病理结果为软骨肉瘤。

【鉴别诊断及要点】

1. 鼻咽癌　①鼻咽部不规则的软组织肿块;②颅底骨质侵蚀破坏;③咽后组淋巴结肿大、坏死。

2. 脑膜瘤　①病变主体位于硬脑膜;②平扫信号多均匀,脑膜尾征;③基底部骨质增生硬化。

3. 血管瘤　①鞍旁血管瘤形态规则,边缘清晰;②T_2WI 呈较均匀的高信号;③增强后呈"渐近性强化"(在动态增强或多序列增强序列上)。

4. 海绵窦炎　①邻近蝶窦或筛窦无炎症表现,排除了感染引起的海绵窦炎;②排除了鼻咽癌等侵犯。

5. 脊索瘤　①主要位于蝶枕联合中线区;②钙化较软骨肉瘤少;③斜坡骨质破坏。

【疾病简介】

1. 定义与发病情况　颅底软骨肉瘤是一种生长缓慢具有侵袭性的低级别恶性肿瘤,起源于不成熟软骨细胞,患者平均年龄为 39 岁,发病率无明显性别差异。

2. 临床表现　病变较小时多无明显症状,当肿瘤较大时可出现各种脑神经受压症状,最常见的是复视(占 48.0%),其次为头痛(占 45.0%)。

3. 诊断　颅底中线旁占位性病变、钙化、T_2WI 呈高信号和筛孔样强化是诊断要点。

4. 分型　主要分为经典型、间叶型、透明细胞型、去分化型。其中透明细胞型、去分化型较少见。

5. 治疗原则　主要通过手术切除加放射治疗;但部分低级别软骨肉瘤(经典型 I 级)对放疗的反应性差,而且放疗可诱发脑坏死、失明、脱髓鞘和放射介导的肿瘤发生或肿瘤恶变等并发症;颅内软骨肉瘤对化疗不敏感,因此化疗不作为经典治疗的一部分,而仅作为间叶型软骨肉瘤患者行手术及放疗无效后晚期辅助治疗的手段之一。

【临床关注点与影像学价值】

1. 鞍旁占位性病变伴多形态钙化的病变应首先考虑软骨源性肿瘤。T_2WI 呈高信号和筛孔样强化有助于诊断。

2. 重点评估肿瘤与周围重要结构如颈内动脉等的关系。

【关键点】

1. 鞍旁占位性病变伴多形态的钙化,以及 T_2WI 呈高信号和筛孔样强化是软骨肉瘤的诊断要点。

2. 影像学主要观察病变范围及其与邻近重要组织结构的关系。

(鲜军舫　李　铮)

病例 ⑫　右侧头面部疼痛 3 个月

【简要病史及影像】女,48 岁,右侧头面部疼痛 3 个月(图 8-12-1)。

【问题与选项】患者可能的诊断是(　　　　)

　A. 转移瘤。

　B. 骨肉瘤。

　C. 脑膜瘤。

　D. 血管瘤。

　E. 骨纤维异常增殖症。

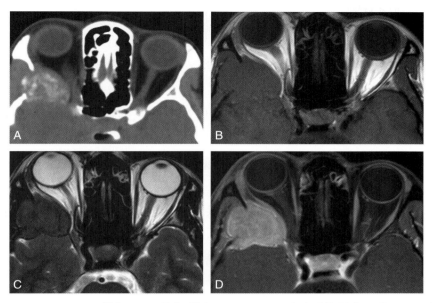

图 8-12-1A~D　眼眶横断面 CT 骨窗、横断面 T_1WI、T_2WI 和脂肪抑制增强后 T_1WI 图像

【**答案**】A. 转移瘤。

【**建议补充的影像检查及其他重要材料**】蝶骨大翼三角区软组织肿物伴骨质破坏需要先除外转移瘤,重点检查患者肺部 CT(图 8-12-2)。

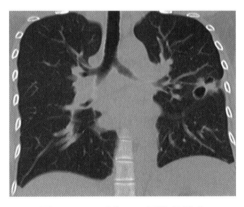

图 8-12-2　肺部 CT 冠状位肺窗

【**影像诊断及分析思路**】诊断:右侧蝶骨大翼三角区肺癌转移瘤。

1. 蝶骨大翼三角区软组织肿块伴溶骨性骨质破坏。

2. 该表现在成人最常见于转移瘤,其中最常为肺腺癌转移,在儿童多为白血病和神经母细胞瘤转移。因此应首先进行全身检查除外转移瘤。

3. 肺部 CT 显示左肺分叶状肿块,边缘多发毛刺,高度提示恶性病变。

4. 病理结果为腺癌,结合肺部肿瘤,考虑为右侧蝶骨大翼转移瘤。

【**鉴别诊断及要点**】

1. 骨肉瘤　①多发生于青少年;②骨质破坏伴日光放射状骨针。

2. 脑膜瘤　①中青年女性多见;②蝶骨大翼三角区骨质增生硬化,骨皮质毛糙;③蝶骨大翼三角周围匍匐状软组织肿块,并可见脑膜尾征。

3. **血管瘤** ①骨血管瘤主体于骨髓腔内;②膨胀性生长;③病变内可见分隔状或针状增粗的骨小梁。

4. **骨纤维异常增殖症** ①骨髓腔膨胀性改变,边缘清晰光整,可累及单骨或多骨;②无软组织肿块。

【疾病简介】

1. **定义与发病情况** 占颅内肿瘤的 0.24%,原发癌常为肺癌、前列腺癌、乳腺癌、肾癌、甲状腺癌等。颅底各部分均可发生,以蝶骨大翼和颞骨岩部好发。

2. **临床表现** 多表现为眼眶疼痛、眼球突出、复视和视力下降等。约 40.0% 的患者在初诊时无明确原发肿瘤病史。

3. **诊断** 应积极进行全身检查寻找原发肿瘤,采用 PET-CT 显示全身情况,如果没有 PET-CT,可用其他影像检查方法替代。

4. **治疗原则** 主要根据原发肿瘤性质进行综合治疗。手术减小转移瘤体积,可提高患者生存期及预后。此外还可见有针对性地进行放、化疗及免疫治疗。

【临床关注点与影像学价值】蝶骨大翼三角区病变是原发性病变还是转移性病变:成年人蝶骨大翼三角区软组织肿块伴骨质破坏应首先考虑或排除转移瘤,之后再考虑原发性病变。对于溶骨性破坏的肿块诊断相对容易。而成骨性骨质破坏的病变需要与不典型的脑膜瘤和骨肉瘤进行鉴别。发现蝶骨大翼侵袭性肿瘤后,首先询问有无原发肿瘤病史,然后进行肺部 CT 检查是一种快速而准确率较高的转移瘤诊断策略。

【关键点】成年人蝶骨大翼三角区软组织肿块伴骨质破坏应首先考虑或除外转移瘤。在儿童多为白血病及神经母细胞转移。病史在半年以内的颅底骨质破坏性病变必须仔细寻找有无原发肿瘤,与患者充分沟通交流获取准确原发肿瘤病史是第一步,如果没有原发肿瘤病史,必须建议患者行肺部 CT 或其他检查发现或排除原发肿瘤。

(鲜军舫　李铮)

病例 ⑬ 左眼突出 4 年

【简要病史及影像】男,15 岁,左眼突出 4 年(图 8-13-1)。

【问题与选项】患者可能的诊断是(　　　　)

A. 转移瘤。

B. 骨肉瘤。

C. 脑膜瘤。

D. 骨血管瘤。

E. 骨纤维异常增殖症。

【答案】E. 骨纤维异常增殖症。

【影像诊断及分析思路】诊断:左侧蝶骨大翼及颞骨眶突骨纤维异常增殖症。

1. 左侧蝶骨大翼及部分颞骨眶突骨质膨胀,骨小梁结构紊乱,呈磨玻璃状改变。

2. 病变在 T_1WI 及 T_2WI 均与硬化骨质信号一致,增强后病变强化,骨质外无软组织肿块,高度提示骨纤维异常增殖症。

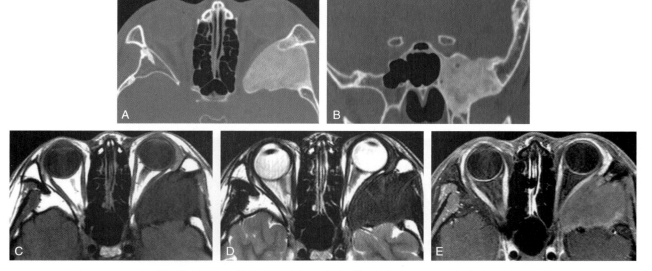

图 8-13-1A~E 眼眶横断面 CT 骨窗、冠状面 CT 骨窗、横断面 T₁WI、T₂WI 和脂肪抑制增强后 T₁WI

【鉴别诊断及要点】

1. 转移瘤 ①蝶骨大翼三角区骨质破坏伴软组织肿块；②结合影像表现积极寻找原发病灶。

2. 骨肉瘤 ①多见于青少年；②蝶骨大翼区软组织肿块伴骨质破坏及骨膜反应；③在除外白血病及转移瘤的情况下可考虑骨肉瘤诊断。

3. 脑膜瘤 ①蝶骨大翼三角区骨质增生硬化，边缘毛糙；②增强后可见丘状或匍匐状软组织肿块及脑膜尾征。

4. 血管瘤 ①骨血管瘤主体于骨髓腔内；②膨胀性生长；③病变内可见分隔状或针状增粗的骨小梁。

【疾病简介】

1. 定义与发病情况 是纤维组织与编织骨混合构成的肿瘤样病变，也称骨纤维结构不良。分为单骨与多骨两型，累及颅骨者常为多骨型。多见于青少年。

2. 临床表现 与累及部位密切相关，主要包括颅骨无痛性突出与变形、眼球突出、复视、头痛、听力下降、性早熟等。如出现多骨性骨纤维异常增殖症、皮肤色素沉着及性早熟者应考虑 Albright 综合征。

3. 诊断 结合临床病史及影像学检查一般可做到术前明确诊断，表现不典型者需依靠病理学检查，主要表现为过度增生的纤维基质包绕不规则的骨小梁。

4. 治疗原则 主要为手术完整切除或部分切除病变骨质，除了可明确诊断外，还可以解除功能障碍，并有美容效果。由于儿童视力障碍和局部畸形的发生率较高，所以对于儿童患者主张应积极手术。

【临床关注点与影像学价值】

1. 视神经管是否狭窄 影像学如发现视神经管受压狭窄，应行预防性视神经减压术。

2. 明确骨质外有无软组织肿块 骨纤维异常增殖症患者在异常骨质周围无软组织肿块，当出现软组织肿块时应考虑到骨纤维异常增殖症恶变或其他肿瘤性病变。

【关键点】

1. 骨质增厚膨胀，并呈磨玻璃样改变，骨质外无软组织肿块，是骨纤维结构不良的诊断要点。

2. 重点观察有无视神经管狭窄。

（鲜军舫 李 铮）

病例 ⑭ 左眼突出 1 年

【简要病史及影像】女,27 岁,左眼突出 1 年(图 8-14-1)。

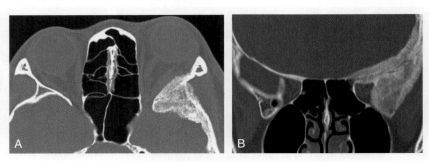

图 8-14-1A、B 眼眶横断面及冠状面 CT 骨窗图像

【问题与选项】患者可能的诊断是(　　　　)

A. 转移瘤。

B. 骨肉瘤。

C. 脑膜瘤。

D. 骨血管瘤。

E. 骨纤维异常增殖症。

【答案】C. 脑膜瘤。

【建议补充的影像检查及其他重要材料】CT 显示骨质增生硬化、边缘毛糙。需进行 MRI 检查观察是否存在软组织肿块(图 8-14-2)。

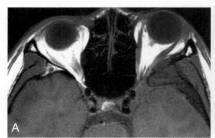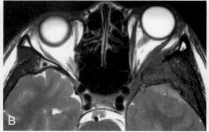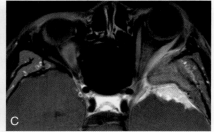

图 8-14-2A~C 横断面 T₁WI、T₂WI 和脂肪抑制增强后 T₁WI

【影像诊断及分析思路】诊断:左侧蝶骨大翼三角区扁平肥厚性脑膜瘤。

1. 蝶骨大翼三角骨质增生硬化,骨皮质边缘毛糙。

2. 病变骨质周围可见匍匐生长的 T₁WI 及 T₂WI 等信号肿块,增强后可见脑膜尾征。高度提示脑膜瘤。

3. 询问患者无原发肿瘤病史,肺部 CT 未见异常,排除了转移瘤。

【鉴别诊断及要点】

1. 转移瘤　①蝶骨大翼三角区骨质破坏伴软组织肿块;②结合影像表现积极寻找原发病灶。

2. 骨肉瘤 ①多见于青少年;②蝶骨大翼区软组织肿块伴骨质破坏及骨膜反应;③在除外白血病及转移瘤的情况下可考虑骨肉瘤诊断。

3. 骨纤维异常增殖症 ①蝶骨大翼三角区骨质增生硬化,边缘光整;②增强后无软组织肿块。

4. 血管瘤 ①骨血管瘤主体于骨髓腔内;②膨胀性生长;③病变内可见分隔状或针状增粗的骨小梁。

【疾病简介】

1. 定义与发病情况 脑膜瘤是常见的颅内肿瘤(但颅底扁平肥厚性脑膜瘤相对少见),蝶骨大翼区脑膜瘤多起源于邻近眶骨膜的蛛网膜帽状细胞,颅内脑膜瘤发病率约占颅内肿瘤的18.0%~30.0%,女男比例约为2:1。

2. 临床表现 蝶骨大翼三角区脑膜瘤最常见的症状为眼球突出,约占50.0%以上,其他症状包括视力下降、头痛、复视等。

3. 诊断 CT显示骨质增生肥厚以及周围脑膜肿块与脑膜尾征是诊断要点。

4. 治疗原则 主要通过手术治疗,临床手术多采用翼点入路,磨除蝶骨大翼,暴露软组织肿块,力求完全切除病变组织及受累骨质。

【临床关注点与影像学价值】

1. 发现病变并明确病变范围 CT检查时可发现异常的骨质增生表现,此时需要进一步观察增生骨质的边缘,如表现毛糙,多提示脑膜瘤,需要进一步检查明确有无软组织肿块及肿块的范围,为手术完整切除病变提供必要的信息。

2. 术后复查 脑膜瘤术后容易复发,术后规律随访可帮助医师明确病变是否复发,一般多采用MRI增强后脂肪抑制 T_1WI 观察病变术后情况。

【关键点】 蝶骨大翼三角区骨质增生硬化时进一步行MRI显示骨质周围的软组织肿块和脑膜尾征,高度提示扁平肥厚性脑膜瘤,进一步询问原发肿瘤病史和肺部CT检查排除转移瘤后,可明确诊断。

(鲜军舫 李 铮)

病例 15 右眼球后病变

【简要病史及影像】 临床申请单"除外右眼球后病变"(图8-15-1~图8-15-5)。

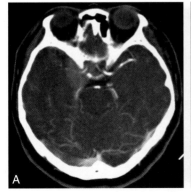 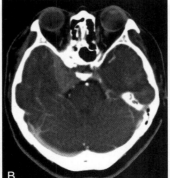 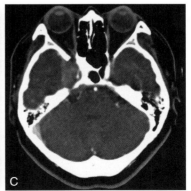

图8-15-1A~C 颅底横断面CT增强图像

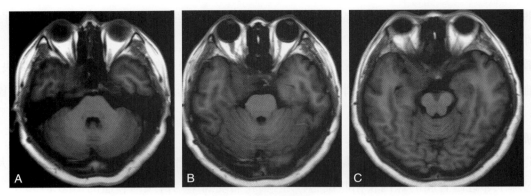

图 8-15-2A~C 颅底横断面 T₁WI 图像

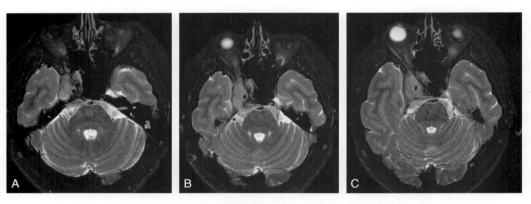

图 8-15-3A~C 颅底横断面 T₂WI 脂肪抑制序列图像

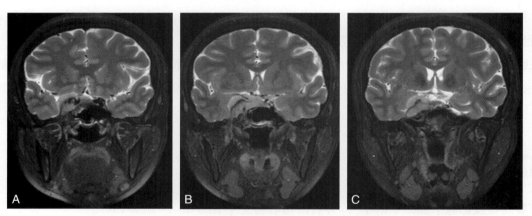

图 8-15-4A~C 颅底冠状面 T₂WI 脂肪抑制序列图像

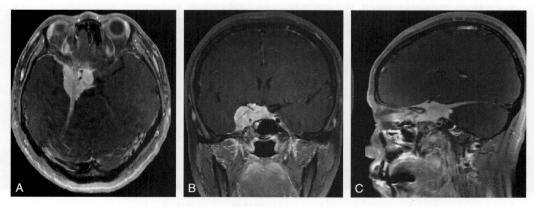

图 8-15-5A~C 颅底横断面 T₁WI 增强、冠状面 T₁WI 增强、矢状面 T₁WI 图像增强

【问题与选项 1】 此病变主要位于（ ）

A. 眼外肌。

B. 垂体。

C. 海绵窦区。

D. 右侧眼眶。

E. 右侧枕叶。

【答案】 C. 海绵窦区。

【问题与选项 2】 病变定性为（ ）

A. 良性。

B. 恶性。

C. 交界性。

【答案】 A. 良性。

【问题与选项 3】 此病例最可能的诊断是（ ）

A. 右侧海绵窦区血管瘤。

B. 右侧海绵窦区脑膜瘤。

C. 脊索瘤。

D. 垂体瘤。

E. 颈动脉硬脑膜瘘。

【答案】 B. 右侧海绵窦区脑膜瘤。

【问题与选项 4】 本病例可能出现的临床表现错误的是（ ）

A. 头痛。

B. 突眼。

C. 面部疼痛或麻木。

D. 眼痛。

E. 视野盲点。

【答案】 D. 眼痛。

【影像诊断及分析思路】 诊断:右侧海绵窦区脑膜瘤。

1. MRI 表现为右侧海绵窦内不规则异常信号,T_1WI 上呈稍低信号,T_2WI 上呈等、稍高信号,CT 及 MRI 增强扫描,病变呈明显强化,并见脑膜尾征。

2. 右侧颈内动脉海绵窦段被包绕,管腔受压变窄。以上均提示为右侧海绵窦区脑膜瘤。

3. 海绵窦脑膜瘤的临床症状不一,除头痛、颅内压增高等一般表现外,还常出现Ⅲ~Ⅵ对脑神经麻痹的症状,统称为海绵窦综合征。其中动眼神经受累的症状最常见,表现为眼外肌麻痹及瞳孔的改变;海绵窦前部脑膜瘤多有眶上裂综合征的表现,如眼球突出、视力视野改变等,通常没有眼痛的症状。

【鉴别诊断及要点】

1. 鞍旁海绵状血管瘤　CT 平扫对鞍旁海绵状血管瘤的价值有限,CT 增强扫描非常显著强化者应该考虑海绵状血管瘤的可能性。MRI T_1WI 接近等信号而 T_2WI 呈很高信号具有特征性,MRI 增强扫描呈非常显著强化更支持海绵状血管瘤的诊断。ADC 值显著升高而 DWI 接近等信号也具有特征性,^1H MRS 的

NAA 峰、Cho 峰和 Cr 峰消失可以完全除外脑膜瘤和垂体瘤,确定海绵状血管瘤的诊断。

2. 动脉瘤 最常发生于基底动脉环,但海绵窦段也可以发生。有瞳孔散大、脑膜刺激征阳性,DSA 头颅 CT 血管成像(CTA),头颅 MRA 可证实。但由于急性出血后供血动脉痉挛或血肿压迫等原因,DSA 对已破裂的动脉瘤诊断阳性率低,单次 DSA 或 CTA 阴性,不能完全排除动脉瘤可能。应密切随访。MRA 的敏感性可能更佳。

3. 颈动脉海绵窦瘘 多有头部外伤史、伤后不同时期出现结合膜水肿和充血、搏动性突眼、颅内血管杂音、视力进行性减退等典型症状和体征,结合脑血管造影检查可确诊。

4. 海绵窦血栓 多有感染病史。临床上短期内出现典型的海绵窦综合征表现。脑脊液检查有白细胞计数升高,涂片或培养可明确致病菌。血常规白细胞和中性粒细胞数升高,血沉偏快。头部 CT 可见海绵窦肿胀、不规则充盈缺损和眼静脉扩张。MRI 早期 T_1WI 为等(高)信号、T_2WI 为低(等)信号,数天后可呈现为中心等信号、周围高信号的靶心征。头部磁共振静脉成像(MRV)直接征象为发育正常的海绵窦内高信号缺失或边缘模糊,且不规则的低血流信号;间接征象为梗阻处静脉侧支形成和其他途径引流静脉异常扩张。

5. 垂体瘤 常合并内分泌表现,视野障碍多为双颞侧偏盲,CT 和 MRI 可见蝶鞍扩大,病变位于鞍内或由鞍内向鞍上发展。

【疾病简介】

1. 定义与发病情况 脑膜瘤占所有颅内肿瘤的 18.0%~30.0%。大约 10.0% 的脑膜瘤发生在鞍旁区域。鞍上或 / 和鞍旁脑膜瘤通常来自鞍膈或鞍结节,较少出现在海绵窦内。

2. 临床表现 海绵窦区脑膜瘤患者的临床症状是由于肿瘤对海绵窦窦内神经血管结构的压迫所产生。患者典型临床表现为头痛,由于静脉回流受阻而导致的突眼,面部疼痛或麻木和视觉功能障碍,例如复视、双侧瞳孔不等大、上睑下垂或视野盲点。少数情况下,由于对颈内动脉的压迫,患者会表现为颈动脉狭窄的症状。这些症状包括短暂性脑缺血发作(TIAs),一过性黑矇或脑血管意外(CVAs)。另一种不常见的临床症状就是脑膜瘤对垂体及垂体柄压迫导致的垂体功能障碍。

3. 诊断 在 CT 上,可见海绵窦饱满、略高密度、边界清楚、以广基与颅骨或硬膜相连的肿块,明显均一强化,可包绕颈内动脉海绵窦段。头颅 MRI T_1WI 多为等或稍低信号,T_2WI 呈等或稍高信号,增强扫描明显均匀强化,动态增强扫描中期获得图像最佳。钙化率为 20.0%~50.0%。

4. 治疗原则 脑膜瘤治疗方法包括观察、手术切除、立体定向放射治疗。对于那些采用保守治疗措施的患者,建议影像学随访至少一年一次。由于肿瘤压迫视觉通路而引起视力丧失,不管程度如何,均需外科手术,因为手术一旦解除肿瘤对视神经压迫作用,视力通常都会改善。如肿瘤增大或发现有进行性神经功能障碍,亦需外科干预。

【临床关注点与影像学价值】

1. 体格和神经系统查体时重点关注第Ⅱ~Ⅵ脑神经。患者需要视野方面的专科检查以排除视野孤立暗点。如患者有相应的临床表现,或放射影像学上有阳性发现,如下丘脑、垂体漏斗部发现有占位效应,则患者有必要做垂体内分泌功能方面的完整的实验室检查。

2. 影像检查,特别是 MRI 检查有助于显示海绵窦区复杂的解剖结构,并直观显示病变范围、信号或密度变化,以及病变强化程度。MRI 和 CT 血管造影可用来评估颈内动脉管径的大小。只要发现动脉存在狭窄,意味着血管壁已被肿瘤浸润,提示肿瘤只能次全切除,术中不应该再对动脉有所操作。海绵窦区只要有过放射治疗的病史,术中动脉损伤的风险将大大增加。

【关键点】根据典型临床表现、神经眼科学检查发现和典型的神经影像学表现诊断多不困难。重点是需与引起海绵窦综合征的海绵窦血栓和颈动脉海绵窦相鉴别。

（陈 涓 曹若瑶）

病例 ⑯ 右侧头面部疼痛、上睑下垂、复视、头晕

【简要病史及影像】患者主诉：4 日前，发热后右侧头面部疼痛；3 日前，右侧上睑下垂、复视、头晕。查体：右眼睑下垂，右眼球运动受限，定位于动眼神经、滑车神经、外展神经（图 8-16-1）。

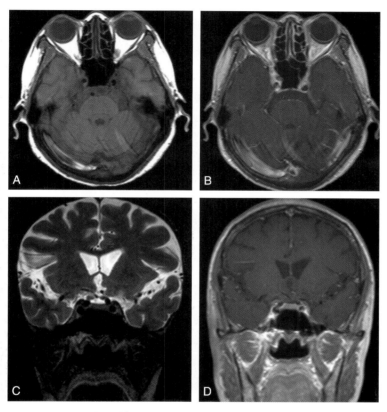

图 8-16-1A~D 颅底横断面 T₁WI 图像、横断面 T₁WI 增强图像、冠状面 T₂WI 脂肪抑制图像、冠状面 T₁WI 增强图像

【问题与选项 1】根据病史、体格检查及 MRI 图像，考虑病变主要位于（ ）

A. 右侧海绵窦。

B. 右侧眼眶。

C. 右侧颞叶。

D. 右侧额叶。

E. 右侧视神经。

【答案】A. 右侧海绵窦。

【问题与选项 2】关于本病例下列说法错误的是（ ）

A. 属于特发性炎症伴头痛及眼肌麻痹。

B. 青壮年多见。

C. 不出现对光反应消失。

D. 伴有恶心、呕吐。

E. 给予皮质类固醇治疗。

【答案】C. 不出现对光反应消失。

【影像诊断及分析思路】诊断:考虑为托洛萨 - 亨特综合征(Tolosa-Hunt syndrome,THS)。

MRI 上表现为右侧海绵窦 - 眶尖处不规则形异常信号,T_1WI 上呈稍低信号,T_2WI 上呈稍高信号,增强扫描明显强化。结合患者临床病史:头痛、眼球运动受限,体格检查提示Ⅲ~Ⅴ脑神经功能异常。

【鉴别诊断及要点】

1. 结核性或化脓性脑膜炎　当脑膜炎以累及颅底区域脑膜为主时,可引起类似 THS 的症状而易混淆,但脑膜炎病变累及范围广,增强 MRI 上脑膜片状累及、脑池变窄闭塞、脑膜刺激征阳性、脑脊液生化检查的异常可资鉴别。

2. 颈内动脉海绵窦瘘　临床上有眶部肿胀。闻及血管杂音,眶上静脉曲张明显,对糖皮质激素治疗不敏感,DSA、MRA 对海绵窦的显示有一定的临床价值。

3. 眶部炎性假瘤　由于眼眶内炎症导致上睑提肌、上直肌或其他眼外肌肿胀及功能障碍,可出现上睑下垂、眼球垂直运动障碍等表现。眼眶 MRI 可以清晰显示眼外肌病变。注意此病的发病机制与 THS 可能有共同之处。

4. 其他　如全身性肉芽肿、结节病、梅毒、韦格纳肉芽肿病(Wegner granulomatosis)等需结合免疫指标及影像学检查有助于鉴别诊断。

【疾病简介】

1. 定义与发病情况　THS 是一种伴有头痛和眼肌麻痹的特发性眼眶和海绵窦炎性疾病。病因可能为颈内动脉海绵窦段及其附近硬脑膜的非特异性炎症或肉芽肿。

2. 临床表现　本病常为急性或亚急性起病,表现为头痛及脑神经麻痹为主的临床综合征。临床报道病例多为 20~70 岁,以 30~50 岁居多,男女性别比例差异不大。头痛常为首发症状。多眶周及球后疼痛,波及额部及枕部,常以一侧为主,也可双侧,偶为对侧头痛或双侧交替。头痛程度个体差异较大,可伴有恶心、呕吐、眼球肿胀、流泪、头晕等,偶有低热。

3. 实验室检查　血常规多数正常,血沉正常或中度增快。脑脊液检查大多颅内压正常,蛋白、细胞多数正常,少数轻度增高。

4. 注意淋巴瘤、系统性红斑狼疮等对激素同样敏感,必要时做活检或血清学检查。

5. 治疗预后　本病对类固醇激素治疗敏感。用泼尼松治疗后,头痛症状多在 72 小时内明显改善或消失;脑神经引起的症状恢复较慢,其症状多在数日或数月内完全缓解。本病为自限性疾病,未经治疗者症状多在数周至数月后逐渐消失。

【临床关注点与影像学价值】THS 为排除性诊断。THS 影像改变相对轻,甚至可无影像异常,而临床表现相对严重。试验性治疗复查观察病变的改变情况可帮助评估疗效和明确诊断。

【关键点】THS 的 MRI 异常表现为海绵窦增宽,周围间隙变窄或消失,海绵窦内条形的软组织影,部分患者病灶可延伸至眶尖、眶上裂。T_1WI 呈等皮质信号,T_2WI 信号多变。若 T_2WI 呈低信号改变,则首先考虑炎性病变,这与炎性病变的纤维素改变有关。增强扫描明显强化。诊断后试验性治疗复查海绵窦

MRI 可评估疗效和进一步明确诊断。

（陈 涓 曹若瑶）

病例 **17** 颅内占位

【简要病史及影像】女性,72 岁。因脑梗死入院查体发现颅内占位(图 8-17-1)。

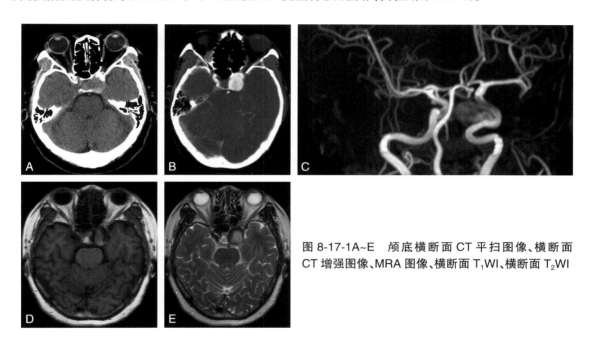

图 8-17-1A~E 颅底横断面 CT 平扫图像、横断面 CT 增强图像、MRA 图像、横断面 T_1WI、横断面 T_2WI

【问题与选项 1】病变位于左侧海绵窦区,对于此病例,MRI 诊断的重要征象是( )

A. 明显均匀强化。

B. T_1WI 上低信号。

C. T_2WI 上高信号。

D. 血管流空。

E. 边界清晰。

【答案】D. 血管流空。

【问题与选项 2】此病变在海绵窦段最易受压的神经是( )

A. 上颌神经。

B. 外展神经。

C. 眼神经。

D. 动眼神经。

E. 滑车神经。

【答案】B. 外展神经。

【问题与选项 3】颈内动脉海绵窦段与海绵窦内脑神经的毗邻关系是( )

A. 位于脑神经内侧。

B. 位于脑神经外侧。

C. 位于脑神经上方。

D. 位于脑神经下方。

E. 位于脑神经后方。

【答案】A. 位于脑神经内侧。

【影像诊断及分析思路】MRI 特征:病变位于左侧海绵窦区,T₁WI 及 T₂WI 平扫图像上均见其内部血管流空信号,MRA 显示椭圆形影与左侧颈内动脉相连,CT 增强扫描可见明显均匀强化,均提示颈内动脉(海绵窦段)动脉瘤。

【鉴别诊断及要点】较小的动脉瘤需与正常脑血管结构如血管襻、动脉圆锥鉴别。巨大动脉瘤有时需与脑膜瘤、实质性颅咽管瘤或垂体瘤相鉴别。

1. 脑膜瘤 在 CT 上呈等密度,邻近骨质多可见骨质增生,在 MRI 上呈等 T₁、等 T₂ 信号,增强扫描呈明显强化,并可见脑膜尾征。

2. 垂体瘤 病灶易向上生长,常侵犯鞍上池,但瘤体主要位于鞍内,CT 常呈等或稍高密度;MRI 多表现为 T₁WI 等或稍低信号,T₂WI 等信号,较海绵状血管瘤 T₁WI 信号略高,T₂WI 信号略低,增强扫描其强化程度不及海绵状血管瘤。常有内分泌紊乱的临床表现。

3. 实性颅咽管瘤 实性颅咽管瘤较少见,体积不大,在 CT 上为不均匀的等或稍高密度影,MRI 的 T₁WI 上信号强度与脑灰质类似,T₂WI 多为不均匀的高信号,这是由于实性部分有钙化、小囊变及小出血点。MRI 对钙化的显示不如 CT 清楚,在各扫描序列上均为低信号,钙化在 T₁WI 上也可为高信号。增强扫描见肿瘤的实性部分及囊壁可有明显、不均匀强化。

【疾病简介】

1. 颈内动脉海绵窦段动脉瘤的病理基础是动脉壁先天性薄弱或缺陷,以及动脉管壁退行性变,中层介质减少,导致动脉壁变薄,血管在血流冲击下局限性异常扩大。

2. 临床症状 多数患者无症状;个别因瘤体较大,压迫周围脑组织或相邻的脑神经产生相应的症状。

3. 治疗 由于海绵窦的解剖关系复杂,外有硬脑膜保护,因此对于发生于这一部位的颈内动脉瘤在治疗上有直接手术、血管内治疗和观察等,应针对患者的具体情况决定处理办法。

【临床关注点与影像学价值】

1. CT 骨窗显示颅底骨质情况。

2. MRI 观察动脉瘤中的血栓情况。

3. CTA 或 MRA 是较好的无创性检查方法,显示动脉瘤的位置、形态、大小和开口,为血管内栓塞或动脉瘤夹闭手术提供依据,DSA 检查是诊断"金标准"和血管内栓塞的客观依据。

【关键点】CT 平扫时发现在鞍旁或鞍上出现弧形钙化,应高度警惕动脉瘤存在的可能性。MRI 显示动脉瘤瘤体的信号变化差异较大,若无血栓形成可出现流空现象;较大的动脉瘤内血流常形成涡流,产生血栓,MRI 表现为不均匀混杂信号影,须注意识别。CTA 是首选的无创性检查方法。

(陈 涓 曹若瑶)

病例 ⑱ 视力下降

【简要病史及影像】女,63 岁,视力下降(图 8-18-1)。

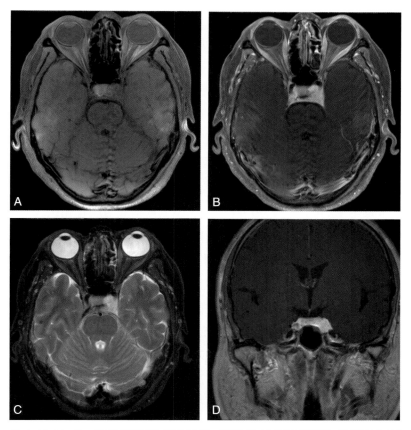

图 8-18-1A~D　颅底横断面 T_1WI 图像、横断面 T_1WI 增强图像、横断面 T_2WI 脂肪抑制图像、冠状面 T_1WI 增强图像

【问题与选项 1】此病例为左侧海绵窦病变,最可能的诊断为(　　　　　)

A. Tolosa-Hunt 综合征。

B. 海绵状血管瘤。

C. 神经鞘瘤。

D. 血管瘤。

E. 动脉瘤。

【答案】B. 海绵状血管瘤。

【问题与选项 2】本病变属于(　　　　　)

A. 良性肿瘤。

B. 恶性肿瘤。

C. 交界性肿瘤。

D. 癌前病变。

E. 非肿瘤性良性病变。

【答案】E. 非肿瘤性良性病变。

【问题与选项 3】此病例可能的影像学表现是(　　　　　)

A. CT 增强扫描见不均匀强化,有瘤周水肿。

B. CT 骨窗相可见颅中窝底、前床突、鞍底、岩尖等部位骨质吸收。

C. MRI 检查可见瘤体内的血管流空现象。

D. MRI 平扫表现为 T_1WI 均匀稍高信号,T_2WI 均匀低信号。

E. MRI 增强扫描时,瘤体强化不明显。

【答案】B. CT 骨窗相可见颅中窝底、前床突、鞍底、岩尖等部位骨质吸收。

【影像诊断及分析思路】CT 与 MRI 表现为紧贴海绵窦外侧壁的肿物,边缘清楚,CT 呈稍高密度,但一般无钙化;T_1WI 为均匀低信号或稍不均匀高信号,T_2WI 为较高信号肿物,注射对比剂后呈逐渐充填状强化,可提示诊断,但有时也呈均匀或不均匀的明显强化,病灶形态常呈不对称哑铃状。

【鉴别诊断及要点】

1. 鞍旁脑膜瘤 常发生于颅底、鞍旁,边界清楚,往往呈宽基底与颅骨相接,CT 呈等密度,钙化常见,部分病灶甚至瘤体钙化呈高密度改变,MRI 显示 T_1WI 呈等或稍低信号,T_2WI 等或稍高信号,T_2WI 信号明显低于海绵窦海绵状血管瘤信号;增强扫描早期即明显强化,强化程度不及海绵状血管瘤,并可见相邻脑膜增厚强化。

2. 垂体瘤 病灶易向上生长,常侵犯鞍上池,但瘤体主要位于鞍内,CT 常呈等或稍高密度;MRI 多表现为 T_1WI 等或稍低信号,T_2WI 等信号,较海绵状血管瘤 T_1WI 信号略高,T_2WI 信号略低,增强扫描其强化程度不及海绵状血管瘤。

3. 神经源性肿瘤 海绵窦区常见三叉神经鞘瘤,呈跨颅窝生长,不均匀 T_1WI 信号稍低、T_2WI 呈稍高信号,囊性变常见;增强扫描亦呈明显均匀强化改变,但其强化程度不及海绵窦海绵状血管瘤。

4. 动脉瘤 最常发生于基底动脉环,但海绵窦段也可以发生,动脉瘤往往可见流空改变,增强扫描与动脉强化方式一致,部分病灶内血栓形成后其内密度及信号可不均匀,CTA、MRA 及数字减影血管造影(DSA)检查可鉴别。

【疾病简介】

1. 海绵窦海绵状血管瘤是一种相对罕见病,占鞍旁占位的不到 2.0%,常见于 40~50 岁女性患者,由内衬内皮的窦样腔隙构成,瘤内为流动缓慢或停滞的血液,是良性的、包膜完整的生长在海绵窦范围内的占位性病变。

2. 临床表现,主要表现为头痛和相应脑神经功能障碍,最常表现为视力损害、视野缺损、复视、眼球突出等。

3. 病理表现,由多数血窦及其间的纤维结缔组织组成,血窦具有由内皮细胞形成的薄壁。分为 A 型(纤维结缔组织较少,不易全切)及 B 型(纤维结缔组织较多,可以全切)。

4. 治疗主要为手术治疗、术前放射治疗等。

【临床关注点与影像学价值】

1. 其术前诊断的误诊率较高,常误诊为鞍区垂体腺瘤或脑膜瘤,因其术中容易大量出血和周围复杂的神经血管的关系,术前的正确诊断对预后有很大影响。

2. DSA 对术前明确诊断的价值有限,国内外文献报道的海绵状血管瘤在 DSA 上 1/3 为阴性表现,2/3 表现为不同程度的染色影。

3. CTA 扫描对于肿瘤邻近血管压迫、包绕情况有较高价值,对于手术具有指导价值。

4. MRI 对于诊断海绵状血管瘤具有较高的诊断特异性与敏感性,对于小型(<1cm)以及非出血性海绵状血管瘤,磁敏感加权成像(SWI)的检出率更高,时间分辨率较高的动态增强扫描源图像可显示特征性的"渐进性强化"征象,可帮助明确诊断。

【关键点】术前的诊断很关键。因为其邻近复杂的神经血管结构且极易出血,通常很难达到全切。如果 T_2 像上有哑铃状高信号并侵入鞍上和鞍旁的病变,且可以见到均匀或不均匀的强化,则应该考虑到海绵状血管瘤可能。时间分辨率较高的动态增强扫描对显示特征性的"渐进性强化"现象和确诊非常关键,必须作为常规扫描序列。

(陈　涓　曹若瑶)

病例 19　头痛 2 年

【简要病史及影像】女,45 岁,2 年前出现无明显诱因头痛,当时未予重视,后症状逐渐加重(图 8-19-1)。

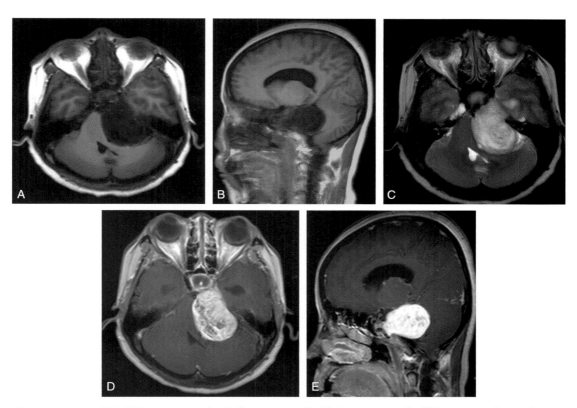

图 8-19-1A~E　颅底横断面 T_1WI 图像、矢状面 T_1WI 图像、横断面 T_2WI 图像、横断面 T_1WI 增强图像及矢状面 T_1WI 增强图像

【问题与选项 1】关于此病变的描述,下列说法错误的是(　　　　)

A. 病变横跨三叉神经孔,两端分别位于 Meckel 腔和桥前池。

B. 与左侧海绵窦分界不清。

C. 可见脑膜尾征。

D. 增强扫描强化欠均匀。

E. 第 4 脑室受压。

【答案】C. 可见脑膜尾征。

【问题与选项2】本病最有可能的诊断是（　　　　　）

A. 脑膜瘤。

B. 听神经瘤。

C. 动脉瘤。

D. 神经鞘瘤。

E. 海绵状血管瘤。

【答案】D. 神经鞘瘤。

【问题与选项3】此病例在 CT 及 MRI 平扫基础上，下列哪些检查和技术更能提供定性信息（　　　　　）

A. 头部 CT 增强扫描。

B. 头部 PET-CT 检查。

C. 头部 MRI 平扫。

D. 头部 MRI 增强扫描。

E. 头部 MRA 成像。

【答案】D. 头部 MRI 增强扫描。

【影像诊断及分析思路】MRI 示病变位于左侧海绵窦区，横跨三叉神经孔，两端分别位于 Meckel 腔和桥前池，与左侧海绵窦分界不清。T_1WI 上呈低信号，T_2WI 上呈不均匀高信号，增强扫描强化欠均匀。结合患者病史：慢性病程，无明显诱因头痛，听力及视力下降。首先考虑为神经鞘瘤，结合其部位及形态特征，考虑为神经鞘瘤。

【鉴别诊断及要点】

1. 动脉瘤　在 MRI 上呈显著的血管流空，增强扫描呈明显强化。

2. 脑膜瘤　在 CT 上呈等密度，邻近骨质多可见骨质增生，在 MRI 上呈等 T_1、等 T_2 信号，增强扫描呈明显强化，并可见脑膜尾征。

3. 海绵窦区海绵状血管瘤　在 MRI 上表现为长 T_1、长 T_2 信号，MRI 动态增强扫描呈渐进性强化。

4. 软骨肉瘤　CT 表现为鞍旁含有环形或斑点状钙化的低密度软组织肿块，在 MRI 上呈长 T_1、长 T_2 信号，增强扫描多呈分隔状强化。

【疾病简介】

1. 海绵窦区神经鞘瘤主要来源于三叉神经的眼支和上颌支，其次来源于展神经，神经鞘瘤组织学上包括：Antoni A 区，以长梭形细胞的紧密排列为特征；Antoni B 区，以伴有少量梭形细胞的疏松黏液基质为特征。

2. 海绵窦区神经鞘瘤的临床表现主要为Ⅲ~Ⅴ脑神经症状。其中以面部感觉减退多见，其次为外展神经功能障碍，动眼神经麻痹较少见，部分有突眼。海绵窦区神经鞘瘤可出现头痛，这可能与三叉神经有关，很少是颅内压增高所致，因神经鞘瘤生长缓慢，较少引起颅内压增高。另外患者还可出现肢体活动障碍，主要是肿瘤向后突破海绵窦后壁，影响大脑脚所致。

3. 海绵窦区神经鞘瘤因其边界清楚、质软，手术全切率可高达 75.0%~100%，且手术后并发症少（较海绵窦脑膜瘤少），因此直接手术为首选治疗方法。但由于海绵窦内结构复杂，血管、神经丰富，临床上可根据肿瘤的生长方向而采取相应的手术入路，以期达到最佳治疗效果。

【临床关注点与影像学价值】

1. CT 骨窗常可见骨质受压变薄甚至骨质破坏。

2. MRI 对于病灶的细节及成分诊断优于 CT,因此 MRI 平扫及增强对于肿块的定位诊断及定性诊断尤为重要,一是易于显示肿块与脑组织及海绵窦的关系,二是有助于显示病灶内 Antoni A 区和 Antoni B 区的不同成分以及病变的强化程度。

【关键点】在 MRI 上,AntoniA 区呈等 T_1、等 T_2 信号,明显强化;Antoni B 区呈长 T_1、长 T_2 信号,轻度强化或不强化。因此,MRI 是此病定位、定性的最佳检查方法。

(陈 涓 曹若瑶)

参 考 文 献

[1] Falk DA, Van WD, Nilsson M, et al. Diagnostic value of alternative techniques to gadolinium-based contrast agents in MR neuroimaging—a comprehensive overview. Insights Imaging, 2019, 10(1):84.

[2] Choi YR, Kim JH, Min HS, et al. Acute invasive fungal rhinosinusitis: MR imaging features and their impact on prognosis. Neuroradiol, 2018, 60(7):715-723.

[3] Gendreitig P, Honegger J, Quinkler M. Granulomatous hypophysitis causing compression of the internal carotid arteries reversible with azathioprine and rituximab treatment. Pituitary, 2019, 23(2):103-112.

[4] Buizza G, Molinelli S, D'Ippolito E, et al. MRI-based tumour control probability in skull-base chordomas treated with carbon-ion therapy. Radiother Oncol, 2019, 137:32-37.

[5] Clarke MS, Plouznikoff A, Deschenes J. Orbital autoimmune inflammatory disorders-Protein regional variability might explain specific lesion location. Med Hypotheses, 2017, 98:15-17.

[6] Sotoudeh H, Shafaat O, Aboueldahab N, et al. Superior ophthalmic vein thrombosis: what radiologist and clinician must know. Eur J Radiol Open, 2019, 6:258-264.

[7] Kalin-Hajdu E, Hirabayashi KE, Vagefi MR, et al. Invasive fungal sinusitis: treatment of the orbit. Curr Opin Ophthalmol, 2017, 28(5):522-533.

[8] Mahalingam HV, Mani SE, Pate B, et al. Imaging spectrum of cavernous sinus lesions with histopathologic correlation. Radiographics, 2019, 39(3):795-819.

[9] Wallace ZS, Perugino C, Matza M, et al. Immunoglobulin g4-related disease. Clin Chest Med, 2019, 40(3):583-597.

[10] Gooi Z, Richmon J, Agrawal N, et al. Principles of treatment for nasopharyngeal cancer: a review of the national comprehensive cancer network guidelines. Head Neck, 2017, 39(2):201-205.

[11] Jo I, Goulid D, Schlicht S, et al. Diagnostic accuracy of functional imaging modalities for chondrosarcoma: a systematic review and meta-analysis. J Bone Oncol, 2019, 19:100262.

[12] Sun L, Qi Y, Sun X, et al. Orbital metastasis as the initial presentation of lung adenocarcinoma: a case report. Onco Targets Ther, 2016, 9:2743-2748.

[13] Andreu-Arasa VC, Sung EK, Fujita A, et al. Otosclerosis and dysplasias of the temporal bone. Neuroimaging Clin N Am, 2019, 29(1):29-47.

[14] Huang X, Tang D, Wu T, et al. Ectopic orbital meningioma: a retrospective case series. BMC Ophthalmol, 2018, 18(1):296.

[15] 苏昌亮,李丽,陈小伟,等. 2016 年 WHO 中枢神经系统肿瘤分类总结. 放射学实践, 2016, 31(7):570-579.

[16] Linskey ME, Sekhar LN. Cavernous sinus hemangiomas. a series, a review, and an hypothesis. Neurosurgery, 1992, 30(1):101-108.

[17] Elster AD, Challa VR, Gilbert TH, et al. Meningiomas: MR and histopathologic features. Radiology, 1989, 170(1):857-862.

[18] He K, Liang C, Wei Z, et al. Magnetic resonance standard for cavernous sinus hemangiomas: proposal for a diagnostic test. Eur Neurol, 2014, 72(1-2):116-124.

[19] 郭健,鲜军舫,王振常,等. Tolosa-Hunt 综合征的 MRI 表现及诊断价值. 中华放射学杂志, 2006, 40(3):266-269.

[20] İlgen Uslu F, Özkan M. Painful ophthalmoplegia: a case report and literature review. Agri, 2015, 27(4):219-223.

[21] Hung CH, Chang KH, Wu YM, et al. A comparison of benign and inflammatory manifestations of Tolosa-Hunt syndrom. Cephalalgia, 2013, 33(10):842-852.

[22] Schuknecht B, Sturm V, Huisman TA, et al. Tolosa-Hunt syndrome: MR imaging features in 15 patients with 20 episodes of painful ophthalmoplegia. Eur J Radiol, 2009, 69(3):445-453.

[23] 吴恩惠, 徐文坚. 海绵窦病变的影像学诊断. 放射学实践, 2000, 15(4):286-288.

[24] Mine B, Pezzullo M, Roque G, et al. Detection and characterization of unruptured intracranial aneurysms: comparison of 3 T MRA and DSA. J Neuroradiol, 2015, 42(3):162-168.

[25] Gonzalez LF, Walker MT, Zabramski JM, et al. Distinction between paraclinoid and cavernous sinus aneurysms with computed tomographic angiography. Neurosurgery, 2003, 52(5):1131-1137.

[26] Li M, Zhao J, Li Y, et al. Extradural transcavernous approach to cavernous sinus cavernous hemangiomas. Clin Neurol Neurosurg, 2015, 136:110-115.

[27] 周良辅, 毛颖, 陈亮. 海绵窦海绵状血管瘤的诊断和治疗. 中华神经外科疾病研究杂志, 2003, 2(1):12-15.

[28] Wang X, Liu X, Mei G, et al. Phase Ⅱ study to assess the efficacy of hypofractionated stereotactic radiotherapy in patients with large cavernous sinus hemangiomas. Int J Radiation Onco Biol Phys, 2012, 83(2):e223-e230.

[29] He K, Liang C, Wei Z, et al. Magnetic resonance standard for cavernous sinus hemangiomas: proposal for a diagnostic test. Eur Neurol, 2014, 72(1-2):116-124.

[30] Eisenberg MB, Al-Mefty O, Demonte F, et al. Benign nonmeningeal tumors of the cavernous sinus. Neurosurgery, 1999, 44(5):949-955.

[31] el Kalliny M, van Loveren H, Keller JT, et al. Tumors of the lateral wall of the cavernous sinus. J Neurosurg, 1992, 77(4):508-514.

[32] Savas A, Deda H, Erden E, et al. Differential diagnosis of idiopathic inflammatory trigeminal sensory neuropathy from neuroma with a biopsy: case report. Neurosurgery, 1999, 45(5):1246-1249.

[33] Cusimano MD, Sekhar LN, Sen CN, et al. The results of surgery for benign tumors of the cavernous sinus. Neurosurgery, 1995, 37(1):1-9.

第九章 颅后窝底(包括桥小脑角)

病例 ① 左耳听力下降,流脓

【简要病史及影像】男,22 岁,左耳听力下降,流脓(图 9-1-1)。

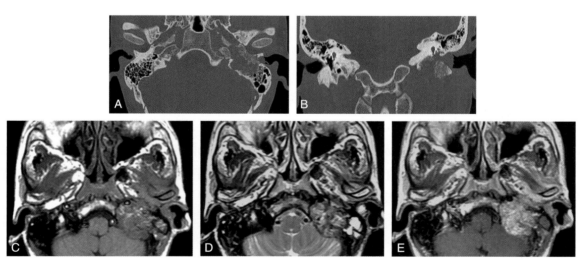

图 9-1-1A~E 颞骨横断面及冠状面 CT 骨窗图像、横断面 T₁WI、T₂WI 和脂肪抑制增强后 T₁WI

【问题与选项】患者可能的诊断是( )

A. 神经鞘瘤。

B. 颈静脉球瘤。

C. 脑膜瘤。

D. 邻近肿瘤侵犯。

E. 内淋巴囊肿瘤。

【答案】B. 颈静脉球瘤。

【影像诊断及分析思路】 诊断：左侧颈静脉球瘤。

1. 左侧颈静脉球区骨质侵蚀破坏，骨质轮廓较完整。这种表现多见于副神经节瘤及侵犯颈静脉孔区的中耳恶性肿瘤。

2. 平扫 T_1WI 可见病变内部多发点状低信号血管流空及高信号的亚急性出血，呈典型的胡椒盐征，增强后病变明显强化，提示病变为富血供肿瘤。结合 CT 和 MRI 表现高度提示颈静脉球瘤。

【鉴别诊断及要点】

1. 神经鞘瘤　①骨质受压膨胀、塑形、边缘硬化；②T_2WI 信号较高，可见囊变区，增强后实性区域明显强化。

2. 脑膜瘤　①颈静脉孔周围骨质增生硬化；②宽基底与岩锥相连，增强后可见脑膜尾征。

3. 外中耳恶性肿瘤侵犯　①疼痛明显，病程较短；②外中耳及颈静脉孔区骨质破坏，范围较大。

4. 内淋巴囊肿瘤　①病变主体位于岩锥后部，骨质破坏伴残留的针状骨嵴；②病变可见不同时期出血的表现，部分病变内可见液-液平面，增强后病变明显强化。

【疾病简介】

1. 定义与发病情况　起源于颈静脉球及鼓室副神经节的肿瘤，多来源于舌咽神经鼓室支或迷走神经耳支的血管外膜小体及颈静脉窝感受器小体。中年女性多见，多为单发且多单侧发病，生长缓慢，病程可长达数十年。

2. 临床表现　与脉搏一致的搏动性耳鸣、进行性耳聋和耳内胀满感，压迫同侧颈静脉可使耳鸣短暂减弱或消失。肿瘤位于颈静脉孔附近，可出现后组脑神经损害症状，如声音嘶哑、饮水呛咳、患侧软腭麻痹、咽反射消失等。

3. 诊断　DSA 检查可用于评估肿瘤血管结构及血流动力学，协助术后方案制定，并可行术前栓塞治疗，减少术中出血。

4. 分型　目前多采用 Fisch 分型。A 型：起源于鼓岬的鼓室丛，其血供来源于鼓室动脉（咽升动脉的分支）；肿瘤可能会轻微浸润鼓岬。B 型：起源于下鼓室的鼓室管，侵犯中耳和乳突，未累及颈动脉管和颈动脉孔；肿瘤可侵犯下鼓室，但未累及颈静脉球骨皮质；C1 为肿瘤局限于颈静脉孔、颈静脉球及颈动脉管垂直段；C2 为肿瘤累及颈动脉管垂直段；C3 为肿瘤累及颈动脉管水平段；C4 为肿瘤累及破裂孔及海绵窦；D1 为颅内累及≤2cm；D2 为颅内累及 >2cm。

5. 治疗原则　手术切除是主要治疗方法，对于较大的肿瘤或术中可能出血量较大的肿瘤，可术前行栓塞治疗减少术中出血。

【临床关注点与影像学价值】

1. 与其他颈静脉孔区肿瘤鉴别，颈静脉球瘤为富血供肿瘤，冒然活检会引起严重出血，因此需要与其他颈静脉孔区常见肿瘤进行鉴别。颈静脉球瘤周围骨质多呈虫蚀样侵蚀破坏。T_1WI 可见典型的胡椒盐征改变，但血管流空的表现几乎可见于所有病例当中。

2. 关注病变与周围结构关系，明确病变分级。

3. 术前 3~5 天内在 DSA 下栓塞，减少出血，有利于彻底切除肿瘤。

【关键点】 颈静脉球瘤是引起搏动性耳鸣常见的病因之一，病变周围骨质侵蚀破坏，T_1WI 可见胡椒盐征或血管流空，增强后病变明显强化。术前 3~5 天栓塞，减少出血。

（鲜军舫　李　铮）

病例 ❷ 右侧中耳乳突炎 1 年余,复视 20 余日

【简要病史及影像】男,53 岁,患右侧中耳乳突炎 1 年余,出现复视 20 余日(图 9-2-1)。

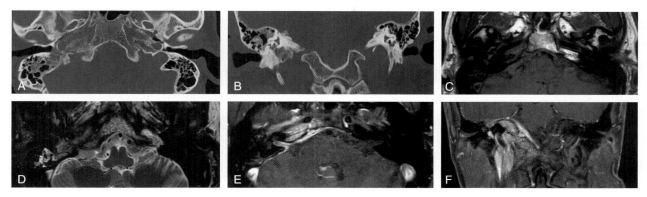

图 9-2-1A~F　颞骨横断面、冠状面 CT 骨窗图像、横断面 T_1WI、T_2WI 及横断面和冠状面脂肪抑制增强后 T_1WI

【问题与选项】患者可能的诊断是(　　　　)

A. 神经鞘瘤。

B. 颈静脉球瘤。

C. 脑膜瘤。

D. 邻近肿瘤侵犯。

E. 内淋巴囊肿瘤。

【答案】C. 脑膜瘤。

【影像诊断及分析思路】诊断:右侧颈静脉孔区脑膜瘤。

1. 右侧颈静脉孔周围骨质增生硬化合并右侧中耳乳突炎,此种表现常见于岩锥炎性病变和脑膜瘤。

2. MRI 显示岩尖周围匍匐状软组织肿块,累及右侧内听道,T_1WI 呈等信号,T_2WI 呈等信号,增强后可见脑膜尾征。结合 CT 和 MRI 表现高度提示脑膜瘤。

【鉴别诊断及要点】

1. 神经鞘瘤　①骨质受压膨胀、塑形,边缘硬化;②T_2WI 信号较高,可见囊变区,增强后实性区域明显强化。

2. 颈静脉球瘤　①颈静脉孔周围骨质侵蚀破坏;②胡椒盐征或血管流空,增强后明显强化。

3. 鼻咽癌颅内侵犯及转移瘤　①颈静脉孔区骨质侵蚀破坏伴不规则软组织肿块;②颈部淋巴结肿大、坏死;③发现上述改变时应先重点观察鼻咽部及肺部情况,排除鼻咽癌及肺腺癌转移。

4. 内淋巴囊肿瘤　①病变主体位于岩锥后部,骨质破坏伴残留的针状骨嵴;②病变可见不同时期出血的表现,部分病变内可见液 - 液平面,增强后病变明显强化。

【疾病简介】

1. 定义与发病情况　起源于颞骨岩部外侧到第Ⅴ脑神经间后表面的硬脑膜,占桥小脑角区肿瘤的 6.0%~15.0%。

2. 临床表现　常见的症状包括听力丧失、眩晕、头痛、面部疼痛或 / 和麻木、平衡失调。少见症状包

括偏瘫、脊髓病变、偏身麻木、声音嘶哑、吞咽困难及梗阻性脑积水导致的颅高压症状。

3. 诊断 对于无手术指征的患者可采用影像学进行诊断,最终诊断依靠病理诊断。

4. 治疗原则 治疗方法主要包括连续的影像学观察、手术切除、立体定向放射治疗。无症状的小肿瘤或有轻微症状的肿瘤,抑或合并相关医疗禁忌证者,可予连续的影像学观察。手术治疗主要针对持续增大的肿瘤。对于体积小但无占位效应的肿瘤可采取立体定向放射治疗。

【临床关注点与影像学价值】

1. 结合 CT 上骨质改变,排除颈静脉孔区其他常见肿瘤、鼻咽癌颅内侵犯及转移瘤。

2. 影像学随访,重点评估肿瘤体积及周围结构受压情况,当肿瘤生长较快或压迫周围重要结构时可考虑手术治疗。

【关键点】颈静脉孔周围骨质增生硬化为主,周围脑膜明显增厚和脑膜尾征,可提示诊断,在排除鼻咽癌侵犯和转移瘤后,可明确诊断。

(鲜军舫 李 铮)

病例❸ 左耳鸣、耳痛、听力下降 14 年余

【简要病史及影像】女,34 岁,左耳鸣、耳痛、听力下降 14 年余(图 9-3-1)。

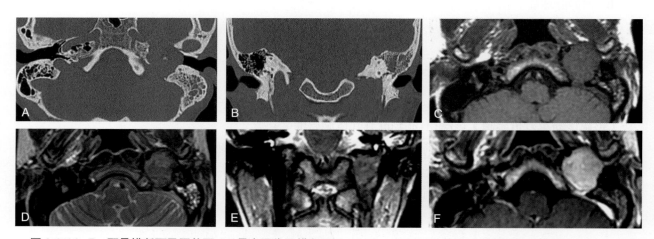

图 9-3-1A~F 颞骨横断面及冠状面 CT 骨窗图像及横断面 T_1WI、T_2WI、冠状面 T_2WI 及横断面脂肪抑制增强后 T_1WI

【问题与选项】患者可能的诊断是( )

A. 神经鞘瘤。

B. 颈静脉球瘤。

C. 脑膜瘤。

D. 邻近肿瘤侵犯。

E. 内淋巴囊肿瘤。

【答案】A. 神经鞘瘤。

【影像诊断及分析思路】诊断:左侧颈静脉孔区神经鞘瘤。

1. 左侧颈静脉孔扩大,骨质受压膨胀塑形,边缘光滑,提示病变可能为慢性生长的良性病变。

2. 病变沿颈动脉走行纵行生长，T_2WI 呈混杂等高信号，增强后明显强化。

3. 术后病理结果为神经鞘瘤。

【鉴别诊断及要点】

1. 颈静脉球瘤　①颈静脉孔周围骨质侵蚀破坏；②胡椒盐征或血管流空，增强后明显强化。

2. 脑膜瘤　①颈静脉孔周围骨质增生硬化；②宽基底与岩锥相连，增强后可见脑膜尾征。

3. 鼻咽癌颅内侵犯及转移瘤　①颈静脉孔区骨质侵蚀破坏伴不规则软组织肿块；②颈部淋巴结肿大、坏死；③发现上述改变时应先重点观察鼻咽部及肺部情况，排除鼻咽癌及肺腺癌转移。

4. 内淋巴囊肿瘤　①病变主体位于岩锥后部，骨质破坏伴残留的针状骨嵴；②病变可见不同时期出血的表现，部分病变内可见液 - 液平面，增强后病变明显强化。

【疾病简介】

1. 定义与发病情况　颈静脉孔区神经鞘瘤是一种相对少见的肿瘤，大约占所有颅内神经鞘瘤的 2.0%~4.0%。患者通常在 30~60 岁之间发病，女性更多见。

2. 临床表现　多以听力丧失、耳鸣、共济失调和眩晕为首发症状。病变较大时可表现为 Vernet 综合征或者颈静脉孔综合征（包括第Ⅸ、Ⅹ、Ⅺ对脑神经麻痹），包括声音嘶哑、鼻腔反流、悬雍垂向对侧偏斜、吞咽困难、咽反射丧失、胸锁乳突肌和斜方肌麻痹、舌后 1/3 感觉丧失。

3. 分型　颈静脉孔区神经鞘瘤根据其部位分为 4 型，分别为颅内型、颈静脉孔型、颈部型及混合型。

4. 治疗原则　治疗方法主要包括连续的影像学随访，手术切除、立体定向放射。无症状的小肿瘤或有轻微症状的肿瘤，或有手术禁忌证的，可予连续的影像学观察。手术治疗主要针对持续增大的肿瘤。对于体积小且无占位效应的肿瘤可采取立体定向放射治疗。

【临床关注点与影像学价值】 明确病变定位及分期：当仅有 CT 骨窗图像时，部分较小的神经鞘瘤常误诊为颈静脉窝高位或憩室。MRI 可明确病变性质，还可评估肿瘤位置和周围结构受压情况以及与颈内动脉之间的关系，为手术入路的选择提供依据。

【关键点】 颈静脉孔扩大，骨质受压凹陷，边缘光滑，MRI 显示肿瘤强化但无血管流空影，提示诊断。

（鲜军舫　李　铮）

病例❹　左耳反复流脓、听力下降 70 年

【简要病史及影像】 女，81 岁，左耳反复流脓、听力下降 70 年（图 9-4-1）。

【问题与选项】 患者可能的诊断是（　　　　）

A. 神经鞘瘤。

B. 颈静脉球瘤。

C. 脑膜瘤。

D. 邻近肿瘤侵犯。

E. 内淋巴囊肿瘤。

【答案】 E. 内淋巴囊肿瘤。

【影像诊断及分析思路】 诊断：左侧内淋巴囊乳头状囊腺瘤。

1. 病变中心位于左侧前庭导水管周围，呈溶骨性骨质破坏，冠状位显示病变内残存针状骨嵴。

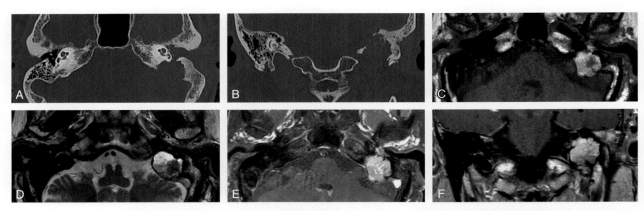

图 9-4-1A~F　颞骨横断面及冠状面 CT 骨窗图像、横断面 T_1WI、T_2WI、横断面及冠状面脂肪抑制增强后 T_1WI

2. 病变 T_1WI 呈高信号，T_2WI 可见液-液平面，提示病变内存在亚急性出血。病变内 T_2WI 等信号结节增强后明显强化，结合发病部位及病变溶骨性破坏的特点考虑内淋巴囊肿瘤。

3. 病理结果为内淋巴囊乳头状囊腺瘤。

【鉴别诊断及要点】

1. 颈静脉球瘤　①病变主体位于颈静脉孔区，颈静脉孔周围骨质侵蚀破坏；②胡椒盐征或血管流空，增强后明显强化。

2. 脑膜瘤　①病变基底部骨质增生硬化；②宽基底与岩锥相连，增强后可见脑膜尾征。

3. 鼻咽癌颅内侵犯及转移瘤　①颈静脉孔区骨质侵蚀破坏伴不规则软组织肿块；②颈部淋巴结肿大、坏死；③发现上述改变时应先重点观察鼻咽部及肺部情况，排除鼻咽癌及肺腺癌转移。

4. 神经鞘瘤　①骨质受压膨胀、塑形，边缘硬化；②T_2WI 信号较高，可见囊变区，增强后实性区域明显强化。

【疾病简介】

1. 定义与发病情况　耳内淋巴囊的肿瘤，又称内淋巴囊腺样囊性癌、内淋巴囊乳头状腺癌或乳头状内淋巴囊瘤，临床上非常罕见。大多数内淋巴囊瘤为单发，双侧发生者通常并发于 von Hippel-Lindau 病（VHL 病、希佩尔-林道病、脑视网膜血管瘤病）。常发生于成人，累及年龄范围较广，女性较为多见。

2. 临床表现　患者症状无特异性，可表现为听力丧失、耳鸣、耳闷、眩晕等，与梅尼埃病症状相似或相同。随着肿瘤进展破坏颞骨岩部，扩散至中耳甚至脑桥小脑角，引起面神经瘫痪、小脑功能失调。

3. 诊断　病变中心位于前庭水管、T_1WI 显示周边呈高信号并明显强化，提示为该肿瘤，确诊依靠病理诊断。

4. 治疗原则　疾病早期可通过手术完整切除。是否需要术后辅助化疗尚存异议。高级别的肿瘤术中可联合放疗以及术后放疗。由于肿物所在部位特殊，术中出血量较多，不易完整切除，手术风险高，且易复发，所以推荐长期随访，以期提早发现复发病例，改善患者预后。术前 3~5 天栓塞，减少出血，有助于切除肿瘤。

【临床关注点与影像学价值】 重点关注病变对于内中耳及重要颅后窝结构的侵犯，内淋巴囊肿瘤虽为低度恶性肿瘤，但仍可侵犯内、中耳结构、邻近小脑或血管，并且易复发。脂肪抑制后增强 T_1WI 可很好地显示病变与周围重要的组织结构之间的关系，明确病变受累范围。术前栓塞减少出血，有助于手术尽量多地切除肿瘤。

【关键点】①病变中心位于前庭导水管;②溶骨性骨质破坏伴残存的针状骨嵴或蜂窝状骨质破坏;③病变内可见不同时期出血表现,T_1WI 显示周边呈高信号,明显强化;④术前栓塞减少术中出血,有助于切除肿瘤。

(鲜军舫 李 铮)

病例 ⑤ 搏动性耳鸣伴听力下降半年余

【简要病史及影像】男,47岁,头痛头晕、搏动性耳鸣伴听力下降半年余(图9-5-1)。

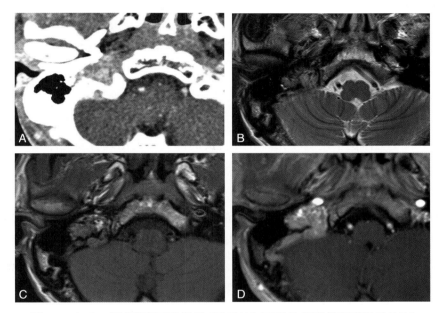

图9-5-1A~D 颅底横断面增强后 CT、T_2WI、T_1WI 和脂肪抑制增强后 T_1WI

【问题与选项】患者可能的诊断(　　　)

A. 软骨肉瘤。

B. 神经源性肿瘤。

C. 转移瘤。

D. 颈静脉球瘤。

E. 脑膜瘤。

【答案】D. 颈静脉球瘤。

【影像诊断及分析思路】诊断:右侧颈静脉球瘤。

1. CT 平扫加增强,右侧静脉孔区不规则软组织肿块,边界不清,未累及周围面神经、颈内动脉等结构;增强后病灶明显强化。

2. MRI 平扫加增强,右侧静脉孔区不规则软组织肿块,边界不清,内部可见胡椒盐征,即在 T_1WI 肿瘤内部可见代表"椒"的血管流空信号及"盐"的亚急性出血或缓慢血流信号;T_2WI 可见线状血管流空;增强后病变明显强化。

3. 基于脂肪抑制增强后 MRI 矢状位与轴位图像综合判断,部分层面可见肿瘤部分包绕颈动脉管垂直段后壁,水平段未见受累,颅内未见受累,Fisch 标准分型为 C2(分型方法见临床关注点)。

【鉴别诊断及要点】

1. 高位颈静脉球　容易鉴别,但需要想到。超过蜗窗水平者的颈静脉球,可有搏动性耳鸣,CT 示边界清楚光整,MRI 示边界清晰,与乙状窦相连续,局部无占位效应。

2. 神经源性肿瘤　①由于颈静脉孔区的前内为舌咽神经、迷走神经及副神经部,所以该区神经源性肿瘤位置靠前内,而颈静脉球瘤多位于颈静脉孔的偏后外侧;②周围骨质为压迫性改变,边界清晰且周围有硬化;③肿瘤内有囊变坏死区,不均匀强化,坏死区不强化。

3. 软骨肉瘤　①圆形或椭圆形,边界较清楚,内常有钙化;②T_2WI 呈非常高的信号,无胡椒盐征;③增强后呈筛孔状低强化。

4. 转移瘤　①可以发生在颞骨任何部位的骨质破坏,周围有软组织肿块影,呈虫蚀样,单纯依赖 CT 比较难鉴别;转移瘤在 MRI 上一般没有胡椒盐征,且强化程度没有颈静脉球瘤明显;②如有此表现,关键点是明确有无原发肿瘤。

5. 乳突炎合并胆脂瘤　①中耳乳突炎症改变;②胆脂瘤边界多较清晰;③乳突炎症不均匀强化,其内胆脂瘤不强化。

6. 脑膜瘤　①病变主体位于硬脑膜;②脑膜尾征,局部骨质可出现骨质肥厚及硬化,恶变者可出现骨针,而不是骨质破坏;③瘤体内部可见钙化。

【疾病简介】

1. 定义与发病情况　颈静脉球瘤多发生于颈静脉球外膜,由上皮样细胞及较多血管组成的球样小体,神经分布及血供很丰富,亦可见于中耳鼓室即鼓室球瘤;是颈静脉孔区最常见的原发性肿瘤之一,绝大部分为良性病变,WHO 分级为 2~3 级。

2. 临床表现　颈静脉球瘤的症状多由其富血管的病变性质和肿瘤增长侵犯压迫周围结构引起,向上达内耳道、耳囊;向下沿颈静脉、副神经、舌下神经浸润;向内达颈静脉孔、脑桥小脑角;向外达下鼓室、中耳;向后达乙状窦。①搏动性耳鸣是颈静脉球瘤的特征性表现;②耳鸣与脉搏同步,压迫同侧的颈静脉,耳鸣即消失,此为颈静脉球瘤的典型症状;③向上易累及颞骨乳突部及中耳,可出现传导性耳聋及面瘫等症状;④侵犯颅内可引起头痛、颅内高压等症状。

3. 诊断　颈静脉孔区具有血管流空特点的富血供肿瘤,诊断比较容易。

4. 治疗原则　①定期随访观察,病变范围较小或患者暂不能接受手术治疗,密切随访观察肿瘤生长情况,如果肿瘤增大应考虑手术或放射治疗。②目前主要通过手术切除颈静脉球瘤,但术中出血量较大且难以控制;术前对肿瘤供血血管行介入栓塞治疗,可减少术中出血量。

【临床关注点与影像学价值】

1. 具有血管流空的富血供肿瘤,诊断比较容易,临床提示要避免活检,防止发生难以控制的出血。

2. 影像需要准确评估 Fisch 标准分型,基于脂肪抑制增强后 MRI 矢、冠、轴位图像对肿瘤进行分型:C1,肿瘤局限于颈静脉孔、颈动脉管垂直段;C2,肿瘤累及颈动脉管垂直段;C3,肿瘤累及颈动脉管水平段;C4,肿瘤累及破裂孔及海绵窦;D1,颅内扩展≤2cm;D2,颅内扩展 >2cm。准确评估病变类型可减少术中损伤颈内动脉及小脑、脑干等重要结构的风险。

3. 颞骨 HRCT 可了解骨质破坏情况,MRI 可评估肿瘤范围。术前需行 DSA 检查明确肿瘤主要供血血管、颈内动脉和椎动脉受累情况等。颈内动脉出血是颈静脉球瘤手术最严重、甚至危及生命的并发症,必须在术前充分评估颈内动脉、椎动脉的受累情况和 Wills 环的侧支循环通畅情况，避免术中大动脉出血。术前 3~5 天对肿瘤进行血管内栓塞，减少术中出血，有助于手术尽量彻底切除肿瘤。

【关键点】

1. 凡是单侧搏动性耳鸣、伴有听力下降、甚至外耳道出血者需高度重视，应考虑到有无颈静脉球瘤。

2. 颈静脉孔区病变应同时观察鼓室内有无病变，两者可同时存在。

3. 虽为良性，但生长方式类似恶性，破坏周围骨质，可广泛侵犯周围的结构，如中耳鼓室、内听道、岩尖、面神经管等结构。

4. 部分病例不会出现典型的胡椒盐征，仅根据此征象诊断颈静脉球瘤会漏诊，观察肿瘤及其丰富的血供非常重要。

5. 术前需做全面详细的检查评估，包括颞骨 HRCT、头颈部 MRI 和 DSA 检查。

（邬海博）

病例 ⑥　听力下降、耳鸣 2 个月

【简要病史及影像】男，67 岁，听力下降、耳鸣 2 个月（图 9-6-1）。

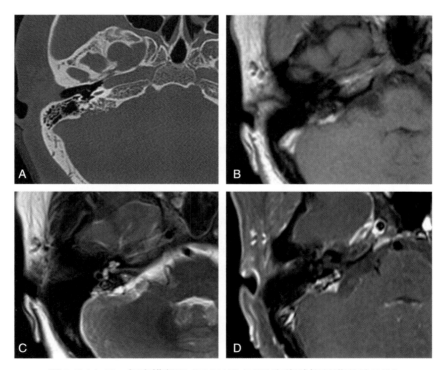

图 9-6-1A~D　颅底横断面 CT、T$_1$WI、T$_2$WI 和脂肪抑制增强后 T$_1$WI

【问题与选项】患者可能的诊断（　　　　）

A. 听神经瘤。

B. 内淋巴囊乳头状瘤。

C. 转移瘤。

D. 软骨肉瘤。

E. 胆固醇性肉芽肿。

【答案】B. 内淋巴囊乳头状瘤。

【影像诊断及分析思路】诊断:右侧内淋巴囊乳头状瘤。

1. CT平扫骨窗 右侧内听道水平与乙状窦之间的颞骨岩部内边界不清的侵袭性骨质破坏,病变内可见骨样分隔,呈蜂窝状,周边呈虫蚀样。病变中心位于前庭导水管。

2. MRI平扫加增强 右侧内听道水平与乙状窦之间的颞骨岩部中后部及桥小脑角区占位,多个小囊状改变,呈混杂信号,内部分别可见长T_2、短T_1成分,脂肪抑制后病变仍为高信号,内可见短T_2低信号边缘;增强后病变呈明显强化。

3. 手术病理 右侧内淋巴囊乳头状瘤。

【鉴别诊断及要点】重点是病变的部位:肿瘤主体位于右侧内听道水平与乙状窦之间的颞骨岩部中后部的内淋巴管及内淋巴囊位置。

1. 软骨肉瘤 ①常位于岩枕裂区域,较内淋巴囊乳头状瘤位置偏内下;②圆形或椭圆形,边界较清楚;③T_2WI呈明显高信号;④增强后呈筛孔状轻度强化。

2. 转移瘤 ①可以发生在颞骨任何部位的骨质破坏,周围有软组织肿块影,周边呈虫蚀样,但病变内部无骨性分隔,无蜂窝状改变;②如有此表现,关键点是明确有无原发肿瘤,首先详细询问患者全身有无原发肿瘤,如没有明确肿瘤病史,成人重点要检查肺CT明确有无肺癌,以及其他检查明确有无其他原发肿瘤。

3. 神经源性肿瘤 ①听神经源性神经鞘瘤常沿听神经生长,内听道扩大;②周围骨质为压迫性改变,边界清楚光滑,周围有硬化线;③肿瘤内信号不均匀,T_2WI可见坏死高信号影,以长T_1信号为主,而不是以短T_1信号为主;呈不均匀强化。

4. 胆固醇性肉芽肿 ①病变侧中耳乳突区可有炎症改变;②CT上多呈膨胀性、边缘光滑的软组织肿块,增强扫描无明显强化或呈环形强化,由于病变内含胆固醇结晶,因此MRI表现为三高信号,即T_1WI、T_2WI及抑脂图像上均呈高信号,但发病部位为颞骨内,病变内部无分隔及多囊状改变。

【疾病简介】

1. 定义与发病情况 内淋巴囊乳头状瘤是起源于内耳内淋巴管或内淋巴囊的少见、具有侵袭性的低度恶性肿瘤,可以散发,也可伴随von Hippel-Lindau病。

2. 临床表现 为耳鸣、耳聋、眩晕和/或面神经麻痹。

3. 诊断 病变中心位于前庭导水管(或内淋巴囊区),T_1WI显示周边有高信号并明显强化,提示诊断,确诊依靠病理诊断。

4. 治疗原则 目前最佳治疗方案是完整切除内淋巴囊乳头状瘤病灶,早期完全切除位于内淋巴管和前庭水管内的肿瘤可以降低肿瘤复发危险并保留听力;但如果肿瘤体积较大,侵犯累及范围较广泛无法彻底切除时,可选择肿瘤局部切除并术后放射治疗;血供非常丰富者建议栓塞后手术。

【临床关注点与影像学价值】

1. 病变范围的精准显示,是确定手术方式与放疗范围的依据。

2. CT与MRI判断肿瘤范围,岩骨体、中耳和/或外耳道侵犯范围,是否扩展至脑桥小脑角、颅后窝、颅中窝和周围脑神经;肿瘤是否累及斜坡和/或蝶骨翼。

3. 内淋巴囊乳头状瘤非常富血管,其血供主要来自咽升动脉和茎突乳突动脉,或小脑前下动脉参与供血,部分肿瘤太大不易全部切除时,术前进行选择性脑动脉造影及颈内、外动脉术前栓塞,可减少术中出血,缩短手术时间,减少手术并发症可能性。

【关键点】

1. 肿瘤发生的位置源于骨性前庭导水管内的内淋巴管或内淋巴囊,因此病变主体应位于内听道水平与乙状窦之间的颞骨岩部中后部。

2. CT 示病变内可见骨样分隔,呈蜂窝状,周边呈虫蚀样。MRI 病变内部 T_1WI 高信号,结合病变中心位于前庭导水管,可提示诊断。

3. 肿瘤侵犯的范围及与颈内动脉等重要结构的关系。

(邬海博)

病例 ⑦　右侧面部麻木 3 个月余

【简要病史及影像】女,52 岁,右侧面部麻木 3 个月余(图 9-7-1)。

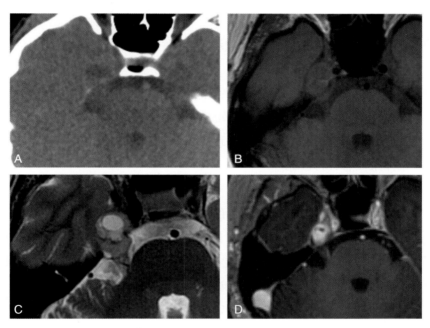

图 9-7-1A~D　颅底横断面平扫 CT、T_1WI、T_2WI 和脂肪抑制增强后 T_1WI

【问题与选项】患者可能的诊断(　　　　)

A. 听神经瘤。

B. 内淋巴囊乳头状瘤。

C. 三叉神经瘤。

D. 表皮样囊肿。

E. 脑膜瘤。

【答案】C. 三叉神经瘤。

【影像诊断及分析思路】诊断:右侧三叉神经瘤。

1. CT 显示右侧颅中/后窝哑铃状软组织密度病变,无骨质破坏。

2. MRI 增强扫描显示右侧颅中 / 后窝肿瘤性病变,长轴为前后方向,累及海绵窦,呈稍长 T_2、稍长 T_1,内部可见囊变坏死;无坏死区明显强化,囊变坏死区无强化。

3. 手术病理为右侧三叉神经源性肿瘤;分型属于颅中 / 后窝型(C 型)。

【鉴别诊断及要点】

1. 脑膜瘤　①CT 局部可见骨质增生,肿瘤内可有钙化;②少许病变可生长入海绵窦;③大部分 MRI 呈等信号,很少出现囊变、出血和坏死;④延脑膜生长,可出现脑膜尾征。

2. 听神经鞘瘤　①位于内听道水平,肿瘤在内听道内生长,内听道可见扩大;②临床以耳鸣、耳聋为主要症状。

3. 表皮样囊肿　①呈匍行性生长,沿邻近蛛网膜下腔塑形;②包绕血管,占位效应轻,一般没有周围水肿;③DWI 呈高信号;④无强化。

4. 转移瘤　①肿块累及周围骨质,引起边界不清的骨质破坏;②如有此表现,关键点是明确有无原发肿瘤。

5. 内淋巴囊乳头状瘤　①位置:内听道水平与乙状窦之间的颞骨岩部的中后部为中心;②CT:病变内可见骨样分隔,呈蜂窝状,周边呈虫蚀样;③增强 MRI:肿物内多个小囊状改变,呈稍长 T_2、稍短 T_1 为主,脂肪抑制后病变仍为高信号,内可见短 T_2 低信号边缘;增强后病变呈明显强化。

【疾病简介】

1. 定义与发病情况　三叉神经瘤是相对常见的颅内肿瘤,仅次于听神经瘤。

2. 临床表现　三叉神经瘤可发生在脑桥起始处至颅外末梢部分的任何节段,引起相应临床症状,如三叉神经痛、头痛头晕、面部麻木或疼痛、面部感觉减退、复视、视力下降、角膜反射减退、耳鸣、听力下降、颞肌或咀嚼肌萎缩、锥体束征、共济失调等。

3. 诊断　主要依靠 MRI 平扫 + 增强。

4. 治疗原则　①小的三叉神经瘤随访观察具有可暂时回避手术风险的优势,但存在肿瘤继续增大、功能进行性下降、手术风险及术后并发症增加的可能,因此一旦发现肿瘤生长迹象立即考虑手术切除或立体定向放射治疗。②手术方式,根据肿瘤起源、走行和发展的解剖关系及病理变化,根据肿瘤的分型(详见临床关注点)可以制订相应的手术入路,进行微创手术,减少手术创伤及并发症的发生。A 型,可选用额颞或额颞断颧弓硬膜下入路,该型肿瘤主要位于颅中窝侵犯海绵窦;B 型,可选用枕下乙状窦后入路,肿瘤位于颅后窝听神经内侧;C 型,此型肿瘤跨颅中 / 后窝生长,往往较大,可采用扩大颅中窝、颞下经小脑幕入路及乙状窦后入路;D 型,此型肿瘤主要位于颞下窝,可突破硬膜,可选用颞下窝入路或额颞断颧弓硬膜外入路;E 型,此型肿瘤主要位于翼腭窝,可选用翼腭窝入路或额颞断颧弓硬膜外入路;F 型,此型肿瘤大部分位于眶内,可选用额眶硬膜外入路。

【临床关注点与影像学价值】

1. 三叉神经瘤分型　三叉神经的三大支分别为眼支(第 1 支)、上颌支(第 2 支)及下颌支(第 3 支)。眼支、上颌支均穿过海绵窦外侧壁,眼支经眶上裂入眼眶,上颌支经圆孔出颅,下颌支经卵圆孔出颅进入到颞下窝。综合了三叉神经瘤的好发部位、沿神经生长及临床手术径路的关系,将三叉神经瘤分 6 型。A 型,颅中窝型;B 型,颅后窝型;C 型,颅中 / 后窝型;D 型,颞下窝型;E 型,翼腭窝型;F 型,眼眶型。

2. CT 检查　判断颅底骨质情况,有无眶上裂、圆孔或卵圆孔扩大。

3. MRI 检查　评估肿瘤大小、肿瘤生长位置、海绵窦累及情况及分型,决定治疗方案。

4. 治疗后改变还是复发的评估　MRI 增强扫描最佳。

【关键点】

1. 分支病变的判断,眶上裂、卵圆孔或圆孔有无扩大,眼眶、颞下窝或翼腭窝内有无病变。

3. 肿瘤分型的判断,决定手术方案。

(邬海博)

病例 ⑧ 右侧耳鸣伴听力下降 3 个月余

【简要病史及影像】男,34 岁,右侧耳鸣伴听力下降 3 个月余(图 9-8-1)。

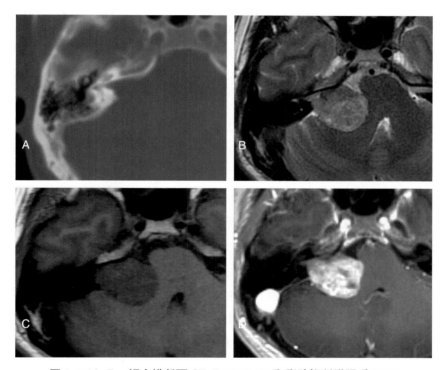

图 9-8-1A~D　颅底横断面 CT、T$_2$WI、T$_1$WI 和脂肪抑制增强后 T$_1$WI

【问题与选项】患者可能的诊断(　　　　)

A. 听神经瘤。

B. 内淋巴囊乳头状瘤。

C. 三叉神经瘤。

D. 表皮样囊肿。

E. 脑膜瘤。

【答案】A. 听神经瘤。

【影像诊断及分析思路】诊断:右侧听神经瘤。

1. CT 显示右侧内听道扩大,呈喇叭口样改变,无骨质破坏。

2. 增强 MRI 显示右侧桥小脑角区及内听道内肿瘤性病变,呈稍长 T$_2$、稍长 T$_1$ 信号,信号不均匀,其内多发小的囊变坏死;无坏死区明显强化,囊变坏死区无强化。

3. 手术病理结果为右侧听神经源性肿瘤。

【鉴别诊断及要点】

1. 脑膜瘤　①局部可见骨质增生,肿瘤内可有钙化;②少许病变可生长入内听道,但内听道一般无扩大;③很少出现囊变、出血和坏死;④脑膜尾征。

2. 三叉神经鞘瘤　①不累及内听道,位于其前内上方,沿三叉神经径路生长,长轴为前后方向,横跨于颅中窝、颅后窝多见;②可累及海绵窦,极少数沿分支生长者则可见眶上裂、卵圆孔或圆孔扩大;③临床可出现咀嚼肌萎缩等三叉神经症状。

3. 表皮样囊肿　①呈匍行性生长,沿邻近蛛网膜下腔塑形;②包绕血管,占位效应轻,一般没有周围水肿;③DWI 呈高信号。

4. 内淋巴囊乳头状瘤　①位置:内听道水平与乙状窦之间的颞骨岩部的中后部为中心;②CT:病变内可见骨样分隔,呈蜂窝状,周边呈虫蚀样;③增强 MRI:肿物内多个小囊状改变,呈稍长 T_2、稍短 T_1 为主,脂肪抑制后病变仍为高信号,内可见短 T_2 低信号边缘;增强后病变呈明显强化。

5. 转移瘤　①肿块累及周围骨质,引起边界不清的骨质破坏;②如有此表现,关键点是明确有无原发肿瘤。

【疾病简介】

1. 定义与发病情况　听神经瘤是一种较为常见的颅底良性肿瘤,多起源于前庭神经施万细胞,极少数来源于耳蜗神经。

2. 临床表现　①肿瘤缓慢生长,逐渐压迫耳蜗神经及前庭神经,可引起听力下降、耳鸣、眩晕等症状;②继续生长将压迫面神经及三叉神经,引起面部抽搐、麻木、面瘫等症状;③巨大肿瘤可压迫小脑及脑干,引起脑积水,甚至威胁生命。

3. 诊断　听神经瘤主要依靠 MRI 增强检查、听力学、前庭功能评价。

4. 治疗原则　①小的听神经瘤随访观察可暂时回避手术风险的优势,但存在肿瘤继续增大、功能进行性下降、手术风险及术后并发症增加的可能,因此一旦发现肿瘤生长迹象立即考虑手术切除或立体定向放射治疗。②立体定向放射治疗已经成为一种重要的微创治疗手段,主要适用于治疗中小听神经瘤(<3cm)或者无法接受手术者。其优势在于回避了手术风险以及治疗后即刻面神经麻痹、听力下降等,但存在着肿瘤复发(未控制)、延迟性听力下降、耳鸣,甚至脑水肿、脑积水等放射性损伤的风险。③手术方式包括经颅中窝、经迷路及乙状窦后三种入路,对于不考虑听力保留的听神经瘤患者,经迷路径路是切除肿瘤的理想手术径路,该术式可完整切除肿瘤。

【临床关注点与影像学价值】

1. MRI 检查　评估肿瘤大小、肿瘤生长位置和周围脑组织水肿情况等。术前 MRI 示内听道内无脑脊液信号时,肿瘤伸入内听道的位置较深,经乙状窦后入路则术野受限,内听道深处肿瘤易有残留,提示临床是否选择迷路入路。当肿瘤周围脑组织水肿时,提示临床压迫粘连,界限相对不清,术中不易剥除。囊性听神经瘤伽马刀治疗效果不佳。

2. 术前须行颞骨 CT 检查　①判断内听道扩大情况,鉴别诊断;②定位颈静脉球顶部与内听道关系,同时判断是否存在面神经管裸露、乙状窦前置和颅中窝硬脑膜下垂等颞骨解剖变异,首先判断手术入路,其次降低术中误伤颈静脉球、面神经、乙状窦或导致脑膜损伤增加脑脊液漏的风险。

3. 治疗后改变还是复发的评估　MRI 增强扫描最佳。

【关键点】

1. 患者主诉仅为耳鸣或轻度眩晕或听力障碍时，增强 MRI 要注意有无较小的神经源性肿瘤存在。

2. 一侧发现听神经瘤时，要注意有无蜗神经、耳蜗及前庭内同时存在微小神经源性肿瘤；要观察对侧听神经及观察范围内的脑神经有无病变，除外神经纤维瘤病 2 型。

（邬海博）

病例 ⑨　左侧听力下降、搏动性耳鸣伴头晕

【简要病史及影像】女，57 岁，左侧听力下降、搏动性耳鸣伴头晕（图 9-9-1，图 9-9-2）。

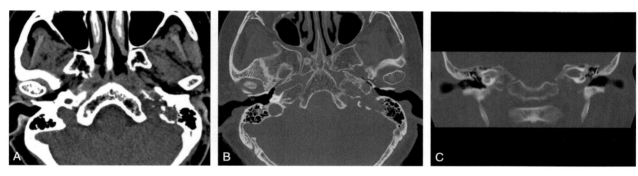

图 9-9-1A~C　颞骨横断面 CT 平扫软组织窗、横断面高分辨率 CT 平扫骨窗及冠状面高分辨率 CT 平扫骨窗

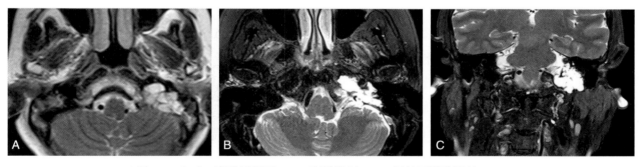

图 9-9-2A~C　颞骨横断面 T_2WI、脂肪抑制 T_2WI、冠状面脂肪抑制 T_2WI

【问题与选项】患者可能的诊断是（　　　　）

A. 副神经节瘤。

B. 软骨肉瘤。

C. 脑膜瘤。

D. 内淋巴囊肿瘤。

E. 神经源性肿瘤。

【答案】B. 软骨肉瘤。

【建议补充的影像检查及其他重要材料】颈静脉孔区占位性病变，建议进一步行颞骨 MRI 增强检查明确病灶性质（图 9-9-3）。

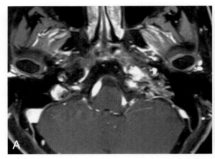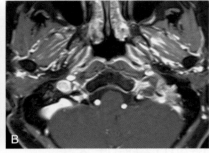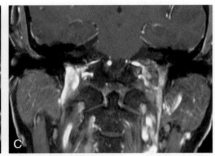

图 9-9-3A~C　颞骨横断面(A、B)及冠状面(C)脂肪抑制增强后 T_1WI

【影像诊断及分析思路】 诊断：左侧颈静脉孔区软骨肉瘤并侵犯中耳乳突及鼓室。

1. 左侧颈静脉孔及岩枕裂区域偏低密度软组织病变伴较广泛骨质破坏，破坏乳突、鼓室后部、岩锥后缘，内伴斑块状钙化或骨化，T_1WI 稍高信号，T_2WI 呈大片高信号，无流空的血管影。

2. 引起上述颈静脉孔区改变的常见病变包括软骨肉瘤、副神经节瘤、脑膜瘤、内淋巴囊肿瘤等，需要观察 HRCT 骨质情况并重点结合病灶 MRI 信号及位置特点予以鉴别。

3. 病灶内含黏液成分较多，颞骨 MRI 增强示其内大片不强化区，边缘见斑点及线条状强化，累及舌下神经管及内淋巴囊区。

4. 颞部软组织活检病理结果为软骨肉瘤。

【鉴别诊断及要点】

1. 副神经节瘤　①肿瘤沿雅各布森(Jacobson)神经或阿诺德(Arnold)神经分布，可分为 3 型：鼓室球瘤(10.0%)、颈静脉鼓室球瘤(40.0%)和颈静脉球瘤(50.0%)；②女性好发，常见搏动性耳鸣症状；③CT 见颈静脉窝扩大伴边缘骨质侵蚀；④T_1WI 呈等信号伴血管流空影；T_2WI 和增强后的 T_1WI 上胡椒盐征(肿瘤间质流空的肿瘤血管信号)为其特征性 MRI 表现。

2. 脑膜瘤　①原发于颈静脉孔的脑膜瘤罕见，颅内脑膜瘤累及颈静脉孔区相对常见；②CT 上见病变区骨质增生；③MRI 增强后呈均匀显著强化，可见特征性的脑膜尾征。病灶沿孔道及颈动脉间隙生长。

3. 内淋巴囊肿瘤　①起源于内耳内淋巴囊壁上皮的罕见低度恶性肿瘤；②常见的症状为单侧听力损失、面瘫、搏动性耳鸣，耳痛等；③CT 影像特征为病灶位置高，骨破坏区内伴较多骨针样高密度影；④MRI T_1WI 示肿块外周高信号，增强后可明显强化。

4. 神经源性肿瘤　①起源于后组脑神经或面神经；②颈静脉窝压迫吸收为主，可伴舌下神经管破坏，向下沿颈动脉间隙生长或沿面神经管生长突入腮腺；③CT 上骨破坏区边缘光整，肿块内无钙化或残留骨；④MRI 示瘤内信号不均匀伴囊变，增强后不均匀强化。一般无流空血管影、无胡椒盐征。

【疾病简介】

1. 定义与发病情况　颅底软骨肉瘤是一种少见的、生长缓慢、伴有局部侵袭性的低度恶性肿瘤，约占颅底肿瘤的 6.0%，好发于颞骨岩部、斜坡等颅骨软骨结合处。目前认为其起源于软骨化骨期间未被吸收的残留胚胎组织，也可继发于放疗后或其他良性病变(如骨软骨瘤)的恶变。

2. 临床表现　听力下降、搏动性耳鸣、面瘫为颈静脉孔区软骨肉瘤最常见的症状。由于肿瘤位于颅底，生长缓慢，头痛症状往往轻微。当肿瘤累及后组脑神经时，可表现为相应的脑神经麻痹症状，如发声障碍、吞咽困难等。

3. 诊断 肿块内有多发点片状钙化、T$_2$WI 呈高信号以及筛孔样强化,提示诊断,应尽快行活检病理证实。

4. 软骨肉瘤的病理分型和分级 软骨肉瘤主要由具有恶性特征的软骨细胞及软骨基质构成。组织学上,据软骨肉瘤的细胞组成和异型性又可分为高、中、低分化,分别为传统型(高分化型)、黏液型、间叶型,相应病理分为 1~3 级,其共有特征为细胞质丰富,细胞核大且深染。

5. 治疗原则 ①颅底软骨肉瘤虽易复发,但很少发生远处转移,显微外科手术根治性切除肿瘤是治疗颅底软骨肉瘤的首选方法;②部分较大肿瘤与周围血管神经粘连,难以完全切除,可术后辅助放疗巩固手术效果,延缓肿瘤复发,提高生存期。

【临床关注点与影像学价值】

1. 病变是否累及颅底神经和血管 颈静脉孔区解剖结构复杂,与重要的大血管及脑神经关系密切。而颅底软骨肉瘤虽然生长相对缓慢,但往往体积较大,呈侵袭膨胀性生长,增加了对颅底神经和血管的破坏性,故仔细观察颈静脉孔周围重要的血管神经结构,对患者的治疗至关重要。

2. 肿瘤分期 影像学对颅底软骨肉瘤的临床分期必不可少,MRI 脂肪抑制 T$_2$WI 及增强 T$_1$WI,可明确颅底、颅内的脑实质侵犯情况,同时发现咽后及颈部是否存有转移的淋巴结。

3. 病变范围的精准显示 颈静脉孔区软骨肉瘤的首选治疗是病灶全切,而术后局部复发是致死的主要原因,脂肪抑制增强后 T$_1$WI 显示病灶边界最佳,为明确手术范围的重要依据,避免病灶残留。

【关键点】

1. 患者有搏动性耳鸣伴听力下降时,需要考虑颈静脉孔区病变,常见的包括颈静脉球瘤、神经鞘瘤、脑膜瘤及软骨肉瘤等,应重点观察或补充影像学检查,通过病灶的骨质破坏、MRI 信号、位置特点明确具体类型。

2. 颈静脉孔区解剖结构复杂,脂肪抑制增强后 T$_1$WI 可清楚显示该区病灶的范围,以及颅底、颅内和脑神经累及情况,有助于临床明确病灶的分期及侵袭性,并制定相应的治疗方案。

(沙 炎 林奈尔)

病例 ⑩ 左侧听力下降、耳鸣,伴吞咽障碍

【简要病史及影像】 女性,47 岁,左侧听力下降、耳鸣,伴吞咽障碍(图 9-10-1,图 9-10-2)。

【问题与选项】 患者可能的诊断是( )

A. 神经源性肿瘤。

B. 软骨肉瘤。

C. 脑膜瘤。

D. 骨转移瘤。

E. 骨巨细胞瘤。

【答案】 A. 神经源性肿瘤。

【影像诊断及分析思路】 诊断:左侧颈静脉孔区 - 咽旁间隙神经鞘瘤,伴囊变及出血。

1. 左侧颈静脉孔区见类椭圆形病变,境界清楚,内见液 - 液平面,未见明显钙化或残留骨。上缘达岩锥后缘上部,累及内听道口,下缘达颅外咽旁间隙,左颈静脉窝的骨质破坏以压迫性吸收为主伴扩大,骨破坏区边缘光整。

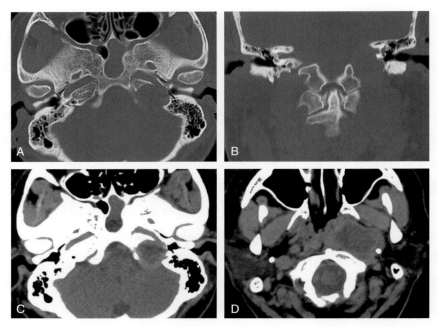

图 9-10-1A~D　颞骨横断面高分辨 CT 平扫骨窗、冠状面高分辨 CT 平扫骨窗及横断面 CT 平扫软组织窗

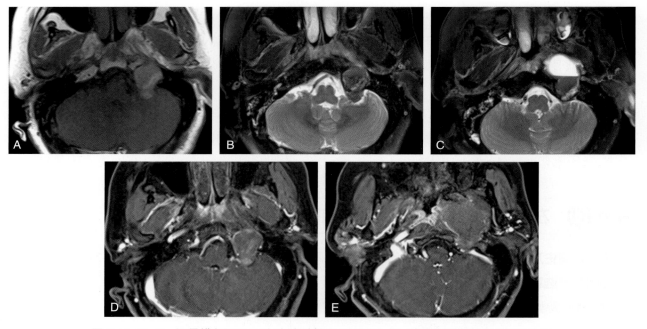

图 9-10-2A~E　颞骨横断面 $T_1WI(A)$、脂肪抑制 $T_2WI(B、C)$、脂肪抑制增强后 $T_1WI(D、E)$

2. 病灶 T_1WI 为等高信号,T_2WI 混杂信号伴囊变及液 - 液平面,增强后病灶内部实囊变区无强化,周围轻度强化,无流空血管影,亦无胡椒盐征。

3. 病灶向下沿颈动脉间隙生长,并达咽旁间隙。左侧颈内动脉及颈内静脉受压变窄。

4. 引起上述颈静脉孔区改变的常见病变较多,比如神经源性肿瘤、软骨肉瘤、副神经节瘤、脑膜瘤或骨巨细胞瘤等,要观察 HRCT 上颈静脉孔的骨质破坏情况、MRI 信号特点及病灶累及的位置予以鉴别。

【鉴别诊断及要点】

1. 软骨肉瘤　①通常起源于颅底的颞骨岩部、斜坡等颅骨软骨结合处;②一般生长缓慢,早期临床症状不明显,后期可表现为听力下降、搏动性耳鸣、面瘫等;③CT 上病灶内有斑块状钙化或骨化,含黏液较多时,T_1WI 呈等信号,T_2WI 呈大片高信号,无流空的血管影。MRI 增强示其内大片不强化区。

2. 脑膜瘤 ①原发于颈静脉孔的脑膜瘤罕见,颅内脑膜瘤累及颈静脉孔区相对常见;②CT 上见病变区骨质增生;③MRI 增强后呈均匀显著强化,可见特征性的脑膜尾征。病灶沿孔道及颈动脉间隙生长。

3. 骨转移瘤 ①中老年人多见,有肿瘤原发病史,如:肺癌、乳腺癌、前列腺癌等。发生于颈静脉孔区罕见;②骨质破坏多呈溶骨性及侵蚀性破坏,CT 上表现为不规则骨质缺损影,内伴有边缘清晰的软组织肿块,增强后明显强化;③极个别转移瘤可为成骨性改变,造成颅底骨质压迫性吸收伴骨质增生改变。

4. 骨巨细胞瘤 ①发生于颈静脉孔区者非常少见,病程多进展缓慢;②CT 显示肿物呈明显膨胀性生长,边缘欠规则,其内呈略高密度软组织影,瘤内可见点状、条状的钙化或残留骨嵴;③T_1WI 呈低、等或高、等不同信号,T_2WI 多表现为低至中等信号。血管造影显示肿瘤无明显血供。

【疾病简介】

1. 定义与发病情况 颈静脉孔区的神经鞘瘤主要起源于第Ⅹ和Ⅻ对脑神经,占脑神经鞘瘤的 2.9%~4.0%,占颈静脉孔区肿瘤的 10.0%~30.0%,平均病程 2.1~5.6 年,发病群体以中青年为主,女性多于男性。

2. 临床表现 根据肿瘤起源、生长方向、大小、进展情况等有不同的临床表现,其中颅内神经麻痹最常见,如吞咽困难、呛咳、声音嘶哑、舌肌萎缩,随病变进一步生长,可出现听力损害。偶见部分肿瘤累及三叉神经时出现面部麻木、疼痛,或累及颈部及交感神经时表现为 Horner 综合征。

3. 临床诊断要点 ①患者以后组脑神经麻痹伴听力损害为主诉;②影像学检查见颈静脉窝扩大、骨质压迫吸收伴肿块影,向下沿颈动脉间隙生长或沿面神经管生长突入腮腺,瘤内无钙化,MRI 上无流空血管影及胡椒盐征,需考虑此病诊断。

4. 治疗原则 根据患者年龄、肿瘤大小和位置以及术前后组脑神经的功能等因素综合决定治疗策略。完整手术切除仍然是主要治疗方法,对于术后无法恢复吞咽功能的老年患者及不能耐受长时间手术的患者可采用近全切除或次全切除。如果肿瘤有残留,术后辅助立体定向放射治疗能有效地控制肿瘤生长。

【临床关注点与影像学价值】

1. 病变是否累及颅底重要的解剖结构 源于颈静脉孔区的神经鞘膜瘤生长常累及相邻结构,如颈静脉球、颈内动脉、岩骨、颞下窝和颅后窝,故应在术前影像评估中仔细观察并评估,MRI 脂肪抑制增强后 T_1WI 价值最大。其中,颈静脉球与肿瘤之间的关系决定了手术中是否需要牺牲听力和损伤面神经功能,如:位于颈静脉球外侧的肿瘤,可选用岩枕跨乙状窦径路的方法切除肿瘤并保留听力;位于颈静脉球下方的肿瘤,可选择经颈侧径路手术避免切除乳突;而侵犯颈静脉球前方的肿瘤,为使肿瘤前的手术视野更开阔,需将面神经前移。

2. 避免后组脑神经功能障碍并发症 由于颅颈交界区域非常狭窄,故对面神经垂直段、乳突尖、第一颈椎横突及颈静脉球之间的区域应重点评估。在行肿瘤切除术前仔细辨识后组脑神经的受累情况及其与肿瘤之间的关系,术中沿颈部后组脑神经向颈静脉孔追踪、最大限度地保护非责任后组脑神经的功能。

【关键点】

1. 患者出现后组脑神经麻痹伴听力损害时,需首先考虑颈静脉孔区病变,常见的包括颈静脉球瘤、神经鞘瘤、脑膜瘤,由于上述疾病临床表现相似,应全面观察病变的影像资料,通过颈静脉孔区骨质破坏、

MRI 信号及位置特点明确类型。

2. 颈静脉孔区有诸多脑神经（如Ⅸ、Ⅹ、Ⅺ）和静脉管腔（如颈静脉）穿行其间，解剖结构复杂，脂肪抑制增强后 T₁WI 可清楚显示病灶范围，以及颅底重要解剖结构及后组脑神经累及情况，从而帮助临床制定合理的手术治疗方案。

（沙　炎　林奈尔）

病例 ⑪　右侧听力下降、搏动性耳鸣、头晕

【简要病史及影像】女,55 岁,右侧听力下降、搏动性耳鸣、头晕（图 9-11-1,图 9-11-2）。

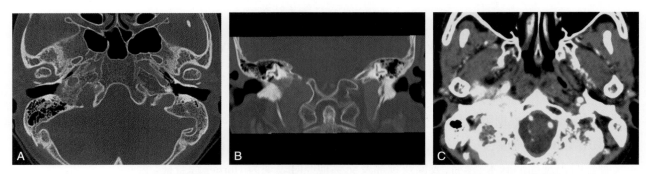

图 9-11-1A~C　颞骨横断面高分辨 CT 平扫骨窗、冠状面高分辨 CT 平扫骨窗及横断面 CT 增强软组织窗

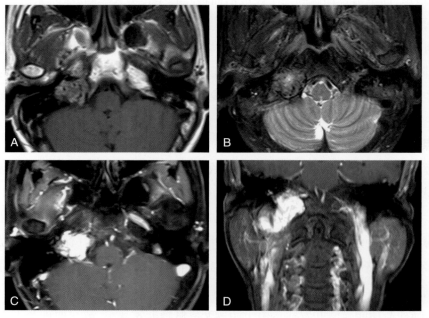

图 9-11-2A~D　颞骨横断面 T₁WI、脂肪抑制 T₂WI、增强后 T₁WI 以及冠状面脂肪抑制增强后 T₁WI

【问题与选项】患者可能的诊断是（　　　　　）

A. 软骨肉瘤。

B. 脑膜瘤。

C. 副神经节瘤。

D. 内淋巴囊肿瘤。

E. 神经源性肿瘤。

【答案】C. 副神经节瘤。

【建议补充的影像检查及其他重要材料】颈静脉孔区富血供占位性病变,建议进一步行 MRA,明确病灶的血供及其与周围血管关系(图 9-11-3)。

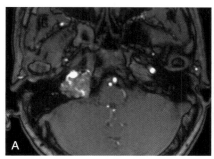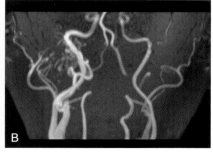

图 9-11-3A、B　颞骨 TOF MRA 横断面血管成像及 3D 血管成像

【影像诊断及分析思路】诊断:右侧颈静脉孔区副神经节瘤,累及颈动脉间隙及下鼓室等。

1. CT 增强显示右侧颈静脉孔区较大分叶状富血供肿块,伴右侧颈静脉孔扩大,周围骨质破坏,呈虫蚀样改变,颈静脉孔嵴亦见破坏。

2. MRI 检查显示,T_1WI 上呈等稍高信号及血管流空影;在 T_2WI 呈不均匀高信号,并可见特征性的胡椒盐征(肿瘤间质流空的肿瘤血管信号);增强后的 T_1WI 上显著强化。

3. 病灶累及右侧颈动脉间隙、下鼓室、腮腺深叶。MRA 见肿块内异常增生的迂曲血管影,颈内动脉管内段与肿块关系密切并紧密相连。

4. 引起上述颈静脉孔区改变的常见病变较多,比如神经源性肿瘤、软骨肉瘤、内淋巴囊肿瘤、脑膜瘤等,要重点观察 MRI 平扫及增强后的信号特点并结合临床检查予以鉴别。

【鉴别诊断及要点】

1. 软骨肉瘤　①通常起源于颅底的颞骨岩部、斜坡等颅骨软骨结合处;②一般生长缓慢,早期临床症状不明显,后期可表现为听力下降、搏动性耳鸣、面瘫等;③CT 上病灶内有斑块状钙化或骨化,含黏液较多时,T_1WI 呈等信号,T_2WI 呈大片高信号,无流空的血管影。MRI 增强示其内大片不强化区。

2. 脑膜瘤　①原发于颈静脉孔的脑膜瘤罕见,颅内脑膜瘤累及颈静脉孔区相对常见;②CT 上见病变区骨质增生;③MRI 增强后呈均匀显著强化,可见特征性的脑膜尾征。病灶沿孔道及颈动脉间隙生长。

3. 内淋巴囊肿瘤　①起源于内耳内淋巴囊壁上皮的罕见低度恶性肿瘤;②常见的症状为单侧听力损失、面瘫、搏动性耳鸣,耳痛等;③CT 影像特征,病灶位置高,骨破坏区内伴较多骨针样高密度影;④MRI T_1WI 示肿块外周高信号,增强后可明显强化。

4. 神经源性肿瘤　①患者以中青年为主,临床表现为后组脑神经麻痹、听力损害;②影像学检查见颈静脉窝扩大、骨质压迫吸收伴肿块影,向下沿颈动脉间隙生长或沿面神经管生长突入腮腺;典型病变呈梭形或哑铃样;③CT 上肿瘤内无钙化,MRI 上无流空血管影及胡椒盐征,血管造影表现为肿瘤没有明显染色。

【疾病简介】

1. 定义与发病情况 颈静脉球副神经节瘤沿 Jacobson 神经或 Arnold 神经分布,为颈静脉孔区最常见肿瘤,发病率为 1/30 000,中老年女性多见,约 20.0% 的患者有家族史。根据具体的发病部位又可分为三型:鼓室球瘤、颈静脉鼓室球瘤和颈静脉球瘤,其中以颈静脉球瘤最常见。

2. 临床表现 症状多由其富血管的病变性质和肿瘤增长侵犯压迫周围结构引起,常见首发症状为单侧搏动性耳鸣(耳鸣与心跳一致)和听力下降,耳胀满感;侵犯面神经和后组脑神经可引起面瘫、吞咽困难、声嘶、呛咳等;侵犯颅内可引起头痛、颅内高压等症状。约有 1.0% 的颈静脉球瘤具有神经分泌功能,称为功能性颈静脉球瘤。

3. 病理及生物学特点 该肿瘤为交界性病变,WHO 分级为 2~3 级。病理学表现为富血管的组织,多数呈良性的生物学行为,少数可发生局部淋巴结转移和远处转移至骨、肺、肝脏等。

4. 临床诊断要点 单侧搏动性耳鸣伴听力下降,查体发现鼓膜下部呈红色或蓝色。颞骨 MRI 示胡椒盐征(即:平扫序列病变内散在点条状低信号的血管流空及高信号的亚急性出血或缓慢血流信号)、病灶富血供表现,需考虑此病。

5. 治疗原则 手术切除肿瘤是最主要的治疗方式,也是有可能彻底清除病变的唯一方式,但容易出现出血并发症。较大肿瘤或累及颈内动脉、椎动脉时可予以术前栓塞术,包括肿瘤供血血管栓塞、颈内动脉栓塞和椎动脉栓塞。对于不适合手术以及术后残留或复发者可考虑给予立体定向放射治疗。

【临床关注点与影像学价值】

1. 病变是否累及重要血管 颈内动脉破裂是颈静脉球副神经节瘤手术最严重、甚至危及生命的并发症,故术前需行 MRA 或 DSA 检查明确肿瘤主要供血血管、颈内动脉和椎动脉受累及侧支循环建立情况等,做好预案。

2. 术后并发症及病灶残留、复发情况的评估 大出血、脑脊液漏、颅内感染是颈静脉球瘤术后严重的并发症。一般术后 6 小时复查头颅 CT 以除外术后出血;术后 2 周复查 MRI(尤其是脂肪抑制增强后 T_1WI),明确有无肿瘤残留;术后 1 年复查 MRI 平扫及增强了解有无复发。

【关键点】

颈静脉球瘤易被误诊为颈静脉孔区神经鞘瘤、脑膜瘤或内淋巴囊瘤。病变周围解剖关系复杂,血供丰富,盲目活检或手术易造成严重后果。因此,发现其特征性影像学表现(如 MRI 上胡椒盐征、血管流空影)及评估病变与周围重要结构的关系至关重要,尤其是 MRA,有助于临床医师明确术前诊断、选择合适的治疗方案及减少并发症。术前 3~5 天采用血管内栓塞肿瘤,可减少术中出血,有助于彻底切除肿瘤。

(沙 炎　林奈尔)

病例 ⑫　右侧耳鸣,听力下降 3 个月余

【简要病史及影像】 女,24 岁,右侧耳鸣,听力下降 3 个月余(图 9-12-1,图 9-12-2)。

【问题与选项】 患者可能的诊断是(　　　　)

A. 脑膜瘤。

B. 横纹肌肉瘤。

C. 听神经瘤。

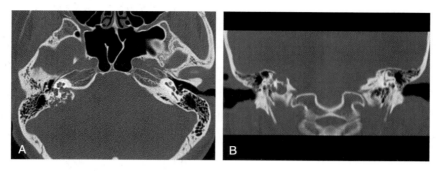

图 9-12-1A、B 颞骨轴位、冠状位 CT 平扫

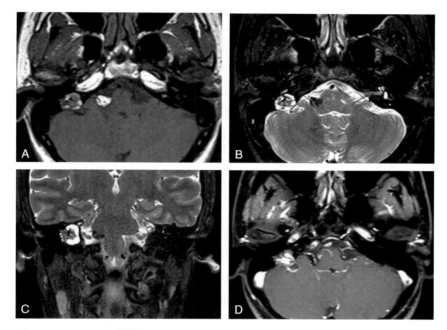

图 9-12-2A~D 颞骨横断面 T_1WI、脂肪抑制 T_2WI、冠状面脂肪抑制 T_2WI 以及横断面增强后 T_1WI

D. 颈静脉球瘤。

E. 内淋巴囊肿瘤。

【答案】E. 内淋巴囊肿瘤。

【影像诊断及分析思路】诊断:右侧颞骨内淋巴囊肿瘤。

1. 病灶中心位于颞骨岩部中后缘(即内淋巴囊解剖部位所在),CT 见肿块内部有细针状高密度骨样结构,伴邻近骨质蜂窝状溶骨性破坏,累及前庭导水管、半规管及内听道后壁。

2. MRI 检查见肿块边缘呈分叶状,T_1WI、T_2WI 均呈等高混杂信号,边缘见短 T_1、长 T_2 高信号影,增强后病灶明显强化,富血供。

3. 上述影像特征中,最需要引起注意的是特征性发病部位,以区别于其他引起颈静脉孔区改变的疾病,比如颈静脉球瘤、脑膜瘤、软骨肉瘤、听神经瘤等。

【鉴别诊断及要点】

1. 脑膜瘤 ①病灶沿着硬脑膜方向向颅底孔道及颈动脉间隙生长;②CT 上见颈静脉孔扩大常不明显,由于肿瘤的压迫浸润,导致颈静脉孔周围骨质增生,出现边缘硬化或轻度吸收、较不规则;③囊变出血少,信号均匀,MRI 增强后呈均匀显著强化,可见特征性的脑膜尾征。

2. 横纹肌肉瘤 ①好发于儿童及婴幼儿,病变进展迅速;②颞骨及颅底骨质破坏更加广泛,并向深部结构浸润生长。MRI 上信号不均伴囊变出血,增强扫描明显强化,但程度低于内淋巴囊肿瘤。

3. 听神经瘤 ①内听道口呈喇叭状扩大,病灶以内听道、桥小脑区为中心生长,主要向颅内侵犯;②累及颈静脉孔区时,局部骨质呈受压性吸收改变,很少引起颞骨溶骨性破坏。

4. 颈静脉球瘤 ①颈静脉球瘤的听力下降多为传导性聋,常伴搏动性耳鸣症状;②常沿着最低阻力途径生长,如乳突气房、血管沟、咽鼓管及颅底孔道;但病灶的中心起源部位低于内淋巴囊肿瘤;③在 CT 上显示出更强的侵袭性,颈静脉孔周缘可见浸润性、虫蚀样颅底骨质破坏;④病灶富血供,MRI 中典型的颈静脉球瘤可见胡椒盐征。

【疾病简介】

1. 定义与发病情况 内淋巴囊肿瘤是起源于内耳内淋巴囊系统的一种罕见的具有局部侵袭性的低度恶性肿瘤,又称内淋巴囊低度恶性腺癌、乳头状内淋巴囊瘤,好发于 40 岁左右的成年人,以中年女性多发。

2. 临床表现 内淋巴囊肿生长缓慢,病程常为数月至数年,临床表现主要取决于肿瘤大小和生长方向,以单侧听力损失最常见,当肿瘤侵犯内耳迷路及中耳乳突时,可出现前庭功能障碍,涉及面神经管时可致面神经麻痹。部分患者可伴有 von Hippel-Lindau 综合征。

3. 组织学特点 由相互交错的乳头状及腺样结构组成,部分区域呈囊性扩张,间质中血管丰富,免疫组化表现为 CK、CK8/18、EMA 及 Vimentin 阳性。

4. 临床诊断要点 单侧感音神经性耳聋患者,影像学检查示中心位于内听道和乙状窦间岩骨中后缘前庭导水管外口区的富血供肿块,蜂窝状溶骨性骨质破坏,MRI 上信号混杂,边缘见短 T_1、长 T_2 高信号影时,需考虑此病诊断,病理检查有乳头状和囊状结构有助于确诊。

5. 治疗原则 主要手段是手术切除,术前血管栓塞可减少术中出血、缩短手术时间和减少并发症。病变范围广泛者可行耳 - 颈联合进路手术。常规放射治疗和化学治疗对于术后残留肿瘤无确切根除作用。

【临床关注点与影像学价值】

1. 病变与周围重要结构的关系 内淋巴囊肿瘤具有局部侵袭性,术前仔细观察 CT 及 MRI 上病灶的累及范围,既决定了肿瘤能否完整切除,亦决定了周围重要解剖结构的功能能否保存。比如,术前发现病灶侵犯外耳道时,应在术中予外耳道切除封闭;当面神经受累则应予切除,并取耳大神经行神经移植;当病变侵犯硬脑膜时应切除受累硬脑膜,用颞肌筋膜修补。

2. 病灶残留、复发情况的评估 此病被称为低度恶性肿瘤的主要原因是其生长缓慢,肿瘤细胞分化程度高,一般无远处转移,但病灶容易具有局部侵袭性,容易复发,故术后及时复查 MRI(尤其是脂肪抑制增强后 T_1WI)对明确有无残留及复发有重要意义。

【关键点】

内淋巴囊肿瘤发病率较低,容易误诊为累及颈静脉孔区的神经鞘瘤、脑膜瘤、颈静脉球瘤或中耳癌侵犯。因此,仔细观察影像学表现,尤其是其特征性发病部位(颞骨岩部中后缘,内淋巴囊部位所在)有较大提示意义。CT 和 MRI 增强可清楚显示病灶的大小、范围、内部结构和肿瘤浸润程度,对指导治疗有重要意义。术前 3~5 天采用血管内栓塞肿瘤,可明显减少术中出血,有助于尽量彻底切除肿瘤。

(沙炎 林奈尔)

病例 ⑬ 右耳鸣伴听力下降 2 年

【简要病史及影像】女性,42 岁,右侧鼓室成形术后,右耳鸣伴听力下降 2 年,否认搏动性(图 9-13-1, 图 9-13-2)。

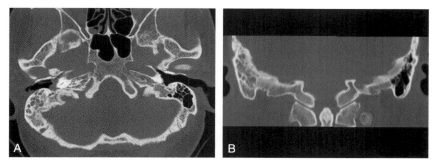

图 9-13-1A、B 颞骨高分辨 CT 平扫骨窗横断位、冠状位

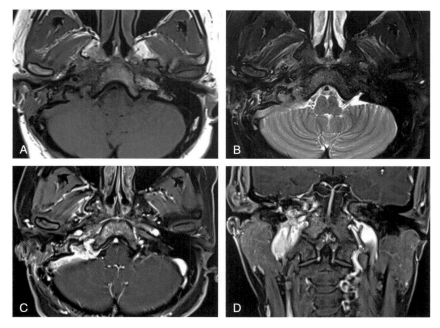

图 9-13-2A~D 颞骨横断面 T₁WI、脂肪抑制 T₂WI、横断面增强后 T₁WI 以及冠状面脂肪抑制 T₁WI 增强

【问题与选项】患者可能的诊断是( )

A. 神经源性肿瘤。

B. 内淋巴囊肿瘤。

C. 颈静脉球瘤。

D. 脑膜瘤。

E. 骨转移瘤。

【答案】D. 脑膜瘤。

【影像诊断及分析思路】 诊断：右侧颈静脉孔区脑膜瘤。

1. CT上见右侧颈静脉孔扩大不明显，但右侧乙状窦区及颈静脉孔区骨质增生硬化伴边缘轻度吸收、毛糙，较不规则；右侧乳突透亮度减低。

2. MRI检查示右侧颈静脉孔区软组织肿块，T_1WI、T_2WI均呈等信号，增强后明显强化，邻近脑膜增厚，见脑膜尾征。

3. 病灶累及右侧乙状窦、岩枕裂，并向下延伸至颅外的颈动脉鞘区。

4. 上述影像特征中，最需要引起注意的是特征性骨质改变及MRI增强脑膜尾征，以区别于其他颈静脉孔区占位性疾病，如颈静脉球瘤、神经源性肿瘤等。

【鉴别诊断及要点】

1. 神经源性肿瘤　①起源于后组脑神经或面神经；②颈静脉窝压迫吸收为主可伴舌下神经管破坏，向下沿颈动脉间隙生长或沿面神经管生长突入腮腺；③CT上骨破坏区边缘光整，肿块内无钙化或残留骨；MRI示瘤内信号不均匀伴囊变，增强后不均匀强化。一般无流空血管影、无胡椒盐征。

2. 内淋巴囊肿瘤　①起源于内耳内淋巴囊壁上皮的罕见低度恶性肿瘤；②常见的症状为单侧听力损失、面瘫、搏动性耳鸣，耳痛等；③CT影像特征，病灶位置高，骨破坏区内伴较多骨针样高密度影；④MRI T_1WI示肿块外周高信号，增强后可明显强化。

3. 颈静脉球瘤　①颈静脉球瘤的听力下降多为传导性，常伴搏动性耳鸣症状；②常沿着最低阻力途径生长，如乳突气房、血管沟、咽鼓管及颅底孔道；但病灶的中心起源部位低于内淋巴囊肿瘤；③在CT上显示出更强的侵袭性，颈静脉孔周缘可见浸润性、虫蚀样颅底骨质破坏；④病灶富血供，典型的颈静脉球瘤MRI可见胡椒盐征。

4. 骨转移瘤　①发生于颈静脉孔区罕见，一般中老年人多见，有肿瘤原发病史，如肺癌、乳腺癌、前列腺癌等；②骨质破坏多呈溶骨性及侵蚀性破坏，CT上表现为不规则骨质缺损影，内伴有边缘清晰的软组织肿块，增强后明显强化；③极个别转移瘤可为成骨性改变，造成颅底骨质压迫性吸收伴骨质增生改变。

【疾病简介】

1. 定义与发病情况　颈静脉孔区脑膜瘤是发生于颈静脉孔区域的硬膜并起源于延髓小脑角伴或不伴向颅外生长，发病率较低，占颅后窝脑膜瘤的0.7%~4.0%。

2. 临床表现　颈静脉孔区脑膜瘤生长缓慢，但即使完全切除也可能复发。临床表现因肿瘤大小和侵犯位置不同而异，首发症状和体征主要为听力减退、耳鸣。部分患者以面听神经功能障碍或小脑共济失调为主要表现，后组脑神经症状出现较晚。

3. 临床诊断要点　单侧听力下降伴耳鸣患者，影像学检查示颈静脉孔区肿块沿颅底孔道及颈动脉间隙生长，颈静脉孔周围骨质增生硬化，MRI增强后见典型的脑膜尾征，需考虑此病。确诊有赖于病理学检查。

4. 治疗原则　主要手段是手术切除，但全切除率较低，有较高复发率，应在脑神经功能保留的基础上尽量全切，未能全切除的病灶可辅以伽马刀、放疗等治疗。

【临床关注点与影像学价值】

1. 术前评估病变与周围重要结构的关系　颈静脉孔区脑膜瘤与后组脑神经关系密切，易向周围扩展生长，手术难度大，术后并发症较多。熟悉该区骨性和膜性解剖结构，并在术前仔细观察CT及MRI上病灶的累及范围，选择适宜手术入路，对手术成功与否及术后恢复非常关键。对累及后组脑神经的病灶，应选择部分切除肿瘤以保护脑神经功能,MRI 脂肪抑制增强后 T₁WI 对指导手术方式的选择价值最大。

2. 监测术后放疗效果、及早发现复发灶　对无法行肿瘤全切的病灶,需在术后辅以放疗等手段控制,MRI 脂肪抑制增强后 T₁WI 有助于监测疗效、评估肿瘤复发、进展或消退情况。

【关键点】颈静脉孔区脑膜瘤易被误诊为累及颈静脉孔区的其他良性占位,比如神经鞘瘤、颈静脉球瘤。CT 对骨质增生硬化改变的显示明显优于 MRI,MRI 上脑膜尾征具有一定特征性。MRI 增强轴位及冠状位对病灶的定性及定位有很大帮助,不仅能清晰显示范围、周围结构,还可判断病灶附着点。

(沙 炎　林奈尔)

病例 ⑭　头痛半个月

【简要病史及影像】女,59 岁,头痛半个月(图 9-14-1)。

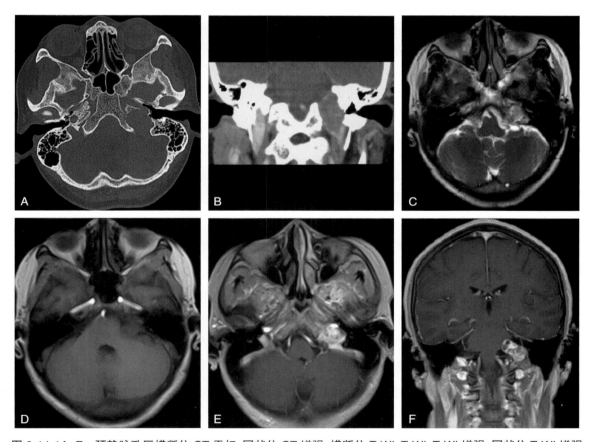

图 9-14-1A~F　颈静脉孔区横断位 CT 平扫、冠状位 CT 增强,横断位 T₂WI、T₁WI、T₁WI 增强、冠状位 T₁WI 增强

【问题与选项】患者可能的诊断是(　　　　　)

A. 颈静脉球瘤。

B. 神经鞘瘤。

C. 脑膜瘤。

D. 神经纤维瘤。

E. 转移瘤。

【答案】B. 神经鞘瘤。

【影像诊断及分析思路】诊断：左侧颈静脉孔区神经鞘瘤。

1. CT 显示左侧颈静脉孔扩大，周围骨质光滑，内见略低于脑组织密度肿块，增强扫描可见斑点、条状强化；MRI 增强其内可见囊状无强化区。

2. 颈静脉孔区常见病变主要包括颈静脉球瘤、神经鞘瘤、脑膜瘤；较少见的肿瘤包括转移瘤、骨肉瘤、软骨肉瘤、脊索瘤及胆脂瘤。

3. 手术病理结果为神经鞘瘤。

【鉴别诊断及要点】

1. 颈静脉球瘤 ①耳部症状通常为首发症状，典型的临床表现为搏动性耳鸣和听力下降，耳鸣与脉搏相一致，压迫同侧颈静脉耳鸣即消失，耳镜下显示红色鼓膜；②颈静脉孔扩大，病灶较大时常推移颈内动脉向前内侧移位；边缘见不规则的骨质破坏，肿瘤血供十分丰富，罕见坏死、囊变及钙化；③CT 平扫表现为等或略高密度，肿瘤明显强化；④T_2WI、T_1WI 增强可见胡椒盐征。

2. 颈静脉孔区脑膜瘤 ①肿瘤附着处骨质增生；②特征性脑膜尾征；③颈静脉孔一般不扩大。

3. 神经纤维瘤 单发神经纤维瘤密度或信号均匀。

4. 与其他肿瘤的鉴别诊断 转移瘤骨质破坏呈溶骨性，病灶边界不清晰。软骨瘤和软骨肉瘤病灶内有明显钙化。

【疾病简介】

1. 定义及发病情况 颈静脉孔区神经鞘瘤起源于颈静脉孔内第Ⅸ、Ⅹ、Ⅺ对脑神经，占颅内神经鞘瘤的 2.9%~4.0%。颈静脉孔内有一骨性突起（分隔）称为颈静脉嵴。颈静脉嵴和纤维隔将颈静脉孔分成两个部分。前内侧为神经部，其内走行第Ⅸ对脑神经；后外侧为血管部，其内为颈静脉球和第Ⅹ、Ⅺ对脑神经。颈静脉孔神经鞘瘤发生于这三对脑神经鞘膜的施万细胞。

2. 临床表现 主要为声音嘶哑、饮水呛咳、伸舌偏斜和舌肌萎缩、吞咽困难、听力下降、头疼头晕、走路不稳。

3. 分型 目前国际上多采用 Kaye-Pellet 分型方法将颈静脉孔神经鞘瘤分四型。A 型，肿瘤主体位于颅内，可有小部分孔内生长；B 型，肿瘤主体位于孔内，可有小部分颅内生长；C 型，肿瘤主体位于颅外，可有小部分孔内或颅后窝生长；D 型，肿瘤主体呈哑铃型分布于颅外和颅内。

4. 治疗原则 ①最佳治疗方法是保护脑神经功能的条件下尽可能全切肿瘤；②如全切除不适合或达不到，缩小肿瘤体积，解除重要血管神经受压；③肿瘤增生活跃或复发的患者可辅助放疗。本病例根据影像学表现采用 Kaye-Pellet 分型为 B 型，文献报道该型肿瘤建议采用颈 - 乳突联合入路，该入路本质为扩大乙状窦后联合颈部入路。

【临床关注点与影像学价值】

1. 术前常规完成 MRI 及颞骨薄层 CT 骨窗扫描，确定病变分型，了解有无颈静脉球变异（如颈静脉球高位），根据不同分型及颈静脉球解剖采用不同手术入路及方式。

2. 血管造影可了解颈静脉通畅或代偿情况，有助于手术风险的评估和手术策略的制定。术前检查若发现静脉窦系统未完全闭塞，术中可以考虑先行结扎，以减少手术出血同时为手术提供清晰的术野。与颈静脉球瘤鉴别时以 MRV（MR 静脉成像）检查为佳。

3. 术后 MRI 评估切除程度，分为全切除、次全切除（切除肿瘤体积 95.0%~99.0%）和部分切除（切除

肿瘤体积 <95.0%）。

【关键点】

1. 颈静脉孔区神经鞘瘤的影像学特点与其他部位神经鞘瘤类似，在 MRI 上常表现为 T_1WI 低信号，T_2WI 高信号，病变内囊变常见且多见于较大肿瘤，增强扫描常不均匀强化。骨窗显示颈静脉孔扩大，周围骨质压迫为主，边缘光滑。

2. 较大的颈静脉孔区神经鞘瘤常引起颈内动脉向前外移位，较大的颈静脉球瘤常引起颈内动脉向前内移位，具有一定鉴别意义。

（黄显龙）

参 考 文 献

［1］ Thelen J. Multimodality imaging of paragangliomas of the head and neck. Insights Imaging, 2019, 10 (1): 29.

［2］ Ong CK, Fook-Hin Chong V. Imaging of jugular foramen. Neuroimaging Clin N Am, 2009, 19 (3): 469-482.

［3］ Tsang SH, Sharma T. Von Hippel-Lindau disease. Adv Exp Med Biol, 2018, 1085: 201-203.

［4］ Xia Y. The surgical approaches for resection of temporal bone paraganglioma. Chin J Otol, 2019, 17 (3): 339-342.

［5］ 夏寅. 颈静脉球体瘤手术径路 -House 与 Fisch 比较. 中华耳科学杂志, 2017, 15 (1): 31-34.

［6］ Sun YH, Wen W, Wu JH, et al. Endolymphatic sac tumor: case report and review of the literature. Diagn Pathol, 2012, 7: 36.

［7］ 林青, 戴建平, 罗麟. 乳头状内淋巴囊瘤的影像学表现. 中华放射学杂志, 2002, 9 (36): 817-820.

［8］ 王忠城. 王忠诚神经外科学. 湖北: 湖北科学技术出版社, 2008.

［9］ Yoshida K, Kawase T. Trigeminal neurinomas extending into multiple fossae: surgical methods and review of the literature. J Neurosurg, 1999, 91 (2): 202-211.

［10］ 崔勇, 吴震, 郝淑煜, 等. 三叉神经鞘瘤的分型及手术入路的选择. 中华神经外科杂志, 2009, 25 (12): 1068-1071.

［11］ 陈哲, 朱伟栋, 汪照炎. 经迷路径路听神经瘤手术中对颈静脉球的处理. 中国耳鼻咽喉颅底外科杂志, 2019, 25 (1): 18-19.

［12］ 中国颅底外科多学科协作组. 听神经瘤多学科协作诊疗中国专家共识. 中华医学杂志, 2016, 96 (9): 676-680.

［13］ 李非田, 戴春富. 颈静脉孔区软骨肉瘤的诊断与治疗. 临床耳鼻咽喉头颈外科杂志, 2017, 31 (18): 1415-1418.

［14］ Bloch OG, Jian BJ, Yang I, et a1. Cranial chondrosarcoma and recurrence. Skull Base, 2010, 20 (3): 149-156.

［15］ Suri A, Bansal S, Singh M, et a1. Jugular foramen schwannomas: a single institution patient series. J Clin Neurosci, 2014, 21 (1): 73-77.

［16］ Thomas AJ, Wiggins RH, Gurgei RK. Nonpamganglioma jugular foramen tumors. Otolaryngol Clin North Am, 2015, 48 (2): 343-359.

［17］ 孙艳, 黄琦, 吴皓, 等. 源于颈静脉孔区的神经鞘膜瘤的处理. 中华耳鼻咽喉头颈外科杂志, 2015, 50 (7): 546-550.

［18］ Ong CK, Fook-Hin Chong V. Imaging of jugular foramen. Neuroimaging Clin N Am, 2009, 19 (3): 469-482.

［19］ 夏寅, 严旭坤. 颈静脉球副神经节瘤治疗策略. 中华耳科学杂志, 2019, 17 (3): 339-342.

［20］ 黄德亮, 袁永一, 韩东一, 等. 内淋巴囊肿瘤. 中华耳科学杂志, 2008, 6 (4): 365-369.

［21］ Bakar B. Jugular foramen meningiomas: review of the major surgical series. Neurol Med Chir, 2010, 50: 89-97.

［22］ 袁伟, 张明山, 梁绍栋, 等. 44 例颈静脉孔区神经鞘瘤的手术疗效分析. 中国临床神经外科杂志, 2018, 23 (8): 523-525.

［23］ Hasegawa T, Kato T, Kida Y, et al. Gamma Knife surgery for patients with jugular foramen schwannomas: a multiinstitu-tional retrospective study in Japan. J Neurosurg, 2016, 125 (4): 822-831.

［24］ 汪照炎, 吴浩, 黄琦. 颈静脉孔区脑神经鞘瘤. 中华耳鼻喉头颈外科杂志, 2007, 42 (1): 38-41.

［25］ 李兴斗, 何波, 方明磊. 颈静脉孔区神经鞘瘤的 18 例临床分析. 中国医药指南, 2012, 10 (11): 205-206.

［26］ 袁伟, 唐鑫, 张忠民, 等. 颈静脉孔区神经鞘瘤手术治疗进展. 牡丹江医学院学报, 2018, 39 (2): 80-82.

第十章　眼　眶

【简要病史及影像】女,26 岁,右侧眼球突出半年(图 10-1-1)。

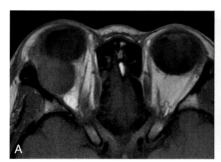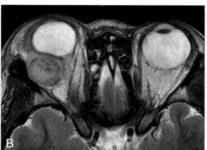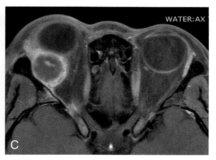

图 10-1-1A~C　眼眶横断面 T₁WI、T₂WI 和脂肪抑制增强后 T₁WI

【问题与选项】患者可能的诊断是(　　　　　)

A. 神经鞘瘤。

B. 海绵状血管瘤。

C. 泪腺腺样囊腺癌。

D. 淋巴管瘤。

E. 泪腺多形性腺瘤。

【答案】E. 泪腺多形性腺瘤。

【影像诊断及分析思路】诊断:右侧泪腺良性肿瘤,多形性腺瘤。

1. 右侧泪腺窝区卵圆形病变,边界清楚,可见低信号包膜,与泪腺分界不清,增强后,病变呈中等至明显强化,内部可见囊变区。

2. 引起上述改变的常见病变主要包括泪腺多形性腺瘤、泪腺腺样囊性癌和神经鞘瘤等,首先观察邻近骨质呈受压改变,形态规则,高度提示良性占位性病变。

3. 泪腺肿物切除,术后病理结果为泪腺多形性腺瘤。

【鉴别诊断及要点】

1. 泪腺腺样囊腺癌 ①无包膜,形态常不规则;②肿瘤细胞常沿血管、神经向周围组织浸润生长,边缘模糊、毛糙;③往往伴有骨质破坏。

2. 孤立性纤维瘤 ①好发于泪腺窝区,多数呈卵圆形,边界清楚;②T$_2$WI 较为混杂,内部可见明显高信号区,增强后显著强化,其强化程度明显高于泪腺混合瘤。

3. 神经源性肿瘤 ①三叉神经来源的神经鞘瘤常沿三叉神经生长,长轴为前后方向,与泪腺有明显的分界;②周围骨质为压迫性改变,一般不会累及骨髓腔;③肿瘤内信号不均匀,T$_2$WI 有片状高信号影,不均匀强化。

【疾病简介】

1. 定义与发病情况 多形性腺瘤是泪腺最常见的肿瘤类型,多见于中年女性,大约占泪腺肿瘤的20.0% 以上。多源于泪腺眶部,少数发生于泪腺睑部或异位泪腺。

2. 临床表现 ①多数表现为无痛性包块和眼球突出,眼球可向内、下移位;由于肿瘤在泪腺部位生长导致的压迫症状;②生长缓慢,多累及单侧泪腺,常有被膜;③部分患者可出现复视,由于肿瘤压迫眼外肌及动眼神经分支导致。

3. 诊断 泪腺窝椭圆形肿块,与泪腺分界不清,无眶壁骨质破坏,提示泪腺多形性腺瘤,应尽量避免穿刺活检,包膜的完整性破坏后肿瘤复发概率增加。

4. 治疗原则 ①泪腺多形性腺瘤以手术完整切除为主要治疗方案,术中尽量保持肿瘤包膜的完整性;②本病容易复发,术后应定期随访观察,多次复发病例恶变概率增高,而且多次复发往往导致邻近眶外壁骨质重塑;③较小肿瘤且无症状,可随访观察。

【临床关注点与影像学价值】

1. 术前影像学检查高度怀疑泪腺多形性腺瘤应尽量避免穿刺活检,肿瘤包膜破坏可能导致肿瘤术后复发概率增高。

2. MRI 可明确病变的来源、范围以及良、恶性鉴别,CT 可显示骨质变化,眶壁骨质破坏提示有恶变的可能。

3. 术后随诊及复发的评估,由于肿瘤容易复发,因此术后影像学随访至关重要,MRI 对于肿瘤复发的诊断较为敏感,病变多次复发往往容易导致骨质重塑及局部恶变。

【关键点】

1. 无痛性、缓慢生长的泪腺椭圆形肿块,无眶壁骨质破坏,可诊断本病。

2. 泪腺多形性腺瘤术后随访,MRI 可清晰显示复发病变及范围。

(鲜军舫 郭 健)

病例 ❷ 左侧眼球突出半年

【简要病史及影像】 男,56 岁,左侧眼球突出半年(图 10-2-1)。

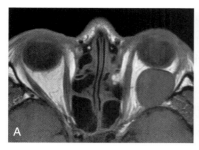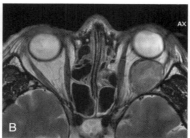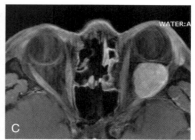

图 10-2-1A~C　眼眶横断面 T_1WI、T_2WI 和脂肪抑制增强后 T_1WI

【问题与选项】患者可能的诊断是（　　　　　）

A. 孤立性纤维瘤。

B. 视神经鞘脑膜瘤。

C. 视神经胶质瘤。

D. 神经鞘瘤。

E. 海绵状血管瘤。

【答案】D. 神经鞘瘤。

【建议补充的影像检查及其他重要材料】左侧眼眶肌锥内间隙卵圆形肿块，T_2WI 呈不均匀高信号，建议补充动态增强扫描序列明确病灶内有无渐进性强化（图 10-2-2）。

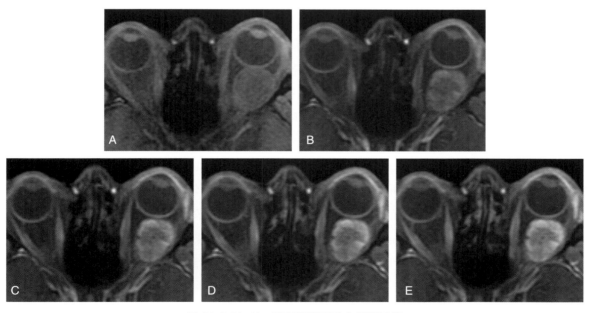

图 10-2-2A~E　眼眶横断面动态增强图像

【影像诊断及分析思路】诊断：左侧眼眶肌锥内间隙神经鞘瘤。

1. 左侧肌锥内间隙卵圆形肿块，边界清，T_2WI 显示病灶边缘可见低信号包膜，增强后呈中等强化，强化不均匀。

2. 引起上述改变的常见病变主要包括孤立性纤维瘤、海绵状血管瘤等，需要重点观察或补充病灶内动态增强影像。

3. 眼眶 MRI 动态增强图像显示不均匀强化的软组织肿块,未见明确肿瘤内对比剂渐进性填充的征象,可以除外海绵状血管瘤,其长轴为前后方向,高度提示神经源性肿瘤。

4. 肿瘤切除术后病理结果为神经鞘瘤。

【鉴别诊断及要点】

1. 孤立性纤维瘤 两者鉴别较为困难,其发病年龄、部位及症状均较相似。①常位于肌锥外间隙;②圆形或椭圆形,边界较清楚;③T₂WI 呈不均匀高信号。但孤立性纤维瘤血供较神经鞘瘤丰富,增强后强化显著,而神经鞘瘤更为常见,往往可见囊变、坏死区。术前明确诊断较为重要,因为神经鞘瘤有包膜,易切除,术后不易复发,而孤立性纤维瘤无包膜,较难切除,术后易复发。

2. 海绵状血管瘤 ①类圆形或卵圆形的神经鞘瘤与海绵状血管瘤在 CT 上不易区别,但如果肿瘤内有明显的低密度区或液化坏死区则较为典型;②海绵状血管瘤多见于中年女性,多位于肌锥内,MRI 动态增强显示"渐进性强化"为其诊断的特征性征象,能鉴别二者。

3. 皮样囊肿 囊性神经鞘瘤与皮样囊肿较难鉴别,但纯囊性神经鞘瘤较为少见,多数为明显囊变坏死,仍有部分强化区域,可与单纯包膜强化的皮样囊肿鉴别。

【疾病简介】

1. 定义与发病情况 神经鞘瘤来源于神经外胚层的施万细胞,是眼眶较常见的肿瘤,占眼眶肿瘤的 1.00%~6.43%。肿瘤可发生于任何年龄,多为单侧孤立性。眼眶神经鞘瘤是起源于第Ⅲ、Ⅳ、Ⅴ、Ⅵ对脑神经,以及交感、副交感神经和睫状神经施万细胞的神经鞘肿瘤,大多数源于三叉神经的眼支,由于视神经没有施万细胞,所以视神经不会发生神经鞘瘤。神经鞘瘤发生在眼眶的上方明显多于下方,外侧多于内侧。

2. 临床表现 ①肿瘤生长缓慢,初期缺乏明显体征,患者多以眼球突出就诊。不同的临床表现与肿瘤的原发部位和起源的神经有关。当肿瘤起自运动神经或位于眼肌附近者,常早期出现眼外肌运动障碍和复视;起自睫状神经者,常诉眼痛、头痛或牵引痛;起自眼眶边缘间隙者可在相当时间内不引起明显临床症状;眶尖部是神经集中之处,在肿瘤很小时即可影响到眼球运动神经和视神经,可导致眼球固定和视力丧失,少数病例早期有中心暗点及其他视野改变,犹如球后视神经炎。②肿瘤位于眼眶前部或肿瘤较大时,触诊可及中等硬度肿物,表面光滑,可以推动。约 60.0% 病例眼底后极部有不同程度的受压表现,如视盘水肿、黄斑部变暗、放射条纹形成及黄斑变性等。③患者病程较长,平均 3~5 年。神经鞘瘤为良性肿瘤,具有完整包膜,术后成功与否的关键在于是否彻底切除,如手术切除不彻底可有复发。肿瘤一般不恶变,但也有恶变个案报道。神经鞘瘤伴有神经纤维瘤病者,有恶变趋势,约占 10.0%。

3. 诊断 发生于肌锥内间隙、肌锥外间隙的卵圆形或哑铃型颅眶沟通性病变,T₂WI 信号不均匀,增加后不均匀强化,可诊断为本病。

4. 治疗原则 ①神经鞘瘤最好的治疗方法是手术切除。根据肿块位置、大小采用前路开眶或侧壁开眶。因肿块包膜较薄,术中不宜用组织钳夹取。当肿块位于眶尖部与视神经、肌肉组织有粘连时,应用钝性分离,力求肿块完整彻底切除,以防复发;②神经鞘瘤恶变者极少,所以术中冰冻发现有恶变者,均应行眶内容切除术。

【临床关注点与影像学价值】

1. 与海绵状血管瘤的鉴别 海绵状血管瘤如无症状或明显外观改变,可随访观察;而神经鞘瘤一般均手术切除。海绵状血管瘤如需手术切除,相对比较容易,并发症也较少。MRI 及动态增强扫描可明确鉴别二者。

2. 颅眶沟通性神经鞘瘤,MRI 可明确显示其颅内范围及对眶尖、海绵窦等重要结构的累及。

3. 神经鞘瘤伴有神经纤维瘤病者,有恶变趋势,约占 10.0%,影像检查可以显示病变范围及部分恶变征象,主要包括病灶不规则形态、边缘毛糙及对周围结构浸润的显示。

【关键点】眶内圆形、类圆形或颅眶沟通性哑铃状肿瘤,T₂WI 信号不均匀,增强后不均匀强化,提示本病。

（鲜军舫　郭　健）

病例❸　眼球突出 3 个月,视力下降 2 周

【简要病史及影像】男,9 岁,眼球突出 3 个月,视力下降 2 周(图 10-3-1)。

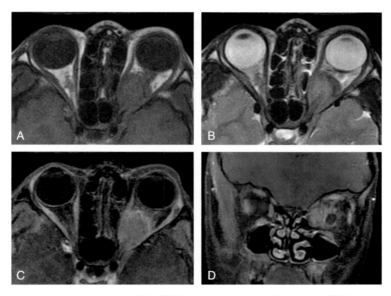

图 10-3-1A~D　A、B 为眼眶横断面平扫 T₁WI、T₂WI;C、D 为横断面、冠状面脂肪抑制增强后 T₁WI

【问题与选项】患者可能的诊断是(　　　　)

A. 横纹肌肉瘤。

B. 视神经鞘脑膜瘤。

C. 视神经胶质瘤。

D. 神经鞘瘤。

E. 淋巴瘤。

【答案】B. 视神经鞘脑膜瘤。

【影像诊断及分析思路】诊断:左侧眼眶视神经鞘脑膜瘤。

1. 左侧眼眶肌锥内间隙椭圆形肿块,包绕视神经,明显强化,并沿视神经走行方向蔓延至视神经管内段,左侧海绵窦亦可见不规则病变。

2. 引起上述改变的常见病变主要包括视神经鞘脑膜瘤、视神经胶质瘤、淋巴瘤和炎症等。

3. 增强后 T_1WI 示视神经本身未见强化,视神经鞘及周围肿块明显强化,冠状面显示袖管征,病灶沿着视神经走行方向蔓延,高度提示视神经鞘来源肿瘤。本例肿瘤主要位于视神经鼻侧,横断面增强后 T_1WI 显示双轨征不明显。

4. 眼眶肿瘤切除术,术后病理为视神经鞘脑膜瘤。

【鉴别诊断及要点】

1. 视神经胶质瘤　①儿童多见;②视力下降发生较早,往往为患者的首发症状;③增强后视神经及其周围病变强化,无双轨征或袖管征。

2. 视神经炎　①症状:起病急、消失快;②视神经一般轻度增粗,T_2WI 信号较高,增强后可见沿着视神经鞘周围线状强化,但无明确肿块。

3. 淋巴瘤　①发生于视神经的淋巴瘤需要与视神经鞘脑膜瘤相鉴别;②常沿视神经呈塑形性生长,受累视神经增粗较为均匀;③T_2WI 显示病变呈均匀等信号;④DWI 呈高信号。

【疾病简介】

1. 定义与发病情况　视神经鞘脑膜瘤占眼眶肿瘤的 2.0%,占原发性视神经肿瘤的 20.0%,仅次于视神经胶质瘤。大多数起源于眶内(约 92.0%)或颅内段视神经鞘蛛网膜细胞,还有极少数起源于眶内的异位脑膜细胞;肿瘤亦可由颅内脑膜瘤通过视神经管延伸至眼眶内而形成,称为继发性视神经鞘脑膜瘤。5.0% 视神经鞘脑膜瘤为双侧性,多发生于颅内段。双侧或多发的视神经鞘脑膜瘤最常见于神经纤维瘤病Ⅱ型(NF2)。

2. 临床表现　①常见于中年女性,儿童较少见;②瘤体生长缓慢,临床症状多先表现为眼球突出,然后才出现视力障碍;③视力下降发生较晚,下降程度也不明显。

3. 诊断　增强后 T_1WI 显示双轨征或袖管征,眼球突出时间相对较长,提示本病。

4. 分型　视神经鞘脑膜瘤根据病理学特点又分为沙砾型、上皮细胞型、成纤维细胞型、混合型。其中沙砾型最多。原发性视神经鞘脑膜瘤起源于视神经鞘的蛛网膜绒毛。组织学分类与颅内脑膜瘤相似。

5. 治疗原则　视神经鞘脑膜瘤治疗目的是防止患者视力进一步恶化和避免肿瘤向颅内进一步发展。其治疗主要包括保守观察、放射治疗、手术切除。目前治疗原则如下:对视力稳定 20/50 或以上者,保守观察,每年定期进行视野、影像检查;年龄 <30 岁或肿瘤侵及眶尖、管内或颅内肿瘤蔓延时,每半年检查 1 次;视力低于 20/50 者建议考虑采用三维适形立体定向放射治疗;对于肿瘤侵及颅内视交叉,可行鞍旁手术切除;患者视力丧失且眼球突出明显时应手术切除。

【临床关注点与影像学价值】

1. 眶尖部或 / 和颅内是否受累,肿瘤侵及眶尖时容易向颅内蔓延,尤其是年轻患者,一旦累及海绵窦,则难以全部切除,故病灶累及眶尖且病情进展较快患者应手术彻底切除肿瘤。

2. 视神经鞘脑膜瘤主要治疗方法是随访观察或放射治疗,MRI 是随访观察肿瘤变化或放疗效果的主要方法。

【关键点】

1. 眼球突出时间较长的视神经肿块,增强后 T_1WI 显示双轨征或袖管征,可诊断本病。

2. 仔细观察有无双侧听神经瘤,明确或排除神经纤维瘤病Ⅱ型。

(鲜军舫　郭　健)

病例❹　左侧眼球突出伴视力下降 3 个月

【简要病史及影像】男,13 岁,左侧眼球突出伴视力下降 3 个月(图 10-4-1)。

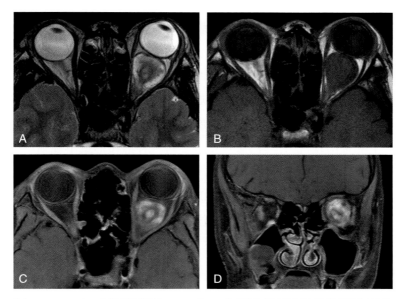

图 10-4-1A~D　眼眶横断面 T₂WI、T₁WI 和脂肪抑制增强后横断面、冠状面 T₁WI

【问题与选项】患者可能的诊断是(　　　　　)

A. 孤立性纤维瘤。

B. 视神经鞘脑膜瘤。

C. 视神经胶质瘤。

D. 神经鞘瘤。

E. 海绵状血管瘤。

【答案】C. 视神经胶质瘤。

【影像诊断及分析思路】诊断:左侧视神经胶质瘤。

1. 左侧视神经眶内段走行区卵圆形病变,边界清楚,T₁WI 显示肿瘤与脑白质相比呈轻度低信号,T₂WI 显示肿瘤与脑白质相比呈不均匀等、高信号,增强扫描呈明显不均匀强化。

2. 引起上述改变的常见病变主要包括视神经鞘脑膜瘤、视神经胶质瘤、神经鞘瘤,首先观察病灶与视神经关系,本例中未见正常视神经结构,增强后未见明显双轨征,结合患者年龄,提示来源于视神经的视神经胶质瘤。

3. 眼眶肌锥内间隙肿物切除,术后病理结果为视神经胶质瘤。

【鉴别诊断及要点】

1. 视神经鞘脑膜瘤　①成年人好发,儿童非常罕见;②视神经增粗;增强扫描可见特征性的双轨征或袖管征;③CT 可显示部分病例周围骨质重塑及病灶内钙化。

2. 神经鞘瘤　①发生于肌锥内间隙的神经鞘瘤需与视神经胶质瘤鉴别,T₂WI 显示病灶边缘可见低信号包膜,增强后中等强化,强化不均匀;②病灶与视神经关系为受压改变,可见正常视神经结构。

【疾病简介】

1. 定义与发病情况 视神经胶质瘤起源于视神经的胶质细胞,约占全部颅内肿瘤的 1.0%。80.0% 以上视神经胶质瘤发生在视神经和视交叉,亦可累及视束及下丘脑。本病多发于 10 岁以下的儿童(约 75.0%),成人少见。儿童视神经胶质瘤是一种良性的、分化良好且生长缓慢的肿瘤,几乎不存在恶变及全身性转移。恶性视神经胶质瘤主要见于成人。部分患者并发神经纤维瘤病 I 型(NF1),双侧视神经胶质瘤是 NF1 的特征表现。

2. 临床表现 ①由于胶质瘤直接压迫视神经纤维,早期即可出现视力下降。可表现为视神经受累的相关症状,如视力下降、视野缺损、相对性瞳孔传入缺陷(RAPD)、视神经萎缩和视盘水肿等;②眼球突出、眼球运动障碍、斜视等症状出现较晚,若累及下丘脑出现眼震等症状。

3. 诊断 10 岁以下儿童出现视力下降,影像检查发现视神经梭形或不规则增粗扭曲,增强扫描可见强化,应考虑视神经胶质瘤。

4. 治疗原则 儿童视神经胶质瘤是分化良好的胶质瘤,相关治疗方式、治疗方案组合尚未形成共识。目前国际上倾向于首选化疗,但是目前缺少有效的靶向性药物。放疗可以有效预防复发、控制肿瘤进展,但必须考虑放疗的不良反应。

【临床关注点与影像学价值】

1. 发生于儿童的视神经胶质瘤影像较容易与其他肿瘤或炎性病变相鉴别,MRI 是目前术前检查最佳的影像学检查手段。

2. 术前影像学检查主要显示病变范围,明确视路受累程度,视交叉、视束、视辐射是否受累,为治疗方案的制定提供依据。

【关键点】

1. 10 岁以下儿童出现视力下降,影像检查发现视神经梭形肿块或不规则增粗扭曲应考虑本病。

2. MRI 包括平扫和增强扫描评估病变范围及视路受累程度,为后续治疗方案的制定提供依据。

(鲜军舫 郭 健)

病例 ⑤ 左侧眼球突出伴视力下降 2 个月

【简要病史及影像】男,62 岁,左侧眼球突出伴视力下降 2 个月(图 10-5-1)。

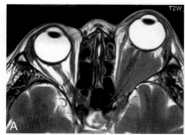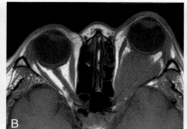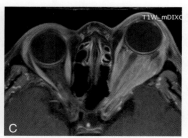

图 10-5-1A~C 眼眶横断面 T$_2$WI、T$_1$WI 和脂肪抑制增强后 T$_1$WI

【**问题与选项**】患者可能的诊断是（　　　　　）

A. 淋巴瘤。

B. 炎性假瘤。

C. 视神经鞘脑膜瘤。

D. 视神经胶质瘤。

E. 神经纤维瘤。

【**答案**】A. 淋巴瘤。

【**建议补充的影像检查及其他重要材料**】眼眶内弥漫性等 T_1 等 T_2 信号病变建议补充 DWI 图像获得病灶的 ADC 值，以明确病变有无扩散受限（图 10-5-2）。

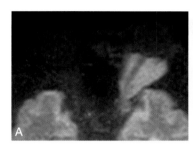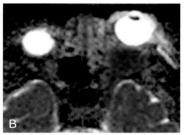

图 10-5-2A、B　眼眶横断面 DWI 和 ADC 图，病灶 ADC 值约 0.63×10^{-3}mm^2/s

【**影像诊断及分析思路**】诊断：左侧眼眶淋巴瘤并累及左侧海绵窦和视神经管内段。

1. 左侧眼眶球后、肌锥内和外间隙锥形病变，与脑灰质相比呈等信号，信号较均匀，包绕眼外肌、视神经，增强后，病变呈中等强化，视神经无强化。

2. 引起上述改变的常见病变主要包括淋巴瘤、炎性假瘤和视神经鞘脑膜瘤等，病变比较弥漫，包绕眶腔结构，T_2WI 信号比较均匀，ADC 值较低，高度提示淋巴瘤。

3. 术后病理结果为非霍奇金淋巴瘤，黏膜相关淋巴组织（mucosal-associated lymphoid tissue，MALT）结外边缘区淋巴瘤。

【**鉴别诊断及要点**】

1. 炎性假瘤　①可呈急性、亚急性或慢性发生和发展，可累及眶腔各部位，临床表现也各有差异；②可位于眶内任何部位，多呈不规则软组织肿块影，弥漫性炎症者，表现为球后弥漫性软组织影，与诸结构分界欠清，眶脂体信号消失，视神经增粗，边缘不清，病变可经眼眶孔道累及眶外结构；③以淋巴细胞浸润为主的炎性假瘤的信号与淋巴瘤相同，而以纤维增生为主的炎性假瘤 T_2WI 为稍低信号，与淋巴瘤等信号不同；④炎性假瘤形成的肿块可以位于肌锥内、肌锥外或同时累及肌锥内、外间隙。淋巴瘤多发生于中老年人，多见于泪腺区和球周筋膜囊，尤其是淋巴瘤多起自于眶隔前间隙的淋巴组织，单纯眶隔后淋巴瘤相对少见；⑤淋巴瘤在 ADC 图呈明显低信号，ADC 值低于炎性假瘤。

2. IgG4 相关性眼病　IgG4 相关性疾病可累及眼眶多处结构，表现为泪腺对称或不对称性增大，与脑灰质相比，呈 T_1WI、T_2WI 稍低或等信号，可伴有眼外肌增粗，增强扫描多为不均匀明显或中等强化，ADC 图信号较淋巴瘤稍高，三叉神经广泛增粗受累是其特征之一，可帮助与淋巴瘤鉴别。

【疾病简介】

1. 定义与发病情况 眼附属器淋巴瘤主要包括非霍奇金淋巴瘤,是最常见的眼眶恶性肿瘤之一,可发生于结膜、泪腺或球后,约占所有眼眶恶性肿瘤的 50.0%。眼附属器淋巴瘤大部分为非霍奇金淋巴瘤 B 细胞型,只有 1%~3% 为 T 细胞型,伯基特淋巴瘤(Burkitt lymphoma)、淋巴浆细胞瘤和霍奇金淋巴瘤少见。肿瘤组织多无包膜,颜色灰黄或灰红,质脆软。绝大多数为低度恶性,最常见的是结外边缘带 B 细胞淋巴瘤中的 MALT(黏膜相关性淋巴组织)淋巴瘤。此病好发于中老年,单侧发病居多,部分病例可为双侧发病。

2. 临床表现 ①最常见的是眼球突出,视神经受累时可发生视力减退;②多数呈慢性病程,临床表现无特征性,有时可伴有眼球运动障碍等。

3. 诊断 眶隔前间隙和/或肌锥外间隙不规则肿块,T_1WI 和 T_2WI 呈均匀等信号,轻中度强化,ADC 值较低,高度提示淋巴瘤。采用手术切除部分病变进行病理检查确诊。

4. 治疗原则 化疗加放疗方案。但对于 MALT 淋巴瘤治疗,有人主张以手术切除为主,辅以眼部局部放疗,尤其是对于出现明显视神经压迫症状的患者。

【临床关注点与影像学价值】

1. 术前影像学检查有助于显示病灶范围及特征。

2. 常规 MRI 检查可以明确淋巴瘤的形态、信号特点及范围,并可以准确判断邻近结构受累的情况,是淋巴瘤的首选检查方法。ADC 值及动态增强曲线在炎性病变与淋巴瘤的鉴别诊断中起到重要作用,可高度提示淋巴瘤,建议临床进行手术切除部分病变活检确诊,然后行化疗加放疗,避免手术切除全部病变。

【关键点】

眼附属器淋巴瘤的 MRI 诊断四个要点:①位于眶隔前间隙、肌锥外间隙,或弥散分布;②形态不规则,包绕眼球或周围结构;③T_1WI 和 T_2WI 呈均匀等信号,增强后轻中度强化;④ADC 值较低。

(鲜军舫 郭健)

病例❻ 眼睑肿胀 5 个月

【简要病史及影像】女,61 岁,双侧眼睑肿胀 5 个月(图 10-6-1)。

【问题与选项】患者可能的诊断是( )

A. 淋巴瘤。

B. 泪腺炎性假瘤。

C. 结节病。

D. 甲状腺相关性眼病。

E. IgG4 相关性眼病。

【答案】E. IgG4 相关性眼病。

【影像诊断及分析思路】诊断:IgG4 相关性眼病。

1. 双侧泪腺增大,边界清楚,内部信号均匀,T_2WI 呈等信号,ADC 值较低,增强后,病变呈中等至明显强化,双侧额神经及眶下神经增粗、强化。左侧眼上群肌和下直肌增粗。

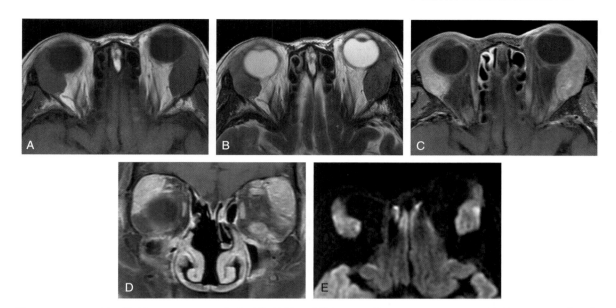

图 10-6-1A~E　眼眶横断面 T$_1$WI、T$_2$WI 和脂肪抑制增强后横断面、冠状面 T$_1$WI、DWI，ADC 值为 0.54×10^{-3}mm^2/s

2. 引起上述改变的常见病变主要包括炎性假瘤、淋巴瘤等，首先观察单侧还是双侧病变，双侧泪腺增大、信号均匀、边界清楚，并且累及额神经、眶下神经及左侧眼外肌，高度提示 IgG4 相关性眼病。

3. 泪腺肿物穿刺活检，病理结果为 IgG4 相关性眼病。

【鉴别诊断及要点】

1. 炎性假瘤　①炎性假瘤累及泪腺者，典型表现为泪腺增大，单侧较双侧多见，眶部和睑部多同时受累，无明确的局灶性肿块，病变密度或信号均匀，邻近脂肪间隙模糊，可呈网格状改变，并可蔓延至周围结构，眼睑常受累增厚；②纤维化为主的病灶 T$_2$WI 可表现为不均匀较低信号。

2. 淋巴瘤　①发生于泪腺的淋巴瘤往往表现双侧泪腺增大，边界清，信号均匀，与 IgG4 相关性眼病鉴别有一定困难，ADC 值对于两者具有一定鉴别价值，虽然两者的 ADC 值有一定程度的重叠，但淋巴瘤的 ADC 值更低；②淋巴瘤虽然也可表现为对于周围神经的累及，但三叉神经分支累及的发生率较 IgG4 相关性眼病低；③淋巴瘤的强化程度明显低于 IgG4 相关性眼病。

【疾病简介】

1. 定义与发病情况　IgG4 相关性疾病病因尚不明确，多见于患有变态反应性疾病的老年男性，可累及全身多脏器，因受累器官或组织的进行性纤维化而呈假肿瘤样表现。头颈部受累的患者以女性更常见，泪腺和眼外肌受累常是此病的首发表现。

2. 临床表现　①女性多见，进展缓慢，无特异性症状，多为双侧或单侧无痛性眼睑肿胀，血清 IgG4 浓度通常增高；②其他常见症状为眼球运动受限和复视等。

3. 诊断　临床检查怀疑泪腺 IgG4 相关性疾病应检查血清 IgG4 浓度，典型的影像学表现结合血清 IgG4 浓度升高可以诊断本病，但确诊还需要组织病理学检查。

4. 治疗原则　①目前 IgG4 相关性眼病的治疗尚无统一标准，主要治疗方法有：糖皮质激素、利妥昔单抗和放射治疗；②糖皮质激素对绝大多数患者有效，在几周之内肿块缩小、症状改善、血清 IgG4 水平明显下降；虽然糖皮质激素治疗效果好，但有 2/3 的患者停用或在逐渐减量过程中会复发。对于复发的患者，再次使用糖皮质激素治疗是有效的，约 72.2% 的患者需要小剂量糖皮质激素维持治疗或联合应用免疫抑制剂。

【临床关注点与影像学价值】

1. 影像学检查发现双侧泪腺增大和眼外肌增粗,信号均匀,结合血清 IgG4 水平明显升高可诊断本病。

2. 本病激素治疗有效但是极易复发,MRI 复查观察病变改变情况可帮助临床确诊并定期随访判断疗效与预后。

【关键点】

1. 典型的 MRI 表现结合血清 IgG4 水平明显升高可诊断本病。

2. 激素治疗后,MRI 帮助确诊及随访观察其变化。

(鲜军舫 郭 健)

病例 ❼ 左侧眼睑肿胀 1 个月

【简要病史及影像】男,6 岁,左侧眼睑肿胀 1 个月(图 10-7-1)。

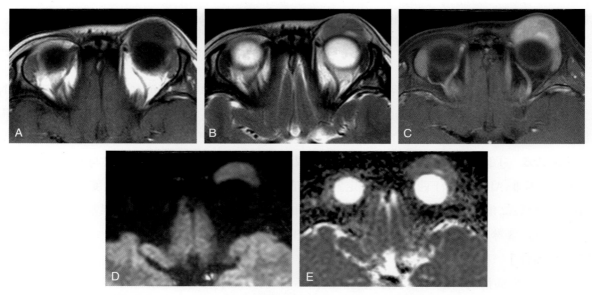

图 10-7-1A~E 眼眶横断面 T₁WI、T₂WI 和脂肪抑制增强后 T₁WI 以及 DWI、ADC 图,ADC 值为 $1.20 \times 10^{-3} mm^2/s$

【问题与选项】患者可能的诊断是( )

A. 淋巴瘤。

B. 炎性假瘤。

C. 睑板腺癌。

D. 横纹肌肉瘤。

E. 浆细胞瘤。

【答案】D. 横纹肌肉瘤。

【影像诊断及分析思路】诊断:左侧眼睑及结膜下横纹肌肉瘤。

1. 儿童患者,左侧眼睑新月形病变,边界清楚,T_1WI 呈低信号,T_2WI 呈不均匀高信号,增强后呈中等不均匀强化,病变进展较快。

2. 引起上述改变的常见病变主要包括淋巴瘤和蜂窝织炎等,本病例为儿童,病变较为局限、边界清楚且进展迅速,首先考虑为横纹肌肉瘤,建议行手术切除部分病变组织做病理学检查。

3. 眼睑肿物切除,术后病理结果为横纹肌肉瘤。

【鉴别诊断及要点】

1. 蜂窝织炎 ①儿童好发,眼睑蜂窝织炎往往合并眼睑红肿、球结膜充血水肿、眼球运动障碍等,病变边缘毛糙,常累及周围皮下软组织及眶内结构;②蜂窝织炎合并脓肿时,密度或信号不均匀,强化不均匀,增强扫描脓腔不强化,脓肿壁较毛糙;③周围血检查常可见白细胞计数增高。

2. 淋巴瘤 ①淋巴瘤常发生于中老年;②T_1WI 和 T_2WI 呈等信号,信号均匀,增强后轻中度强化;③淋巴瘤 ADC 值较低。

【疾病简介】

1. 定义与发病情况 横纹肌肉瘤是儿童最常见的原发性眶内恶性肿瘤,45.0% 发生于头颈部,眼眶横纹肌肉瘤占 25.0%~35.0%,75.0% 在 10 岁前发病。病理学上分为四种组织学类型:胚胎型、腺泡型、梭形细胞型、多形型,前两型主要发生于婴幼儿,以胚胎型最常见,腺泡型较胚胎型预后差。

2. 临床表现 ①多见于 10 岁以下儿童,男性多于女性,男女比例为 1.3∶1;多发生于一侧,有极少数患者发生于双侧;②临床上常以眼球突出为首发症状,且进展快,可合并眼睑肿胀、眼球运动障碍、视力下降。

3. 诊断 儿童进展迅速的眼眶内不规则肿块应高度怀疑本病,确诊依靠手术活检病理检查结果。

4. 治疗原则 ①手术活检病理确诊后采用化疗、放疗等综合治疗方法,5 年生存率已经达到 83% 左右;②儿童横纹肌肉瘤对化疗敏感,其治疗作用已经取得了共识。

【临床关注点与影像学价值】

1. 儿童或青少年迅速发生的无痛性眼球突出、眶内不规则肿块应警惕眼眶横纹肌肉瘤,需尽快行手术活检病理检查确诊。

2. MRI 是治疗后复查和随访观察的首选最佳方法。

【关键点】

16 岁以下的儿童或青少年患者表现为快速进展的眼球突出或眼睑肿块,CT 或 MRI 显示眼眶或眼睑不规则肿块,T_1WI 未见高信号或液液平,增强后明显强化,高度提示本病,建议临床尽快活检确诊。

(鲜军舫 郭 健)

病例 ⑧ 右侧眼球突出 3 个月

【简要病史及影像】女,33 岁,右侧眼球突出 3 个月(图 10-8-1)。

【问题与选项】患者可能的诊断是( )

A. 泪腺癌。

B. 泪腺多形性腺瘤。

C. 蝶骨大翼脑膜瘤。

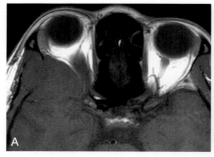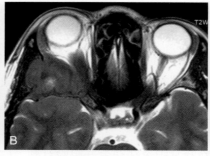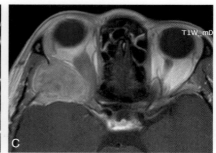

图 10-8-1A~C 眼眶横断面 T₁WI、T₂WI 和增强后 T₁WI

  D. 转移瘤。

  E. 淋巴瘤。

  【答案】 D. 转移瘤。

  【建议补充的影像检查及其他重要材料】 右侧蝶骨大翼区占位性病变,高度怀疑转移瘤,建议先询问有无原发肿瘤病史并行胸部 CT 检查,明确有无肺癌,重点补充或观察肺部 CT 图像(图 10-8-2)。

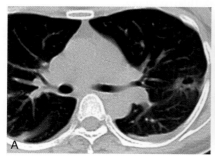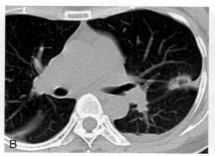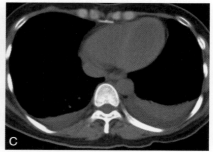

图 10-8-2A~C 肺部 CT 肺窗和纵隔窗

  【影像诊断及分析思路】 诊断:右侧蝶骨大翼转移瘤(腺癌)。

  1. 右侧眼眶外壁、蝶骨大翼骨质破坏,局部可见不规则软组织肿块影,边界欠光整,T₂WI 信号不均匀,增强后病变呈中等至明显不均匀强化,颞下极脑膜增厚并强化。

  2. 引起上述改变的常见病变主要包括眶壁转移瘤、组织细胞增生症、白血病浸润、软骨肉瘤,成人发生于右侧眶壁的单发病变伴溶骨性骨质破坏,首先考虑转移瘤,成人最常见的为肺癌。

  3. 补充做的肺部 CT 显示左上肺不规则空洞,壁厚、不规则,边缘有毛刺,双侧胸腔积液,提示为肺癌并右侧眼眶壁转移瘤可能性大。

  4. 左肺上叶肿瘤切除术,术后病理结果为左肺腺癌。

  【鉴别诊断及要点】

  1. 组织细胞增生症 ①好发于 5~10 岁儿童,超过 20 岁很少见;②典型表现为眼眶外上壁交界处的溶骨性骨质破坏,局部代之以软组织肿块,增强扫描呈中度到明显的不均匀强化;③临床症状较轻微,仅有轻微的突眼改变;④单发病变在影像表现与转移瘤难以鉴别,但组织细胞增生症往往为多发病变,结合发病年龄并询问病史和全身部位的相关检查可帮助鉴别。

  2. 白血病眶壁浸润 ①好发于眼眶外壁,骨质破坏伴不规则软组织肿块,形成绿色瘤,边界不光整,信号不均匀;②需要结合临床病史和周围血、骨髓穿刺检查结果鉴别,此外,白血病骨髓浸润往往为多发,常合并颅面骨多发骨质异常。

【疾病简介】

1. 定义与发病情况　眶壁转移性肿瘤是通过血道扩散到眼眶的恶性肿瘤。成人大多数来自乳腺癌和肺癌,少数来自泌尿生殖系和胃肠道癌。儿童的眶壁转移性癌常来源于神经母细胞瘤、Wilms 瘤(肾母细胞瘤)和尤因肉瘤(Ewing sarcoma),还可来源于白血病浸润。

2. 临床表现　①眼球突出是最常见的症状和体征;②眼眶转移性肿瘤预后不佳,但部分患者经过规范治疗后效果较好,文献报道有眼眶转移瘤生存 5 年及以上的病例。

3. 诊断　眶壁骨质破坏伴软组织肿块,需要首先询问有无原发肿瘤病史并行肺部 CT 来明确或排除转移瘤。

4. 治疗原则　①眶壁转移瘤治疗原则主要依据原发肿瘤类型制定治疗方案;②对于局部眼眶症状显著患者,可行局部肿瘤切除缓解症状。

【临床关注点与影像学价值】

1. 眶壁溶骨性骨质破坏并软组织肿块,应该首先排除转移瘤后再考虑其他病变。

2. 仔细询问有无原发肿瘤病史,如有,则考虑为转移瘤。

3. 如无原发肿瘤病史,应进行全身重点部位的相关检查,对于成人,行肺部 CT 检查,发现肺癌则考虑为肺癌眼眶转移;对于儿童,重点检查腹膜后 CT 明确有无神经母细胞瘤,其次是骨髓穿刺,明确是否为白血病浸润。

【关键点】　眼眶骨质破坏伴软组织肿块需要首先询问原发肿瘤病史或进行全身相关检查来明确或排除转移瘤。

(鲜军舫　郭　健)

病例❾　右眼"白瞳"2 年余

【简要病史及影像】女,3 岁,发现右眼"白瞳"2 年余,当地多次影像检查诊断为视网膜母细胞瘤,已行 4 次术前化疗,效果不佳(图 10-9-1)。

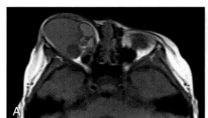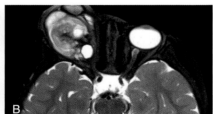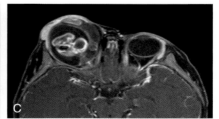

图 10-9-1A~C　眼眶横断面 T₁WI、脂肪抑制 T₂WI 和脂肪抑制增强后 T₁WI

【问题与选项】患者可能的诊断是(　　　　　)

A. 视网膜母细胞瘤眶内浸润。

B. 眼眶畸胎瘤。

C. 先天性囊性眼。

D. 眼眶横纹肌肉瘤。

E. 眼眶皮样囊肿。

【答案】B. 眼眶畸胎瘤。

【影像诊断及分析思路】诊断:右侧眼眶畸胎瘤。

1. 右侧眼眶不规则囊实性病变,信号不均匀,增强扫描示实性成分明显强化,右侧眼眶明显增大,右侧眼球萎缩变小。

2. 引起上述改变的病变还可见于视网膜母细胞瘤眶内浸润、眼眶畸胎瘤、先天性囊性眼、眼眶横纹肌肉瘤和毛细血管瘤等病变,鉴别诊断依据需结合临床病史以及其他影像学检查。

3. 患儿年龄较小,病史较长,右侧眼球萎缩变小,提示病变不是来自于眼球,影像表现为囊实性病变,不符合眼眶横纹肌肉瘤和毛细血管瘤;右侧眼眶病变不断增大,不符合先天性囊性眼;发病部位和病变内部结构不符合眼眶皮样囊肿。

4. 手术病理诊断结果为右侧眼眶畸胎瘤。

【鉴别诊断及要点】

1. 视网膜母细胞瘤眶内浸润 ①病变起源于眼球;②眼球内可见肿块或钙化,病变位于眼球内时,眼球外形基本保持;③CT眼球内可见高密度钙斑或软组织密度肿块,磁共振信号不均匀;④增强眼内肿块强化;⑤病变累及眶内时,眶内病变与眼球内病变相延续。

2. 先天性囊性眼 ①患儿出生时即可出现眼部外形异常,例如眼睑闭合、眼球缩小等;②眼球外形改变与眼眶病变相连、一体化;③眼球及眼眶病变以囊性为主;④病变区不出现钙化。

3. 眼眶横纹肌肉瘤 ①眼眶内实性不规则肿块;②增强检查肿块明显强化;③病变生长速度快;④可累及相邻筛窦或其他部位。

4. 眼眶皮样囊肿 ①典型表现为眼眶外侧壁跨壁生长的囊性包块,累及眼眶和颞窝;也可位于眶内其他部位;②形态多为圆形、类圆形,密度或信号不均匀;③增强后囊壁强化,囊内不强化;④临床上可见于任何年龄段。

5. 毛细血管瘤 ①眼睑病变较为明显;②累及到眼眶深部的毛细血管瘤常表现为实性软组织肿块;③CT或MRI增强病变区呈均匀强化;④患儿发病年龄较小,部分患儿眼睑有毛细血管瘤体征。

【疾病简介】

1. 定义与发病情况 眼眶畸胎瘤是一种先天性囊性病变,发病机制不完全清楚,病理成分包括2~3个胚层发育而来的组织,因此其发生可能与胚胎组织发育、生长异常有关。临床上发病率很低,为散发病例。

2. 临床表现 ①出生后即可存在眼球突出,眼球运动障碍;②患侧视力下降,甚至视力丧失;③眼球受压移位、病史较长者可有眼球萎缩;④病变缓慢生长,可蔓延至邻近结构。

3. 诊断 发生于小儿、生长缓慢,影像表现眼眶囊实性肿块,肿块内可有脂质、钙化或牙齿等内容,典型病例CT或MRI可提供确切诊断依据,不典型病例确诊仍需要依赖于手术或病理。

4. 病理分型和分期 眼眶畸胎瘤一般为良性病变,恶性罕见;良性畸胎瘤较大时可累及颅内、鼻窦及其他相邻部位。

5. 治疗原则 手术切除。

【临床关注点与影像学价值】

1. 眼眶畸胎瘤的诊断　影像诊断是发现和诊断眼眶畸胎瘤的最重要手段,对出生后即发现眼球突出、视力下降,且呈现逐渐加重的病例,应及时建议影像学检查,以尽可能早期诊断。

2. 病变与邻近结构关系　较大的眼眶畸胎瘤可以累及邻近解剖结构,影像学检查可以明确肿瘤的大小、范围及其与邻近结构的关系,有助于制定正确的手术方案。

【关键点】

1. 小儿出现眼球突出、视力下降,且症状和体征逐渐加重时,应及时行眼眶 CT 或 MRI 检查。

2. 眼眶畸胎瘤为很少见疾病,当眼眶内出现囊实性肿块、密度或信号不均匀,增强实性成分强化,含有三胚层结构时可确诊;不典型病例按其他占位病变治疗效果不佳时,应考虑眼眶畸胎瘤的可能性。

（史大鹏）

病例 ⑩　额颞部疼痛伴视物重影,左眼失明半个月

【简要病史及影像】男,58 岁,20 日前无明显诱因感觉额颞部疼痛伴视物重影,半个月前左眼失明（图 10-10-1）。

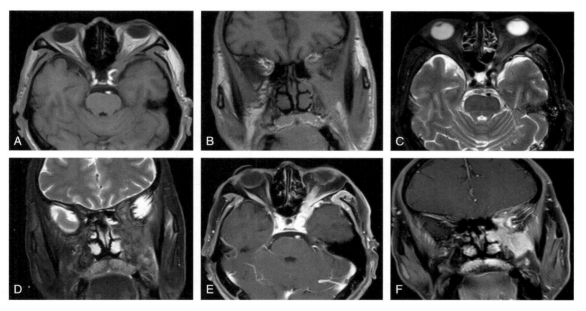

图 10-10-1A~F　A、B 分别为头颅横断面 T_1WI、冠状面 T_1WI,C、D 分别为横断面和冠状面脂肪抑制 T_2WI,E、F 分别为横断面和冠状面脂肪抑制增强后 T_1WI

【问题与选项】患者可能的诊断是（　　　　　）

A. 左侧海绵窦、眶上裂非特异性炎症。

B. 左侧视神经脑膜瘤。

C. 左侧海绵窦及颅底血管瘤。

D. 眼眶神经纤维瘤。

E. 颅底及左侧眶尖转移瘤。

【答案】D. 眼眶神经纤维瘤。

【影像诊断及分析思路】诊断:眼眶神经纤维瘤。

1. 患者左侧眶尖、眶上裂及海绵窦增厚软组织影,明显强化,病变向眶周及颞下窝蔓延,呈不规则软组织影。

2. 引起眶尖、海绵窦及其邻近结构改变的病变还可见于海绵窦、眶上裂非特异性炎症、视神经脑膜瘤、视神经纤维瘤、海绵窦血管瘤、眶尖转移瘤及神经纤维瘤等。

3. 头颅 MRI 显示左侧海绵窦及颞下窝均受累,据此可以排除海绵窦、眶上裂非特异性炎症、视神经鞘脑膜瘤、视神经胶质瘤;由于病变累及颞下窝,也可以排除海绵窦血管瘤。患者无原发肿瘤病史,此病变区之外结构未见肿瘤性病变,可以排除颅底及眶尖转移瘤;因此此病神经纤维瘤可能性较大。

4. 手术病理证实为神经纤维瘤。

【鉴别诊断及要点】

1. 海绵窦、眶上裂非特异性炎症(痛性眼肌麻痹综合征) ①病变为限于眶上裂和海绵窦的非特异性炎症;②眶上裂和海绵窦增厚、强化;③一般不累及眶尖、视神经;④激素试验治疗有效。

2. 视神经鞘脑膜瘤 ①视神经增粗或形成包绕视神经的肿块;②增强检查可见轨道征,即视神经纤维不强化,而其两侧的视神经鞘膜的病变强化;③病变可累及颅内,但不累及海绵窦及颞下窝;④多见于成人,患眼视力明显下降或丧失。

3. 视神经胶质瘤 ①视神经程度不等的增粗,可呈梭形改变;②病变一般不突破视神经鞘膜,故病变边缘光滑;③增强后呈均匀强化或边缘强化、中央不强化;④多见于小儿、患眼视力明显下降或丧失;⑤部分患者可合并神经纤维瘤病。

4. 海绵窦血管瘤 ①海绵窦区偏心形肿块;②病变一般位于颅内不累及眶尖、视神经和颞下窝;③不影响视力。

5. 颅底及眶尖转移瘤 ①病变区邻近或远隔部位存在原发肿瘤;②病变区可见骨质破坏;③生长方式以肿块为中心向周围浸润,不会跨越式或隧道式匍匐状生长。

【疾病简介】

1. 定义与发病情况 眼眶神经纤维瘤是指发生于眼部周围神经的良性肿瘤,此处主要指眼眶单发肿瘤,而不是神经纤维瘤病;病变由神经鞘细胞及成纤维细胞两种主要成分组成,常位于眶内及眶周,发病率较低,约占眼眶肿瘤的 2.0% 左右。

2. 临床表现 患者临床症状及体征与病变部位、范围及肿瘤类型关系密切,一般为占位病变引起的压迫症状。

3. 诊断 眼眶神经纤维瘤影像表现为大小形状不一的结节、肿块或片状阴影,多沿着眼眶原有结构呈匍匐状生长,单发病变相对多见,增强后明显强化;诊断应结合临床症状和体征。

4. 病理分型和分期 眼眶神经纤维瘤可分为三种类型。①局限型:多发生于成年人,常累及一侧眼眶或 / 和眶周某一部位,类似于神经鞘瘤或其他良性肿瘤产生的症状和体征;②丛状型:多为神经纤维瘤病在眼部的表现,病变可以多发,眶内和颅内可同时受累,也可累及视神经;③弥漫型:主要发生于皮肤,眶内罕见,临床及病理表现与丛状神经纤维瘤类似。

5. 治疗原则 局限性神经纤维瘤应手术治疗,丛状型和弥漫性神经纤维瘤视肿瘤部位、病变对相邻结构压迫不同,而采用姑息性或根治性手术,其他治疗方式收效不大。

【临床关注点与影像学价值】

1. 病变定性　神经纤维瘤的类型和生长方式不同,影像表现也不同,影像学检查对于良恶性的诊断和鉴别诊断至关重要。

2. 病变与相邻结构的关系　神经纤维瘤多为匍匐状生长,影像学检查可以明确病变与周围结构的关系,清楚显示病变的部位和范围,有助于决定正确的治疗方式。

3. 病变类型　神经纤维瘤存在单发和多发不同类型,通过影像学表现,推测肿瘤的病理类型对于选择手术方式至关重要。

【关键点】

1. 患者临床症状及体征与病变部位、范围及肿瘤类型和生长方式有关。

2. 神经纤维瘤可单发或多发,可仅累及眶内或眶周,或可眶内、眶周(包括颅内)同时受累。

(史大鹏)

病例 ⑪　左眼肿痛 10 余日

【简要病史及影像】男,58 岁,左眼肿痛 10 余日(图 10-11-1)。

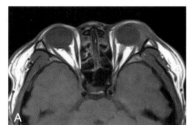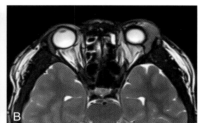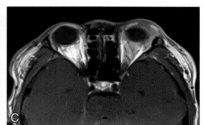

图 10-11-1A~C　眼眶横断面 T₁WI、T₂WI 和增强后 T₁WI

【问题与选项】患者可能的诊断是(　　　　)

A. 左侧泪腺炎。

B. 左侧泪腺淋巴瘤。

C. 左侧泪腺多形性腺瘤。

D. 泪腺 IgG4 相关性眼眶病。

E. 左侧泪腺结节病。

【答案】E. 左侧泪腺结节病。

【影像诊断及分析思路】诊断:左侧泪腺结节病。

1. 左侧泪腺肿大,呈弥漫浸润状改变,增强检查呈轻、中度均匀强化。

2. 引起一侧泪腺肿大的疾病包括泪腺炎、泪腺炎性假瘤、泪腺多形性上皮瘤、泪腺淋巴瘤、IgG4 相关性眼眶病、泪腺结节病等。

3. 眼眶 MRI 显示左侧泪腺肿大,均匀强化,为单侧发病,与泪腺炎区分困难,应结合患者病史、实验室检查和全身其他情况。

4. 左侧泪腺病变的病理检查结果结合免疫组化诊断为泪腺结节病。

【鉴别诊断及要点】

1. 泪腺炎　①泪腺均匀增大、明显强化;②不同病因泪腺炎常有相应的病史、症状和体征;③泪腺炎发病率明显高于结节病;个别情况下与泪腺结节病鉴别有一定困难。

2. 泪腺多形性腺瘤　①泪腺占位效应明显、常伴有眼球突出、眼球活动受限;②泪腺肿块境界清楚,密度或信号异常,均匀或不均匀强化;③临床病程较长,无急性炎症病史。

3. 泪腺淋巴瘤　①泪腺占位效应明显、常伴有眼球突出、眼球活动受限;②泪腺内结节或肿块密度或信号异常,DWI 呈高信号,增强呈轻、中度均匀强化;③发病率低于泪腺多形性腺瘤。

4. 泪腺炎性假瘤　①泪腺增大、有一定占位效应;②病变与正常泪腺组织分界清楚或不清,病变密度或信号异常,增强呈均匀强化;③临床上缺乏感染的病史。

5. 泪腺 IgG4 相关性眼眶病　①双侧泪腺均匀增大;②增大泪腺均匀强化;③可伴有或不伴有双侧唾液腺增大或全身其他脏器 IgG4 相关性疾病;④部分病例可见到血清 IgG4 水平升高,穿刺活检可见受累组织或器官中有 IgG4 阳性浆细胞浸润等。

【疾病简介】

1. 定义与发病情况　结节病是一种非干酪样坏死性上皮细胞肉芽肿炎性疾病,病因不明,以侵犯肺实质为主,并累及全身多脏器和组织,临床症状缺乏特征性,泪腺结节病非常少见。

2. 临床表现　临床症状类似于慢性泪腺炎。

3. 诊断　单侧泪腺均匀一致性肿大,临床上可合并有身体其他脏器结节病,对泪腺炎治疗无效者,应考虑结节病的可能性。

4. 治疗原则　保守治疗为主,应注意其他脏器和组织有无结节病变存在。

【临床关注点与影像学价值】

1. 病变部位及定性,病变可仅限于左侧泪腺或合并其他脏器结节病,影像检查可以基本排除肿瘤性病变。泪腺为均匀一致性增大,但增大程度较轻,可以定性为非肿瘤性病变。

2. 若泪腺结节病伴随全身其他部位病变,影像学检查可明确诊断。

【关键点】

1. 诊断和鉴别诊断　结节病常表现为占位性病变,因此正确诊断和鉴别诊断可以避免误诊、误治。

2. 有无合并病变　泪腺结节病影像检查主要是鉴别诊断和了解身体其他部位有无相同性质病变。

（史大鹏）

病例 ⑫　左侧眼眶进行性增大肿物 2 年

【简要病史及影像】男,76 岁,2 年前无明显诱因出现左侧眼眶肿物,且进行性增大,近 2 个月感觉左侧眼眶肿物增大明显(图 10-12-1)。

【问题与选项】患者可能的诊断是(　　　　)

A. 眼眶畸胎瘤。

B. 眼眶皮样囊肿。

C. 眼眶神经纤维瘤。

D. 眼眶黑色素瘤。

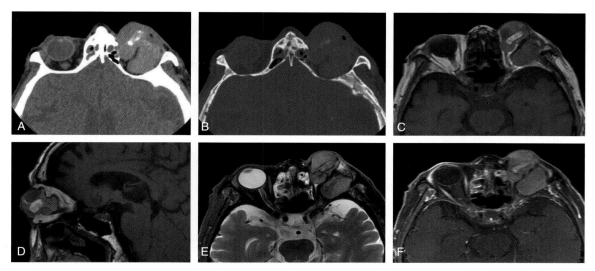

图 10-12-1A~F A、B 分别为眼眶 CT 平扫软组织窗和骨窗，C、D 分别为眼眶横断面 T₁WI 和矢状 T₁WI，E、F 分别为眼眶横断面 T₂WI 和脂肪抑制增强后 T₁WI

E. 眼眶神经鞘瘤。

【答案】D. 眼眶黑色素瘤。

【影像诊断及分析思路】诊断：眼眶黑色素瘤。

1. 左侧眼球及眼眶正常解剖结构破坏消失，眶内见两个囊实性肿块相互融合，呈哑铃状，肿块境界清楚，密度或信号混杂，其内可见带状钙化影，增强轻度强化，左侧眼眶容积增大。

2. 引起上述改变的病变还可见于眼眶畸胎瘤、眼眶皮样囊肿、眼眶静脉性血管瘤、眼眶神经鞘瘤等病变，但眼眶畸胎瘤、眼眶皮样囊肿发病年龄较小、囊性成分相对较多；眼眶神经纤维瘤表现肿块多沿着眼眶原有结构呈匍匐状生长，不破坏眼眶内原有解剖结构，神经鞘瘤肿块多为单发。

3. 手术病理证实为眼眶原发性黑色素瘤。

【鉴别诊断及要点】

1. 眼眶畸胎瘤 ①眼眶内囊实性肿块，常以囊性为主；②增强实性部分强化，囊性部分不强化；③病程发展较为缓慢；④临床上发病以小儿多见。

2. 眼眶皮样囊肿 ①典型表现为眼眶外侧壁跨壁生长的囊性包块，累及眼眶和颞窝；也可位于眶内其他部位；②形态多为圆形、类圆形，密度或信号不均匀；③增强后囊壁强化，囊内不强化；④临床上发病年龄相对年轻。

3. 眼眶神经鞘瘤 ①眼眶内类圆形或圆形肿块；②密度或信号多较均匀；③均匀强化或仅有囊壁强化；④肿块可位于肌锥内或肌锥外。

4. 眼眶神经纤维瘤 眼眶神经纤维瘤影像表现为大小形状不一的结节、肿块或不规则软组织影，多沿着眼眶原有结构匍匐状生长，单发病变相对多见，增强明显强化。

【疾病简介】

1. 定义与发病情况 可分为原发性和继发性眼眶黑色素瘤，原发性眼眶黑色素瘤可能起源于眼眶囊肿上皮细胞间的黑色素细胞（排除来源于葡萄膜、眼睑、皮肤等部位蔓延转移而来）。继发性黑色素瘤多为眼葡萄膜黑色素瘤蔓延浸润所致。

2. 临床表现 原发性黑色素瘤临床表现无特殊,随病变部位和肿瘤大小而异;继发性黑色素瘤在原有症状的基础上加重。

3. 诊断 原发性黑色素瘤临床诊断困难,如果发现眼眶囊性病变合并肿块,且能排除其他占位性病变之后,可考虑到此病的可能性;继发性黑色素瘤结合病史诊断较为容易。

4. 病理分型和分期 病理分型有上皮细胞型、梭形细胞型、混合细胞型,肿瘤有包膜。

5. 治疗原则 手术切除。

【临床关注点与影像学价值】

1. 明确病变的部位和性质 本例眼眶内见哑铃状囊实性肿块,内有钙化,眶内结构破坏,影像学表现可以提示为恶性肿瘤。

2. 了解病变来源 根据影像表现可以了解病变起源于眼球或眼眶,还可明确邻近结构和身体其他部位有无病变。

【关键点】成年人眼眶内不规则囊实性肿块,具备眼眶恶性肿瘤的影像表现,部分病例 MRI 可有特征性影像学征象。

(史大鹏)

病例 ⑬ 头晕头痛 20 日,持续性钝痛

【简要病史及影像】女,54 岁,20 日前患者劳累后出现头晕头痛,呈持续性钝痛(图 10-13-1)。

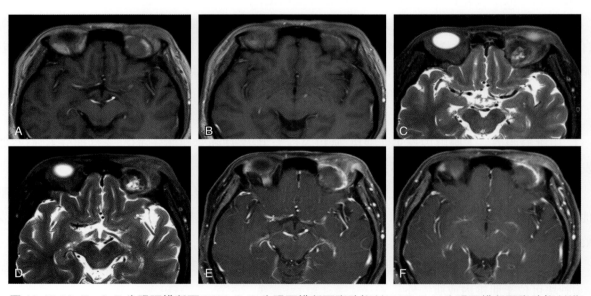

图 10-13-1A~F A、B 为眼眶横断面 T₁WI,C、D 为眼眶横断面脂肪抑制 T₂WI,E、F 为眼眶横断面脂肪抑制增强后 T₁WI

【问题与选项】患者可能的诊断是( )

A. 眼眶肿瘤。

B. 眼眶脓肿。

C. 眼眶结核。

D. 眼眶 Wegener 肉芽肿病。

E. 眼眶真菌感染。

【答案】E. 眼眶真菌感染。

【影像诊断及分析思路】诊断：眼眶真菌感染。

1. 左侧眼眶肿块，T_1WI 表现为中低信号，T_2WI 见肿块中央有高信号囊变坏死区，增强检查病变不强化。

2. 引起上述改变的病变还可见于眼眶肿瘤性病变、眼眶脓肿、眼眶结核、眼眶韦格纳肉芽肿病（Wegener granulomatosis）等。本例虽表现为眼眶肿块，但增强检查不强化，囊变区高信号不符合常见的肿瘤性病变；眼眶囊肿常有发病诱因；眼眶结核患者身体其他部位常有类似病变；Wegener 肉芽肿病可表现为眼眶弥漫性病变。

3. 眼眶手术病理诊断为真菌性肉芽肿。

【鉴别诊断及要点】

1. 眼眶肿瘤　①以眼眶实性结节或肿块为主，少数合并有囊变；②增强后肿块强化，或实性部分强化、囊性部分不强化；③部分肿瘤有其特定发病部位；④无感染发病经过，疾病进展相对缓慢。

2. 眼眶脓肿　①眼眶肌锥外或骨膜下肿块；②增强检查脓腔不强化，脓肿壁厚薄不一，后者可强化；③有较明显感染病史，或邻近鼻窦有感染灶存在。

3. 眼眶结核　仅为散在个案报道，与真菌感染性肉芽肿影像表现有诸多相似之处，部分眼眶结核患者身体其他部位存在结核性感染，两者鉴别诊断应结合临床实验室检查及肺部表现。

4. 眼眶 Wegener 肉芽肿病　①可累及眼部多个部位，包括眼球、泪腺、眼外肌、视神经、眶内脂肪间隙及眶周软组织等；②病灶可表现为眼眶弥漫性病变；③可伴有身体其他部位 Wegener 肉芽肿病；④实验室检查抗中性粒细胞胞质抗体（ANCA）试验多为阳性。

【疾病简介】

1. 定义与发病情况　眼眶真菌病发病率极低，常见的致病菌有毛霉菌、曲霉菌和隐球菌等。真菌感染为条件致病菌，当抵抗力下降时可致病；常见感染部位为结膜或眼内，眶内真菌性肉芽肿很少见。

2. 临床表现　①多为机会性感染或其他原因引起的抵抗力低下；②眼科症状类似于眼眶肿瘤所表现出的症状。

3. 诊断　根据病变形态和信号表现，结合临床病史，或可提示肉芽肿炎症的可能性，但确诊还需依赖于手术病理。

4. 病理分型和分期　目前尚无眼眶内真菌性肉芽肿病理分型和分期的文献报道。

5. 治疗原则　病变未形成肿块时，可保守治疗；形成肿块及伴有明显占位效应，保守治疗无效时，可考虑手术治疗。

【关键点】

1. 长期感染或免疫力低下患者可发生眼眶真菌感染。

2. 影像表现不支持常见的眼眶肿瘤性病变。

（史大鹏）

病例 ⑭ 无明显原因右眼肿胀半年余

【简要病史及影像】男,24 岁,无明显原因右眼肿胀半年余(图 10-14-1)。

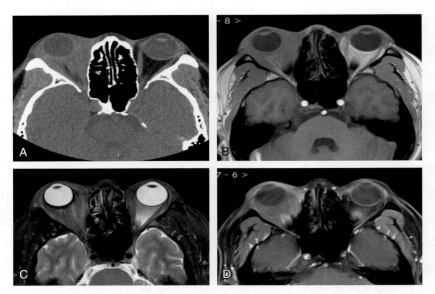

图 10-14-1A~D　A 为眼眶横断面 CT 平扫,B~D 分别为眼眶横断面 T_1WI、脂肪抑制 T_2WI 和脂肪抑制增强后 T_1WI

【问题与选项】患者可能的诊断是(　　　　)

A. 特发性眼眶硬化性炎症。

B. 眼眶血管错构瘤。

C. 眼眶 Wegener 肉芽肿病。

D. 眼眶炎性假瘤。

E. 眼眶淋巴瘤。

【答案】B. 眼眶血管错构瘤。

【影像诊断及分析思路】诊断:眼眶血管错构瘤。

1. 右侧眼眶弥漫性病变,眼球后部被包绕,眶内结构分界不清,病变表现为铸型样改变,CT 平扫为软组织密度,MRI 平扫为中等信号,增强扫描显示强化不明显。

2. 引起上述影像改变的病变还可见于特发性眼眶硬化性炎症、眼眶炎性假瘤、眼眶 Wegener 肉芽肿病、眼眶淋巴瘤等多种病变。该类病变影像表现有共同之处,但临床发展经过有所不同,炎性假瘤激素试验治疗有一定效果,淋巴瘤眼眶内肿块多较致密,边缘清楚,轻、中度强化。

3. 手术病理为眼眶血管错构瘤。

【鉴别诊断及要点】

1. 眼眶特发性硬化性炎症　①眼眶硬化性炎症为一组不同类型的眼眶浸润性病变,其共性为有明显的病变但无炎症表现或有轻微的炎症;②可累及单侧或双侧眼眶;③病因诊断常需结合临床病史、实验室检查或手术病理。

2. 眼眶炎性假瘤 炎性假瘤按照病理组织学改变可分为淋巴细胞浸润型、纤维组织增殖型和混合型三型;根据病变部位不同又可分为眶隔前炎型、肿块型、眶尖炎型、肌炎型、泪腺炎型、巩膜周围炎型、视神经束膜炎型及弥漫型。

3. 眼眶 Wegener 肉芽肿病 ①为非感染性肉芽肿性坏死性血管炎;②眼部受累可以是局部炎症或鼻窦、鼻咽部病变浸润而来;③眼眶病变可表现为弥漫性浸润、呈铸型样改变;④部分病例眼眶活检可表现为肉芽肿性炎症、组织坏死和血管炎的经典三联征。

4. 眼眶淋巴瘤 ①眼眶内实性肿块或弥漫性病变;②增强扫描显示轻到中度强化;③常为单侧眼眶发病。

【疾病简介】

1. 定义与发病情况 错构瘤是由多种分化成熟的组织成分形成的良性肿瘤,眼眶血管错构瘤极其少见,有视网膜和眶内血管错构瘤的报道。

2. 临床表现 眼眶血管错构瘤可发生于视网膜和眶内,而产生相应的临床症状。

3. 诊断 影像表现缺乏特异性,影像诊断应结合病史、体征,部分病例需手术病理诊断。

4. 病理分型和分期 按其组织学成分可分为脉管为主型、脂肪及肌肉为主型、脂肪神经束为主型、软骨为主型及混杂型错构瘤。

5. 治疗 根据病情选择手术或放疗。

【关键点】眼眶血管错构瘤属于少见、罕见病例,影像表现缺乏特征性,需和常见的眼眶弥漫性病变相鉴别。

(史大鹏)

病例 ⑮ 左眼胀痛半年余

【简要病史及影像】男,45 岁,左眼胀痛半年余,余无特殊(图 10-15-1)。

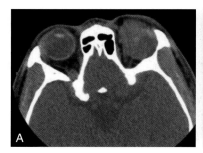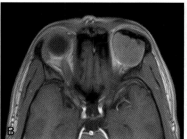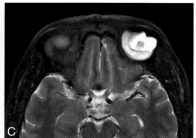

图 10-15-1A~C 眼眶 CT 平扫、横断面 T_1WI 和脂肪抑制 T_2WI

【问题与选项】患者可能的诊断是( )

A. 眼眶脂肪瘤。

B. 眼眶皮样囊肿。

C. 眼眶 Erdheim-Chester 病(眼眶脂质肉芽肿病)。

D. 眼眶表皮样囊肿。

E. 眼眶脓肿。

【答案】C. 眼眶 Erdheim-Chester 病（眼眶脂质肉芽肿病）。

【影像诊断及分析思路】诊断：眼眶 Erdheim-Chester 病。

1. CT 见左侧眼眶类圆形低密度肿块，大小约 2.0cm×1.5cm×2.8cm，与眼球分界不清，左侧眼眶外侧壁受压变薄。

2. T_1WI 示左侧眼眶高信号肿块，边缘光滑、有纤细包膜；T_2WI 肿块呈高信号，其内尚可见线状低信号分隔影。

3. 引起上述改变的病变还可见于眼眶脂肪瘤、眼眶皮样囊肿、眼眶表皮样囊肿、眼眶脓肿等。眼眶脂肪瘤占位效应不明显，肿瘤内见不到明显分隔；眼眶皮样囊肿表现为眼眶内囊性肿块，囊壁厚、有明显强化；眼眶表皮样囊肿壁薄，柔软，多表现为长 T_1、长 T_2 信号；眼眶脓肿壁较厚，常有感染病史。

4. 手术病理证实为眼眶 Erdheim-Chester 病。

【鉴别诊断及要点】

1. 眼眶脂肪瘤　①眼眶内高信号团块，但占位效应常不明显；②低分化的脂肪瘤与眶内正常脂肪组织容易区分，分化高的脂肪瘤与眼眶内正常脂肪组织分界不清；③生长缓慢，病程较久者可见眼眶增大。

2. 眼眶畸胎瘤　①眼眶不规则囊实性病变，信号不均匀；②增强实性成分明显强化；③病程较久者眼眶明显增大；④临床上多见于小儿。

3. 眼眶表皮样囊肿　①椭圆形或不规则形囊性占位性病变；②表皮样囊肿壁薄、柔软；③病变区多表现为长 T_1、长 T_2 信号。

4. 眼眶脓肿　①类圆形或不规则形囊性占位性病变；②T_1WI 呈高信号，T_2WI 呈高信号或等信号；③脓肿壁厚，增强有强化；④临床常有感染病史。

【疾病简介】

1. 定义与发病情况　是一种罕见的非朗格汉斯细胞组织细胞增生症，亦称为脂质肉芽肿病。本病好发于中老年人，病变可累及骨骼系统和全身多个脏器，眼眶受累非常少见。

2. 临床表现　本病通常累及四肢长骨的骨干和干骺端，表现为下肢的膝、踝关节附近轻度骨骼疼痛，呈持续性，少数患者还可出现软组织肿胀。部分患者可累及中枢神经系统、眼眶、心包、心脏、肺、消化道、肾脏、腹膜后、皮肤等而表现为全身症状。

3. 诊断　出现典型的临床表现如骨痛发热，以及骨外脏器软组织肿物时，双侧下肢长骨髓腔对称性的硬化病变，应考虑到本病的可能性，其影像学表现虽有一定特征性；确诊仍需组织病理学检查。

4. 病理分型和分期　典型组织病理学表现为镜下见病灶内大量泡沫样组织细胞浸润。

5. 治疗原则　孤立病变可考虑手术切除。

【临床关注点与影像学价值】

1. 眼眶 Erdheim-Chester 病影像学表现有一定特征性，可以为临床提供比较确切诊断依据。

2. 由于本病可累及全身，影像学检查应明确是孤立性病变，还是全身性病变。

【关键点】

1. 眼眶内存在特征性脂质信号肿块。

2. 可伴有全身其他脏器受累。

（史大鹏）

病例 ⑯ 左眼胀痛 2 个月

【简要病史及影像】女,16 岁,8 年前曾患急性粒细胞白血病,已行骨髓移植治愈,近 2 个月感左眼胀痛(图 10-16-1)。

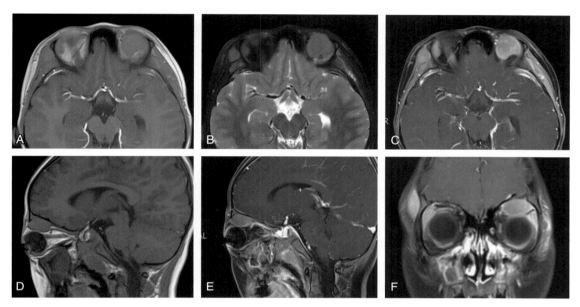

图 10-16-1A~F　A、B 分别为眼眶横断面 T₁WI 和脂肪抑制 T₂WI,C 为眼眶横断面脂肪抑制 T_1WI 增强,D、E 分别为眼眶斜矢状面 T_1WI、斜矢状面脂肪抑制 T_1WI 增强,F 为冠状面脂肪抑制 T_1WI 增强

【问题与选项】患者可能的诊断是(　　　　　)

A. 眼眶淋巴瘤。

B. 眼眶神经鞘瘤。

C. 眼眶粒细胞肉瘤。

D. 眼眶纤维瘤。

E. 眼眶横纹肌肉瘤。

【答案】C. 眼眶粒细胞肉瘤。

【影像诊断及分析思路】诊断:眼眶粒细胞肉瘤。

1. 左侧眼眶和右侧颞窝不规则形肿块,质地均匀、境界清晰,T_1WI 呈等信号,T_2WI 呈中等信号;增强扫描显示明显均匀强化;左侧上直肌及上睑提肌受压。

2. 引起上述改变的病变还可见于眼眶淋巴瘤、眼眶神经鞘瘤、眼眶纤维瘤、眼眶横纹肌肉瘤等占位病变。淋巴瘤可表现为肿块型和弥漫型,边缘清楚,呈轻、中度强化,不同于粒细胞肉瘤;眼眶神经鞘瘤和眼眶纤维瘤形态较规则,边缘光滑,发病年龄较大;眼眶横纹肌肉瘤,无白血病史,生长速度快;部分病例累及邻近结构;以上表现不同于眼眶粒细胞肉瘤。

3. 手术病理证实为眼眶粒细胞肉瘤。

【鉴别诊断及要点】

1. 眼眶淋巴瘤　①眼眶内实性肿块或弥漫性病变；②增强有轻到中度强化；③常为单侧眼眶发病。

2. 眼眶神经鞘瘤　①眼眶内类圆形或圆形肿块；②密度或信号多较均匀；③均匀强化或仅有实性部分强化；④肿块可位于肌锥内或肌锥外间隙。

3. 眼眶纤维瘤　①眼眶内类圆形或圆形肿块；②密度或信号多较均匀；③均匀强化；④病变多位于肌锥外间隙；⑤临床上多见于中老年人。

4. 眼眶横纹肌肉瘤　①眼眶内实性不规则肿块；②增强扫描显示肿块明显强化；③常见于小儿，病变生长速度快；④可累及相邻筛窦或其他部位。

【疾病简介】

1. 定义与发病情况　由数量不一的原始粒细胞、早幼粒细胞和偏成熟的中幼粒细胞组成。粒细胞肉瘤可单独出现，或与急性髓细胞性白血病（AML）、骨髓增生异常综合征（MDS）等伴发。

2. 临床表现　眼眶粒细胞肉瘤常位于眼眶骨膜下间隙，可引起突眼症等一系列临床症状，以一侧或双侧不对称的突眼最为典型。

3. 诊断　儿童或青少年，眼眶不规则肿块，明显强化，既往有血液系统恶性肿瘤病史者，应高度警惕此病可能性，诊断需依赖于病理活检。

4. 病理分型和分期　粒细胞肉瘤根据细胞的成熟程度，分为原始细胞型、未成熟细胞型和成熟细胞型三型。

5. 治疗原则　局限于眼眶的眼眶粒细胞肉瘤可考虑手术切除。

【临床关注点与影像学价值】 病变定性诊断：粒细胞肉瘤的定性诊断和鉴别诊断应注意和其他眼眶常见肿瘤进行鉴别。

【关键点】 儿童或青少年患者眶内不规则肿块，明显强化，曾有血液系统恶性肿瘤病史，可诊断本病。

（史大鹏）

病例 ⑰　溢泪半年余

【简要病史及影像】 女，54 岁，溢泪半年余（图 10-17-1）。

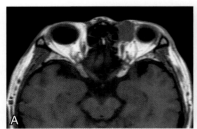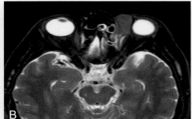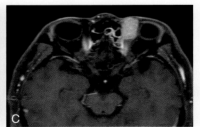

图 10-17-1A~C　眼眶横断面 T_1WI、脂肪抑制 T_2WI 和脂肪抑制 T_1WI 增强

【问题与选项】 患者可能的诊断（　　　　）

A. 泪囊良性乳头状瘤。

B. 泪囊黑色素瘤。

C. 泪囊转移瘤。

D. 泪囊炎性假瘤。

E. 泪囊鳞状细胞癌。

【答案】E. 泪囊鳞状细胞癌。

【影像诊断及分析思路】诊断：泪囊鳞状细胞癌。

1. T_1WI 示左侧眼眶泪囊区中等稍低信号肿块，境界清楚，质地均匀；T_2WI 肿块呈中等稍高信号；增强 MRI 示肿块呈均匀强化。

2. 引起上述改变的病变还可见于泪囊良性乳头状瘤、泪囊黑色素瘤、泪囊转移瘤、泪囊炎性假瘤等病变。泪囊良性乳头状瘤肿块较小，多位于泪囊内；泪囊转移瘤其他部位多有肿瘤病史，泪囊炎性假瘤病史较长、生长缓慢；泪囊黑色素瘤非常少见，MRI 信号不同于泪囊鳞状细胞癌。

3. 本例手术病理证实为泪囊鳞状细胞癌。

【鉴别诊断及要点】

1. 泪囊良性乳头状瘤　①泪囊区结节或肿胀；②结节呈长 T_1、长 T_2 信号；③生长缓慢；④部分患者有长期的慢性泪囊炎或局部有外伤史。

2. 泪囊黑色素瘤　①泪囊区结节；②T_1WI 结节呈稍高信号，T_2WI 呈中高信号；③增强后结节有强化。

3. 泪囊转移瘤　①泪囊区结节；②T_1WI 结节呈稍低信号，T_2WI 信号呈稍高信号；③增强后结节有强化。

4. 泪囊炎性假瘤　①泪囊区结节；②T_1WI 结节呈稍低信号，T_2WI 呈稍高信号；③增强后结节可有强化；④可有较长慢性泪囊炎病史。

【疾病简介】

1. 定义与发病情况　泪囊鳞状细胞癌是泪囊区最常见的恶性肿瘤，可以为原发肿瘤，也可以由邻近鼻窦蔓延而来，临床上一般见于中老年人。

2. 临床表现　长期溢泪，泪囊区可触及结节。

3. 诊断　泪囊区肿块，病史较长，中老年人，确诊仍需依赖于手术病理。

4. 病理分型和分期　目前缺乏大组病例报道。

5. 治疗原则　手术治疗。

【临床关注点与影像学价值】诊断和鉴别诊断：影像学检查可以发现泪囊区是否存在占位性病变，并可以根据病史、临床表现和占位性病变的影像表现推测病变性质，并明确占位性病变累及的范围。

【关键点】中老年人，泪囊区生长较快的实性肿块，增强后明显强化，伴有或不伴有邻近结构破坏。

（史大鹏）

病例 ⑱　右眼睑肿胀、不适数月

【简要病史及影像】女，65 岁，右眼睑肿胀、不适数月，偶有痛感（图 10-18-1）。

【问题与选项】患者可能的诊断是（　　　　）

A. 右眼睑基底细胞癌。

B. 右眼睑恶性黑色素瘤。

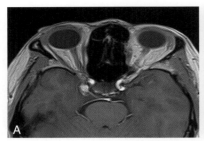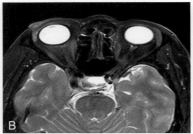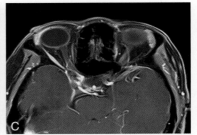

图 10-18-1A~C　眼眶横断面 T₁WI、脂肪抑制 T₂WI 和脂肪抑制增强后 T₁WI

C. 右眼结膜黏膜相关淋巴组织淋巴瘤。

D. 右眼睑皮脂腺囊肿。

E. 右眼睑血管瘤。

【答案】A. 右眼睑基底细胞癌。

【影像诊断及分析思路】诊断：右眼睑基底细胞癌。

1. 右侧眼睑外侧局限性肿胀隆起，T₁WI 呈中等信号，脂肪抑制 T₂WI 呈高信号，增强后有强化。

2. 引起上述改变的病变还可见于眼睑黑色素瘤、眼结膜黏膜相关淋巴瘤、眼睑皮脂腺囊肿及眼睑毛细血管瘤等病变；眼睑黑色素瘤 T₁WI 表现为高信号或稍高信号，发病率较低；眼结膜黏膜相关淋巴瘤范围多较广泛；皮脂腺囊肿表现为皮下半球形结节，边缘光滑；眼睑血管瘤皮肤有较明显表征。

3. 皮肤病理活检证实为右眼睑基底细胞癌。

【鉴别诊断及要点】

1. 右眼睑恶性黑色素瘤　①眼睑恶性黑色素瘤多见于中老年人；②眼睑部位局限性结节；③T₁WI 呈稍高信号，T₂WI 呈高信号，增强可有轻度强化；④发病率相对较低，占眼睑恶性肿瘤的 5.0%~6.0%。

2. 右眼结膜黏膜相关淋巴瘤　①黏膜相关淋巴组织（MALT）淋巴瘤是起源于黏膜相关淋巴组织的 B 细胞淋巴瘤，约占非霍奇金淋巴瘤的 8.0%；②眼结膜黏膜相关淋巴瘤常位于眼结膜、泪腺及眼眶；③影像表现为眼球结膜表面条带状增厚软组织影；④病变范围相对广泛。

3. 皮脂腺囊肿　①系皮脂腺或毛囊腺的潴留囊肿，表面光滑，外表可见皮下半球形结节；②顶部有皮脂腺开口；③因含有脂质，MRI 平扫多呈高信号；④好发部位为眉部眼睑，尤其是内眦部。

4. 右眼睑血管瘤　①为眼睑血管组织的先天性发育异常，较为常见；②常见种类有毛细血管瘤、海绵状血管瘤等；③病变范围大小不一，T₁WI 呈低信号，T₂WI 呈高信号。

【疾病简介】

1. 定义与发病情况　基底细胞癌为最常见的眼睑恶性肿瘤，肿瘤由表皮基底层细胞分化而来，为眼睑最常见的恶性肿瘤，老年人常见。

2. 临床表现　基底细胞癌多发生于下眼睑，内眦部，表现为眼睑结节，随着结节逐渐长大，中央发生溃疡，缓慢向周围发展，周围边缘隆起增厚呈镶边状。根据结节形状可分为几种不同的外形。

3. 诊断　根据结节溃疡型具有边缘隆起和中央溃疡的特性，色素型可见色素沉着，可提示诊断，明确诊断还依赖于活检后经病理组织学确诊；影像学检查有助于了解病变范围。

4. 病理分型和分期　根据临床表现，眼睑基底细胞癌可分为结节溃疡型、色素型基底细胞癌和硬斑或硬化型基底细胞癌，主要区别在于形态上的差别。

5. 治疗原则 早期肿瘤以手术治疗为主。

【临床关注点与影像学价值】

1. 眼睑病变种类较多,在肿瘤早期阶段容易和其他病变相混淆,影像检查对于鉴别诊断有一定帮助。

2. 诊断仍需依赖病理活检,MRI 检查可以帮助明确病变大小和范围。

【关键点】 老年人眼睑肿块,病史较长,应警惕眼睑基底细胞癌的可能性。

(史大鹏)

病例 ⑲ 左眼部不适 1 个月

【简要病史及影像】 女,66 岁,自觉左眼部不适 1 个月(图 10-19-1)。

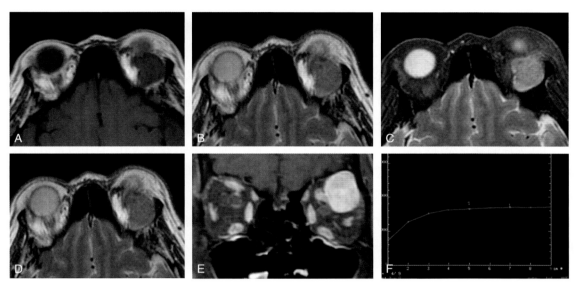

图 10-19-1A~F 眼眶横断面 T_1WI、T_2WI、脂肪抑制 T_2WI、T_2WI 及冠状位脂肪抑制增强后 T_1WI、增强曲线

【问题与选项】 患者可能的诊断是( )

A. 泪腺鳞癌。

B. 泪腺多形性腺瘤。

C. 腺样囊性癌。

D. 神经鞘瘤。

E. 淋巴瘤。

【答案】 B. 泪腺多形性腺瘤。

【建议补充的影像检查及其他重要材料】 眼眶 CT 软组织窗和骨窗(图 10-19-2)。

【影像诊断及分析思路】 诊断:泪腺多形性腺瘤。

诊断要点:青壮年多发,无痛性泪腺区肿块,相应区域未见正常泪腺或与正常泪腺分界不清,形态规则,呈类圆形,外侧壁骨质受压扁平或吸收变薄,MRI 呈等长 T_1、略长 T_2 信号,增强后呈中度强化,动态增强曲线多呈平台型。

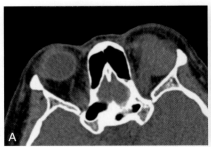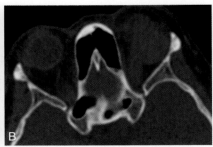

图 10-19-2A、B　眼眶横断面 CT 软组织窗及骨窗

【鉴别诊断及要点】

1. 神经鞘瘤　眼眶任何部分部位均可发病,肌锥内多见,一般单发肿瘤,泪腺呈受压改变,可以看到分界。部分肿瘤呈带状影,形成小尾巴征。CT 平扫表现为眶内等密度影,边缘光滑,边界清晰,可见出血及坏死,骨质一般受压。MRI T_1WI 呈等或略低信号,T_2 呈高信号,增强后实性成分明显强化,囊性不强化。

2. 泪腺淋巴细胞增生性病变　多发生于老年人,可单侧或双侧发病,类似炎性假瘤,病史较短,眶前部可触及实性肿物,有压痛,超声扫描显示病变区低回声、边界清楚、较少声衰减。CT 显示颞上眶区病变范围较大、均质、密度高。

3. 泪腺炎性病变　炎性假瘤常好发于泪腺,临床表现睑肿胀、疼痛、反复发作,有用激素治疗好转史。超声检查显示局部病变区(扁平形)低回声。CT 扫描显示病变区呈半圆形或扁平形。常合并邻近眼外肌增厚或眼环增厚,病变常侵及睑部泪腺。

4. 皮样囊肿　可发生于眼外上方泪腺区,临床上不易与泪腺肿瘤相区别,CT 扫描多显示为低密度区域或内含低密度区病变,可向眶颅骨或颞凹扩展,可见骨质凹陷。

【疾病简介】

1. 泪腺多形性腺瘤(pleomorphic adenoma of the lacrimal gland)　又称为泪腺混合瘤,是一种泪腺的上皮性肿瘤。起源于有多向性分化潜能的上皮细胞,其间质成分为上皮化生的产物。此病是泪腺肿瘤中最多见的上皮性肿瘤,发病率占泪腺上皮性肿瘤的 49.0%~58.0%,泪腺窝肿瘤的 25.0%,眼眶占位性病变的 3.0%~5.0%。泪腺的多形性腺瘤是由上皮和间质成分构成的良性肿块。现代观点认为这两种成分均来自上皮,故以往可称为的良性混合瘤应以多形性腺瘤代替。

2. 临床表现　多形性腺瘤病程较长,常在 1 年以上。发生于 20~50 岁青壮年,无自发痛感。典型症状为泪腺区无痛性包块,缓慢增大。较少疼痛、复视。最常见的症状为单眼进行性眼球突出及眼球下移位,眶外上方可扪及硬性肿物,表面有正常泪腺时触诊有颗粒感,无触痛,不能推动。也可出现眼睑肿胀,少部分患者有上睑下垂及眼球运动障碍等症状。眼底正常或可见外上部压痕(脉络膜视网膜皱褶)。泪腺多形性腺瘤容易复发,复发后多数病变侵及广泛,甚至可引起骨破坏。尽管在组织病理学上仍为良性肿瘤特征,但其生物学行为已有侵袭性。复发的肿瘤可扪及眶上部呈结节状或不规则形,压痛。肿瘤也可向眼眶其他位置扩散,如眶上方、内上方甚至眼眶下部,远离原发位置。

3. 诊断　泪腺圆形或类圆形肿块,边界清楚,邻近眶壁受压变平、无骨质破坏,增强后强化,可提示本病。

4. 治疗原则　手术是首选治疗手段,术中注意完整切除肿瘤及保持肿瘤包膜完整,避免过度挤压。

多形性腺瘤容易复发以及恶变。恶变时细胞呈间变性,呈腺癌、腺样囊性癌等表现。因此,对于多形性腺瘤最恰当的手术方式是外侧开眶术,完整切除肿瘤及其包膜,有助于减少复发。若肿瘤发生恶变,应行眶内肿瘤扩大切除术,同时尽量切除受累周围组织。

【临床关注点与影像学价值】骨质是否受累,病灶包膜是否完整,病灶是否恶变,决定了手术是否能完整切除病灶,并与疾病预后直接相关。

【关键点】泪腺区肿块,与泪腺分界不清晰;病灶强化明显,曲线呈平台型;骨质未见破坏,包膜尚完整,可提示本病。

(袁庆海)

病例 ⑳　右眼部不适 1 个月

【简要病史及影像】女,66 岁,自觉右眼部不适 1 个月(图 10-20-1)。

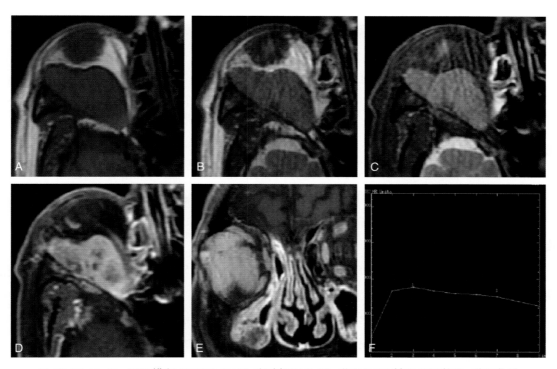

图 10-20-1A~F　眼眶横断面 T_1WI、T_2WI、脂肪抑制 T_2WI、增强 T_1WI 轴位及冠状位、增强曲线

【问题与选项】患者可能的诊断是(　　　　)

A. 恶性多形性腺瘤。

B. 腺样囊性癌。

C. 淋巴瘤。

D. IgG4 相关性眼病。

E. 炎性假瘤。

【答案】B. 腺样囊性癌。

【建议补充的影像检查及其他重要材料】补充 CT 检查,明确骨质有无破坏(图 10-20-2)。

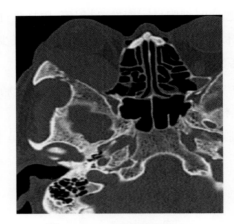

图 10-20-2　眼眶横断位 CT

【影像诊断及分析思路】诊断：腺样囊性癌。

1. 无完整的包膜。

2. 沿血管、神经向周围浸润性生长。

3. 形态、边缘不规则，呈扁平状。

4. 沿眶外侧壁向眶尖生长，与外直肌分界不清。

5. 信号不均、强化不均匀。

6. 骨质呈虫蚀状破坏。

【鉴别诊断及要点】

1. 泪腺多形性腺瘤　①呈圆形或椭圆形，边界清晰；②眶骨受压变薄，无溶骨性破坏。

2. 炎性假瘤和淋巴增生性病变　①形态不规则，一般呈长扁形；②无骨质受压或破坏。

3. 皮样囊肿　①CT 呈脂肪样低密度；②T_1WI 呈高信号，脂肪抑制序列呈低信号。

【疾病简介】

1. 定义与发病情况　发病年龄较轻，发病高峰年龄为 40 岁，性别无明显差异。腺样囊性癌是泪腺恶性上皮肿瘤中最为多见的一种，且恶性程度较高。

2. 临床表现　病史较短，眼球突出、移位，泪腺窝肿块和局部疼痛。疼痛发生率 97.0%。

3. 诊断　泪腺不规则肿块，信号不均匀，增强后不均匀强化，CT 显示眶壁溶骨性骨质破坏，提示本病。一旦怀疑腺样囊性癌，需行活检病理证实。

4. 病理分型　分三型：①实体性；②管状型；③筛状型。

5. 治疗原则　以手术为主，辅以放疗，如放射性粒子植入近距离放射治疗或外部放射治疗，以及化疗等手段。

【临床关注点与影像学价值】

1. 邻近眶壁骨质是否存在骨质破坏　骨算法重建 CT 显示骨质破坏较好，本例右眼眶外壁呈虫蚀样骨质破坏。

2. 病变范围的精准显示　MRI 能清晰显示病变与邻近结构蔓延的范围，尤其发现病变沿神经周围转移更敏感、准确，增强扫描联合脂肪抑制技术显示效果最佳，有利于手术切缘的确定及放疗边界的选择。

3. 预后　复发率高,易向周围组织浸润,甚至发生远处转移,因此需定期复查。

【关键点】

1. 眼眶泪腺窝不规则肿块及眶骨溶骨性破坏,提示恶性上皮性肿瘤,患者年龄较轻,且以疼痛为主要症状,考虑腺样囊性癌。

2. 确定病变范围,明确眼外肌、视神经及邻近结构是否受累。

（袁庆海）

病例㉑　左眼球突出 1 个月余,视力下降 1 周

【简要病史及影像】女,59 岁,左眼球突出 1 个月余,视力下降 1 周(图 10-21-1)。

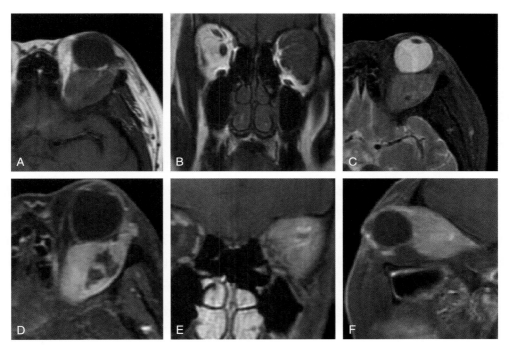

图 10-21-1A～F　眼眶 T₁WI 横断位、冠状位、T₂WI 脂肪抑制、增强 T₁WI 轴位、冠状位及斜矢状位

【问题与选项】患者可能的诊断是(　　　　　)

A. 恶性多形性腺瘤。

B. 腺样囊性癌。

C. 转移瘤。

D. 髓系肉瘤。

E. 炎性假瘤。

【答案】D. 髓系肉瘤。

【影像诊断及分析思路】诊断:髓系肉瘤。

1. 位于眼眶外侧壁。

2. 沿眶壁下的梭形肿块、结节样均匀高密度及片状浸润性高密度影。

3. 增强扫描呈中等强化。

4. 眶壁骨质破坏呈筛状、边缘性、蚕食样伴有毛刷状、带状骨膜反应为特点。

5. MRI 表现，与脑白质相比呈等 T_1、等 T_2 信号，增强后呈中度到明显强化。

6. T_1WI 显示双侧眶壁骨髓腔内高信号被略长 T_1、略长 T_2 信号的病变取代，增强后可见强化。

【鉴别诊断及要点】

1. 朗格汉斯细胞组织细胞增生症　患儿症状较轻，骨壁破坏明显，局部骨质缺损，缺损区边缘骨质锐利。

2. 横纹肌肉瘤　多无眶壁及颅底广泛骨髓信号异常，增强后呈不均匀强化。

3. 眼眶转移瘤　局部骨质呈虫蚀样溶骨破坏，边缘无硬化边；针状骨膜反应是神经母细胞瘤的特征表现；对于骨质破坏较轻的转移病变，两者类似；需明确有无原发病灶。

4. 与其他眶内恶性肿瘤相鉴别　肿块形态不规则，边界不整齐，密度不均匀，注射对比剂后有显著的不均匀增强，骨破坏范围广泛和多处骨破坏为其特点。某些病变多有一定的好发部位。

5. 需与眼眶炎性病变相鉴别　后者也可有全身发热、局部眼痛、眼球突出及眼睑、结膜水肿等症状，且急性炎症可有骨膜下脓肿，伴骨质破坏。眼眶炎性病变常范围广泛，多累及眼外肌及眼环，引起眼外肌肿大、眼环增厚，且增强扫描骨膜下脓肿多强化不均。

【疾病简介】

1. 定义与发病情况　是一种罕见的由髓系起源的未分化细胞组成的髓外局限性肿瘤。髓系肉瘤曾被称为绿色瘤或粒细胞肉瘤。是由原始粒细胞或未成熟的髓系细胞在髓外增生和浸润形成的肿瘤性病变。孤立性髓系肉瘤（IMS）是指既往没有白血病、骨髓增生异常综合征（MDS）和骨髓增殖性肿瘤（MPN）病史，骨髓涂片和活检无白血病、MDS 和 MPN 证据的髓系肉瘤。

2. 临床表现　髓样肉瘤常发生于皮肤、淋巴结、骨。骨受累常在眼眶、脊椎骨、胸骨和颅骨。此病也可发生于身体的任何部位，故临床表现多种多样，主要为局部肿块压迫邻近组织器官所致的症状，如眼球突出、头痛、呼吸困难、上腔静脉阻塞综合征、胸腔积液、心包积液、肠梗阻、尿道梗阻等。

3. 诊断　①细胞形态学，活检是诊断髓样肉瘤的重要手段；②细胞化学染色；③免疫组化染色；④细胞遗传学。

4. 治疗原则　全身联合化疗、局部手术及放疗是髓样肉瘤的主要治疗手段。有条件者，最好行造血干细胞移植。

【临床关注点与影像学价值】 眼眶髓系肉瘤是粒细胞呈肿块状增殖，直接浸润眼眶及骨膜下间隙，并在骨膜下间隙内形成软组织肿块，也可以侵犯周围的鼻窦或颅内，影像学主要是发现病变及评估浸润范围。

【关键点】 髓系肉瘤骨破坏更常见，CT 可出现在眶内任何部位，病变侵犯眼外肌可引起其轮廓增大，以双侧内直肌受累最常见。肿瘤常常侵犯眶壁，显示相应部位新月形骨膜反应伴骨质破坏。

（袁庆海）

病例 22　左眼肿胀 2 个月

【简要病史及影像】 男，42 岁，左眼肿胀 2 个月（图 10-22-1）。

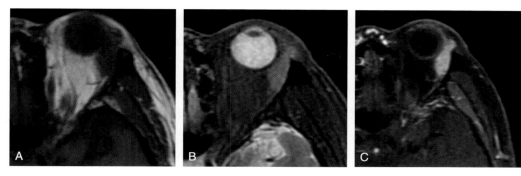

图 10-22-1A~C 眼眶横断面 T₁WI、T₂WI、增强后 T₁WI

【问题与选项】患者可能的诊断是（ ）

A. 多形性腺瘤。

B. 腺样囊性癌。

C. 淋巴瘤。

D. IgG4 相关性眼病。

E. 炎性假瘤。

【答案】D. IgG4 相关性眼病。

【影像诊断及分析思路】诊断：IgG4 相关性眼病。

1. 双侧或单侧长期无痛性眼睑肿胀。

2. 单侧或双侧泪腺弥漫性增大，T₁WI 呈略低信号，T₂WI 呈低或等信号，增强扫描呈明显不均匀强化；病程进展到晚期发生纤维化，T₁WI 和 T₂WI 上均呈低信号。

3. 眼肌弥漫性增粗，眼上肌群及外直肌更为常见，边缘模糊。

4. 眶脂体炎，眶脂体内多发索条影，以受累眼肌周围为著。

5. 视神经鞘炎，视神经鞘弥漫或结节状增厚，边缘模糊，增强后明显强化，均伴有邻近的眶脂体炎。

6. 三叉神经受累，以额神经为著，其次是上颌神经及分支。

【鉴别诊断及要点】

1. 淋巴瘤 ①多见于老年人，其中黏膜相关淋巴组织淋巴瘤最常见，单侧或两侧，可局限于眶内，也可是全身淋巴瘤的一部分，早期一般无明显自觉症状，仅表现局部肿块或轻度眼球活动；②起始于眼睑、结膜和泪腺，见局部形态不整肿块，易突破泪腺包膜，包绕眼球生长，尤以眼眶内外侧明显，向后蔓延达肌锥内、外间隙，呈结节状及铸型生长，可通过眼眶自然孔道扩散，但骨质侵蚀或破坏少见；③呈等 T₁、等 T₂ 信号，增强后呈轻、中度均匀强化；④两者在病理上密切相关且存在交叉，因此需要定期复查以除外恶变。

2. 甲状腺相关眼病 ①眼球突出，多为眼外肌对称性受累，肌腹增粗为主，急性炎性水肿期可伴泪腺肿大，但一般无弥漫性肿大；②无三叉神经受累；③临床上患者多伴甲状腺功能异常。

3. 特发性眼眶炎症 ①病程较短且易反复，伴疼痛、红肿，激素治疗有效，常表现为单侧眼外肌肌腹和肌腱都增粗；②T₂WI 多呈等或略高信号，与 IgG4 相关性眼眶病临床症状及病理有所区别；③影像上存在部分重叠，目前越来越多的报道眼眶炎性假瘤的 IgG4 染色证实为 IgG4-RD，因此评估炎性假瘤患者时，要考虑到伴发此病的可能性。

4. 结节病　①泪腺增大,眼外肌呈肿块样增粗;②视神经增粗并强化,可蔓延至颅内视路;③多累及全身多个器官,其皮肤和肺受累的临床表现较显著;④实验室检查有助于鉴别。

【疾病简介】

1. 定义与发病情况　由免疫介导的累及多器官和组织的自身免疫病,以血清 IgG4 水平明显增高,组织中大量 IgG4 阳性浆细胞浸润,多灶性纤维化和硬化为主要特征的慢性纤维炎性疾病,常以眼部为首发症状。

2. 临床表现　本病进展缓慢,无特异性症状,多器官受累。以眼部首发症状者多为双侧或单侧长期无痛性眼睑肿胀,单侧或双侧泪腺弥漫、持续性肿大,部分患者伴有眼球突出或视力下降。

3. 诊断　依靠临床、组织学、血清学及影像学检查综合判定。

4. 病理　丰富的 IgG4 阳性淋巴浆细胞浸润,闭塞性静脉炎、程度不等的轮辐状纤维化、硬化和轻至中度嗜酸性粒细胞浸润。

【临床关注点与影像学价值】

1. 三叉神经是否受累　本疾病嗜神经周生长可能是其特征影像学表现。影像上表现为翼腭窝、圆孔内软组织增厚,额神经及眶下神经增粗。

2. 判断病程进展　病程晚期为纤维化,T_1WI 和 T_2WI 呈低信号。

3. 病变范围的精准显示　MRI 可明确病变发生的位置,范围及肿瘤信号特点,CT 对于眶壁骨质显示清晰,可帮助进行鉴别诊断。

4. 临床治疗　首选糖皮质激素,但对严重的不可逆的眼眶组织硬化或纤维化无效。

【关键点】

1. 中老年患者双侧眼睑肿胀,病程较长,不伴有肿痛,伴有轻微眼球运动障碍,影像显示双侧泪腺肿大,周围无骨质破坏,应该提示实验室及活检明确是否为 IgG4-RD 累及所致。

2. 病变可累及三叉神经,尤其额神经为著,T_1WI 联合脂肪抑制可显示神经增粗情况。

(袁庆海)

病例 ㉓　眼部肿瘤 2 年余

【简要病史及影像】女,84 岁,2 年前发现肿瘤行手术治疗,后行化疗,2 个月前再次增大(图 10-23-1)。

【问题与选项】患者可能的诊断是(　　　)

A. 多形性腺瘤。

B. 腺样囊性癌。

C. 淋巴瘤。

D. IgG4 相关性眼病。

E. 炎性假瘤。

【答案】C. 淋巴瘤。

【影像诊断及分析思路】诊断:淋巴瘤。

1. 病变绝大多数位于肌锥外间隙的前方紧靠眶隔后方或眶隔前区,有包绕眼球生长的趋势。部分边缘呈分叶状,视神经被包埋于肿瘤之中,肿块体积较大而占位效应不明显为非霍奇金淋巴瘤的特征表现

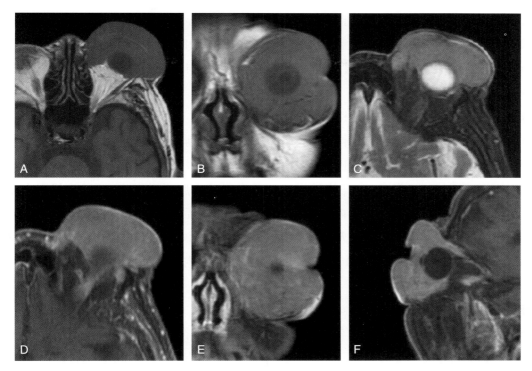

图 10-23-1A~F　眼眶 T_1WI 横断位、冠状位、T_2WI、增强 T_1WI 轴位及冠状位、矢状位

之一。

2. 常累及单侧,也可以双侧,以单侧多见,常沿肌锥外间隙向后延伸生长,肿块后缘呈锐角,即呈铸型样生长。

3. 肿瘤与周围组织的关系,由于无包膜,以浸润生长为主,眼球壁与肿物接触面无压迹或凹陷,壁亦无增厚。

4. 眼眶淋巴瘤常无眶骨骨质破坏。

【鉴别诊断及要点】

1. 多形性腺瘤　①多发生于中年女性;②类圆形,边界清晰,有完整包膜;③T_1WI 及 T_2WI 均呈高信号,增强呈轻、中度强化。

2. 腺样囊性癌　①泪腺最常见的恶性肿瘤;②病灶边界不清,形态不规则;③常伴有骨质破坏及颅内侵犯;④T_1WI 呈等信号或稍低信号,T_2WI 呈等信号或稍高信号,增强后呈不均匀强化;⑤可发生囊变及坏死。

3. IgG4 相关性眼病　①双侧泪腺弥漫对称肿大;②边界清晰;③T_2WI 多为均匀低信号,增强呈延迟强化;④多伴有眼外肌、眶周神经受累;⑤血清 IgG4 水平升高有助于诊断。

4. 结节病　①泪腺及上眼睑肿大,眼球突出,上睑水肿、下垂;②T_1WI 呈等信号,T_2WI 呈低信号,眼外肌、视神经受累明显增粗;③增强多呈明显均匀强化,视神经鞘受累,有神经周围强化。

5. 炎性假瘤　①常累及泪腺,呈弥漫性增大;②病变包绕眼球,可累及邻近眼外肌,伴有周围骨质硬化改变;③T_1WI 呈等信号或稍低信号,T_2WI 呈等信号或稍高信号;④增强后呈明显强化。

【疾病简介】

1. 定义与发病情况　可分为原发性或全身淋巴瘤累及眼部。

2. 临床表现 ①原发性眼眶淋巴瘤常见于中年人,儿童少见;②原发性眼眶淋巴瘤属于非霍奇金淋巴瘤,大多为 B 淋巴细胞型,为低度恶性;③眼眶淋巴瘤多发生于眼睑、结膜、泪腺等眼眶前上部,并常累及眼睑,向眶内延及泪腺、眼外肌;④通常病情进展缓慢,出现症状时间长,临床症状也多以眼球突出为主,常伴有视力减退、眼睑肿胀的表现。

3. 诊断 诊断"金标准"为病理活检及免疫组化检查。

4. 病理分型 ①MALT 淋巴瘤或淋巴边缘带淋巴瘤;②淋巴浆细胞样淋巴瘤;③滤泡性淋巴瘤;④弥漫大 B 细胞淋巴瘤;⑤其他组织类型淋巴瘤。

5. 治疗原则 ①MALT 淋巴瘤、滤泡性淋巴瘤及淋巴浆细胞样淋巴瘤,因肿瘤局限在眼眶内,恶性程度低,不易发生转移,故可在眼眶内行局部放射治疗,放疗后应进行长期随访观察,对复发者可再次进行手术和局部放射治疗;②弥漫大 B 细胞淋巴瘤、伯基特淋巴瘤(Burkitt lymphoma)和 NK/T 细胞淋巴瘤的恶性程度高,易合并全身其他部位的病变,除眼眶内肿瘤切除并行局部放疗外,还应进行化疗。

【临床关注点与影像学价值】

1. 平扫和脂肪抑制增强后 T_1WI 可清楚显示眼眶周围骨质是否受累,从而评估病情的严重程度。

2. 可准确显示病灶大小及累及范围,通常在平扫和脂肪抑制增强后 T_1WI 显示最佳。可提供临床重要意义的信息,为患者进一步的治疗提供指导。

【关键点】

1. 视力减退、眼睑肿胀是眶内淋巴瘤的常见的临床表现,平扫和脂肪抑制增强后 T_1WI 可明确病灶侵犯的范围。

2. MRI 最大的优点是其多参数、多信号的特点,不同成分显示不同信号,尤其在 T_1WI 上,增强后呈明显强化,在脂肪抑制序列可清晰显示出肿瘤与其眶内结构的关系。

(袁庆海)

病例 24 右眼眶红肿 1 个月余

【简要病史及影像】 女,10 岁,右眼眶红肿 1 个月余(图 10-24-1)。

【问题与选项】 患者可能的诊断是( )

A. 恶性多形性腺瘤。

B. 腺样囊性癌。

C. 淋巴瘤。

D. 鳞癌。

E. 眼眶炎症。

【答案】 E. 眼眶炎症。

【影像诊断及分析思路】 诊断:眼眶炎症。

1. 眼睑、眼眶、泪囊或鼻泪管走行区、泪腺区长 T_1、长 T_2 信号病变。

2. 病变范围局限或弥漫,以弥漫性病变较多见,形态不规整,边缘模糊,可累及眶脂体,导致眶脂体模糊;可合并眼球突出,少数可合并钙化;累及眼外肌,导致眼外肌增粗者较常见,并通常累及多条眼肌;少

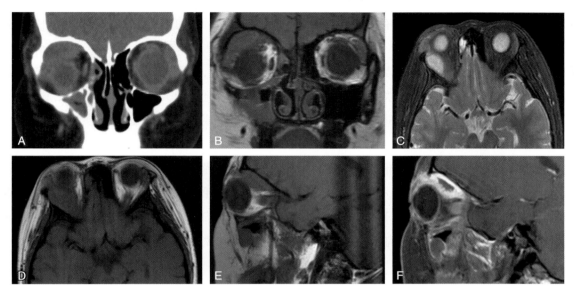

图 10-24-1A~F　眼眶冠状 CT、冠状 T_1WI、脂肪抑制 T_2WI、横断 T_1WI、斜矢状 T_1WI、T_1WI 增强扫描

数可导致眶壁骨质结构改变,主要原因为炎症反复刺激所致。

3. 注射对比剂后,病变呈明显不均匀强化。

【鉴别诊断及要点】

1. 格雷夫斯眼病(Graves' ophthalmopathy)　90.0% 表现为眼外肌增粗,单侧症状也可出现双侧表现,70.0% 呈对称性改变,眼外肌增粗主要为肌腹增粗而肌腱不增粗,各眼肌增粗的概率:下直肌≥内直肌≥上直肌≥外直肌。急性水肿期呈长 T_1、长 T_2 信号,晚期纤维化期 T_1WI 及 T_2WI 均为低信号,增强扫描强化程度从轻度到明显强化,可均匀或不均匀。眼外肌 T_2 值与临床活动性密切相关,眼外肌 T_2 mapping MRI 有助于预测 Graves 眼病的临床活动性。

2. 眼眶占位性病变　眶内脑膜瘤呈梭形或圆锥形,边界较清楚,脑膜上皮型在 T_1WI、T_2WI 多呈等信号,沙砾体型脑膜瘤在 T_1WI、T_2WI 多呈低信号,增强扫描,肿瘤明显强化。增强联合 MRI 脂肪抑制可以将视神经鞘脑膜瘤与周围组织、肌肉、脂肪能清楚区分开来;视神经胶质瘤视神经呈梭形增大,呈长 T_1、长 T_2 信号,眶内、视神经管内视神经和视交叉同时受累,呈哑铃征;眼眶淋巴增生性疾病与淋巴瘤在常规 MRI 可准确定位并描述病变的范围,但对于定性诊断价值有限,近期研究报道平均 ADC 值和 Kep,联合 DWI 和 DCE-MRI 可进一步提高鉴别诊断效能。常规 MRI 图像纹理分析可精确区分原发性眼眶淋巴瘤及眼眶炎性假瘤。

【疾病简介】

1. 定义与发病情况　眼眶炎症约占全部眼眶疾病 6.0% 左右,发病率位于 Graves 眼病和淋巴增生性疾病之后,是第三位常见的眼眶疾病。

2. 临床表现　急性炎症多由感染引起,常见眼睑红、肿、热、痛特征,球结膜充血、水肿,进一步发展则出现眼球突出、眼球运动障碍,甚至视力下降,如形成脓肿则可向颅内蔓延。慢性炎症多为淋巴细胞、浆细胞等炎症细胞浸润、纤维组织增生、变性。根据病变部位不同,表现各异,可表现为眼球突出、眼球运动障碍、复视、上睑下垂、可触及隆起肿物等。

3. 诊断　结合病史,眼部症状和眼科专科检查作出诊断。

4. 治疗原则　临床首选足量、有效抗生素,并辅以激素治疗;而发现脓肿并发症时,外科引流是首要选择。

【临床关注点与影像学价值】结合病史、临床症状和专科检查,采用眼眶 MRI 平扫及增强扫描联合脂肪抑制技术的方法,不仅可以分辨炎症性质、大小、位置、和周围组织的关系,还可以明确泪腺增大、眼肌肥厚、视神经变粗等特征性改变,不仅可以作为诊断的有力证据,还可以和眼眶其他疾病做出鉴别诊断,为临床下一步治疗提供有力依据。

【关键点】眼科专科检查较难准确判断炎症致病原因及累及范围。眼眶 CT、MRI 不仅可以验证大多数眼科检查结果,而且可以准确显示颅内、外毗邻结构情况。眼眶 CT 显示眶壁骨质改变(如眶壁骨髓炎等)优于 MRI;而眼眶 MRI 软组织分辨率优于 CT,平扫及增强扫描联合脂肪抑制技术对急性眼球内和眼眶内容炎症以及颅内、外毗邻结构如脑实质、海绵窦、颌面部并发症显示较好。

(袁庆海)

病例 25　左眼突出伴头痛 3 个月

【简要病史及影像】男,49 岁,左眼突出伴头痛 3 个月,视力渐进性下降、溢泪 1 个月(图 10-25-1)。

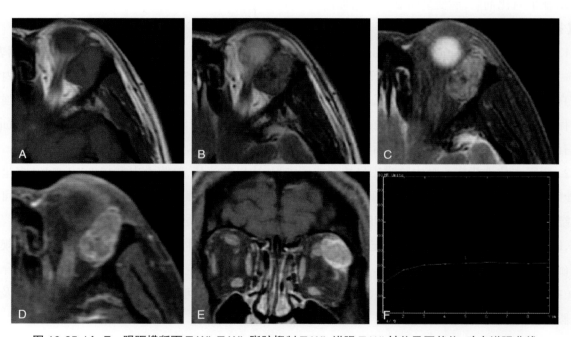

图 10-25-1A~F　眼眶横断面 T$_1$WI、T$_2$WI、脂肪抑制 T$_2$WI、增强 T$_1$WI 轴位及冠状位、动态增强曲线

【问题与选项】患者可能的诊断是(　　　　)

A. 恶性多形性腺瘤。

B. 腺样囊性癌。

C. 淋巴瘤。

D. 鳞癌。

E. 炎性假瘤。

【答案】 A. 恶性多形性腺瘤。

【影像诊断及分析思路】 诊断：泪腺恶性多形性腺瘤。

1. 具备多形性腺瘤的一般特点，T_1WI 呈等信号，T_2WI 由于组织结构复杂呈等、高混杂信号，信号不均匀，可有囊变坏死，增强扫描后呈轻至中度不均匀强化，动态增强曲线呈平台型。

2. 当出现眼眶外侧壁骨质破坏，呈虫蚀样或锯齿状，骨髓腔信号异常，恶性可能大。

3. 病灶形态不规则，呈混杂信号，包膜不完整，周围结构模糊不清，多结节性不规则生长，恶变倾向，可侵犯眶壁，甚至侵入骨壁内，或包绕骨生长，浸润周围脂肪间隙达皮下。

【鉴别诊断及要点】

1. 炎性假瘤、泪腺炎　可伴眼外肌肥大、眼环增厚、视神经增粗等，抗感染治疗效果明显；泪腺炎表现为泪腺弥漫性增大，仍保持泪腺形状；泪腺炎型炎性假瘤表现为泪腺窝内类圆形肿块，可累及到眼环并使其增厚，向周围蔓延可使眼外肌增粗模糊，眼睑软组织肿胀，向后可至海绵窦增宽，脑膜增厚明显强化，一般无周围骨质破坏。

2. 淋巴瘤　多围绕眼球呈铸型状生长，密度、信号一般均匀，无液化、坏死及钙化等征象，骨质破坏较少，T_1WI 呈中等信号，T_2WI 呈等或稍高信号，信号均匀，DWI 明显均匀受限，增强后病变呈中度至明显强化。

3. 神经鞘瘤　好发于球后肌锥内及泪腺区，一般与泪腺分界清楚，为类圆形或椭圆形肿块，常有小囊变，肿瘤边界清楚无分叶，且以向上、下和内侧生长为主，而恶性多形性腺瘤常有分叶且多向外上方生长。

4. 血管瘤　血管瘤多数发生于球后肌锥内，渐进式强化，延迟显著充填，很少见低密度液化灶；T_1WI 低信号，T_2WI 高信号，且偶可见静脉石。

5. 皮样囊肿　大多数密度低而均质，内容物可有毛发，有脂肪成分，增强扫描仅包膜强化，且紧贴骨壁生长，一般邻近骨质呈受压变形吸收，T_1WI 及 T_2WI 均呈高信号，信号均匀一致。

【疾病简介】

1. 定义与发病情况　泪腺恶性多形性腺瘤，现在称为多形性腺瘤，以前也称为恶性混合瘤，在泪腺上皮性肿瘤中占第三位，在泪腺恶性上皮性肿瘤中占第二位，约占泪腺上皮性肿瘤的 15.4%，占泪腺恶性上皮肿瘤的约 33.0%。

2. 临床表现　临床表现类似多形性腺瘤，但病程短，发病年龄为 20~50 岁。因肿瘤无包膜而常呈浸润性生长，表现为眼眶外上方粘连性肿块，边界不清，压痛，眼球向内下移位。具有恶性肿瘤的特征之一的体征是疼痛，且病程短。

3. 诊断　一旦怀疑多形性腺瘤恶变，尽快行活检病理证实。

4. 病理分型和分期　根据临床及病理特点可以分为三种，即多形性腺瘤恶变、癌肉瘤和转移性多形性腺瘤。基本组织病理学改变为在多形性腺瘤病理改变的背景内出现灶性恶变区，可见异型核上皮细胞岛，管腔不规则，出现异常核分裂现象，恶性部分多为中、低分化腺癌，间质透明变性，少数为腺样囊性癌或鳞状细胞癌等，组织学上可见良性和恶性成分之间的过渡区。

5. 治疗原则　主要为手术，局部切除或摘除术 + 骨切除，辅助放疗适用于高级别病变。

【临床关注点与影像学价值】

1. 若多形性腺瘤手术切除后迅速复发,或者长期存在的泪腺多形性腺瘤短期迅速增大,并伴有压痛,应考虑恶性多形性腺瘤的可能。

2. CT 扫描显示肿物不规则,边界不清,邻近眶壁骨质不规则侵蚀、破坏。

【关键点】

1. 泪腺区肿块,与泪腺分界不清,形态不规则,边界不清楚,密度或信号不均匀,增强扫描呈不均匀强化。

2. 病灶邻近眶骨骨质破坏。

3. 泪腺多形性腺瘤术后迅速复发,或者泪腺多形性腺瘤短期迅速增大,应考虑有本病的可能性。

(袁庆海)

病例㉖ 左侧眼球突出,转动受限 15 个月

【简要病史及影像】男,43 岁,左侧眼球突出,转动受限 15 个月(图 10-26-1)。

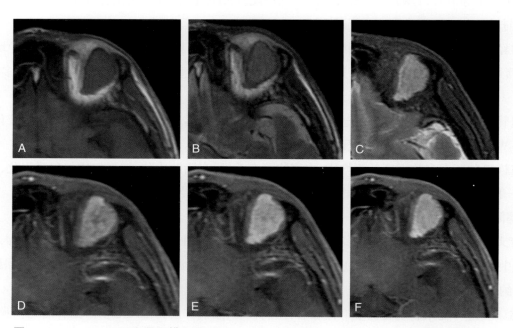

图 10-26-1A~F A~C 为眼眶横断面 T_1WI、T_2WI、脂肪抑制 T_2WI,D~F 为多期增强脂肪抑制 T_1WI 轴位

【问题与选项】患者可能的诊断是( )

A. 多形性腺瘤。

B. 海绵状血管瘤。

C. 腺样囊性癌。

D. 神经鞘瘤。

E. 淋巴瘤。

【答案】B. 海绵状血管瘤。

【影像诊断及分析思路】诊断:左眼眶内海绵状血管瘤。

1. 左眼眶内不规则病变,尽管肿瘤较大,病灶周围脂肪间隙仍较清晰,眶尖脂肪多不受累及,即眶尖空虚征,为海绵状血管瘤特征之一;肿块在 T_1WI 上表现为与肌肉等信号,T_2WI 为高信号。

2. 多期增强扫描表现为病灶边缘及内部点状、小结节状强化,随时间推移,对比剂逐渐填充整个病灶,表现为典型的渐进性强化,此为海绵状血管瘤另一特征。

3. 肿块多为单个病灶,呈无痛、缓慢生长,不随体位改变而移动,可表现为患侧眼球渐进性凸出;根据肿瘤压迫部位不同,可出现视力减退或视野缺损等症状。

4. 部分病例影像学表现缺乏特异性,须与其他眶内占位性病变进行鉴别。

【鉴别诊断及要点】

1. 神经鞘瘤　①肌锥内、外间隙均可发生;②CT 平扫密度略低于海绵状血管瘤;③可见囊变、坏死区域;④眶尖部神经鞘瘤多导致眶上裂扩大,眶尖脂肪信号消失。

2. 脑膜瘤　①病变起自于视神经鞘;②T_1WI 呈等、低信号,T_2WI 多呈中等信号,增强扫描明显强化;③肿瘤可沿视神经管等孔道向颅内蔓延;④增强扫描可出现"双轨征"。

3. 视神经胶质瘤　①可见视神经扭曲增粗,病灶多沿视神经管生长;②T_1WI 呈低信号,T_2WI 多呈高信号,增强扫描呈轻、中度强化,少数病灶无强化。

4. 泪腺多形性腺瘤　①位于泪腺区,海绵状血管瘤几乎不发生于该区域;②MRI 信号均匀,CT 可见邻近骨质吸收。

【疾病简介】

1. 定义与发病情况　海绵状血管瘤是成人常见眶内良性肿瘤之一,因其内血管窦腔呈海绵状而得名,中青年女性好发,原因不明。

2. 临床表现　①无痛性眼球突出,突出方向受肿瘤位置影响,病灶呈渐进性、缓慢生长;②单侧好发,偶可见多发病灶,多数病例位于肌锥内;③肿块未累及视神经时,则无明显视力改变,较大病灶压迫视神经可导致视力障碍。

3. 诊断　MRI 可以判断病灶位置及大小,典型病灶可明确诊断。

4. 病理分型和分期　良性肿瘤,大体标本多呈圆形或类圆形实性肿块,其内由纤维结缔组织间隔成不规则形血窦,窦腔内壁为扁平内皮细胞;少量病灶内可出现间质黏液化、脂肪堆积;也可出现纤维化及钙化。

5. 治疗原则　出现占位效应须积极手术治疗。

【临床关注点与影像学价值】

1. 病灶粘连程度判断　通过 CT 及 MRI 可观察病灶大小、与眼肌及视神经粘连情况,辅助临床确定合理手术入路。若病灶边缘毛糙、眶尖三角区受累,提示肿瘤粘连程度较重,需外侧开眶才能完整取出肿瘤;较小肿瘤可选择结膜入路来减小创伤,易于术后恢复。

2. 疗效评估　术后 MRI 检查可观察有无残留病灶及复发情况。

【关键点】

1. 眼眶内类圆形肿块,较大的可有分叶,边界清楚,动态增强扫描显示"渐进性强化"征象,可明确诊断。

2. MRI 可显示肿块与周围重要结构如视神经和眼外肌等的关系。

（袁庆海）

病例 27　眶内肿物明显增大伴疼痛 1 个月余

【简要病史及影像】男,31 岁,自幼发现右眼眶内肿物,明显增大伴疼痛 1 个月余(图 10-27-1)。

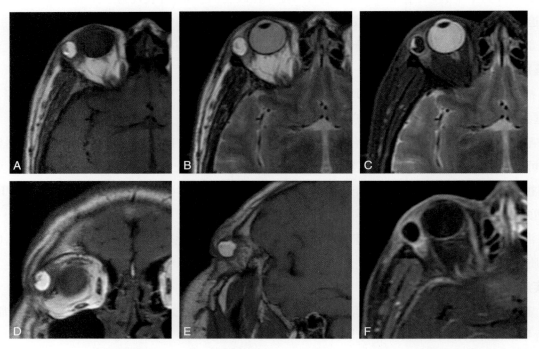

图 10-27-1A~F　眼眶横断面 T₁WI、T₂WI、脂肪抑制 T₂WI、冠状位 T₁WI、斜矢状位 T₁WI、增强 T₁WI 轴位

【问题与选项】患者可能的诊断是(　　　　　)

A. 海绵状血管瘤。

B. 泪腺多形性腺瘤。

C. 腺样囊性癌。

D. 皮样囊肿。

E. 淋巴瘤。

【答案】D. 皮样囊肿。

【影像诊断及分析思路】诊断:皮样囊肿。

1. 皮样囊肿可发生在眼眶的任何部位,其中以泪腺区最为常见,皮样囊肿常发生于颅缝部位,尤其是眶外上方的额颧缝,肿瘤长期存在压迫骨质,可造成眶骨改变,最常见为骨质凹陷和骨质增生。

2. 皮样囊肿的 MRI 有其特征性,多以混杂信号为主,并有分层和液平面,上层多为油脂,呈短 T₁、等 T₂ 信号,下层成分混杂,信号不均,脂肪抑制序列显示病变内高信号被抑制呈低信号。

3. 周围结构如眼外肌、眼球受压而变形移位,增强多数不强化,可有部分囊肿壁强化,可能与皮样囊肿的双胚层结构有关。

【鉴别诊断及要点】

1. 海绵状血管瘤 ①发生于球后任何部位;②增强扫描呈典型的渐进性强化。

2. 泪腺多形性腺瘤 ①T_1WI、T_2WI均呈中高信号,增强呈轻、中度强化,病灶边界清晰,有完整包膜;②可伴有视神经、眼外肌受压移位的变化;③若病灶发生恶变,肿瘤形态不规则,信号混杂,可侵犯周围骨质。

3. 腺样囊性癌 ①典型表现为病变可沿眶外壁呈扁平状向眶尖部生长,后缘呈锐角;②病变恶性程度越高,形态多呈不规则形,边界不清,后缘锐利,当恶性程度低时,病灶呈圆形,边界清晰,后缘圆钝。

4. 淋巴瘤 ①常沿肌锥外间隙向后延伸生长,有包绕眼球生长的趋势;②病灶呈T_1WI高信号,T_2WI低信号,增强呈明显强化;③眼眶淋巴瘤常无眶骨骨质破坏。

【疾病简介】

1. 定义与发病情况 皮样囊肿是眶内较常见良性肿瘤,胚胎发育期外胚层植入软组织内形成。本病可发生于任何年龄,一般为单侧发病,无性别差异。

2. 临床表现 主要取决于病变的原发位置,多发生于眶缘外上侧。①眼眶周围局部隆起,无红肿热痛表现;②可扪及半圆形或圆形肿块,边界清晰,略有弹性,无压痛,活动性良好;③随着肿块体积增大,可引起眼的屈光不正。

3. 诊断 影像学表现比较典型,容易诊断。

4. 治疗原则 皮样囊肿生长缓慢,若无功能障碍,可定期随访复查;如发生恶变,应采取手术切除治疗。

【临床关注点与影像学价值】

1. 术前通过影像学综合评估病灶的大小、部位、有无瘘管等,从而选择是否切开眶壁进行手术,因此病灶定位、定性对选择手术路径至关重要。

2. 皮样囊肿多位于肌锥外眶壁下及眶外皮下,手术切除是本病治疗的关键。因此,需明确病灶的大小及周围的毗邻关系,病变是否与眶内外相通,决定是否需要开颅手术,小病灶位于皮下可直接切除,部分病灶可有瘘管形成,应将瘘管一并切除,以免术后复发,术前的定性及定位对治疗有指导性的作用。

3. 病灶与眶壁的关系及眶壁侵犯程度的评估,通过对病变的多方位观察,可为病变提供准确的定位。

【关键点】

1. 皮样囊肿多采取手术切除治疗,为防止肿瘤复发,其关键在于完整、彻底地将囊壁去除。因此术前应结合影像学检查,选择最佳手术入路以彻底切除囊肿。

2. 平扫和脂肪抑制增强后T_1WI可清楚观察到肿瘤对眼外肌的累及程度,为肿瘤的治疗提供有价值的临床信息。

(袁庆海)

病例 28 左侧眼球突出 2 个月

【简要病史及影像】女,24 岁,发现左侧眼球突出 2 个月(图 10-28-1)。

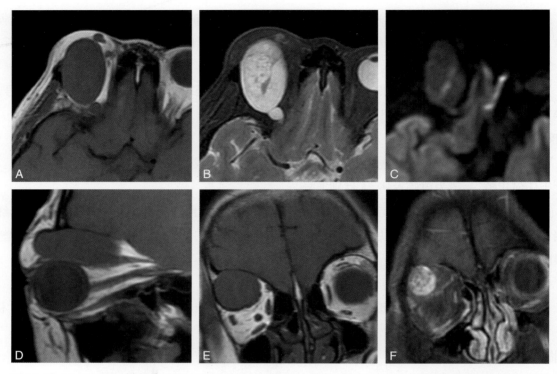

图 10-28-1A~F 眼眶横断面 T₁WI、T₂WI、DWI、斜矢状位 T₁WI、冠状位 T₁WI、冠状位脂肪抑制 T₁WI 增强

【问题与选项】患者可能的诊断是( )

A. 海绵状血管瘤。

B. 泪腺多形性腺瘤。

C. 神经鞘瘤。

D. 腺样囊性癌。

E. 淋巴瘤。

【答案】C. 神经鞘瘤。

【影像诊断及分析思路】诊断:右眼眶内多发神经鞘瘤。

1. 右侧眶内多个占位性病变,较大的肿瘤位于外上象限,呈类椭圆形,边缘光整,右眼上直肌受压移位。

2. T₁WI 呈中等信号,T₂WI 呈高信号,T₂WI 可见右侧眶尖较对侧略增高,增强扫描可见病灶明显均匀强化。

3. 右眼球向下外方突出,右眼上直肌呈受压改变,增强扫描眼肌未见明显异常信号。

【鉴别诊断及要点】

1. 海绵状血管瘤 ①T_1WI 呈等信号，T_2WI 多为高信号；②病灶很少累及眶尖；③增强扫描呈渐进性强化。

2. 淋巴管瘤 ①多呈囊性肿块；②典型病灶呈 T_1WI 低信号，T_2WI 多为高信号，部分病灶内可有出血；③增强扫描轻度强化。

3. 脑膜瘤 ①病变起自于视神经鞘；②T_1WI 呈等、低信号，T_2WI 多呈中等信号，增强扫描明显强化；③肿瘤可沿视神经管等孔道向颅内蔓延；④增强扫描可显示"双轨征"。

【疾病简介】

1. 定义与发病情况 神经鞘瘤是起源于周围神经施万细胞的肿瘤，多为良性，占眶内原发肿瘤的 1.0%~3.0%，肿瘤增长缓慢，疾病早期症状不明显。各年龄段均可发生，但 30~70 岁为发病高峰。

2. 临床表现 ①眶内神经组织较多，因而无法具体判断病灶起自于哪根神经，但文献报道肿瘤好发于眶上部；②肿瘤呈膨胀性生长，无明显侵袭性，多局限于病灶处；③患者多以眼球突出、疼痛或眼球运动受限等症状就诊；④病灶多有完整包膜，手术彻底切除预后良好。

3. 诊断 诊断为神经鞘瘤应行手术切除。

4. 病理分型和分期 神经鞘瘤多为良性肿瘤，大体标本多呈圆形或类圆形，灰白色，表面可有包膜；包膜内为灰白色实质，其软硬程度受纤维含量影响较大。

5. 治疗原则 完整的手术切除可以避免病灶复发。神经鞘瘤表面包膜在术中剥离时易发生破裂；且部分病灶在眶尖部粘连程度较重无法完全切除，则术后复发概率较大。

【临床关注点与影像学价值】

1. 病灶基本情况判定 通过影像学方法对病变进行鉴别，术前准确定位病灶位置，与邻近视神经、眼肌的关系，有无邻近颅内结构受侵。

2. 术后随访 术后通过相关影像学检查判断手术切除后病变有无复发情况。

【关键点】

1. 影像学检查对选择手术入路有重要的意义，根据瘤体的不同位置可选择前路开眶、外侧开眶等路径，但须明确判断肿瘤位置及周围粘连情况。

2. 神经鞘瘤可出现多发病灶，术后切除后也可复发，MRI 增强扫描在评价眶内占位性病变具有无法替代的优势，同时阅片时应仔细耐心避免遗漏病灶。

（袁庆海）

参 考 文 献

［1］ Andreasen S, Esmaeli B, Holstein SL, et al. An update on tumors of the lacrimal gland. Asia Pac J Ophthalmol, 2017, 6 (2): 159-172.

［2］ Mcnab AA, Satchi K. Recurrent lacrimal gland pleomorphic adenoma: clinical and computed tomography features. Ophthalmology, 2011, 118 (10): 2088-2092.

［3］ 鲜军舫, 王振常, 罗德红, 等. 头颈部影像诊断必读. 2 版. 北京: 人民军医出版社, 2018.

［4］ Xian J, Zhang Z, Wang Z, et al. Evaluation of MR imaging findings differentiating cavernous haemangiomas from schwannomas in the orbit. Eur Radiol, 2010, 20 (9): 2221-2228.

［5］ 郭继华,田艳明,宋鸿艳,等.眼眶软组织肿瘤 65 例临床病理学分析.临床与实验病理学杂志,2016,32(4):451-455.

［6］ Hunt PJ,De Monte F,Tang RA,et al. Surgical resection of an optic nerve sheath meningioma:relevance of endoscopic endonasal approaches to the optic canal. J Neurol Surg Rep,2017,78(2):e81-e85.

［7］ 弥龙,李小华,刘旭东,等.眼眶肿瘤及瘤样病变的 MRI 影像学表现.海南医学,2018,29(3):376-380.

［8］ 刘兆会,何雪颖,陈青华,等.颅眶沟通性脑膜瘤的影像学分析.医学影像学杂志,2019,29(5):713-716.

［9］ 刘玉含,田永吉.儿童视路胶质瘤的诊疗现状.中华神经外科杂志,2017,33(4):316-319.

［10］ 吕建美,宋国祥,何彦津.视神经胶质瘤的影像学表现.中国实用眼科杂志,2015,33(4):415-418.

［11］ 尚柳彤,杨家斐,王鑫坤,等.眼眶淋巴瘤的 MRI 征象.中国医学影像学杂志,2016,24(4):22-26.

［12］ 董洋,曲晓峰,刘伟,等.眼眶淋巴瘤的磁共振成像特征.眼科,2016,25(6):371-375.

［13］ 付琳,杨本涛,曲晓峰,等.IgG4 相关性疾病眼眶结构受累的 MRI 表现.中华放射学杂志,2013,47(6):495-499.

［14］ Nasser QJ,Pfeiffer ML,Romaguera J,et al. Clinical value of magnetic resonance imaging and other baseline testing for conjunctival mucosa-associated lymphoid tissue lymphoma. Leuk Lymphoma,2014,55(5):1013-1017.

［15］ 房旭,张丽琼,周媛,等.IgG4 相关性眼病研究进展.国际眼科杂志,2016,16(9):1665-1667.

［16］ 冯文莉,唐东润.IgG4 相关性眼病的最新研究进展.中国实用眼科杂志,2017,35(9):852-855

［17］ Shields JA,Shields CL. Rhabdomyosarcoma:review for the ophthalmologist. Survey Ophthalmol,2003,48(1):39-57.

［18］ 赵水喜,肖利华,宁健,等.放射治疗在眼眶横纹肌肉瘤中的应用.武警医学,2011,22(8):31-34.

［19］ 鲜军舫,王振常,杨本涛,等.眶壁转移瘤的 CT 和 MRI 诊断.中华放射学杂志,2006,40(6):581-584.

［20］ 李丰新,杨本涛,刘延军,等.眶颅沟通性郎格尔汉斯细胞组织细胞增生症 CT 及 MRI 诊断.临床放射学杂志,2006,25(11):1019-1022.

［21］ Ng E,Ilsen PF. Orbital Metastases. Optometry,2010,81(12):647-657.

［22］ Nkwerem S,Horiuchi T,Nishikawa A,et al. Diploic mature teratoma originating from the orbital roof:An extremely rare case report. Surg Neurol Int,2018,9:151.

［23］ Khadka S,Shrestha GB,Gautam P,et al. Orbital teratoma:a rare congenital tumour. Nepal J Ophthalmol,2017,9(18):79-82.

［24］ Sayit AT,Elmali M,Gul A,et al. Solitary fibrous tumor of the orbit:computed tomography and histopathological findings. J Cancer Res Ther,2019,15(3):719-721.

［25］ Braich PS,Donaldson JC,Bajaj GS,et al. Isolated neurofibroma of the orbit:case report and literature review. Ophthalmic Plast Reconstr Surg,2018,34(1):1-6.

［26］ Ishikawa E,Takahashi Y,Nishimura K,et al. Dacryocystitis and rhinosinusitis secondary to sarcoidosis. J Craniofac Surg,2019,30(1):e52-e54.

［27］ Pasadhika S,Rosenbaum JT. Ocular sarcoidosis. Clin Chest Med. 2015,36(4):669-683.

［28］ Figueira E,Rajak S,McKelvie P,et al. Primary orbital melanoma:a case series and literature review. Orbit,2018,37(5):352-357.

［29］ Bains S,Kim U,Shanti R. Orbital melanoma with calcification:a diagnostic dilemma. Indian J Ophthalmol,2016,64(12):932-934.

［30］ Mukherjee B,Raichura ND,Alam MS. Fungal infections of the orbit. Indian J Ophthalmol,2016,64(5):337-345

［31］ Zahir ST,Sharahjin NS,Rahmani K. Fungal orbital infection mimicking malignancy in a girl. APSP J Case Rep,2015,6(2):14.

［32］ 魏秋彩,李晓华,郝远瑞.儿童眼部肿瘤 213 例的病理学分类.中华眼科杂志,2013,49(1):37-40.

［33］ Rao AA,Naheedy JH,Chen JY,et al. A clinical update and radiologic review of pediatric orbital and ocular tumors. J Oncol,2013,2013:975908.

［34］ Yamamoto S,Matsumi S,Teshima S. Erdheim-Chester disease. Intern Med,2019,59(2):309-310.

［35］ Poellinger A,Hrycyk J. Erdheim-Chester disease. Mayo Clin Proc,2019,94(5):924-925.

［36］ Ishiguro K,Takahashi T. Isolated orbital myeloid sarcoma as a therapy-related myeloid neoplasm. Intern Med,2019,58(7):1045-1046.

［37］ Qian X,Gigantelli JW,Abromowitch M,et al. Myeloid sarcoma in the orbit. J Pediatr Ophthalmol Strabismus,2016,53:e64-e68.

［38］ Lin Z,Philpott C,Sisson K,et al. Lacrimal sac primary squamous cell carcinoma with synchronous tonsillar primary squamous cell carcinoma. Orbit,2019,13:1-5.

［39］Meel R,Surve A,Bakhski S,et al. A rare case of pediatric lacrimal sac:squamous cell carcinoma. J Pediatr Ophthalmol Strabismus,2019,56:e8-e11.

［40］Borroni D,Parekh M,Rocha De Lossada C,et al. Basal cell carcinoma of the eyelid. J Biol Regul Homeost Agents,2019, 33(3):947.

［41］North VS,Habib LA,Yoon MK. Merkel cell carcinoma of the eyelid:a review. Surv Ophthalmol,2019,64(5):659-667.

附：病例诊断结果